全国高等院校中西医临床医学专业规划教材

中西医结合骨伤科学

第 2 版

沈　霖　卫小春　杨艳萍　主编

科学出版社
北京

内 容 简 介

本书是《中西医结合骨伤科学》第2版。共十章，分总论与各论两大部分。总论自第一章至第五章，主要介绍中西医结合骨伤科的发展与医学模式的变化的关系，阐述骨伤科疾患的病因病机、辩证诊断、治疗方法与创伤急救；各论自第六章至第十章，内容包括骨折、脱位、筋伤、内伤与骨病，基本概括了骨伤科学的内容，突出中西医结合的诊治方法。本书力求系统完整，条理层次清晰，语言精练明了，图文并茂，理论与实践并重，以利于现代教学的需要。目的是通过教学，使学生掌握《中西医结合骨伤科学》的基本理论和基本技能，为从事骨伤科学相关临床工作打下扎实的基础。

本书可供全国高等院校中西医临床医学专业学生使用，也可共从事中西医结合临床医师，教学与科研人员阅读参考。

图书在版编目（CIP）数据

中西医结合骨伤科学／沈霖，卫小春，杨艳萍主编．—2版．—北京：科学出版社，2016.9

全国高等院校中西医临床医学专业规划教材

ISBN 978-7-03-049662-1

Ⅰ.①中… Ⅱ.①沈… ②卫… ③杨… Ⅲ.①骨损伤–中西医结合疗法–高等学校–教材 Ⅳ.①R683.05

中国版本图书馆 CIP 数据核字（2016）第 201927 号

责任编辑：王 鑫 曹丽英／责任校对：桂伟利
责任印制：赵 博／封面设计：陈 敬

科学出版社 出版

北京东黄城根北街 16 号
邮政编码：100717
http://www.sciencep.com

大厂书文印刷有限公司 印刷
科学出版社发行 各地新华书店经销

*

2011 年 5 月第 一 版 开本：787×1092 1/16
2016 年 8 月第 二 版 印张：19 1/2
2016 年 8 月第二次印刷 字数：486 000

定价：**49.00 元**
（如有印装质量问题，我社负责调换）

前　言

　　本书是"全国高等院校中西医临床医学专业规划教材"之一。中西医结合骨伤科学是运用祖国医学和现代医学理论和技术研究防治人体骨关节及其周围软组织损伤及疾患的一门学科。近年来，随着我国城市化建设及交通事业的发展，社会人口老龄化，筋伤、骨折及骨与软骨的退行性疾病的发病率日益增高，骨伤科显得越来越重要。中西医结合骨伤科学的新技术、新疗法不断产生，人们对骨伤类疾病的认识也在发生改变。为此，全国十九所中西医院校骨伤专业的专家编写了这本《中西医结合骨伤科学》，以适应当前中西医结合事业发展的需要。

　　本书是《中西医结合骨伤科学》第2版，在保留原《中西医结合骨伤科学》2011年版教材基本内容的基础上，通过继承和发扬历代医学思想和治疗经验，吸取前沿相关学科的先进理论和技术，增加了部分近年来骨伤科临床常见多发的骨病，突出中西医结合的诊治方法。本书力求系统完整，条理层次清晰，语言精练明了，图文并茂，理论与实践并重，以利于现代教学的需要。目的是通过教学，使学生掌握《中西医结合骨伤科学》的基本理论和基本技能，为从事骨伤科学相关临床工作打下扎实的基础。

　　本教材在编写过程中得到了相关院校的大力支持，更得到了科学出版社的鼎力协助，在此一并叩谢。

　　由于时间紧迫，加之编者经验和水平有限，加之编写人员分散，集中统一不便。虽几经规范协调，本书不足之处难免，需要通过教学实践，不断总结完善。同时恳望各院校及广大读者提出宝贵意见，以便我们进一步修订时加以改进。

刘献祥　沈　霖

2016年6月

目　录

第一章 绪 论

骨伤科（traumatology & orthopedics）是研究防治人体骨关节及其周围软组织损伤及疾患的一门科学。中医骨伤科古属"折疡"、"金镞"等范畴，又称"正骨科"、"伤科"等；西医骨科原意是指矫正骨骼系统创伤和疾病引起的畸形，又称矫形外科学。中西医骨科的发展与医学模式的变化有着密切的关系。

一、自然哲学模式时期

从史前期到 16 世纪末，从游牧穴居至农牧定居的时代，人们从不自觉地对待周围事物到逐渐形成了某种理性认识，用自然现象的哲理来解释损伤与疾患。如儒家"天人合一观念"、道家"阴阳五行学说"、《神农本草经》介绍 365 种中药等，说明自然界历象、数字对中国医学的影响。西方医学沿用 2000 年的"四种体液理论"认为，世界由四种元素所构成：火、土、水与空气，在人体内，这些元素变为四种基本的液体，当四种体液不平衡时就会引发疾病。阴阳五行学说与四种体液理论均属自然哲学模式，使医学在一定程度上由技艺上升到理论。这一时期，中、西医的基础理论具有共性。

（一）中医骨伤科的发展概况

1. 旧石器时代晚期（约 1.8 万年前）

在"山顶洞人"遗址中，发现了骨针、骨锥和其他骨制尖状器具。《山海经·东山经》曰："高氏之山，其上多玉，其下多箴石。"郭璞注解箴石："可以为砭针治痈肿者。"

2. 仰韶文化时期（公元前 5000 ~ 前 2500 年）

外科手术器械砭镰已产生，并有史书记载了当时的外伤科名医俞跗。《史记·扁鹊仓公列传》载："上古之时，医有俞跗，治病不以汤液醴酒……"

3. 周代（公元前 1066 ~ 前 476 年）

医学形成并开始分科，《周礼·天官》记载医生分为"食医、疾医、疡医和兽医"，疡医相当于现在的外伤科医师，其记载的"祝"、"刜"、"杀"等外治法，为后世中医骨伤科医生所沿用。

4. 战国、秦汉（公元前 476 年 ~ 公元 220 年）

中医骨伤科基础理论形成。《黄帝内经》（简称《内经》）对人体骨脉、筋肉及气血的生理功能有精辟的论述，如"骨为干，脉为营，筋为刚，肉为墙"。《内经》阐发的肝主筋、肾主骨、肺主皮毛、脾主肌肉、心主血脉、气伤痛、形伤肿等基础理论，一直指导着中医骨伤科的临床实践。

5. 三国、晋、隋唐（公元 220 ~ 960 年）

晋·葛洪在世界上最早记载下颌关节脱臼手法整复及竹片夹板固定骨折。唐·蔺道人所著《仙授理伤续断秘方》是我国现存最早的一部中医骨伤科学专著，提出了正确复位、夹板固定、内外用药和功能锻炼的治疗大法。

6. 宋、金、元时期（公元 960 ~ 1368 年）

元·危亦林《世医得效方》记载世界上最早施用"悬吊复位法"治疗脊柱骨折，比 1927 年西方 Davis 的描述要早近 600 年。

7. 明（公元 1368~1644 年）

明·异远真人《跌损妙方》总结了一套按穴位受伤而施治的方药，指出跌打损伤的主要病机是"气血不流行"；王肯堂《疡医准绳》对骨折有精辟的论述，对中医骨伤科方药进行了由博而约的归纳整理。

（二）西医骨科发展概况

1. 古埃及王朝（公元前 6000~前 1600 年）

西医骨科发展约在公元前 3500 年达到其鼎盛时期，那时的医生可做截肢术和包扎伤口等，大概是已知的世界上最早的创伤骨科。1862 年考古发现的史密斯文稿（公元前 3000~前 1600 年）被认为是世界上第一部创伤骨科专著，书中叙述了 48 个全身各部位创伤及其治疗案例，其中有些治疗原则沿用至今。

2. 古印度（公元前 2500~前 1500 年）

此时出现一位名叫沙斯鲁特（Sushrute）的医生，他介绍了自己和别人所用的外科器械 100 余种。

3. 古希腊（公元前 800~前 146 年）

此时创伤骨科达到相当高的水平。公元前 460~前 377 年，出现了现代医学之父希波克拉底（Hippocrate）及其学派。对于骨折与脱位，希波克拉底认为必须以正规方式使断端对合，骨折两端需以牵引法拉开，然后放松，使断端逐渐并拢；对肩关节脱位施行的手牵足蹬法，至今仍应用于临床；他还提倡运动，认为"运动使人增强，不活动则形成衰耗"。

4. 罗马帝国（公元前 27 年~公元 476 年）

罗马人制定战场上的紧急救护制度，专门为军队设立医院，内有医疗器械、药品、敷料等装备。罗马帝国时代著名医师盖伦（Galen）在《骨的基本行经》、《基础肌学》著作中，对骨骼、肌肉的形态、结构作了较正确的记录，奠定了骨科的解剖学基础；其著作中记录了钻颅术、截肢术，用压迫、结扎或烧灼止血，主张用亚麻线缝合伤口等。

5. 中世纪（公元 476~1450 年）

医学上已有不少新的进展，如医生训练走向规范化、开业医生需进行执照考试。许多医院的兴建和护理工作的发展是这一时期的重大成就。公元 11 世纪，意大利成立了西方第一所非宗教的高等医学教育场所，以盖伦等理论教授解剖学，让学生以小猪取代尸体学习解剖，并实际参与外科手术。其医学观念遵循"四种体液理论"，即人体由四种体液构成：血液（火）、黏液（土）、黑胆汁（水）与黄胆汁（空气）。这些体液处于平衡，人就健康；平衡失调，疾病发作。这种体液理论一直统治西方医学至 19 世纪魏尔啸（Rudolf Virchow）创立"细胞病理学"为止。

6. 文艺复兴时期（公元 1450~1600 年）

16 世纪，法国外科医生帕雷（Ambroise Paré）对创伤骨科的发展作出了巨大贡献，是近代外科学的主要奠基人之一。他采用伤口包扎、切开和缝合等方法治疗火器伤伤口，使疗效大为提高；在截肢术中，他首先应用血管结扎术以防止出血；在整复脱位时，他先用滑车拉开关节，再以毛巾协助脱位的关节复位；在创伤骨科方面创用了许多器械（如冠状锯骨器、骨折脱位牵引复位器、固定器）和假肢。

二、生物医学模式时期

从 17 世纪初到 20 世纪 60 年代，人类进入工业化时代，这是现代医学形成和发展的时期，也是创伤骨科迅速发展的阶段。许多独立的医学基础学科如解剖学、生理学、病理学等形成，并发展成为完整的基础、临床和预防医学体系。20世纪后，工程技术逐渐向医学渗透，使得医学在宏观和微观的不同层次上均有飞跃的发展，并出现了许多边缘性学科或前沿性学科，如细胞生物学、生物力学等。

（一）中医骨伤科发展概况

1. 清（公元1644～1840年）

吴谦《医宗金鉴·正骨心法要旨》较系统地总结了清代以前的正骨经验，对人体各部的骨度、损伤的治法记录周详；将手法归纳为八法，运用"攀索叠砖法"、"腰部垫枕法"整复腰椎骨折脱位；在固定方面，改进了多种固定器具。钱秀昌《伤科补要》较详细地论述了骨折、脱位的临床表现及诊治方法，对髋关节后脱位采用屈髋屈膝拔伸回旋法整复。

2. 西方医学传入（公元1840～1949年）

西方医学的传入使中国医学界出现了各式各样的思想和学派，其中影响较大的有中西汇通思想和其派别的产生。中西汇通派的早期代表唐容川，其代表作《中西汇通医经精义》，以西医的解剖、生理学去印证中医理论。张锡纯《医学衷中参西录》于医理及临床各种病证，均历述中、西医的认识，互相印证，中西药并用。

3. 中医骨伤科的新生（公元1949～1969年）

中华人民共和国成立后，中医骨伤科从分散的个体开业形式向集中的医院形式过渡。1958年以后，全国各省市相继成立中医院，开设骨伤科，不少地区还建立了专门的中医骨伤科医院、骨伤科研究所。我国著名骨伤科专家方先之、尚天裕等采中医之长，运用现代科学方法，总结新的正骨八法，研制成功新的夹板外固定器材，形成一套中西医结合的新疗法，确立了治疗骨折的四项原则："动静结合"、"筋骨并重"、"内外兼治"、"医患合作"。在基础研究方面，上海伤科研究所采用现代科学方法，从骨愈合的病理生理方面对中医药治疗骨折进行研究和探讨，这些都是生物医学模式的体现。

（二）西医骨科发展概况

1. 17世纪

许多伟大的医学家获得了不少新的发现，为医学的发展奠定了科学基础。英国医生哈维（Willam Harvey）在1628年的法兰克福书展会上展出了他的专著《血液循环论》，他通过实验研究证实了动物体内的血液循环现象。现代生理学、心脏学与血液学都源于哈维的这部先驱作品。

2. 18世纪

生理学得到进一步发展。1711年，英国发明家黑尔斯（Stephen Hales）创造了血压测量法。1741年，法国安德烈（Nicholas Andre）出版《骨科学》（Orthopedics）。英国著名外科医生波特（Percival Pott）撰写了有关骨折与脊柱弯曲的著作《骨折与脱位》。

3. 19世纪

19世纪中叶有三项发明对创伤医学乃至整个医学的发展起到了极重要的作用，即麻醉术、外科消毒和细胞病理学。

1846年，美国牙医莫顿（William Morton）在波士顿用乙醚麻醉患者，取得手术成功。贺梅斯（Holmes）把这项发现命名为"麻醉"（anesthesia）。

法国微生物学家巴斯德（Louis Pasteur）是近代微生物学的奠基人。他发现发酵是微生物的作用，并采用加热灭菌（即巴氏消毒法）解决了酒的变质问题，主张生命只能来自生命的"生源论"，其实验和学术观点，构成了外科消毒的理论基础。英国外科医生李斯特（Joseph Lister）是外科消毒法的创始人，他根据巴斯德关于细菌学的理论，于1865年8月设计了苯酚消毒器，通过苯酚溶液使伤口化脓显著减少，手术死亡率大为降低，并主张外科医师的双手应先用1∶20的苯酚溶液清洗，同时坚持伤口包扎应保持清洁，其外科消毒理论和程序无疑是现代无菌外科学的先驱。

德国病理学家魏尔啸（Rudolf Virchow）创立了细胞病理学说。他于1858年出版的《细胞病理学》（*Cellular Pathology*）一书中，提出细胞是生命的基本单位，有力地批驳了占统治地位的"体液学说"，推动了病理解剖学的发展。细胞病理学还构成了以后发展起来的创伤病理学的基础。

4. 19世纪末至20世纪60年代

1895年，伍兹堡大学物理学家伦琴（Wilhelm Conrad Roentgen）发现了X线，X线能通过人体体表显示体内骨骼乃至某些器官组织。

1901年，奥地利兰德斯坦纳（Landsteiner）发现了血型，1915年美国路易逊（Lewisohn）应用枸橼酸使血不凝固；输血技术的发明，挽救了大量创伤出血伤员的生命。

西医治疗骨折的重大革新是切开复位内固定的手术疗法。1893年，莱恩（W. A. Lane）首先应用钢制接骨板和螺丝钉固定骨折；1907年，朗博特（Lambotte）始用钢针做骨髓内固定；1931年，史密斯–彼得森（Smith- Peterson）首次应用三棱钉做股骨颈骨折内固定。1949年，达尼斯（Danis）设计自动加压接骨板，1961年，缪勒（Muller）又进一步加以改进，至今临床还在应用。1958年，查尼依（Charnley）对人工关节作出重大贡献，目前这项技术不断加以改进，并广泛应用于临床中。

这一时期，创伤骨科得到较大的发展，如美国等发达国家开始对道路交通事故创伤进行系统的研究；手外科与显微外科技术迅速发展，1963年上海的陈中伟等成功进行了世界上首例断手再植手术，此后又开展断指再植、游离足趾移植、带血管蒂骨移植等手术；一些外科基本问题，如休克、感染、水电解质平衡、营养与代谢等，也取得了较大的发展。

三、生物工程——社会模式时期

自20世纪70年代至今的一个短暂时期，人类进入信息化时代，医学从单纯生物模式向生物工程——社会模式转化。骨伤科在这一阶段中逐渐形成一门独立的学科，并取得了巨大的进展。

从宏观上说，骨伤科与社会医学的关系日益密切，人们注意到工作与生活环境对创伤与骨疾病的发生有重要影响，创伤与骨疾病好发于一定的人群中，即具有一定的流行病学规律，创伤与骨疾病的预防有赖于全社会的努力。不少国家或地区建立了先进的创伤急救组织和体系；提出了各种创伤评分标准；建立了创伤急救中心；采用CT、MRI等先进设备做创伤诊断；使用心肺功能监护仪监测伤情变化等。

从微观上说，微循环、自由基、激素受体、细胞因子、前列腺素类物质等在创伤与骨疾病发生时的变化和作用受到了重视；各种生长因子、骨形态发生蛋白BMP的基因表达和在创伤修复中的作用也在研究之中。

从20世纪70年代初开始，由于生物学基础理论和实验技术的飞速发展，结合多种现代工程技术，终于发展出一门新兴的综合性应用学科——生物工程学（生物工程技术）。1984年，美国科学家尝试用人工合成的正常基因移植到人体骨髓中，以治疗遗传疾病。1990年，美国医生成功完成首例基因疗法。1997年，英国科学家采用无性繁殖技术克隆羊成功。2001年2月12日，美、英、日、法、德、中六国科学家公布了人类基因组图谱，这是人类探索生命奥秘这一伟大工程的新里程碑，也预示着再生医学时代的到来。生物工程技术将引发骨科一场新的技术变革，21世纪中西医骨伤科必将日新月异地向前发展。

第二章 病因病机

第一节 病　因

一、外　因

外因是指外界因素作用于人体而引起损伤或其他骨伤科疾病，主要包括外力伤害、外感六淫及邪毒感染等。

（一）外力伤害

外力作用可以损伤人体的皮肉筋骨、气血脏腑，如跌仆、坠堕、撞击、闪挫、压轧、负重、刀刃、劳损等所引起的损伤都与外力作用有关。根据外力性质的不同，可分为直接暴力、间接暴力、肌肉强烈收缩和持续劳损四种。

（1）直接暴力：所致的损伤发生在外力直接作用的部位，如创伤、挫伤、骨折、脱位等。

（2）间接暴力：所致的损伤发生在远离外力作用的部位，如传达暴力、扭转暴力可引起相应部位的骨折、脱位。自高处坠落，臀部先着地，身体下坠的冲击力与地面向上对脊柱的反作用力造成的挤压即可在胸腰椎发生压缩性骨折，甚或伴有更严重的脱位及脊髓损伤。

（3）肌肉强烈收缩：如股四头肌强烈收缩可引起髌骨骨折，投掷手榴弹时肌肉强烈收缩致肱骨干骨折。

（4）持续劳损：肢体某部位之筋骨受到持续或反复的慢性牵拉、摩擦等，均可使筋骨持续受外力积累损伤。如长期弯腰负重可造成慢性腰肌劳损。

（二）外感六淫

外感六淫可引起筋骨、关节疾患，导致关节疼痛或活动不利。《仙授理伤续断秘方》曰："损后中风，手足痿痹，不能举动，筋骨乖张，挛缩不伸"，说明各种损伤之后，风寒湿邪可能乘虚侵袭，阻塞经络，导致气机不得宣通，引起肌肉挛缩或松弛无力。

（三）邪毒感染

外伤后再感受毒邪，或邪毒从伤口乘虚而入，郁而化热，热盛肉腐，附骨成脓，脓毒不泄，蚀筋破骨，则可引起局部和全身感染，出现各种变证。如开放性骨折处理不当可引起化脓性骨髓炎。

二、内　因

内因是指由于人体内部变化的影响而致损伤或其他骨伤科疾病的因素。骨伤科疾病与各种不同的内在因素，如年龄、体质、局部解剖结构等有密切关系。《素问·评热病论》指出"邪之所凑，其气必虚"。而《灵枢·百病始生》曰："风雨寒热，不得虚，邪不能独伤人"，说明大部分外界致病因素只有在机体虚弱的情况下，才能伤害人体。因此，我们不仅重视外因的作用，而且强调内因在发病学上的重要作用。但是，当外来暴力比较大，超越了人体防御力量或耐受力时，外力伤害就成为决定性因素。

1. 年龄

年龄不同，伤病的好发部位及发生率也不同，如跌倒时臀部着地，老年人易引起股骨颈骨折或股骨粗隆间骨折，而青少年则较少发生。小儿因骨骼柔嫩，骨膜较厚而富有韧性，所以容易发生不完全性骨折。在工业生产活动、剧烈运动中各种损伤以青壮年多发，因其参与机会多。

2. 体质

体质的强弱与骨伤科疾患的发生有密切的关系。年轻体壮、气血旺盛、肾精充足、筋骨坚固者不易发病；年老体弱、气血虚弱、肝肾亏虚、骨质疏松者容易发生损伤，如突然滑倒，臀部着地，轻微的外力也可能发生股骨颈或股骨粗隆间骨折。

3. 解剖结构

损伤与其局部解剖结构也有一定的关系。传达暴力作用于某一骨骼时，骨折常常发生在密质骨与松质骨交界处。例如，桡骨下端骨折好发于桡骨下端2~3cm松质骨与密质骨交界处。锁骨骨折多发生在无韧带肌肉保护的锁骨两个弯曲的交界处。

4. 先天因素

骨伤科疾患的发生与先天禀赋不足也有密切关系。如第一骶椎的隐性脊柱裂，由于棘突缺如，棘上与棘间韧带失去了依附，降低了腰骶关节的稳定性，容易发生劳损。先天性脆骨病、先天性骨关节畸形都可造成骨组织脆弱，易产生骨折。

5. 病理因素

内分泌代谢障碍可影响骨的成分，骨组织的疾患如骨肿瘤、骨结核、骨髓炎均可破坏骨组织，导致局部结构破坏。

6. 职业工种

职业工种与骨伤科疾患的发生有一定关系，如手部损伤较多发生在缺乏必要防护设备下工作的机械工人；慢性腰部劳损多发于经常弯腰负重操作的工人；运动员及舞蹈、杂技、武打演员容易发生各种运动损伤；经常低头工作者容易患颈椎病等。

7. 七情内伤

在骨伤科疾病中，内伤与七情（喜、怒、忧、思、悲、恐、惊）变化的关系密切。在创伤骨折及各类骨关节疾病患者中，性格开朗、意志坚强者，有利于创伤修复和疾病的好转；意志薄弱，忧虑过度，则加重气血内耗，不利于疾病的康复，甚至加重病情。

人是一个内外统一的整体，骨伤科疾病的发生发展是内外因素综合作用的结果。不同的外因，可以引起不同的疾患，而同一外因作用于不同内因的个体，疾患的种类、性质与程度亦有所不同。

第二节　病　机

人体是由皮肉、筋骨、脏腑、经络、气血与津液等共同组成的一个有机整体，人体生命活动主要是脏腑功能的反映，脏腑功能的物质基础是气血、津液。脏腑各有不同的生理功能，通过经络联系全身的皮肉筋骨等组织，构成复杂的生命活动，它们之间保持着相对的平衡，无论在生理活动还是在病理变化方面都有着不可分割的联系。因此，伤病的发生和发展与皮肉筋骨、脏腑经络、气血津液等都有密切的关系。

骨伤科疾患多由于皮肉筋骨损伤而引起气血瘀滞，经络阻塞，津液亏损，或瘀血邪毒由表入里，而导致脏腑不和；亦可由于脏腑不和由里达表引起经络、气血、津液病变，导致皮肉筋骨病损。明·薛己在《正体类要》序文中指出"肢体损于外，则气血伤于内，营卫有所不贯，脏腑由之不和"。因此，在辨证论治过程中既要辨治局部皮肉筋骨的外伤，又要对气血、津液、脏腑、经络功能的病理变化加以综合分析，才能正确认识疾患的本质和病理现象的因果关系。这种局部与整体的统一观，是中医骨伤科治疗疾患的原则之一。

一、皮肉筋骨病机

（一）皮肉筋骨的生理功能

皮肉为人之外壁，内充卫气，人之卫外者全赖卫气。肺主气，达于三焦，外循肌肉，充于皮毛，如室之有壁，屋之有墙，故《灵枢·经脉》曰："肉为墙。"

筋是筋络、筋膜、肌腱、韧带、肌肉、关节囊等组织的总称。筋的主要功用是连属关节，络缀形体，主司关节运动。《灵枢·经脉》曰："筋为刚"，"束骨而利关节"，言筋的功能坚劲刚强，能约束骨骼。

骨属于奇恒之府，《灵枢·经脉》曰："骨为干"；《素问·痿论》曰："肾主身之骨髓"，指出骨的作用，不但为立身之主干，还内藏精髓，与肾气有密切关系，肾藏精、精生髓、髓养骨，合骨者肾也，故肾气的充盈与否能影响骨的成长、壮健与再生。

（二）骨伤科疾患与皮肉筋骨的关系

皮肉筋骨的损伤，在骨伤科疾患中最为多见，一般分为"伤皮肉"、"伤筋"、"伤骨"，但又互有联系。

1. 伤皮肉

伤病的发生，或破其皮肉，犹壁之有穴，易使外邪侵入；或气血瘀滞（逆于肉理），溢于脉外，则因营气不从，郁而化热，以致瘀热为毒；若肺（气）卫不固，脾虚不运，则外卫阳气不能熏泽皮毛，脾不能为胃运行津液，而致皮肉濡养缺乏，引起肢体痿弱或功能障碍。（损）外伤引起血脉受（压）损，营卫运行滞涩，则筋肉得不到气血濡养，导致肢体麻木不仁、挛缩畸形。局部皮肉组织受邪毒感染，营卫运行功能受阻，气血凝滞，则郁热化火，酿而成脓，出现局部红、肿、热、痛等症状。若皮肉破损引起破伤风，可导致肝风内动，出现张口困难、牙关紧闭、角弓反张和抽搐等症状。

2. 伤筋

一般来说，筋急则拘挛，筋弛则痿弱不用。在临床上，凡扭伤、挫伤后，可致筋肉损伤，局部肿痛、青紫，关节屈伸不利；即使在"伤骨"的病症中，如骨折、关节脱位时，由于筋附着于骨的表面，筋或关节周围筋膜亦多有损伤；慢性劳损亦可致筋的损伤，如"久行伤筋"，说明久行过度疲劳，可致筋的损伤。临床上筋伤机会甚多，其证候表现、病理变化复杂多端，如筋急、筋缓、筋缩、筋挛、筋痿、筋结、筋惕等，宜细审察之。

3. 伤骨

伤骨包括骨折、脱位，多因直接暴力或间接暴力所致。伤后可出现肿胀、疼痛、活动功能障碍，并可因骨折位置的改变而有畸形、骨擦音、异常活动，或因关节脱位，骨的位置不正常，出现弹性固定等。但伤骨不会是单纯性的、孤立的损伤，损骨能伤筋，伤筋亦能损骨。筋骨的损伤必然累及气血伤于内，因脉络受损，气滞血瘀，为肿为痛，所以治疗伤骨时，必须行气消瘀以纠正气滞血瘀的病理变化。伤筋损骨还可危及肝肾精气，《备急千金要方》曰："肾应骨，骨与肾合"，"肝应筋，筋与肝合"。肝肾精气充足，可促使肢体骨骼强壮有力。因此，伤后如能注意调补肝肾，充分发挥精生骨髓的作用，就能促进筋骨修复。

二、气血津液病机

（一）气血病机

1. 气血的生理功能

气血运行于全身，周流不息，外而充养皮肉筋骨，内则灌溉五脏六腑，维持着人体正常的生命活动。

"气"一方面来源于与生俱来的肾之精气，另一方面来源于从肺吸入的清新之气和由脾胃所化生的"水谷精气"。前者为先天之气，后者乃后天之气，这两种气相互结合而形成"真气"，成为人体生命活动的原动力。气的主要功能包括对一切生理活动的推动作用；温养形体的温煦作用；对外邪侵入的防御作用；血和津液的化生、输布、转化的气化作用；防止血、津液流失的固摄作用。气在全身流通，无处不到，上升下降，维持着人体的动态平衡。

"血"由从脾胃运化而来的水谷精气变化而成。《灵枢·决气》曰："中焦受气取汁，变化而赤，是谓血。""血主濡之"，"血行脉中"依靠气的推动而周流全身，对各个脏腑、组织、器官有营养作用。

"气"和"血"的关系十分密切。气推动血沿着经脉而循行全身，以营养五脏、六腑、四肢、百骸。两者相互依附，周流不息。《血证论·吐血》阐述了气血之间的关系"气为血之帅，血随之而运行；血为气之守，气得之而静谧"。血的循行，靠气的推动，气行则血行，气滞则血瘀；反之，血溢于外，成为瘀血，气亦必随之而滞。

2. 骨伤科疾患与气血的关系

骨伤科疾患与气血的关系十分密切，当人体受到外力伤害后，常导致气血运行紊乱而产生一系列的病理改变。

（1）伤气：因用力过度、跌仆闪挫或击撞胸部等因素，导致人体气机运行失常，出现"气"的功能失常及相应的病理现象。一般表现为气滞与气虚，损伤严重者可出现气闭、气脱，内伤肝胃可见气逆等症。

1）气滞：当人体某一部位、某一脏腑受损或病变，都可使气的流通发生障碍，出现"气滞"的病理现象。《素问·阴阳应象大论》说："气伤痛，形伤肿。"损伤气滞的特点为外无肿形，痛无定处，自觉疼痛范围较广，体表无明确压痛点。气滞在骨伤科中多见于胸胁进伤或挫伤。

2）气虚：是全身或某一脏腑、器官、组织出现功能不足和衰退的病理现象，在某些慢性损伤、严重损伤后期、体质虚弱和老年患者等均可见到。其伤痛绵绵不休，常伴疲倦乏力、语声低微、气短、自汗、脉细软无力等。

3）气闭：常为损伤严重而骤然导致气血错乱，气为血壅，气闭不宣。其主要证候为：出现一时性的晕厥、烦躁妄动、四肢抽搐或昏睡困顿等。《医宗金鉴·正骨心法要旨》有"或昏迷目闭，身软而不能起……饮食少进"等描述。

4）气脱：严重损伤可造成本元不固而出现气脱，是气虚最严重的表现。气脱者多突然昏迷或醒后又昏迷，表现呼吸浅促、面色苍白、四肢厥冷、二便失禁、脉微弱等证候，常发生于开放性损伤失血过多、头部外伤等严重伤患。

5）气逆：损伤而致内伤肝胃，可造成肝胃气机不降而反逆上，出现嗳气频频、呕吐等症状。

（2）伤血：由于跌打、挤压、挫撞及各种机械冲击等伤及血脉，以致出血，或瘀血停积，血的功能失常而出现各种病理现象，主要有血瘀、血热、血虚和血脱。

1）血瘀：可由局部损伤出血及各种内脏和组织发生病变所形成。血有形，形伤肿，瘀血阻滞，经脉不通，不通则痛，故血瘀出现局部肿胀青紫、疼痛。疼痛性质如针刺刀割，痛点固定不移。全身症状表现为面色晦暗，唇舌青紫，脉细或涩等。在骨伤科疾患中，气滞血瘀常常同时并见，《素问·阴阳应象大论》指出"气伤痛，形伤肿。故先痛而后肿者，气伤形也；先肿而后痛者，形伤气也"。

2）血热：损伤后积瘀化热或肝火炽盛可引起血热。临床可见发热、口渴、心烦、舌红绛、脉数等证候，严重者可出现高热昏迷。积瘀化热，邪毒感染，尚可致局部血肉腐败，酝酿液化成脓。若血热妄行，则可见出血不止等。

3）血虚：是体内血液不足所发生的病变。在骨伤科疾患中，由于失血过多，新血一时未及补充；或因瘀血不去，新血不生；或因筋骨严重损伤，累及肝肾，肝血肾精不充，都能导致血虚。血虚证候表现为面色不华或萎黄、头晕、目眩、心悸、唇舌淡白、脉细无力，损伤局部愈合缓慢，功能长期不能恢复等。

4）血脱：在创伤严重失血时，气浮越于外而耗散、脱亡，出现气随血脱、血脱气散的虚脱证候，出现四肢厥冷、大汗淋漓、烦躁不安，甚至晕厥等。

（二）津液病机

1. 津液的生理功能

津液是人体内一切正常水液的总称，主要是指体液而言。清而稀薄者称为津，浊而浓稠者称为液。"津"多布散于肌表，以渗透润泽皮肉、筋骨之间，有温养充润的作用，所以《灵枢·五癃津液别》说："以温肌肉，充皮肤，为其津。""液"流注、浸润于关节、脑髓之间，以滑利关节、濡养脑髓和骨髓，同时也有润泽肌肤的功能。津和液，都是体内正常水液，两者之间可互相转化，故并称津液。

2. 骨伤科疾患与津液的关系

损伤而致血瘀时，由于积瘀生热，热邪灼伤津液，可使津液出现一时性消耗过多，失其滋润作用，出现口渴、咽燥、大便干结、小便短少、舌苔黄而干燥等症；重伤久病亦常能严重耗伤阴液，除了可见伤津证候外，还可见全身情况差、舌体瘦瘪、舌苔光剥等症；津液与气有密切的关系，损伤而致津液亏损时，气亦随之受损，甚至可导致"气随液脱"，而气虚不能固摄，又可致津液损伤；损伤后若肺、脾、肾、三焦等脏腑的气机失调，必然会影响"三焦气化"，妨碍津液的正常运行而导致病变，可出现水液潴聚的表现，如局部或下肢浮肿，关节滑液停积、肿胀等。

三、脏腑经络病机

（一）脏腑、经络的生理功能

脏腑是化生气血，通调经络，营养皮肉筋骨，主持人体生命活动的主要器官。脏与腑的功能各有不同："五脏者，藏精气而不泻也"，脏的功能是化生和储藏精气；"六腑者，传化物而不藏"，腑的功能是腐熟水谷、传化糟粕、排泄水液。

经络是运行全身气血，联络脏腑肢节，沟通上下内外，调节体内各部分功能活动的通路。疾病的发生和传变可由于经络的联系而相互影响。

人体是一个统一的整体，体表与内脏及脏腑之间有着密切的联系。脏腑发生病变可通过经络影响体表组织；体表组织的病变，同样可以影响其所属的脏腑而出现功能紊乱。如"肾主骨"、"肝主筋"、"脾主肌肉"等。肾主骨，藏精气，精生骨髓，骨髓充实，则骨骼坚强；肝藏血主筋，肝血充盈，筋得所养，活动自如；脾主肌肉，人体的肌肉依赖脾胃化生气血以资濡养。这都说明了人体内脏与筋骨气血的相互联系。

（二）损伤与脏腑、经络的关系

1. 肝、肾

《素问·宣明五气》提出五脏随其不同功能而各有所主。"肝主筋"、"肾主骨"的理论广泛地运用在骨伤科辨证治疗上，损伤与肝、肾的关系十分密切。

肝主筋。《素问·五藏生成》曰："肝之合筋也，其荣爪也。"《素问·上古天真论》提出"丈夫……七八肝气衰，筋不能动……"，当人体进入衰老状态时，筋的运动不灵活，是由于"肝气衰，筋不能动"的缘故。"肝主筋"，肝血充盈才能养筋，筋得其所养，才能运动有力而灵活；肝血不足，血不养筋，则出现手足拘挛，肢体麻木、屈伸不利等症状。

肝藏血。《灵枢·本神》曰："肝藏血。"肝脏具有储藏血液和调节血量的功能。凡跌打损伤之证，而有恶血留内时，则不分何经，皆以肝为主，因肝主藏血，故败血凝滞体内，从其所属，必归于肝，即所谓"败血归肝"。

肾主骨，主生髓。《素问·宣明五气》曰："肾主骨。"肾藏精，精生髓，髓养骨，骨的生长、发育、修复，均须依赖肾脏精气所提供的营养和推动。临床上，肾的精气不足导致小儿骨软无力、囟门迟闭及某些骨骼发育畸形；肾精不足，骨髓空虚，可致腿足痿弱而行动不便，或骨质脆弱，易于骨折；肾虚者易患腰部扭闪和劳损等症状，而出现腰背酸痛、腰脊活动受限等症状。骨折损伤必内动于肾，肾生养精髓不足，则无以养骨，骨折难以愈合；又因筋骨相连，骨折常伤及筋，筋伤则内动于肝，肝血不充，无以荣筋，筋失滋养而影响修复，故在治疗时，必须用补肾续骨之法兼须养肝、壮筋，常配合入肾经、肝经的药物。

2. 脾、胃

脾主运化、胃主受纳，将水谷化为精微，并将精微物质转输至全身，这对于气血的生成和维持正常活动所必需的营养起着重要的作用，故称其为气血生化之源。

脾主肌肉四肢。《素问·痿论》说："脾主身之肌肉。"《灵枢·本神》说："脾气虚则四肢不用。"全身的肌肉都要依靠脾胃所运化的水谷精微营养。脾胃运化功能正常，则消化吸收功能旺盛，水谷精微得以生气化血，气血充足，输布全身，损伤也容易恢复；脾胃运化失常，则化源不足，无以滋养脏腑筋骨，必然影响气血的生化和筋骨损伤的修复。

3. 心、肺

心主血，肺主气。气血的周流不息，输布全身，有赖于心肺功能的健全。心肺调和，则气血得以正常循环输布而发挥煦濡的作用，筋骨损伤才能得到痊愈。肺主一身之气，若肺的功能受损，不但会影响呼吸功能，而且也会影响气的生成，从而导致全身性的气虚，出现体倦无力、气短、自汗等症状。"心主身之血脉"，心气有推动血液循环的功能。血液的正常运行有赖于心气的推动和血液的充盈，气为血之帅，而又依附于血。因此，损伤后出血过多，血液不足而心血虚损时，心气也会随之不足，出现心悸、胸闷、眩晕等症状。

4. 经络

《灵枢·本藏》说："经脉者，所以行血气而营阴阳，濡筋骨，利关节者也"，指出经络有运行气血、营运阴阳、濡养筋骨、滑利关节的作用。经络的病候主要有两方面：一是脏腑的损伤病变可以累及经络，经络的损伤病变又可内传脏腑而出现症状；二是经络运行阻滞，会影响它循行所过组织器官的功能，出现相应部位的证候。因此，在医治骨伤科疾患时，应根据经络、脏腑学说来灵活辨证，调整其内脏的活动和相应的体表组织、器官的功能。

第三章 辨证诊断

第一节 四 诊

一、望 诊

对骨伤科患者进行诊察时，望诊是必不可少的步骤。骨伤科的望诊，除观察神色、形态、舌象及分泌物等情况外，对损伤局部及其邻近部位应特别认真察看。《伤科补要·跌打损伤内治证》指出"凡视重伤，先解开衣服，遍观伤之轻重"，以初步确定损伤的部位、性质和轻重。

（一）望全身

1. 望神色

望神色可判断病情缓急、损伤轻重。一般来说，精神爽朗、面色清润者，正气未伤；若精神委靡，面色晦暗者，正气已伤。若神志昏迷、神昏谵语、面色苍白、形羸色败、呼吸微弱或喘急异常，多属危候。

2. 望形态

望形态可初步了解损伤的部位和病情轻重。形态改变多见于骨折、关节脱位及严重伤筋。如肩、肘部损伤时，患者多以健侧手扶持患侧的前臂；腰部急性扭伤，患者身体多向患侧倾斜，且扶腰慢步；下肢骨折时，患者多不能直立行走；下肢骨关节疾患则常出现步态的改变。

（二）望局部

1. 望畸形

可通过观察肢体标志线或标志点的异常改变，判断有无畸形。畸形往往标志有骨折或脱位存在。某些特征性畸形对诊断具有决定性意义。如肩关节前脱位的方肩畸形、桡骨远端骨折的"餐叉"样畸形、股骨粗隆间骨折的下肢外旋缩短畸形、强直性脊柱炎的驼背强直畸形等。

2. 望肿胀、瘀斑

人体损伤，多伤及气血，以致气滞血凝，瘀积不散，瘀血滞于肌表，则为肿胀、瘀斑。通过观察肿胀的程度，以及色泽的变化，判断损伤性质。肿胀严重，瘀斑青紫明显者，可能有骨折或筋伤存在；肿胀较轻，瘀斑不明显者多属轻伤。肿胀较重，肤色青紫者为新伤；肿胀较轻，青紫带黄者多为陈伤。

3. 望创口

若局部有创口，须注意创口的大小、深浅，创缘是否整齐，创面污染程度，色泽鲜红还是紫暗，以及出血情况等。

4. 望肢体功能

肢体功能的望诊，对了解骨关节的损伤和疾患有重要意义。除观察上肢能否上举，下肢能否行走外，应进一步检查关节各向活动功能是否正常。例如，肩关节的正常活动有外展、内收、前屈、后伸、内旋和外旋六种。凡上肢外展不足90°，而外展时肩胛骨一并移动者，提示外展动作受限制；当肘关节屈曲、肩关节内收时肘尖可接近人体正中线，若做上述动作，肘尖不能接近中线，说明内收动作受限制；若患者梳发的动作受限制，提示外旋功能障碍；若患者手背不能置于背部，提示内旋功能障碍。为了精确掌握其障碍的情况，除嘱其主动活动外，往往与摸诊、运动、测量检查结合进行，通过与健肢对比观察以测定其主动与被动活动的活动度。

（三）望舌

观察舌质及苔色，虽不能直接判断损伤部位及性质，但心开窍于舌，舌为心之苗，又为脾胃之外候，它与各脏腑均有密切联系。《辨舌指南》说："辨舌质，可辨五脏之虚实；视舌苔，可察六淫之浅深。"

舌质和舌苔均可诊察人体内部的寒热、虚实等变化，两者既有密切的关系，又各有侧重。大体上，气血的变化主要反映在舌质上，脾胃的变化则反映在舌苔上。所以察舌质和舌苔可相互印证、相得益彰。

1. 望舌质

正常人舌质为淡红色，如舌色淡白，为气血虚弱，或为阳气不足；舌色红绛为热证，或为阴虚；舌色青紫，为伤后气血运行不畅，瘀血凝累。若仅局部紫斑，表示血瘀程度较轻，或局部有瘀血；全舌青紫，表示全身血行不畅或血瘀程度较重。舌色青紫而滑润，表示阴寒血凝，为阳气不能温运血液所致；绛紫而干，表示热邪深重，津伤血滞。

2. 望舌苔

观察舌苔的变化，可鉴别疾病表里；舌苔的厚薄，可判断邪正的虚实。根据舌苔的消长和转化可测知病情的发展趋势。由薄增厚为病进；由厚减薄为病退。薄白而润滑为正常舌苔，或为一般外伤复感风寒，初起在表，病邪未盛，正气未伤；舌苔过少或无苔表示脾胃虚弱；厚白而滑为损伤伴有寒湿或寒痰等兼证；白如积粉可见于创伤感染、热毒内蕴之证；黄苔一般主热证，在创伤感染，瘀血化热时多见。舌苔白、黄、灰黑色泽变化标志着人体内部寒热，以及病邪发生变化。若由黄色转为灰黑苔时表示病邪较盛，多见于严重创伤感染伴有高热或失水津涸等。

二、闻　　诊

闻诊是从患者的语言、呻吟、呼吸、咳嗽的声音，以及呕吐物、伤口、二便或其他排泄物的气味等方面获得临床资料，有助于了解疾病的轻重、虚实，有无合并症。骨伤科的闻诊须注意以下几点：

1. 听骨擦音

《伤科补要·接骨论治》记载："骨若全断，动则辘辘有声。如骨损未断，动则无声。"骨擦音是骨折的主要体征之一。注意听骨擦音，不仅可以帮助辨明是否存在骨折，而且还可进一步分析骨折的性质。如骨擦音经治疗后消失，表示骨折已接续。

2. 听骨传导音

听骨传导音用于检查某些不易发现的长骨骨折，如股骨颈骨折、粗隆间骨折等。检查时将听诊器置于伤肢近端的骨突起部，或置于耻骨联合部上，用手指或叩诊锤轻轻叩击远端骨突起部，可听到骨传导音。骨传导音减弱或消失说明骨的连续性遭到破坏。但应注意与健侧对比、与健侧位置对称、叩诊时用力大小相同等。

3. 听入臼声

关节脱位在整复成功时，常能听到"咯得"关节入臼声，《伤科补要·髋骨骱失》说："凡上骱时，骱内必有响声活动，其骱已上；若无响声活动者，其骱未上也。"当复位时听到此响声时，应立刻停止增加拔伸牵引力，以免肌肉、韧带、关节囊等软组织被过度拔牵而增加损伤。

4. 听伤筋或关节声

部分伤筋或关节病在检查时可有特殊的摩擦音或弹响声，最常见的有以下几种：

（1）关节摩擦音：医者一手放在关节上，另一手移动关节远端的肢体，可检查出关节摩擦音，或有摩擦感。柔和的关节摩擦音可发生在一些慢性或亚急性关节疾患；骨性关节炎则可出现粗糙的关节摩擦音。

（2）肌腱弹响声与捻发音：屈拇与屈指肌腱狭窄性腱鞘炎患者在做伸屈手指的检查时可听到弹响声，系肌腱通过肥厚之腱鞘所产生，所以又把这种狭窄性腱鞘炎称为弹响指或扳机指。腱周围炎在检查时常可听到类似捻干燥的头发时发出的声音，即"捻发音"。多在有炎性渗出液的腱鞘周围听得，好发于前臂的伸肌群、大腿的股四头肌和小腿的跟腱部。

（3）关节弹响声：膝关节半月板损伤或关节内有游离体时，在做膝关节屈伸旋转活动时，可发生较清脆的弹响声。

5. 听啼哭声

听啼哭声应用于小儿患者，以辨别其是否受伤。检查患儿时，当摸到患肢某一部位时，小儿啼哭或哭声加剧，则往往提示该处可能有损伤。

6. 听创伤皮下气肿音

创伤后发现皮下组织有大片不相称的弥漫性肿起时，应检查有无皮下气肿。检查时手指分开，轻轻揉按患部，当皮下组织中有气体存在时，可感到一种特殊的捻发音或捻发感。肋骨骨折后，若断端刺破肺脏，气体渗入皮下组织可形成皮下气肿。开放骨折合并气性坏疽时，也可出现皮下气肿。

7. 闻气味

除二便气味外，骨伤科闻诊还须闻局部分泌物的气味。如局部伤处分泌物有恶臭，多为湿热或热毒；带有腥味，多属虚寒。

三、问 诊

问诊是骨伤科辨证过程中的一个重要环节，在四诊中占有重要地位。《四诊抉微》曰："问为审察病机之关键。"问诊时应首先抓住患者自诉的主要症状，然后围绕主要症状和体征，详细询问有关的病情资料，找出主要矛盾，为判定病位、掌握病性及辨证治疗提供可靠依据。

（一）一般情况

了解患者的一般情况，如详细询问患者的姓名、性别、年龄、职业、婚姻、民族、籍贯、住址等，建立完整的病案记录，以利于查阅、联系和随访。特别是对交通意外、涉及刑事纠纷的伤者，这些记录尤为重要。

（二）发病情况

1. 主诉

主诉即患者的主要症状及发生时间。主诉是促使患者前来就医的原因，往往可提示病变的性质。骨伤科患者的主诉主要有疼痛、肿胀、功能障碍、畸形及拘缩等。记录主诉应简明扼要。

2. 发病过程

应详细询问患者的发病情况和变化的急缓，受伤的过程，有无神志改变，经过何种方法治疗，效果如何，目前症状情况怎样，是否减轻或加重。还应尽可能问清受伤的原因，如跌扑、闪挫、坠堕等，询问暴力的性质、方向和强度，以及损伤时患者所处的体位、情绪等。如高处坠落伤，足跟着地，则损伤可能发生在足跟、脊柱或颅底；平地摔倒者，则应问清着地的姿势，如肢体处于屈曲位还是伸直位，何处先着地；若伤时正与人争论，情绪激昂或愤怒，则在遭受打击后不仅有外伤，还可兼有七情内伤。

3. 伤情

问损伤的部位和各种症状，包括创口情况。

（1）疼痛：详细询问疼痛的起始日期、部位、性质、程度。应问清患者是剧痛、酸痛还是钝痛；疼痛是持续性还是间歇性；麻木的范围是在扩大还是在缩小；痛点固定不移或游走，有无放射痛，放射到何处；服止痛药后能否减轻；各种不同的动作（负重、咳嗽、喷嚏等）对疼痛有无影响；与气候变化有无关系；劳累、休息及昼夜对疼痛程度有无影响等。

（2）肿胀：应询问肿胀出现的时间、部位、范围、程度。如系增生性肿物，应了解是先有肿物还是先有疼痛，以及肿物出现的时间和增长速度，肿物是否可移动等。

（3）肢体功能：如有功能障碍，应问明是受伤后立即发生的，还是受伤后经过一段时间才发生的。一般骨折或脱位后，功能大都立即发生障碍或丧失，骨病则往往是发病后经过一段时间才影响到肢体的功能。

（4）畸形：应询问畸形发生的时间及演变过程。外伤引起的肢体畸形，可在伤后立即出现，亦可经过若干年后才出现。无外伤史者应考虑为先天性畸形或发育畸形。

（5）创口：应询问创口形成的时间、出血情况、污染情况、处理经过及是否使用过破伤风抗毒血清等。

（三）全身情况

1. 问寒热

恶寒与发热是骨伤科临床上的常见症状。感染性疾病，恶寒与发热常并见；损伤初期发热多属血瘀化热，中后期发热可能为邪毒深入，或虚损发热；骨关节结核有午后潮热；恶性骨肿瘤晚期可有持续性发热；颅脑损伤可引起高热抽搐等。

2. 问汗

问汗液的排泄情况，可了解脏腑气血津液的状况。严重损伤或严重感染，可出现四肢厥冷、汗出如油的险象；邪毒内蕴可出现大热大汗；盗汗常见于慢性骨关节疾病、阴疽等。

3. 问饮食

应询问饮食习惯、食欲、食量、味觉、饮水情况等。对腹部损伤应询问其发生于饱食后或空腹时，以估计胃肠破裂后腹腔污染程度。食欲不振或食后饱胀，是胃纳呆滞的表现，多因伤后长期卧床，体质虚弱所致。

4. 问二便

伤后便秘或大便燥结，为瘀血内热。大便溏薄，为阳气不足，或伤后机体失调。对脊柱、骨盆、腹部损伤者尤应注意询问二便的次数、量和颜色。

5. 问睡眠

伤后久不能睡，或彻夜不寐，多见于严重创伤，心烦内热。昏沉而嗜睡，呼之即醒，闭眼又睡，多属气衰神疲。

（四）其他情况

1. 过去史

应自出生起详细追询，按发病的年月顺序记录。对过去的疾病可能与目前损伤有关的内容，应记录主要的病情经过，当时的诊断、治疗情况，以及有无合并症或后遗症。例如，骨关节结核患者要了解有无肺结核史。

2. 个人史

应询问患者从事的职业或工种的年限，劳动的性质、条件和常处体位，以及个人嗜好等。对妇女要询问月经、妊娠、哺乳史等。

3. 家族史

询问家族内成员的健康状况。如有死亡者，应追询其死亡原因、年龄，以及与当前疾病的关系。这对骨肿瘤、先天性畸形的诊断尤有参考价值。

四、切　　诊

切诊又称脉诊，通过切脉可掌握机体内部气血、虚实、寒热等变化。

（一）脉象

损伤常见的脉象有如下几种：

（1）浮脉：在新伤瘀肿、疼痛剧烈或兼有表证时多见。大出血及长期慢性劳损患者，出现浮脉时说明正气不足，虚象严重。

（2）沉脉：主病在里，骨伤科的内伤气血、腰脊损伤疼痛时多见之。

（3）迟脉：主寒、主阳虚，在伤筋挛缩、瘀血凝滞等证常见。迟而无力者，多见于损伤后期气血不足，复感寒邪。

（4）数脉：数而有力，多为实热；虚数无力者多属虚热，在损伤发热时多见。

（5）滑脉：主痰饮、食滞，在胸部挫伤血实气壅时及妊娠期多见。

（6）涩脉：主气滞、血瘀、精血不足。损伤血亏津少不能濡润经络的虚证、气滞血瘀的实证多见之。《四诊抉微》载："滑伯仁曰，提纲之要，不出浮沉迟数滑涩之六脉，夫所谓不出六者，亦为其足统表里阴阳虚实，冷热风寒湿燥，脏腑血气之病也。"故有以上述六脉为纲的说法。

（7）弦脉：主诸痛、肝胆疾病、阴虚阳亢，胸胁部损伤及各种损伤剧烈疼痛时多见，或见于伴有肝胆疾患、动脉硬化、高血压等证者。

（8）濡脉：气血两虚时多见之。

（9）洪脉：主热证，伤后邪毒内蕴，热邪炽盛，或伤后血瘀化热时多见之。

（10）细脉：多见于虚损患者，以阴血虚为主，亦见于气虚或久病体弱患者。

（11）芤脉：为失血之脉，多见于损伤出血过多时。

（12）结、代脉：在损伤疼痛剧烈，脉气不衔接时多见之。

（二）伤科脉诊纲要

清·钱秀昌《伤科补要·脉诀》阐述损伤脉诊要领，现归纳如下：

（1）闭合性损伤瘀血停积或阻滞，脉宜洪大，坚强而实者为顺证。开放性损伤失血之证，或呈芤脉，或为缓小，亦属脉证相符的顺脉；反之，如蓄血之证脉见缓小，失血之证脉见洪大，是脉证不相符的逆脉，往往提示病情复杂，比较难治。

（2）脉大而数或浮紧而弦者，往往伴有外邪。

（3）沉脉、伏脉为气滞或寒邪凝滞。沉滑而紧者，为痰瘀凝滞。

（4）乍疏乍数，时快时缓，脉律不齐者，重伤时应注意发生其他传变。

（5）六脉（左右手寸、关、尺）模糊不清者，预后难测，即使伤病较轻，亦应严密观察其变化；和缓有神者，伤证虽危重，但一般预后较佳。

（6）严重损伤，疼痛剧烈，偶尔出现结、代脉，系痛甚或情绪紧张所致，并非恶候。但如频繁出现，则应注意。

（三）触诊

触诊是医生对患者肌肤、四肢、胸腹等病变部位进行触摸按压，分辨其温、凉、润、燥、软、硬、肿胀、包块及对按压的反应，如疼痛、喜按、拒按等，以推断疾病的部位和性质。骨伤科患者触诊主要是摸肿块的大小、寒热、硬度、是否可移动等，摸骨折的移位程度、方向，摸弹性固定。

第二节　损伤的症状体征

人体遭受外力作用而发生损伤后，由于气血、营卫、皮肉、筋骨、经络、脏腑及津液的病理变化，出现损伤局部的表现，并可伴随全身的症状体征。

一、全身情况

轻微损伤一般无全身症状体征。较重的损伤可由于血瘀气滞，出现神疲纳呆、夜寐不安、舌紫暗或有瘀斑、脉浮弦等全身症状；若瘀血停聚，积瘀化热，常有口渴、心烦、便秘、尿赤、脉浮数或弦紧等表现；严重损伤者可出现烦躁或神情淡漠、面色苍白、肢体厥冷、尿量减少、血压下降、脉搏微细或消失等休克表现。

二、局部症状体征

（一）一般症状体征

（1）疼痛：损伤局部因经脉受损，气机凝滞，经络阻塞，不通则痛，出现不同程度的疼痛。伤处可有直接压痛或间接压痛（纵轴叩击痛和骨盆、胸廓挤压痛等）。

（2）肿胀青紫：伤后患处络脉损伤，营血离经，阻塞络道，瘀滞于皮肤腠理，"血有形，病故肿"，因而出现肿胀。若血行之道不得宣通，"离经之血"溢于皮下，即成瘀斑。严重肿胀时还可出现张力性水疱。

（3）功能障碍：由于损伤后气血阻滞引起剧烈疼痛、肌肉反射性痉挛、肢体失去杠杆和支撑作用，可引起肢体或躯干发生不同程度的功能障碍。伤在手臂则活动受限，伤在下肢则步履无力，伤在关节则屈伸不利。当组织器官受到损害后则出现相应器官受损，伤在颅脑则神明失守，伤在胸胁则心悸气急。

（二）特殊症状体征

（1）畸形：由于暴力作用，以及肌肉、韧带的牵拉，发生骨折或脱位时，常出现肢体形态的异常改变，产生特殊畸形。

（2）骨擦音：在检查骨折局部时，可以听到或感觉到断端相互触碰或摩擦而产生的声响。

（3）异常活动：受伤前不能活动的骨干部位，在骨折后出现屈伸、旋转等不正常活动。

（4）关节盂空虚：原来位于关节盂的骨端脱出，处于异常位置，致使关节盂空虚，这是脱位的特征之一。

（5）弹性固定：脱位后，关节周围的肌肉痉挛收缩，可将脱位后骨端保持在特殊的位置上，该关节仍可轻微被动活动，但有弹性阻力，停止被动活动后，脱位的骨端又恢复原来的特殊位置。这种情况，称为弹性固定。

第三节　骨病的症状体征

骨骼、关节及其周围筋肉的疾病，称为骨病。骨病不仅产生局部病损与功能障碍，而且可能影响整个机体的形态与功能，并出现一系列全身与局部的症状体征。

一、全身情况

先天性骨关节畸形、良性骨肿瘤、骨关节退行性疾病等，对整个机体的影响较少，故全身症状通常不明显。骨关节感染发病时起病骤然，可出现寒战高热、烦躁不安、口渴、脉数、舌红、苔黄腻等全身症状；脓肿溃破后体温逐渐下降，全身症状减轻；慢性感染一般体温不高，急性发作时可出现全身发热。骨结核初期全身症状不明显，随着病情进展出现骨蒸潮热、盗汗、两颧发赤、口燥咽干、脉沉细数等阴虚火旺的表现；后期呈慢性消耗性病容、倦怠无力、头晕目眩、舌淡苔白、脉濡细等气血两虚的表现。痹证可兼有发热、恶风、口渴、烦闷不安等全身症状。痿证多表现为面色无华或面黄肌瘦、食欲不振、肢体痿软无力、口渴心烦、舌苔薄白、紫暗或少苔、脉细或脉虚涩等。恶性骨肿瘤晚期可出现精神委靡、食欲不振、消瘦、贫血等恶病质表现。

二、局部症状体征

（一）一般症状体征

（1）疼痛：骨病罹患部位常发生疼痛，不同类型或病期，临床表现各异。行痹表现为游走性关节疼痛；痛痹者疼痛较剧，痛有定处，得热痛减，遇寒痛增；着痹者关节酸痛、重着，痛有定处；热痹者患部灼痛，得冷稍舒，痛不可触；骨痈疽发病时疼痛彻骨，痛如锥刺，脓溃后疼痛减轻；骨痨初起时患部仅酸痛隐隐，继而疼痛加重，尤其以夜间或活动时较明显。脊柱退行性疾病可出现颈肩或腰腿放射性疼痛；恶性骨肿瘤后期呈持续性剧痛，夜间加重，使用止痛剂后症状缓解不佳。

（2）肿胀：骨痈疽、骨痨、痹证等患处常出现肿胀。骨痈疽者局部红肿；骨痨局部肿而不红；各种痹证，如风湿性、类风湿性、痛风性关节炎等，关节部位常肿胀。

（3）功能障碍：发生骨关节疾患后，常引起肢体功能障碍。关节本身疾患，主动和被动运动均有障碍；神经疾患引起肌肉瘫痪者，主动运动障碍而被动运动一般正常。

（二）特殊症状体征

（1）畸形：骨关节疾患，可出现典型的畸形。如脊柱结核后期常发生后凸畸形；类风湿关节炎可表现腕关节尺偏畸形、手指鹅颈畸形等；特发性脊柱侧凸症在青春期可出现脊柱侧凸畸形；先天性肢体缺如、并指、多指、巨指、马蹄足、髋脱位、斜颈等均呈现明显手足畸形。

（2）肌萎缩：是痿证最主要的临床表现。小儿麻痹后遗症出现受累肢体肌肉萎缩；进行性肌萎缩症出现四肢对称近端肌萎缩；肌萎缩性侧索硬化症呈双前臂广泛萎缩，伴肌束颤动等。

（3）筋肉痉挛及挛缩：身体某群肌肉早期表现为肌肉紧张、敏感，导致关节拘紧，活动不利，持续日久可引起关节畸形和功能活动障碍。如前臂缺血性肌挛缩，呈爪状手；髂胫束挛缩症呈屈髋、外展、外旋挛缩畸形等。

（4）肿块：骨肿瘤、痛风性关节炎、骨突部骨软骨病等，局部可触及肿块。临床检查时应注意肿块的质地等，如骨肿瘤，肿块固定不移，质较硬。

（5）疮口与窦道：骨痈疽的局部脓肿破溃后，疮口流脓，初多稠厚，渐转稀薄，经久不愈，有时夹杂小块死骨排出，疮口周围皮肤红肿；慢性附骨疽反复发作者，有时可出现数个窦道，疮口凹陷，边缘常有少量肉芽形成。骨痨中的脊柱结核寒性脓肿可沿软组织间隙向下流注，出现在远离病灶处；脓肿破溃后形成窦道，日久不愈，疮口凹陷、苍白，周围皮色紫暗，开始时可流出大量稀脓和豆腐花样腐败物，以后则流出稀薄脓水，或夹有碎小死骨。穿破肺脏或肠管，则形成内瘘，有时内瘘与外瘘相通。

第四节　骨与关节检查法

骨与关节检查是诊断骨伤科疾患的最基本手段，是发现临床客观体征的重要方法。通过对骨关节检查结果的综合分析，可判断疾病的性质，确定病变的部位、程度及其有无合并症。骨与关节检查应在了解病史及完成全身检查后进行。检查遵循一般原则，按视触动量听叩的顺序进行。检查部位要充分暴露。检查时应进行患侧与健侧对比；如果两侧都有伤病时可与年龄、性别、体型相似的健康人对比。检查动作要轻巧准确，先检查病变以外的区域，后检查损伤部位，切忌因检查粗暴加重患者的痛苦或带来新的损伤。准确测量包括测量肢体长度、周径，关节、脊柱活动度，肌力大小，皮温等，并检查局部血运及固定情况。以下主要针对触动量进行表述：

一、测量检查

（一）长度测量

测量时应将肢体置于对称的位置上。测量时先定出测量标志，并做好记号，然后用带尺测量两标志点间的距离。如有肢体挛缩而不能伸直时，可分段测量。测量中发现肢体长于或短于健侧，均为异常。四肢长度测量方法如下（图3-1）：

（1）上肢长度：从肩峰至桡骨茎突尖（或中指尖）。

（2）上臂长度：肩峰至肱骨外上髁。

（3）前臂长度：肱骨外上髁至桡骨茎突，或尺骨鹰嘴

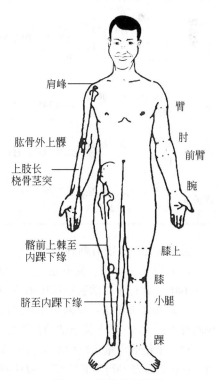

肩峰

臂

肘

前臂

腕

肱骨外上髁

上肢长
桡骨茎突

髂前上棘至
内踝下缘

膝上

膝

小腿

脐至内踝下缘

踝

图3-1　肢体长度测量

至尺骨茎突。

（4）下肢长度：髂前上棘至内踝下缘，或脐至内踝下缘（骨盆骨折或髋部病变时使用）。

（5）大腿长度：髂前上棘至膝关节内缘。

（6）小腿长度：膝关节内缘至内踝，或腓骨头至外踝下缘。

（二）周径测量

两肢体取相应的同一水平测量，测量肿胀时取最肿处，测量肌萎缩时取肌腹部。如测量大腿周径通常取髌上 10～15cm 处；测量小腿周径取小腿最粗处。通过肢体周径的测量，可了解其肿胀程度或有无肌肉萎缩等。

（三）关节和脊柱的活动范围测量

测量角度时，应先确定顶角和形成该角的两条边。将量角器的轴心对准关节的中心，量角器的两臂对准肢体的轴线，即可量出其角度，与健肢的相应关节比较（表3-1）。

表 3-1　人体各关节功能活动范围（中立位 0°法）

关节	中立位	前后	左右	旋转	内外展
颈椎	面部向前，双眼平视	前屈、后伸 35°～45°	左右侧屈 45°	左右旋转 60°～80°	
腰椎	腰伸直自然体位	前屈 90°，后伸 30°	左右侧屈 20°～30°	左右旋转 30°	
肩关节	上臂下垂，前臂指向前方	前屈 130°，后伸 45°		内旋 80°，外旋 30°	外展 90°，内收 20°～40°
肘关节	前臂伸直，掌心向前，上肢自然下垂	屈曲 140°，过伸 0°～10°		旋前 80°～90°，旋后 10°～15°	
腕关节	手掌与前臂保持直线，掌心向上，肘关节屈曲 90°	背伸 70°～80°，掌屈 80°～90°	桡偏 10°～20°，尺偏 40°～50°		
髋关节	髋关节伸直，髌骨向前	屈曲 145°，后伸 40°		内旋和外旋均为 40°～50°（屈曲膝关节）	外展 30°～45°，内收 20°～30°
膝关节	膝关节伸直，髌骨向前	屈曲 145°，过伸 15°		内旋 10°，外旋 20°（屈曲膝关节）	
踝关节	足外缘与小腿呈 90°，无内翻或外翻	背伸 20°～30°，跖屈 40°～50°	内翻 15°～20°，外翻 10°～15°	内旋和外旋均为 10°～15°	

常用的记录方法有两种：

（1）中立位 0°法：先确定每一关节的中立位为 0°，如肘关节完全伸直时定为 0°，完全屈曲时可成 140°。此记录方法在临床中的应用较广泛。

（2）邻肢夹角法：以两个相邻肢段所构成的夹角计算。如肘关节完全伸直时定为 180°，完全屈曲时可成 40°，那么关节活动范围是 180°～40°。

对不易精确测量角度的部位，关节功能可用测量长度的方法以记录各骨的相对移动范围。例如，颈椎前屈活动可测量下颌至胸骨柄的距离，腰椎前屈测量下垂的中指尖与地面的距离等。

二、肌 力 检 查

（一）检查内容

（1）肌容量：观察肢体外形有无肌肉萎缩、挛缩、畸形等。测量肢体周径时，应根据患者的情况规定测量的部位。

（2）肌张力：分为静止性肌张力和姿势性肌张力。在静止状态时肌肉保持一定程度的紧张度称为静止性肌张力。躯体站立时，虽然不见肌肉显著收缩，为维持姿势和身体稳定产生的张力叫姿势性肌张力。检查时，嘱患者肢体放松，做被动运动以测其阻力，亦可用手轻捏患者的肌肉以体验其软硬度。如肌肉松软，被动运动时阻力减低或消失，关节松弛而活动范围扩大，称为肌张力减低；反之为肌张力增高。

（二）肌力

肌力指肌肉主动运动时的力量、幅度和速度。肌力检查及测定方法如下：

（1）肌力检查：可以测定肌肉的发育情况和用于神经损伤的定位，对神经、肌肉疾患的预后和治疗也有一定价值。肌力测定一般不用任何特殊设备，仅通过对关节运动加以阻力（对抗）的方法，嘱患者做抗阻力运动，就能大致判断肌力是否正常、稍弱、弱、甚弱或完全丧失。检查时应两侧对比，观察和触摸肌肉、肌腱，以了解收缩情况。

（2）肌力测定标准：可分为以下6级。

0级：肌肉无收缩（完全瘫痪）。

1级：肌肉有轻微收缩，但不能够使关节活动（接近完全瘫痪）。

2级：肌肉收缩可带动关节水平方向运动，但不能抵抗重力（重度瘫痪）。

3级：能抵抗重力移动关节，但不能抵抗阻力（轻度瘫痪）。

4级：能抵抗重力运动肢体，且能抵抗一定强度的阻力（接近正常）。

5级：能充分抵抗外界阻力运动肢体（正常）。

三、临 床 检 查

（一）摸法

摸法又称摸诊，通过医者的手对损伤局部进行认真触摸，以了解损伤的性质程度，判断有无骨折、脱位，以及骨折、脱位的移位方向等。《医宗金鉴·正骨心法要旨》曰："以手扪之，自悉其情。"

1. 主要用途

（1）摸压痛：根据压痛的部位、范围、程度来鉴别损伤的性质、种类。直接压痛可能是局部有骨折或伤筋，而间接压痛（如纵轴叩击痛）常提示骨折的存在。如长骨干完全骨折时，在骨折部出现环状压痛。

（2）摸畸形：当发现有畸形时，结合触摸体表骨突变化，可以了解骨折或脱位的性质、移位方向，以及呈现重叠、成角或旋转畸形等情况。

（3）摸肤温：根据局部皮肤冷热的程度，可以辨别是热证或是寒证，并可了解患肢血运情况。伤肢远端冰凉、麻木，动脉搏动减弱或消失，表示血运障碍。摸肤温时一般用手背测试并与对侧比较。

（4）摸异常活动：在肢体不是关节的地方出现了类似关节的活动，或关节原来不能活动的方向出现了活动即为异常活动，多见于骨折和韧带断裂。检查时不宜主动寻找异常活动，以免增加患者的痛苦和加重局部组织的损伤。

（5）摸弹性固定：脱位的关节常保持在特殊的畸形位置，在摸诊时手中有弹力感。这是关节脱位的特征之一。

（6）摸肿块：应了解肿块的深浅、性质、大小、形状、硬度，触摸其边界是否清楚，推之是否可以移动及表面光滑度。

2. 常用手法

（1）触摸法：以拇指或拇、示、中三指置于伤处，稍加按压之力，细细触摸，体验指下感觉，"手摸心会"，以了解损伤和病变的确切部位，病损处有无畸形、摩擦感、皮肤温度、软硬度有无改变，有无波动征等。

（2）挤压法：是指用手掌或手指挤压患处上下、左右、前后，根据力的传导作用来诊断是否发生骨折。如检查肋骨骨折时，常用手掌挤按胸骨及相应的脊骨，进行前后挤压。此法有助于鉴别是骨折还是挫伤。

（3）叩击法：是指以掌根或拳头对肢体远端的纵向叩击所产生的冲击力，来检查有无骨折的一种方法。检查股骨、胫腓骨骨折，有时采用叩击足跟的方法。检查脊椎损伤时可采用叩击头顶的方法。检查四肢骨折是否愈合，亦常采用纵向叩击法。

（4）旋转法：用手握住伤肢下端，做轻柔的旋转动作，以观察伤处有无疼痛、活动障碍及特殊的响声。旋转法常与屈伸关节的手法配合应用。

（5）屈伸法：用一只手握关节部，另一手握伤肢远端，做缓慢的屈伸活动。若关节部出现剧痛，说明有骨与关节损伤。

（6）摇晃法：用一只手握伤处，另一手握伤肢远端，做轻柔的摇摆晃动，结合问诊与望诊，根据患部疼痛的性质、异常活动、摩擦音的有无，判断是否有骨与关节损伤。

临床运用摸法时非常重视对比，并注意"望、比、摸"的综合应用，只有这样才能正确地分析通过摸诊所获得的资料。

（二）特殊检查法

1. 颈部

（1）分离试验：检查者一手托住患者颏下部，另一手托住枕部，然后逐渐向上牵引头部，如患者感到颈部和上肢的疼痛减轻，即为阳性，多见于神经根型颈椎病患者。

（2）挤压试验：患者坐位，检查者双手手指相扣，以手掌面压于患者头顶部，两前臂掌侧夹于患者头颈两侧保护，不使头颈歪斜，挤压时若出现颈部或上肢疼痛加重，即为阳性，多见于神经根型颈椎病患者。

（3）臂丛神经牵拉试验：患者坐位，头微屈，检查者立于患者被检查侧，一手推头部向对侧，另一手握该侧腕部做相对牵引，此时臂丛神经受牵拉，若患肢出现放射痛、麻木，则为阳性（图3-2），多见于神经根型颈椎病患者。

2. 腰背部

（1）直腿抬高试验：患者仰卧位，两下肢伸直靠拢，检查者用一手握患者踝部，一手扶膝保持下肢伸直，逐渐抬高患者下肢，正常者可以抬高70°～90°；若小于以上角度即感该下肢有放射性疼痛或麻木者为阳性，多见于坐骨神经痛和腰椎间盘突出症患者（图3-3）。

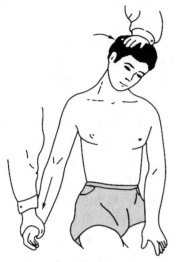

图 3-2　臂丛神经牵拉试验

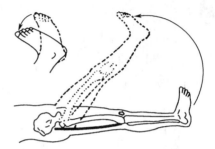

图 3-3　直腿抬高试验

（2）拾物试验：让患者站立，嘱其拾起地上物品，正常患者可以两膝微屈，弯腰拾物；若脊柱有病变，可见腰部挺直、屈髋屈膝拾物，此为该试验阳性，用于检查患者脊柱前屈功能有无障碍，常见于儿童（图 3-4）。

（3）仰卧挺腹试验：患者仰卧，以头枕部和双足跟为着力点，将腹部及骨盆用力向上挺起，保持挺腹姿势，深吸气后屏气，或用力咳嗽，若患者感觉腰痛及下肢放射性疼痛即为阳性。其原理是通过增加椎管内压力，刺激神经根产生疼痛，以诊断椎间盘突出症。

（4）屈膝屈髋试验：患者仰卧位，双腿靠拢，嘱其尽量屈髋、屈膝。检查者双手推患者双膝，使其大腿尽量靠近腹壁，腰骶部呈被动屈曲状态。若腰骶部发生疼痛，即为阳性，表明腰骶韧带损伤或腰骶关节病变。

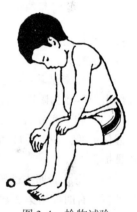

图 3-4　拾物试验

3. 骨盆

（1）骨盆挤压试验：患者仰卧位，检查者用双手分别置于髂骨翼两侧，同时向中线挤压骨盆，如出现疼痛，即为阳性，提示有骨盆骨折或骶髂关节病变。

（2）骨盆分离试验：患者仰卧位，检查者两手分别置于两侧髂前上棘前面，两手同时向外下方推压，若出现疼痛，即为阳性，表明有骨盆骨折或骶髂关节病变。

（3）骨盆纵向挤压试验：患者仰卧位，检查侧的髋、膝关节呈半屈曲位，检查者用双手分别置于髂前上棘和大腿根部，双手相向用力挤压，若出现疼痛，即为阳性，提示单侧骨盆骨折。

（4）梨状肌紧张试验：患者仰卧位，患肢伸直，做内收内旋动作，若出现下肢放射痛，而外展、外旋患肢，疼痛随即缓解，即为阳性，提示梨状肌综合征。

4. 肩部

（1）搭肩试验：又称为肩关节内收试验。嘱患者屈肘，将手搭于对侧肩部，如果手能搭于对侧肩部，且肘部能贴近胸壁为正常。若手能够搭于对侧肩部，但肘部不能贴近胸壁；或者肘部能贴近胸壁，但手不能搭到对侧肩部，均为阳性体征，提示肩关节脱位。

（2）肱二头肌抗阻力试验：嘱患者屈肘 90°，检查者一手扶住患者肘部，一手扶住腕部，嘱患者用力屈肘、外展、外旋，检查者拉前臂抗屈肘，如出现肱二头肌腱滑出，或结节间沟处疼痛为阳性，前者提示肱二头肌腱滑脱，后者提示肱二头肌长头肌腱炎。

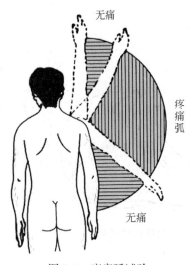

图 3-5　疼痛弧试验

（3）直尺试验：以直尺贴上臂外侧，一端接触肱骨外上髁，正常时另一端不能触及肩峰，若直尺能触及肩峰为阳性，说明有肩关节脱位，或三角肌萎缩等其他原因引起的方肩畸形。

（4）疼痛弧试验：嘱患者肩外展或被动外展其上肢，当外展到 60°～120° 范围时，肩部出现疼痛为阳性（图 3-5）。这一特定区域的外展痛称为疼痛弧，由于冈上肌腱在肩峰下面摩擦、撞击所致，说明肩峰下的肩袖有病变。

（5）冈上肌腱断裂试验：嘱患者肩外展，当外展 30°～60° 时，可见患侧三角肌明显收缩，但不能外展上举上肢，越用力越耸肩。若被动外展患肢超过 60°，则患者又能主动上举上肢，这一特定区的外展障碍为阳性征，提示有冈上肌腱的断裂或撕裂。

5. 肘部、腕和手部

（1）腕伸肌紧张试验：嘱患者屈腕屈指，检查者将手压于各指的背侧做对抗，再嘱患者抗阻力伸指及背伸腕关节，如出现肱骨外上髁疼痛为阳性，提示肱骨外上髁炎。

（2）握拳试验：嘱患者前臂中立位握拳，拇指握于掌心，主动或被动向尺侧屈腕，若桡骨茎突部出现疼痛为阳性，提示桡骨茎突狭窄性腱鞘炎。

（3）腕三角软骨挤压试验：患者屈肘 90°，掌心向下，检查者一手握住患者前臂远端，另一手握住手部，使患手被动向尺侧偏斜，然后伸屈腕关节，若腕关节尺侧疼痛为阳性，说明有三角软骨损伤。

（4）舟状骨叩击试验：使患手偏向桡侧，叩击第 3 掌骨头部出现剧烈疼痛为阳性，提示舟状骨骨折，有时叩击第 2 掌骨头也可出现剧烈疼痛。

（5）指浅屈肌试验：检查者将患者的手指固定于伸直位，然后嘱患者屈曲需检查的手指近端指间关节，以使指浅屈肌单独运动。如果关节屈曲正常，则表明指浅屈肌是完整的；若不能屈曲，则该肌有断裂或神经支配发生障碍。

（6）指深屈肌试验：检查者将患者掌指关节和近端指间关节固定在伸直位，然后让患者屈曲远端指间关节。若能正常屈曲，则表明该肌腱有功能；若不能屈曲，则表明该肌可能断裂或神经支配发生障碍。

6. 髋部

（1）髋外展外旋试验：又称"4"字试验。患者仰卧，被检查一侧下肢膝关节屈曲，髋关节屈曲、外展、外旋，将足架在另一侧膝关节上，使双下肢呈"4"字形，检查者一手放在屈曲的膝关节内侧，另一手放在对侧髂前上棘前面，然后两手向下按压，如骶髂关节处出现疼痛即为阳性，表明骶髂关节有病变。

（2）斜扳试验：患者侧卧位，下方腿伸直，上方腿屈髋、屈膝各 90°，检查者一手将上方的肩部推向背侧，另一手扶同侧膝部推患者的腿内收，使该侧髋关节内收内旋，若发生骶髂关节疼痛即为阳性，表明该侧骶髂关节或下腰部有病变。

（3）髋关节屈曲挛缩试验：患者仰卧，腰部放平，嘱患者分别将两腿伸直，注意腿伸直过程中，腰部是否离开床面，向上挺起，如某一侧腿伸直时，腰部挺起为阳性。另一种方法是一侧腿完全伸直，另一侧腿屈膝、屈髋，使大腿贴近腹壁，腰部下降贴近床面，伸直一侧的腿自动离开床面，向上抬起，亦为阳性。本试验常用于检查髋关节结核、类风湿关节炎等疾病所引起髋关节屈曲挛缩畸形。

（4）髋关节过伸试验：又称腰大肌挛缩试验。患者俯卧，屈膝90°，检查者一手握踝部，将下肢提起，使髋关节过伸，若骨盆亦随之抬起，即为阳性，表明有腰大肌脓肿、髋关节早期结核或髋关节强直。

（5）"望远镜"试验：患儿仰卧，检查者一手固定骨盆，另一手握住膝部将大腿抬高约30°，并上推下拉股骨干，若觉察有松动感，即为阳性。双侧对照检查，用于检查婴幼儿先天性髋关节脱位。

（6）蛙式试验：患儿仰卧，使双膝双髋屈曲90°，并使患儿双髋外展、外旋至蛙式位，双下肢外侧接触到检查床面为正常。若一侧或两侧下肢的外侧不能接触到床面为阳性，提示可能有先天性髋关节脱位。

（7）下肢短缩试验：患者取仰卧位，两腿屈髋屈膝并拢，两足并齐，放于床面，观察两膝的高度，如两膝等高为正常。若一侧膝部比另一侧低，即为阳性，表明有髋关节后脱位或股骨、胫骨短缩等。

7. 膝部

（1）回旋挤压试验：又称为回旋研磨试验（图3-6）。患者取仰卧位，检查者一手握足，一手固定膝关节，使患者髋关节和膝关节极度屈曲，推膝外侧使其外翻，小腿外展、内旋，伸直膝关节，在伸直过程中，若膝关节外侧有弹响和疼痛，即为阳性，表明外侧半月板损伤。按上述方法反方向动作，使膝关节内翻，小腿充分内收、外旋，伸直膝关节时，出现膝关节内侧有弹响和疼痛为阳性，表明内侧半月板损伤。但伤后早期应用该试验检查半月板有无损伤并不准确。

（2）挤压研磨试验：患者俯卧，膝关节屈曲90°，检查者一手固定腘窝部，另一手握住患者足踝部，向下压足，使膝关节面靠紧，然后进行小腿旋转动作，如有疼痛，提示有半月板破裂或关节软骨损伤（图3-7）。

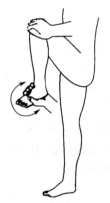

图3-6 回旋挤压试验

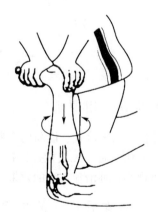

图3-7 挤压研磨试验

（3）抽屉试验：患者仰卧，双膝屈曲90°，检查者一手固定踝部，另一手握患者小腿近端做前后推拉，若小腿近端明显向前移动，提示前交叉韧带断裂；反之，若向后移动过多，则为后交叉韧带断裂（图3-8）。

（4）侧方挤压试验：患者仰卧伸膝，检查者用一只手握踝部，另一手扶膝部侧面，推膝关节内、外翻，小腿内收、外展。若膝内翻、小腿内收时，膝外侧疼痛或关节有松动感，提示膝关节外侧副韧带损伤或断裂；若膝外翻、小腿外展时，膝内侧疼痛或关节有松动感，提示膝关节内侧副韧带损伤或断裂。

（5）浮髌试验：患者仰卧，下肢伸直，股四头肌放松，检查者一手压在髌上囊部，向下挤压使积液局限于关节腔。然后另一手拇、中指固定髌骨内、外缘，示指按压髌骨，若感髌骨有漂浮感，重压时下沉，松指时浮起，即为阳性，提示关节腔内积液（图3-9）。

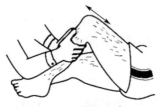
图 3-8　抽屉试验

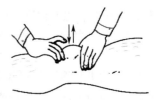
图 3-9　浮髌试验

8. 踝部

（1）踝关节背伸试验：是鉴别腓肠肌与比目鱼肌挛缩的方法。患者屈膝时踝关节能背伸，而伸膝时踝关节不能背伸，说明腓肠肌挛缩。若伸膝或屈膝时，踝关节均不能背伸，提示比目鱼肌挛缩。其原理是腓肠肌的起点在膝关节线以上，屈膝时松弛，伸膝时紧张；而比目鱼肌的起点在膝关节线以下，伸膝或屈膝时均处于紧张状态。

（2）伸踝试验：检查时让患者伸直小腿，然后用力背伸踝关节，如小腿肌肉发生疼痛，则为阳性。在小腿肌肉深部触诊时出现疼痛，更证实小腿有深静脉血栓性静脉炎。

（3）腓肠肌挤压试验：患者俯卧于检查台上，双足置于台边，挤压腓肠肌，如跟腱完好，由于腓肠肌比目鱼肌联合腱通过跟腱与跟骨相连，所以足可跖屈；跟腱断裂后，则不能跖屈。

第五节　影像学检查

一、X 线 检 查

（一）X 线检查应用原理

X线检查是骨伤科临床检查、诊断的重要手段之一。骨组织密度高，X线不易穿透，与周围软组织形成良好的对比。通过X线检查，有助于骨关节疾患的诊断、鉴别诊断，为临床治疗提供可靠的参考，还可评判各种治疗方法的效果、病变的发展及预后等。

（二）X 线检查在骨伤科的应用

1. X 线检查的位置选择

（1）正位：又分前后正位和后前正位，X线球管在患者前方、照相底片在体后是前后位；若球管从患者后方向前投照，则为后前位。

（2）侧位：X线球管置侧方，底片置另一侧，投照后获得侧位照片，和正位照片结合即可获得被检查部位的完整影像。

（3）斜位：正、侧位片上重叠阴影较多，或不能清晰地显示病灶时，可拍摄斜位片。如脊柱斜位片可较清楚地显示椎间孔或椎板病变；骶髂关节斜位片能看清骶髂关节间隙。

（4）开口位：第1~2颈椎正位被门齿和下颌重叠，无法看清，开口位X线片则可以观察寰枢椎脱位、齿状突骨折、齿状突发育畸形等病变。

（5）切线位：检查某些凹陷或凸出部位的异常病变时采用的投照方法，可以避免与其他组织重叠。如髌骨切线位片、肋骨切线位等。

2. X线片的阅读技能

（1）X线片的质量评价：高质量的X线片应黑白对比清晰，骨小梁、软组织的纹理清楚。

（2）骨骼的形态及大小比例：由于X线检查时对各部位检查的线焦距和片距是一定的，所以骨骼的形态及大小比例在X线片上的影像大体也一致，只要平时掌握了骨骼的正常形态，阅片时对于异常情况很容易分辨出来，必要时可与健侧对比。

（3）骨结构：骨膜在X线下不显影，骨过度生长时可见骨皮质外有骨膜阴影，考虑恶性肿瘤、青枝骨折或疲劳骨折等。骨皮质在X线下呈透亮白色，骨干中部厚、两端较薄，表面光滑，但肌肉韧带附着处可有局限性隆起或凹陷，并非骨膜反应。长管状骨的内层或两端，扁平骨如髂骨、椎体、跟骨等处均系松质骨，高质量的X线片上可见按力线排列的骨小梁；若排列紊乱可能有炎症或新生物；若骨小梁透明皮质变薄，可能是骨质疏松。

（4）关节及关节周围软组织：关节面透明软骨不显影，故X线片上可看到关节间隙。此间隙过宽可能有关节积液；关节间隙变窄，提示关节软骨可能有退变或破坏。骨关节周围软组织如肌腱、肌肉、脂肪虽显影不明显，但其密度不一，故可见关节周围脂肪阴影，并可判断关节囊是否肿胀、腘窝淋巴结是否肿大等。

（5）儿童骨骺：应注意儿童生长过程中骨骺骨化中心出现的年龄。长管状骨两端为骨骺，幼儿未骨化时为软骨，X线不显影；出现骨化后，骨化核由小逐渐长大，此时X线片上可看到关节间隙较大，在骨化核和干骺端也有透明的骺板，当幼儿发生软骨病或维生素A中毒时，骺板出现增宽或杯状等异常形态。

（6）脊椎：上颈椎开口位观察齿状突有无骨折线，侧块是否对称；侧位观察寰椎的位置，一般寰椎前弓和齿突前缘的距离，成人不超过3mm，幼儿不超过5mm，若超过可能有脱位。寰椎后弓结节前缘和枢椎棘突根前缘相平，齿突后缘和枢椎椎体后缘相平，否则可能是脱位或骨折。

其他颈椎正位两侧稍突起，若钩椎关节突起较尖而高，临床上可压迫神经根或椎动脉。侧位片观察椎体，小关节的排列，全颈椎生理弧度是否正常，椎间隙有无狭窄，椎体缘有无增生。测量椎管的前后径，椎弓根的横径，过大可能是椎管内占位病变，过小可能是椎管狭窄。

胸腰椎正位片要注意全长脊柱是否正常，椎体有无破坏，还要注意两侧软组织阴影，寒性脓疡常使椎旁出现阴影或腰大肌肿胀。下腰椎正位片还要注意有无先天性异常，如隐形骶裂、浮棘、腰椎骶化或骶椎腰化等。胸腰椎侧位片观察椎体排列弧度和椎间隙。下腰椎的过度前凸可能是腰痛的原因之一，如滑脱或反向滑脱。椎体骨小梁减少或透明样变化，可能有骨质疏松症。胸腰椎斜位片上可见小关节和关节对合情况，若小关节面致密或不整齐，可能是小关节有创伤性关节炎或小关节综合征。

二、CT 检 查

（一）CT图像形成的原理

CT即电子计算机X线横断体层扫描（computed tomography，CT）。CT是利用X线穿透人体的衰减特性作为诊断疾病的参数。人体不同组织结构，正常与异常组织结构其衰减参数均不相同。

利用检测器将不同衰减号进行模数转换，变成数字予以储存，然后经计算机处理形成模拟信号输入荧光屏，重现原组织结构的形态。

（二）CT 在骨伤科中的应用

CT 能从横断面观察脊柱、骨盆、四肢骨关节的病变，不受骨骼重叠及内脏器官遮盖的影响，为骨伤科疾病诊断、定位等提供了一种非侵入性辅助检查手段。

1. 脊柱

（1）检查方法：根据病变选择合适的扫描厚度和间距，一般微小病变需要更薄的断层。正常腰椎间盘平均厚度为 8～15mm，检查时断层厚度为 5mm 左右；颈椎及胸椎的间盘较薄，平均厚度为 3～5mm，断层厚度为 2～3mm；而腰 5 骶 1 椎间盘厚度一般不超过 10mm。

（2）CT 图像下脊柱解剖结构

1）椎管：颈部椎管略呈三角形，正常颈 1 前后径为 16～27mm，颈 2 以下为 12～21mm，一般认为<12mm 为狭窄。胸段椎管的外形大小比较一致，上胸段略呈椭圆形，下胸段略呈三角形。上腰段椎管呈圆形或卵圆形，下段为三角形，前后径 CT 测量正常范围为 15～25mm，椎弓间距离为 20～30mm，腰 4～5 段均大于腰 1～3 平面。

2）椎间盘：颈椎间盘横切面近乎圆形，胸椎及上四个腰椎间盘后缘呈长弧形凹陷，腰 4～5 椎间盘后缘弧形中部变浅，腰 5 骶 1 椎间盘后缘呈平直状或轻度隆凸。

3）脊髓：颈段脊髓横断面呈椭圆形，前缘稍平，在前正中可见浅凹陷为正中裂，后缘隆凸，后中沟看不清楚。胸段脊髓横断面为圆形，大约相当于胸 9～12 段为脊髓膨大，其远侧很快缩小移行为脊髓圆锥。

4）侧隐窝（神经根管）：由前壁椎体和椎间盘、后壁上下关节突、外侧壁椎弓根所构成，在椎弓根上缘处最窄，为神经根到达神经根孔的通道，正常前后径为 5～7mm，一般<5mm 考虑为狭窄。

5）黄韧带：正常厚度为 2～4mm，在椎管及腰神经根孔部位稍变薄。

2. 椎管及椎管内软组织

腰椎段硬膜囊外的脂肪组织丰富，CT 扫描能够识别蛛网膜腔、神经、黄韧带，有时可以显示出椎管内的马尾神经、圆锥、硬膜外静脉。而颈段和胸段椎管内的正常组织结构常常不能清楚显示出来，这与该段椎管的大小、形态不同，硬膜外脂肪组织较少有关。

3. 椎间盘突出症

（1）腰椎间盘突出：发生在腰 4～5 及腰 5 骶 1 间隙者约占 90%。CT 扫描可显示突出位置，如侧方、中央、中间偏侧和最外侧的较小突出；突出邻近的硬膜外脂肪消失，硬膜囊受压变形、神经根位移、增粗、变形及突出髓核钙化等。

（2）胸椎间盘突出：由于椎管相对较小，硬膜外脂肪也少，普通 CT 扫描不易发现突出，必要时可采用注入水溶性造影剂增强检查法。

（3）颈椎间盘突出：颈椎管虽然比胸椎管宽大，但脂肪组织也少，有时普通 CT 扫描可以显示颈椎间盘突出是由于椎间盘组织的 CT 值比硬膜囊高，为显示清楚，注射造影剂进行检查较好。

4. 椎管狭窄

椎管狭窄是由于先天性骨发育异常、脊柱退行性变或多种混合因素压迫脊髓、马尾和神经根而引起症状，最多见的是腰椎管狭窄，其次为颈椎管狭窄，胸椎管狭窄很少见。腰椎管狭窄表现为上下关节突增生肥大，椎管呈三叶状改变，通常椎管矢状径为 12～15mm 和侧隐窝<5mm 者即为狭窄。颈椎管狭窄与腰椎管狭窄的原因基本相同，但由于颈椎解剖部位的关系，临床症状比较复杂，大多数学者应用测量椎管矢状中径作为判断狭窄的依据，但不能作为诊断狭窄唯一的依据。

5. 软组织及骨肿瘤

CT 扫描有助于肿瘤定位和受累范围的确定，还可了解肿瘤与邻近神经干、大血管的解剖关系。对外向生长的骨肿块，CT 扫描可以明确肿块基底部与骨质的关系，有助于判断切除后局部骨质是否需要重建等情况。CT 扫描软组织肿瘤，可以从肿瘤密度的差异、边缘是否完整和有无包膜等区别恶性或良性肿瘤，如脂肪瘤、血管瘤等，但并不能够鉴别所有肿瘤。

6. 脊柱结核

一般正侧位 X 线片可以明确脊柱结核的诊断，但对椎间隙正常、骨质破坏和椎旁寒性脓肿阴影不明显者，X 线片往往不能明确诊断，CT 扫描检查可提供重要帮助。

7. 骨折

常规 X 线片基本上都能满足骨折临床诊断的需要，但不能满足脊柱、骨盆等复杂部位骨折的检查。CT 扫描可以发现 X 线片很难辨认的小碎骨片，如陷入髋关节腔内的股骨头或髋臼缘骨折的小碎片；能够较好地显示出骨折片与椎管、脊髓的关系，以及脊柱后侧骨折累及的范围，为计划手术方案摘除骨碎片提供重要依据。

三、磁共振检查

（一）磁共振成像术应用原理

磁共振成像术（magnetic resonance imaging，MRI）是利用人体组织磁性特征，运用磁共振原理测定各组织中运动质子的密度，进行空间定位以获得运动中原子核分布图像的一种检查方法。人体内有大量的氢离子（H^+）、H 核（质子），因此目前被选作为 MRI 检查的物质。将人体置于特殊的磁场中，用无线电射频脉冲激发人体内氢原子核，引起氢原子核共振，并吸收能量，在停止射频脉冲后，氢原子核按特定频率发出射电信号，并将吸收的能量释放出来，被体外的接受器收录，经电子计算机处理获得图像。由于各种不同组织的 H^+ 浓度不同，MRI 图像呈现出不同的灰阶。

（二）MRI 在骨伤科的应用

1. 骨骼

目前 MRI 多以组织中的氢核质子的变化为信号来源，皮质骨缺乏信号，但骨折缝隙仍可显示。松质骨含大量骨髓，骨髓含脂量高，信号强，累及骨髓的肿瘤、变性、感染和代谢病，在 MRI 图像中均可详细显示。

2. 脊柱

脊柱是 MRI 临床应用的重要领域，可获取直接的多平面图像。对急性脊柱创伤进行 MRI 检查时，可不翻动伤员而获得各部骨结构与脊膜囊及脊髓之间相互关系的信息，也可显示蛛网膜下腔阻塞和脊髓肿胀情况。用 MRI 追踪观察脊髓创伤可显示脊髓萎缩、血肿吸收、脊髓坏死及随之而来的脊髓空洞等变化。

3. 椎间盘疾患

MRI 在椎间盘疾患的诊断中能发挥重要作用。MRI 可直接识别突出的椎间盘物质，还可间接从脊膜囊前方的硬脊膜外压迹或椎间孔内脂肪影的变化诊断椎间盘突出症。

4. 椎管狭窄症

MRI 在椎管狭窄症中显示压迫部位及范围的精确度较高。尤其当椎管高度狭窄时，脊髓造影可能得不到关键部位的满意对比，而 MRI 可较好地观察到脊膜管的硬膜外压迹。MRI 能显示蛛网膜下腔完全阻塞时梗阻的上、下平面。MRI 对神经根管狭窄的诊断特别有意义，硬脊膜外脂肪和侧隐窝内脂肪减少是诊断神经根受压的重要标志。

5. 椎骨或椎间盘感染

椎骨或椎间盘感染的 MRI 图像可显示特殊变化。受累椎骨或椎间盘的 T_1 加权图像显示信号强度一致性降低，而 T_2 图像显示信号增强，同时髓核内的缝隙消失。如有椎旁脓肿，MRI 可明确显示。

6. 脊髓内、外肿瘤

MRI 所具有的显示整个脊髓和区分脊髓周围结构的能力有助于脊髓内、外肿瘤的诊断，并能确切区分肿瘤实质和囊性成分。

7. 膝关节

MRI 可显示膝关节前、后交叉韧带和侧副韧带，可用于急性韧带伤，特别是完全性韧带撕裂的诊断。

四、放射性核素检查

（一）放射性核素成像的应用原理

将某种放射性同位素标记的药物或化合物导入人体内，当它被人体的脏器和组织吸收后，在机体内形成辐射源。采用一定的探测装置从体外检测体内同位素在衰变过程中释放出的 γ 线，经过投影和计算机成像得到该放射性同位素在体内分布密度的图像。由于放射性物质保持着对应稳定核素或被标记物质的化学性质和生物学行为，能够正常参与机体的物质代谢，因此放射性同位素图像不仅反映了脏器和组织的形态，更重要的是提供了有关脏器功能及相关的生理、生化信息。通常临床上使用伽马照相机和发射型计算机断层扫描仪捕捉图像。

（二）放射性核素成像在骨伤科的应用

目前骨伤科通常利用 ^{99m}TC-MDP（锝 99 同位素激发态–亚甲基二膦酸盐）作为放射性同位素药物，注射入人体内进行 ECT（emission computed tomography）骨扫描检测。常用适应证为：

1. 骨肿瘤

放射性核素成像用于早期发现全身任何部位的原发及转移性骨肿瘤：比 X 线骨片和 CT 早 3～6 个月，甚至 1 年，一次可以检查全身骨骼的情况。且对于大多数确诊有恶性肿瘤且肿瘤（乳腺癌、肺癌、前列腺癌）最常转移到骨的患者，有条件均应行治疗前骨扫描检查，手术后定期随访。核素显像的范围和数量直接影响肿瘤放化疗视野的确定及疗效评价，亦能间接鉴别良恶性肿瘤。

2. 创伤和骨折

放射性核素成像可以协助诊断 X 线平片难以发现的骨折，如肋骨及颅骨骨折等；可以诊断骨折是否愈合，特别是在患者体内存有磁性金属不能做 MRI 时。

3. 其他骨科常见疾病

放射性核素成像适用于诊断骨伤科代谢性骨病如骨质疏松症、甲状旁腺功能亢进、维生素 D 过多症等；观察移植骨的血供和成活情况，人工关节置换后的随访；急性骨髓炎的早期诊断和鉴别诊断，股骨头缺血坏死的早期诊断和分期，关节炎、畸形性骨炎的早期诊断和鉴别诊断等；评价骨关节疾病的疗效；骨病灶活检前的定位。

第四章 骨伤病的治疗方法

骨伤科疾患的治疗，应从整体观念出发，辨病与辨证相结合。常用的治疗方法主要有药物、手法、固定、功能锻炼等，临床中应根据病情有针对性地应用，必要时采用综合疗法。

第一节 药 物

药物疗法是在对骨伤科疾病做出正确诊断以后，运用祖国医药学理论选择方药，内、外应用，进行治疗的一种重要方法。人体是一个统一的整体，机体的外伤可导致内在气血、营卫、脏腑功能失调。因此，治疗骨伤科疾病，必须从整体观念出发，才能取得良好的效果。

一、内 治 法

骨伤科常用内治法根据疾病分类不同，可分为骨伤内治法与骨病内治法。

（一）骨伤内治法

1. 损伤三期辨证治法

根据损伤的发展过程，一般分初、中、后三期。初期，一般在伤后1~2周内，由于气滞血瘀，需消肿止痛，以活血化瘀为主，即采用"下法"或"消法"；若瘀血积久不消，郁而化热，或邪毒入侵，或迫血妄行，可用"清法"；气闭昏厥或瘀血攻心，则用"开窍法"。中期在损伤后3~6周，虽症状改善，肿胀渐消，疼痛逐减，但瘀去而未尽，痛减而未止，仍应以活血化瘀、和营生新、接骨续筋为主，故以"和"、"续"两法为基础。后期为损伤7周以后，瘀肿已消，但筋骨尚未坚实，功能尚未恢复，应以健骨壮筋，补养气血、肝肾、脾胃为主；若筋肌拘挛，风寒湿痹，关节屈伸不利，则予以温经散寒、舒筋活络，故后期多施"补"、"舒"两法。三期分治方法以调和疏通气血、生新续损、强筋壮骨为主要目的。临证时，必须结合患者的体质及损伤情况辨证施治。

（1）初期治法：清·陈士铎在《百病辨证录》中谓："血不活者瘀不去，瘀不去则骨不能接也。"故损伤早期在治疗上以活血化瘀、理气止痛为主，常用治法有攻下逐瘀法、行气消瘀法、清热凉血法、开窍活血法等。

1）攻下逐瘀法：适用于损伤早期蓄瘀，大便不通，腹胀拒按，苔黄，脉洪大而数的体实患者。临床多应用于胸、腰、腹部损伤蓄瘀而致阳明腑实证，常用方剂有大成汤、桃核承气汤、鸡鸣散加减等。

攻下逐瘀法属下法，常用苦寒泻下药以攻逐瘀血，通泄大便。由于药效峻猛，对年老体弱、气血虚衰、妇女妊娠、经期及产后失血过多者，应当禁用或慎用该法。

2）行气消瘀法：适用于损伤早期气滞血瘀，局部肿痛，无里实热证，或有某种禁忌而不能猛攻急下者。常用的方剂有以消瘀活血为主的桃红四物汤、复元活血汤等；以行气为主的柴胡疏肝散、金铃子散等；活血祛瘀、行气止痛并重的血府逐瘀汤、活血疏肝汤等。

行气消瘀法属于消法，如需逐瘀通下，可与攻下药配合应用。

3）清热凉血法：包括清热解毒与凉血止血两法，适用于损伤后热毒蕴结于内，引起血液妄行，或创伤感染，邪毒侵袭等证。常用的清热解毒方剂有五味消毒饮、龙胆泻肝汤等；凉血止血方剂有小蓟饮子、犀角地黄汤等。

清热凉血法属清法，药性寒凉，须量人虚实而用，凡身体壮实之人患实热之证可予以清热凉血。若身体素虚，脏腑虚寒，饮食素少，肠胃虚滑，或妇女分娩后有热证者，均慎用。

4）开窍活血法：是用辛香开窍、活血化瘀、镇心安神的药物，以治疗损伤后气血逆乱、瘀血攻心、神昏窍闭等危重症的一种救急方法，适用于头部损伤或跌打重证神志昏迷者。神志昏迷可分为闭证和脱证两种，闭证是实证，治宜开窍活血、镇心安神；脱证是虚证，治宜固脱，忌用开窍。头部损伤等重证，若在晕厥期，人事不省，常用方剂有苏合香丸、苏气汤等。开窍药走窜性强，易引起流产、早产，孕妇慎用。

（2）中期治法：损伤诸症经过初期治疗，肿胀消退，疼痛减轻，但瘀肿虽消而未尽，断骨虽连而未坚，故损伤中期宜和营生新、接骨续损，其治疗以和法为基础，即活血化瘀的同时加补益气血或强筋壮骨的药物。常用治法有和营止痛法、接骨续筋法等。

1）和营止痛法：适用于损伤后，虽经消下等法治疗，但仍气滞瘀凝，肿痛尚未尽除，而继续运用攻下之法又恐伤正气者。常用方剂有和营止痛汤、和营通气散等。

2）接骨续筋法：适用于损伤中期，筋骨已连接但未坚实者。瘀血不去则新血不生，新血不生则骨不能合，筋不能续，故须活血化瘀、接骨续筋。常用的方剂有续骨活血汤、接骨丹等。

（3）后期治法：损伤日久，正气必虚，"损者益之"、"虚则补之"。补法可以分为补气养血、补益肝肾、补养脾胃。此外，由于损伤日久，瘀血凝结，筋肌挛缩，复感风寒湿邪，关节酸痛、屈伸不利者颇为多见，故后期舒筋活络法也较为常用。

1）补气养血法：使用补养气血药物，使气血旺盛以濡养筋骨。凡外伤筋骨，内伤气血，以及长期卧床，出现气血亏损、筋骨痿弱等证候，均可应用本法。其中，以损伤气虚为主，用四君子汤；以损伤血虚为主，用四物汤；气血双补用八珍汤或十全大补汤。损伤大出血而引起血脱者，补益气血法要及早使用，以防气随血脱，方选当归补血汤，重用黄芪。

使用补气养血法应注意，补血药多滋腻，素体脾胃虚弱者易引起食呆、便溏泄，补血方内宜兼用健脾和胃之药。若跌仆损伤而瘀血未尽，体虚不任攻伐者，于补虚之中仍需酌用祛瘀药，以防留邪损正，积瘀为患。

2）补益肝肾法：凡损伤后期，年老体虚，筋骨痿弱、骨折迟缓愈合等肝肾亏虚者，均可使用本法加强肝肾功能，增强机体抗病能力，以利损伤修复。

临床应用本法时，应注意肝肾之间的相互联系，以及肾的阴阳偏盛。肝虚者，养肝常兼补肾阴，以滋水涵木，方用壮筋养血汤、生血补髓汤；肾阴虚者，用六味地黄汤或左归丸；肾阳虚者，用金匮肾气丸或右归丸；筋骨痿软、疲乏衰弱者，用健步虎潜丸、壮筋续骨丹等。在补益肝肾法中参以补气养血药，可增强养肝益肾的功效，加速损伤筋骨的康复。

3）补养脾胃法：适用于损伤后期，正气耗伤，气血亏损，脏腑功能失调，或因长期卧床缺少活动而致脾胃气虚者。因胃主受纳，脾主运化，补益脾胃可促进气血生化，充养四肢百骸。本法即通过助生化之源而加速损伤筋骨的修复，为损伤后期常用之调理方法。常用方剂有补中益气汤、参苓白术散等。

4）舒筋活络法：适用于损伤后期，气血运行不畅，腠理空虚，复感外邪，以致风寒湿邪入络，遇气候变化则局部症状加重者。本法主要使用活血药与祛风通络药，以宣通气血、祛风除湿、舒筋通络。如陈伤寒湿入络者，用小活络丹、大活络丹等；损伤血虚兼风寒侵袭者，用疏风养血汤；肢节痹痛者，用蠲痹汤、舒筋活血汤；腰痹痛者，用独活寄生汤、三痹汤。祛风寒湿药，药性多辛燥，易损伤阴血，故阴虚者慎用。

对上述分期治疗原则，必须灵活变通，对特殊病例尤须仔细辨证，正确施治，不可拘泥规则或机械分期。

2. 损伤部位辨证治法

损伤可因部位不同，治疗方药也有所不同。

（1）按部位辨证用药法：临床应用可根据损伤部位选用方药。头面部损伤用通窍活血汤、清上瘀血汤；四肢损伤用桃红四物汤；胸胁部伤可用复元活血汤；腹部损伤可用膈下逐瘀汤；腰及小腹部损伤可用少腹逐瘀汤等；全身多处损伤可用身痛逐瘀汤加味。

（2）主方加部位引经药：临证时，可因损伤的部位不同加入几味引经药，使药力作用于损伤部位，以加强治疗效果。如上肢损伤加桑枝、桂枝、羌活、防风；头部损伤，如伤在巅顶加藁本、细辛，伤在两侧太阳加白芷，伤在后枕部加羌活；肩部损伤加姜黄；胸部损伤加柴胡、郁金、制香附、苏子；两胁肋部损伤加青皮、陈皮、延胡索；腰部损伤加杜仲、补骨脂、川断、狗脊、枸杞、桑寄生、黄肉等；腹部损伤加炒枳壳、槟榔、川朴、木香；小腹部损伤加小茴香、乌药；下肢损伤加牛膝、木瓜、独活、千年健、防己、泽泻等。

明·异远真人《跌损妙方·用药歌》曰："归尾兼生地，槟榔赤芍宜。四味堪为主，加减任迁移。乳香并没药，骨碎以补之。头上加羌活，防风白芷随……苎麻烧存性，桃仁何累累，红花少不得，血竭也难离。"该歌诀介绍跌打损伤主方配合部位引经药和随证加减用药法，便于损伤辨证治疗。

（二）骨病内治法

骨病的病理变化、临床表现与损伤并不相同，故其治疗有其特殊性。《素问·至真要大论》曰："寒者热之，热者寒之……客者除之，劳者温之，结者散之。"骨病用药基本遵循上述原则。

1. 清热解毒法

清热解毒法适用于热毒蕴结于筋骨或内攻营血诸证。骨痈疽早期可用五味消毒饮、黄连解毒汤等加减。如热毒在血分的实证，兼见高热烦躁者，可加用生地黄、赤芍、牡丹皮等；热毒内陷或有走黄重急之征象，症见神昏谵语或昏沉不语者，当加用安宫牛黄丸等清心开窍之药。

2. 温阳驱寒法

温阳驱寒法适用于阴寒内盛之证。流痰初起，患处漫肿酸痛，不红不热，形体恶寒，口不作渴，小便清利，苔白，脉迟等内有虚寒者，可选用阳和汤加减。

3. 祛痰散结法

祛痰散结法适用于痰浊留滞于肌肉或经隧之内者。骨病的癥瘕积聚均为痰滞交阻、气血凝留所致。本法在临床运用时要针对不同病因，与下法、消法、和法等配合使用，才能达到化痰、消肿、软坚之目的。常用方剂有二陈汤、温胆汤等。

4. 祛邪通络法

祛邪通络法适用于风寒湿邪侵袭而引起的各种痹证。祛风、散寒、除湿及宣通经络为治疗痹证的基本原则，但由于各种痹证感邪偏盛及病理特点不同，辨证时还应灵活变通。常用方剂有蠲痹汤、独活寄生汤等。

二、外　治　法

损伤外治法是指对损伤局部进行治疗的方法，在骨伤科治疗中占重要地位。临床外用药物大致可分为敷贴药、搽擦药、熏洗湿敷药与热熨药。

（一）敷贴药

外用药应用最多的剂型是药膏、膏药和药散三种。使用时将药物制剂直接敷贴在损伤局部，以使药力发挥作用，可收到较好的疗效。

1. 药膏（又称敷药或软膏）

（1）药膏的配制：将药碾成细末，然后选加饴糖、蜜、油、水、鲜草药汁、酒、醋或医用凡士林等，调匀如厚糊状，涂敷伤处。近代伤科医家的药膏用饴糖较多，饴糖与药物的比例为3:1。对于有创面的创伤，都用药物与油类熬炼或拌匀制成的油膏，因其柔软，并有滋润创面的作用。

（2）药膏的种类

1）消瘀退肿止痛类：适用于骨折、筋伤初期肿胀疼痛剧烈者，可选用消瘀止痛药膏、定痛膏等。

2）舒筋活血类：适用于扭挫伤筋，肿痛逐步减退之中期患者，可选用三色敷药、舒筋活络药膏等。

3）接骨续筋类：适用于骨折整复后，位置良好、肿痛消退之中期患者，可选用外敷接骨散、驳骨散等。

4）温经通络类：适用于损伤日久，复感风寒湿邪者。发作时肿痛加剧，可选用温经通络药膏；或在舒筋活血类药膏内酌加温散风寒、利湿的药物。

5）清热解毒类：适用于伤后感染邪毒，局部红、肿、热、痛者，可选用金黄膏、四黄膏。

6）生肌拔毒长肉类：适用于局部红肿已消，但创口尚未愈合者，可选用象皮膏、生肌玉红膏等。

（3）药膏临床应用注意事项

1）药膏在临床应用时，摊在棉垫或纱布上，大小根据敷贴范围而定，摊妥后还可以在敷药上加叠一张极薄的棉纸，然后敷于患处。

2）药膏的换药时间，根据伤情的变化、肿胀的消退程度及天气的冷热来决定，一般2~4天换一次。凡用水、酒、鲜药汁调敷药时，需随调随用勤换，一般每天换药一次。生肌拔毒类药物也应根据创面情况而勤换药，以免脓水浸淫皮肤。

3）药膏一般随调随用，凡用饴糖调敷的药膏，室温高易发酵，梅雨季节易发霉，故一般不主张一次调制太多，或将饴糖煮过后再调制。

4）少数患者对敷药及膏药过敏而产生接触性皮炎，皮肤瘙痒及有丘疹、水疱出现时，应注意及时停药，外用青黛膏或六一散，严重者可同时给予抗过敏治疗。

2. 膏药

膏药，古称为薄贴，是祖国医学外用药物中的一种特有剂型，广泛地应用于各科治疗上，骨伤科临床应用更为普遍。

（1）膏药的配制：将药物碾成细末配以香油、黄丹或蜂蜡等基质炼制而成。

1）熬膏药肉：将药物浸于植物油中，主要用香油，加热熬炼后，再加入铅丹（主要成分为四氧化三铅），也有用密陀僧（主要成分为一氧化铅）制膏者，经过"下丹收膏"，制成的一种富有黏性、烊化后能固定于伤处的成药，称为膏或膏药肉。膏药肉熬成后浸入水中数天，再藏于地窖阴暗处以"去火毒"，可减少对皮肤的刺激。

2）摊膏药：将膏药肉用文火加热烊化，然后将膏药摊在皮纸或布上备用。

3）掺药法：膏药内药料掺合方法有三种。第一种是熬膏药时将药料浸在油中，使有效成分溶于油中；第二种是将小部分具有挥发性又不耐高温的药物，如乳香、没药、樟脑、冰片、丁香、肉桂等先研成细末，在摊膏药时将膏药肉烊化后加入，搅拌均匀，使之融合于膏药中；第三种是将贵重的芳香开窍药物，或需要特殊增加的药物，临贴时加在膏药上。

（2）膏药的种类：膏药按功用可分为以下两种。

1）治损伤与寒湿类：适用于损伤者的有坚骨壮筋膏；适用于风湿者的有狗皮膏、伤湿宝珍膏等；适用于损伤与风湿兼证者的有万灵膏、损伤风湿膏等；适用于陈伤者的有化坚膏。

2）提腐拔毒生肌类：适用于有创面溃疡者，有太乙膏、陀僧膏等，一般常在创面另加药散，如九一丹、生肌散等。

（3）膏药临床使用注意事项：膏药由较多的药物组成，一般较多应用于筋伤、骨折的后期，若新伤初期有明显肿胀者，不宜使用。

3. 药散（又称药粉、掺药）

（1）药散的配制：将药物碾成极细的粉末，收贮瓶内备用。使用时可将药散直接掺于伤口处，或置于膏药上，将膏药烘热后贴患处。

（2）药散的分类：按其功用可分六类。

1）止血收口类：适用于一般创伤渗血，常用的有如圣金刀散、云南白药等。对一般创伤渗血，掺上止血药散加压包扎，即能止血。对较大的血管损伤出血应采用其他止血措施。

2）祛腐拔毒类：适用于创面腐脓未尽，腐肉未去，窦道形成或肉芽过度生长者，常用的有红升丹、白降丹。红升丹药性峻猛，系朱砂、雄黄、水银、火硝、白矾炼制而成，临床常加入熟石膏使用。常用的九一丹即指熟石膏与红升丹之比为9∶1，七三丹即两者之比是7∶3。红升丹过敏的患者，可用不含红升丹的祛腐拔毒药，如黑虎丹等。白降丹专主腐蚀，只可暂用而不可久用。

3）生肌长肉类：适用于脓水稀少，新肉难长的疮面，常用的有生肌八宝丹等，具有促进新肉生长、创口愈合的作用。

4）温经散寒类：适用于损伤后期，气血凝滞疼痛或局部寒湿侵袭者，常用的有丁桂散、桂麝散等，具有温经活血、散寒逐风的作用。

5）散血止痛类：适用于损伤后局部瘀血结聚肿痛者，常用的有四生散、消毒定痛散等，具有活血止痛的作用。

6）取嚏通经类：适用于坠堕、不省人事、气塞不通者，常用的有通关散等，吹鼻中取嚏，使患者苏醒。

（二）搽擦药

搽擦药可直接涂搽于伤处，或在施行理筋手法时配合推擦等手法使用，或在热敷熏洗后进行自我按摩时涂搽。

1. 酒剂

酒剂，又称为外用药酒，是用药与白酒、醋浸制而成的，一般酒醋之比为8∶2，也有单用酒浸者，常用的有息伤乐酊、正骨水等，具有活血止痛、舒筋活络、追风祛寒的作用。

2. 油膏与油剂

用香油把药物熬煎去渣后制成油剂，或加黄蜡或白蜡收膏炼制而成油膏，具有温经通络、消散瘀血的作用，适用于关节筋络寒湿冷痛等证，常用的有跌打万花油、活络油等。

（三）熏洗湿敷药

1. 热敷熏洗

热敷熏洗是将药物置于锅或盆中加水煮沸后熏洗患处的一种方法。先用热气熏蒸患处，待水温稍减后用药水浸洗患处，每日2次，每次15～30分钟，每贴药可熏洗数次。热敷熏洗具有舒松关节筋络、疏导腠理、活血止痛的作用，适用于四肢关节、腰背部损伤，关节强直拘挛、酸痛麻木或损伤兼夹风湿者。常用的方药可分为新伤瘀血积聚熏洗方及陈伤风湿冷痛熏洗方两种。

（1）新伤瘀血积聚者，用海桐皮汤、舒筋活血洗方等。

（2）陈伤风湿冷痛、瘀血已初步消散者，用上肢损伤洗方、下肢损伤洗方等。

2. 湿敷洗涤

湿敷洗涤，古称"淖渍"、"洗伤"等，多用于创伤，用时"以净帛或新棉蘸药水"，"渍其患处"。现临床上把药制成水溶液，供创伤伤口湿敷洗涤用，如金银花煎水、野菊花煎水及蒲公英等鲜药煎汁。

（四）热熨药

热熨法是一种热疗方法。本法选用温经祛寒、行气活血止痛的药物，加热后用布包裹，热熨患处，借助其热力作用于局部，适用于不易外洗的腰脊躯体之新伤、陈伤。

1. 坎离砂

坎离砂，又称风寒砂。用铁砂加热后与醋水煎成药汁搅拌后制成，临用时加醋少许拌匀置布袋中，自然发热后热熨患处，适用于陈伤兼有风湿证者。

2. 熨药

熨药，俗称"腾药"。将药置于布袋中，扎好袋口放在蒸锅中蒸气加热后熨患处，适用于各种风寒湿肿痛证，能舒筋活络，消瘀退肿，常用的有正骨熨药等。

3. 其他

如用粗盐、黄砂、米糠、麸皮、吴茱萸等炒热后装入布袋中热熨患处。这些方法，简便有效，适用于各种风寒湿型筋骨痹痛等证。

第二节　手　　法

手法在伤科治疗中占有重要地位，是伤科四大治疗方法（手法、固定、药物、功能锻炼）之一。《医宗金鉴·正骨心法要旨》归纳"摸、接、端、提、按、摩、推、拿"为正骨八法，并详细阐述了手法的适应证、作用及操作要领。

一、正骨手法的注意事项

（一）明确诊断

复位之前，医者应根据病史、受伤机制和 X 线检查结果做出明确诊断，同时分析骨折发生移位的机制，选择有效的整复手法。

（二）密切注意全身情况变化

对多发性骨折、严重骨盆骨折发生出血性休克及脑外伤重证等，均需暂缓整复，而采用临时固定。

（三）掌握复位标准

在治疗骨折时，良好的复位是第一要务。对每一个骨折，都应争取达到解剖对位。若某些骨折不能达到解剖对位，也应根据患者的年龄、职业及骨折部位的不同，达到功能对位。所谓功能对位，即骨折在整复后无重叠移位，旋转、成角畸形得到纠正，肢体的力线正常，长度相等，骨折愈合后肢体的功能可以恢复到满意程度，不影响患者在工作或生活上的要求。不能达到功能复位者，应采用手术复位。

（四）抓住整复时机

只要全身情况允许，整复时间越早越好。骨折后半小时内，局部疼痛、肿胀较轻，肌肉尚未发生痉挛，最易复位。伤后4~6小时内局部瘀血尚未凝结，复位也较易。一般成人伤后7~10天内均可考虑手法复位，但时间越久复位难度越大。

（五）做好整复前的准备

1. 人员准备

确定术者与助手，并做好分工。参与整复者应全面了解患者伤情，仔细分析，确立整复手法及助手的配合等。同时，应向患者说明病情及治疗方案，稳定其情绪，以取得患者配合。

2. 器材准备

根据骨折复位固定的需要，准备必要的物品，如纸壳、石膏绷带、夹板、扎带、压垫及牵引装置等，还须根据病情准备好急救用品。

3. 选择适当麻醉

根据患者的具体情况，选择有效的止痛或麻醉，如局部麻醉、上肢的臂丛神经阻滞麻醉或下肢的腰麻等。

（六）切忌使用暴力

拔伸牵引须缓慢用力，恰到好处，不得施用猛力；整复时着力部位要准确，用力大小、方向应视病情而定，不得因整复而增加新的损伤。

（七）尽可能一次复位成功

多次反复整复，易增加局部软组织损伤，还可能造成骨折迟缓愈合或关节僵硬。

（八）避免X线伤害

为减少X线对患者和术者的损害，整复、固定尽量避免在X线直视下进行。若确实需要，应注意保护，尽可能缩短直视时间。

二、正骨手法的操作要领

（一）拔伸

拔伸手法用于克服肌肉拮抗力，矫正患肢的重叠移位，恢复肢体的长度。按照"欲合先离，离而复合"的原则，开始拔伸时，肢体先保持在原来的位置上，沿肢体的纵轴，由远近骨折段做对抗牵引（图4-1）。然后，再按照整复步骤改变肢体的方向，持续牵引。牵引力的大小以患者肌肉强度为依据，要轻重适宜，持续稳妥。

（二）旋转

旋转手法主要矫正骨折断端的旋转畸形（图4-2）。肢体有旋转畸形时，由术者手握其远段，在拔伸下围绕肢体纵轴按旋转畸形的反方向行旋转复位，恢复肢体的对位。

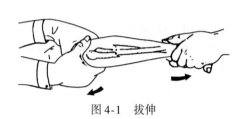

图 4-1　拔伸

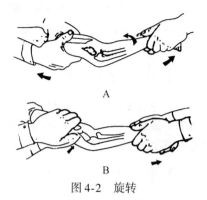

A

B

图 4-2　旋转

（三）屈伸

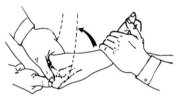

图 4-3　屈伸

屈伸手法主要矫正骨折端的成角畸形。术者一手固定关节的近段，另一手握住远段沿关节的冠轴摆动肢体，以整复骨折脱位（图 4-3）。如伸直型肱骨髁上骨折，须在牵引下屈曲；屈曲型则须伸直，骨折才能复位。

（四）提按端挤

提按端挤手法主要矫正骨折端的侧方移位。侧方移位可分为前后侧移位和内外侧移位。前后侧（即掌背侧）移位用提按手法（图 4-4）。操作时，医者两手拇指按突出的骨折一端向下，两手四指提下陷的骨折另一端向上。内外侧（即左右侧）移位用端挤手法（图 4-5）。操作时，医者一手固定骨折近端，另一手握住骨折远端，用四指向医者方向用力谓之端；用拇指反向用力谓之挤，将向外突出的骨折端向内挤迫。经过提按端挤手法，骨折的侧方移位得到矫正。

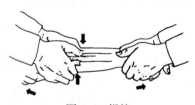

图 4-4　提按

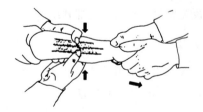

图 4-5　端挤

骨折端常见的四种移位（重叠、旋转、成角、侧方移位），经常是同时存在的，在对抗牵引下，一般首先矫正旋转及成角移位，这样重叠、侧方移位能较省力地矫正。

（五）摇摆

摇摆手法用于横断型、锯齿型骨折。经过上述整骨手法，一般骨折基本可以复位，但横断、锯齿型骨折其断端间可能仍有间隙。术者可用两手固定骨折部，由助手在维持牵引下轻轻地左右或前后方向摆动骨折的远段（图 4-6），待骨折断端的骨擦音逐渐变小或消失，则骨折断端已紧密吻合。

（六）触碰

触碰手法，又称叩击手法，用于须使骨折部紧密嵌插者，横形骨折发生于干骺端时，骨折整复夹板固定后，可用一手固定骨折部的夹板，另一手轻轻叩击骨折的远端，使骨折断端紧密嵌插，复位更加稳定（图4-7）。

（七）分骨

分骨手法用于矫正两骨并列部位的骨折，如尺桡骨双骨折、掌骨或跖骨骨折等，骨折段因受骨间膜或骨间肌的牵拉而呈相互靠拢的侧方移位。整复骨折时，可用两手拇指及示、中、环三指由骨折部的掌背侧对向夹挤两骨间隙（图4-8），使骨间膜紧张，靠拢的骨折端分开，并列双骨折同时复位。

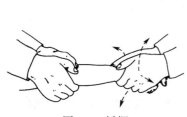

图4-6 摇摆

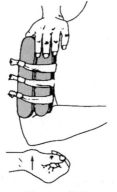

图4-7 触碰

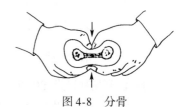

图4-8 分骨

（八）折顶

横断或锯齿型骨折，如患者肌肉发达，单靠牵引力量不能完全矫正重叠移位时，可用折顶法（图4-9）。术者两手拇指抵于突出的骨折一端，其他四指重叠环抱于下陷的骨折另一端，在牵引下两拇指用力向下挤压突出的骨折端，加大成角，察觉骨折的远近端骨皮质已经相顶时，骤然反折，环抱于骨折另一端的四指将下陷的骨折端猛力向上提起，而拇指仍然用力将突出的骨折端继续下压，矫正重叠移位畸形。此法多用于前臂骨折。

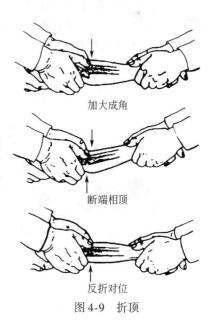

加大成角

断端相顶

反折对位

图4-9 折顶

（九）回旋

回旋手法多用于矫正背向移位的斜形、螺旋形骨折，或有软组织嵌入的骨折。有软组织嵌入的横断骨折，须加重牵引，使两骨折段分离，解脱嵌入骨折断端的软组织，而后放松牵引，术者分别握远近骨折段，按原来骨折移位方向逆向回转，使断端相对。

　　背向移位的斜面骨折，虽用大力牵引也难使断端分离，必须根据受伤的力学原理，判断背向移位的途径，以骨折移位的相反方向，施行回旋方法（图4-10）。操作时，必须谨慎，两骨折段须相互紧贴，以免损伤软组织。

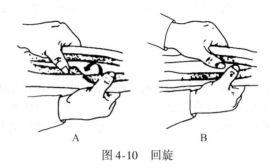

图4-10　回旋

（十）蹬顶

　　通常一个人操作，常用于肩、肘关节脱位及髋关节前脱位。以肩关节为例，患者仰卧于床上，术者立于患侧，双手握住伤肢腕部，将患肢伸直并外展；术者用足底蹬于患者腋下（左侧脱位用左足，右侧脱位用右足），足蹬手拉，缓慢用力拔伸牵引，然后在牵引的基础上，使患肢外旋、内收，同时足跟轻轻用力向外顶出肱骨头，即可复位（图4-11）。

（十一）杠杆法

　　杠杆法利用杠杆为支撑点，力量较大，多用于难以整复的肩关节脱位或陈旧性脱位。采用一长1m、直径为4～5cm的圆木棒，中间部位以棉垫裹好，置于患侧腋窝，两手助上抬，术者双手握住腕部，并外展40°向下牵引，以解除肌肉痉挛，使肱骨头摆脱盂下的阻挡，易于复位（图4-12）。本法因支点与牵引力量较大，如有骨质疏松或其他并发症应慎用，并注意勿损伤神经血管。此外，尚有椅背复位法、梯子复位法等，均属杠杆法。

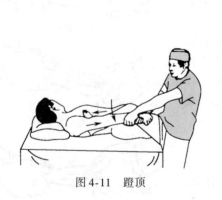

图4-11　蹬顶

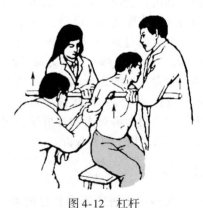

图4-12　杠杆

第三节　固定方法

　　为了维持整复后的良好位置，防止骨折、脱位再移位，在复位后必须予以固定。良好的固定方法应具有以下标准：①能有效地固定骨折，消除不利于骨折愈合的旋转、剪切和成角外力，使骨折端相对稳定，为骨折愈合创造有利条件；②对被固定肢体周围的软组织无损伤，保持损伤处正常血运，不影响正常的愈合；③对伤肢关节约束小，有利于早期功能活动；④对骨折整复后的残留移位有矫正作用。常用的固定方法有外固定与内固定两大类。外固定是指损伤后用于体外的一种固定方法，目前常用的外固定方法有：夹板固定、石膏固定、牵引疗法及外固定器固定等。内固定见本章第四节。

一、夹 板 固 定

骨折复位后选用不同的材料，如柳木板、杉树皮等，根据肢体的形态加以塑形，制成适用于各部位的夹板，并用系带扎缚，以固定垫配合保持复位后的位置，这种固定方法称为夹板固定法。夹板固定是从肢体功能出发，通过扎带对夹板的约束力，固定垫对骨折端防止或矫正成角畸形和侧方移位的效应力，并充分利用肢体肌肉收缩活动时所产生的内在动力，克服移位因素，使骨折断端复位后保持稳定。因此，夹板固定是治疗骨折的良好固定方法。

1. 夹板固定的作用机制

（1）扎带、夹板、压垫的外部作用力：扎带的约束力是局部外固定力的来源，这种作用力通过夹板、压垫和软组织传导到骨折段或骨折端，以对抗骨折发生再移位。如三垫固定的挤压杠杆力可防止骨折发生成角移位；二垫固定的挤压剪切力可防止骨折发生侧方移位。

（2）肌肉收缩的内在动力：骨折整复后，夹板固定一般不超过上下关节，有利于早期功能活动，一方面，肌肉收缩使两骨折端产生纵向挤压力，以加强骨折端紧密接触，增加稳定性；另一方面，由于肌肉收缩时体积膨大，肢体的周径随之增大，肢体的膨胀力可对压垫、夹板产生一定的挤压作用力，骨折端亦承受了由夹板、压垫产生同样大小的反作用力，从而也加强了骨折断端的稳定性，并起到了矫正骨折端残余移位的作用。但肌肉收缩活动必须在医护人员的指导下进行，否则可引起骨再移位。

2. 夹板固定的适应证和禁忌证

（1）适应证：①四肢闭合性骨折，股骨干骨折因肌肉发达，收缩力大，须配合持续牵引；②四肢开放性骨折，创面小或经处理闭合伤口者；③陈旧性四肢骨折运用手法整复者。

（2）禁忌证：①较严重的开放骨折；②难以整复的关节内骨折；③难以固定的骨折，如髌骨、股骨颈、骨盆骨折等；④肿胀严重伴有水疱者；⑤伤肢远端脉搏微弱，末梢血循环较差，或伴有动脉、静脉损伤者。

3. 夹板的材料与制作要求

夹板的材料应具备以下性能：

（1）可塑性：制作夹板的材料能根据肢体各部的形态塑形，以适应肢体生理弧度的要求。

（2）韧性：具有足够的支持力而不变形，不折断。

（3）弹性：能适应肌肉收缩和舒张时所产生的肢体内部的压力变化，发挥其持续固定复位作用。

（4）夹板必须具有一定程度的吸附性和通透性，以利于肢体表面散热。

（5）质地宜轻，过重则增加肢体的重量，增加骨折端的剪力和影响肢体功能锻炼。

（6）能被 X 线穿透，有利于及时检查。

常用的夹板材料有：杉树皮、柳木板、竹板、厚纸板、胶合板、金属铝板等。夹板长度应视骨折的部位不同而异，分不超关节固定和超关节固定两种，前者适用于骨干骨折，夹板的长度与骨折段肢体相近，以不妨碍关节活动为度；后者适用于关节内或近关节处骨折，其夹板通常超出关节处 2~3cm，以能捆住扎带为度。夹板固定一般为 4~5 块，总宽度相当于所需要固定肢体周径的 4/5 或 5/6 左右，每块夹板间要有一定的间隙。

4. 固定垫

固定垫，又称压垫，一般安放在夹板与皮肤之间。利用固定垫所产生的压力或杠杆力，作用于骨折部，以维持复位后骨折断端的位置。固定垫必须质地柔软，并具有一定的韧性和弹性，能维持一定的形态，有一定的支持力，对皮肤无刺激，可选用棉花、棉毡等材料制作。固定垫的形态、厚薄、大小应根据骨折的部位、类型、移位情况而定；其形状必须与肢体外形相吻合，以维持压力平衡；压垫安放的位置必须准确，否则会起相反的作用，使骨折端发生再移位。

（1）固定垫的种类：常用的固定垫有以下几种（图 4-13）：

1）平垫：适用于肢体平坦部位，多用于骨干骨折，呈方形或长方形，其宽度可稍宽于该侧夹板，以扩大与肢体的接触面；其长度根据部位而定，一般为 4~8cm；其厚度根据局部软组织厚薄而定，为 1.5~4cm。

2）塔形垫：中间厚，两边薄，状如塔形，适用于肢体关节凹陷处，如肘、踝关节。

3）梯形垫：形似阶梯状，多用于肢体有斜坡处，如肘后、踝关节等。

4）高低垫：一边厚一边薄，用于锁骨骨折或复位后固定不稳的尺桡骨骨折。

5）抱骨型：呈半月状，适用于髌骨及尺骨鹰嘴骨折。最好用绒毡剪成。

6）葫芦垫：厚薄一致，两头大、中间小，形如葫芦状，适用于桡骨头骨折或脱位。

7）横垫：为长条形厚薄一致的固定垫，长 6~7cm，宽 1.5~2cm，厚约 0.3cm，适用于桡骨下端骨折。

8）合骨垫：呈中间薄、两边厚的固定垫，适用于下尺桡关节分离。

9）分骨垫：用一根铅丝为中心，外用棉花或纱布卷成，其直径为 1~1.5cm，长 6~8cm，适用于尺桡骨骨折、掌骨骨折、跖骨骨折等。

10）大头垫：用棉花或棉毡包扎于夹板的一头，呈蘑菇状，适用于肱骨外科颈骨折。

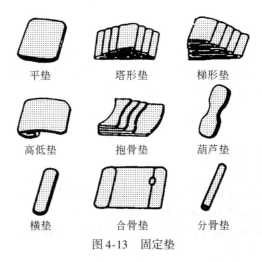

平垫　　　　塔形垫　　　　梯形垫

高低垫　　　　抱骨垫　　　　葫芦垫

横垫　　　　合骨垫　　　　分骨垫

图 4-13　固定垫

（2）固定垫的使用方法：使用固定垫时，应根据骨折的类型、移位情况，选择适当的放置位置。常用的固定垫放置法有：一垫固定法、二垫固定法及三垫固定法。

1）一垫固定法：主要压迫骨折部位，多用于肱骨内上髁骨折、外髁骨折、桡骨头骨折及脱位等。

2）二垫固定法：用于有侧方移位的骨折。骨折复位后，将两垫分别置于两骨端原有移位的一侧，以骨折线为界，两垫不能超过骨折端，以防止骨折再发生侧方移位。

3）三垫固定法：用于有成角畸形的骨折。骨折复位后，一垫置于骨折成角突出部位，另两垫分别置于靠近骨干两端的对侧，三垫形成杠杆力，防止骨折再发生成角移位（图4-14）。

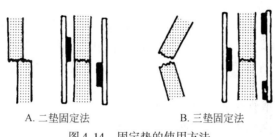

A. 二垫固定法　　　　　　B. 三垫固定法

图4-14　固定垫的使用方法

5. 扎带

扎带的约束力是夹板外固定力的来源。临床常用宽1～2cm的布带，将夹板安置妥后，依次捆扎中间、远端、近端，缠绕2周后打活结于夹板的前侧或外侧，便于松紧。扎带的松紧度要适宜，过松则固定力不够，过紧则引起肢体血循环障碍，以捆扎后能提起扎带在夹板上下移动1cm为度，即扎带的拉力为800g左右。

6. 夹板固定的操作步骤

不同部位及不同类型的骨折，其固定方法亦不一样。以长骨干骨折局部小夹板固定为例：先根据骨折的部位、类型及患者肢体的情况，选择合适的夹板，备齐所需的固定器材；整复完毕后，在助手维持牵引下，如需外敷药者将药膏摊平敷好；再将所需的压垫安放于适当的位置，用胶布贴牢；将棉垫或棉纸包裹于伤处，勿使其有皱褶；将夹板置于外层，排列均匀，板间距以1～1.5cm为宜；由助手扶持板，术者依次捆扎系带，两端扎带距板端以1～1.5cm为宜，防止滑脱；固定完毕后，如需附长板加固者，可置于小夹板的外层，以绷带包缠，如需持续牵引者，按牵引方法处理。

7. 夹板固定后的注意事项

（1）抬高患肢，以利肿胀消退。

（2）密切观察伤肢的血运情况，尤其是固定后3～4天内。应观察肢端的皮肤颜色、温度、感觉及肿胀程度，如发现肢端肿胀、颜色紫暗、麻木、伸屈障碍并伴剧痛者，应及时处理以免发生缺血坏死。

（3）注意询问骨突处有无灼痛感，如有持续疼痛，则应解除夹板进行检查，以防止压疮发生。

（4）注意经常调节扎带的松紧度。一般在4天内，因复位继发性损伤、局部损伤性炎症反应及夹板固定后静脉回流受阻，组织间隙内压有上升的趋势，可适当放松扎带；以后组织间隙内压下降，血循环改善，扎带松弛时应及时调整扎带的松紧度。

（5）定期进行X线检查，尤其是在固定后2周内，以了解骨折是否再发生移位，如有移位及时处理。

（6）指导患者进行合理的功能锻炼，并将固定后的注意事项及锻炼方法向患者及家属交代清楚，取得患者的合作，方能取得良好的治疗效果。

8. 解除夹板固定的日期

夹板固定时间的长短，应根据骨折临床愈合的具体情况而定，达到骨折临床愈合标准，即可解除夹板固定。

二、石 膏 固 定

医用石膏系脱水硫酸钙（$Ca_2SO_4 \cdot H_2O$）。使用时石膏粉吸水后凝固变硬，凝固的时间随温度和石膏的纯度而异。在 40～42℃温水中 10～20 分钟即凝固，加少许盐可缩短凝固时间。石膏凝固后体积膨胀 1/500，故使用石膏管型不宜过紧。石膏干燥一般需要 24～72 小时。

1. 石膏绷带的用法

使用时将石膏绷带卷平放在 30～40℃温水桶内，待气泡出净后取出，以手握其两端，挤去多余水分，即可使用。石膏在水中不可浸泡过久，或从水中取出后放置时间过长，以免影响固定效果。

2. 石膏绷带内的衬垫

为了保护骨隆突部的皮肤和其他软组织不受压致伤，包扎石膏前必须先放好衬垫。常用的衬垫材料有棉纸、棉垫、棉花等。根据衬垫的多少，可分为有衬垫石膏和无衬垫石膏。有衬垫石膏衬垫较多，即将整个肢体先用棉花或棉纸自上而下全部包好，然后外面包石膏绷带。有垫石膏，患者较为舒适，但固定效果略差，多用于手术后固定。无垫石膏，也需在骨突处放置衬垫。无垫石膏固定较服帖、效果较好，但容易影响血液循环或压伤皮肤。

3. 石膏绷带的操作步骤

（1）体位：将患肢置于功能位或特殊要求的体位。如患者无法持久维持体位，则需借助牵引架、石膏床等，或有专人扶持。

（2）放置棉花或棉纸衬垫以保护骨隆突部位。

（3）制作石膏条：在包扎石膏绷带时，先做石膏条，放在肢体一定的部位，以加强石膏绷带某些部分的强度。其方法是在桌面上或平板上，按所需要的长度和宽度，往返折叠 6～8 层，每层石膏绷带间必须抹平，切勿形成皱褶。

（4）石膏托的应用：将石膏托置于需要固定的部位，迅速用手掌将石膏托抹平，使其紧贴皮肤，按体形加以塑形；然后内层先用石膏绷带包扎，外层则用干纱布绷带包扎；包扎时一般先在肢体近端缠绕两层，然后再一圈压一圈地依序达肢体的远端；于关节弯曲部勿包扎过紧，必要时应横向将绷带剪开适当宽度，以防边缘处的条索状绷带造成压迫。对需双石膏托固定者，依前法再做一石膏托，置于前者相对的部位，用纱布绷带缠绕于两者之外。

（5）包扎石膏的基本方法：环绕包扎时，一般由肢体的近端向远端缠绕，且以滚动方式进行，切不可拉紧绷带，以免石膏硬固后造成肢体血液循环障碍；在缠绕的过程中，必须保持石膏绷带的平整，切勿形成皱褶，尤其在第一、二层更应注意；由于肢体上下粗细不等，当需向上或向下移动绷带时，要提起绷带的松弛部并向肢体的后方折叠（图 4-15），不可翻转绷带（图 4-16）。操作时两手配合，一手缠绕石膏绷带，另一手朝相反方向抹平，使每层石膏紧密贴合，勿留空隙。石膏的厚度，以不致折裂为原则，一般应为 8～12 层，其上下边缘及关节部要适当加厚，以增强其固定作用。最后将石膏绷带表面抹光，并按技体的外形或骨折复位的要求加以塑形，并用色笔在石膏显著位置标记诊断及日期，有创面者应将创面的位置标明，以备开窗。

4. 石膏固定后的注意事项

（1）石膏定型后，可用电吹风或其他办法烘干。

（2）在石膏未干之前搬动患者，注意勿使石膏折断或变形，可用手掌托起石膏，忌用手指捏压。

（3）抬高患肢，注意有无受压症状，随时观察肢端血运、肤色、温度、肿胀、感觉及运动情况。如发现肢端血运障碍，应立即将管型石膏纵行切开。

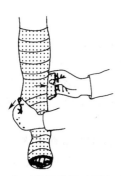
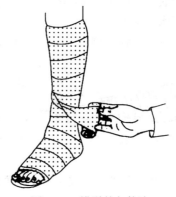

图 4-15　将石膏绷带松弛部向后方折叠　　　　　　　图 4-16　错误的包扎法

（4）注意冷暖，寒冷时注意保温，炎热时注意通风。

（5）如因肿胀消退或肌肉萎缩致使石膏松动者，应立即更换石膏。

（6）患者须卧床时，指导患者做石膏内的肌肉收缩活动，情况允许时，鼓励患者下床活动。

三、牵 引 疗 法

牵引疗法是通过牵引装置，利用悬垂之重量为牵引力，身体重量为反牵引力，对抗肌肉紧张，整复骨折、脱位，预防和矫正软组织挛缩，以及对某些疾病术前组织松解和术后制动的一种治疗方法。

牵引方法有皮肤牵引、骨牵引及布托牵引等，临床根据患者的年龄和体质、骨折的部位和类型、肌肉强弱及软组织损伤情况，选择不同牵引方法和牵引重量。牵引重量应随时调整，牵引力太重，易使骨折端发生分离，造成骨折迟缓愈合和不愈合；牵引力不足，则达不到复位固定的目的。

1. 皮肤牵引

凡牵引力通过对皮肤的牵拉使作用力最终达到患处，并使其复位、固定与休息的技术，称皮肤牵引。此法对患肢基本无损伤，痛苦少，无穿针感染之危险。由于皮肤本身所承受力量有限，故其适应范围有一定的局限性。

（1）适应证与禁忌证

1）适应证：骨折需要持续牵引治疗，但又不需要强力牵引或不适于骨骼牵引、布带牵引者，如小儿股骨干骨折、小儿轻度关节挛缩症、老年股骨粗隆间骨折及肱骨髁上骨折因肿胀严重或有水疱不能即刻复位者。

2）禁忌证：皮肤对胶布过敏者；皮肤有损伤或炎症者；肢体有血循环障碍者，如静脉曲张、慢性溃疡、血管硬化及栓塞等；骨折严重错位需要重力牵引方能矫正畸形者。

（2）牵引方法

1）按肢体粗细和长度，将胶布剪成相应宽度，并撕成长条，其长度约为骨折线以下肢体长度与扩张板长度之和的 2 倍。

2）将扩张板贴于胶布中央偏内侧 2～3cm，并在扩张板中央孔处将胶布钻孔，穿入牵引绳。

3）防止胶布粘卷，术者将胶布两端按三等份或两等份撕成叉状，其长度为一侧胶布全长的 1/3～1/2。

4）在助手协助下，骨突处放置纱布，术者先持胶布较长的一端平整地贴在大腿或小腿外侧，并使扩张板与足底保持两横指的距离，然后将胶布的另一端贴于内侧，注意两端长度相一致，以保证扩张板处于水平位置。

5）用绷带缠绕，将胶布平整地固定于肢体上（图4-17）。

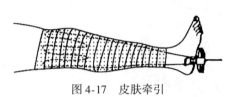

图4-17　皮肤牵引

6）将肢体置于牵引架上，根据骨折对位要求调整滑车的位置及牵引方向。

7）腘窝及跟腱处应垫棉垫，切勿悬空。

8）牵引重量小儿宜轻，成人宜重，但不能超过5kg。

（3）注意事项：须随时检查调整合适的牵引重量及胶布、绷带的松紧度；注意有无皮炎发生，尤其是小儿皮肤柔嫩者，若有不良反应，应及时停止牵引并注意检查患肢血运情况。

2. 骨牵引

骨牵引，又称直接牵引，系利用钢针或牵引钳直接作用于骨质，使牵引力直接通过骨骼而抵达损伤部位，起到复位、固定的作用。优点：可以承受较大的牵引重量，有效地克服肌肉紧张，纠正骨折重叠或关节脱位造成的畸形；牵引后便于检查患肢；配合夹板固定，保持骨折端不移位的情况下，可以加强患肢功能锻炼，促进骨折愈合。缺点：钢针直接通过皮肤穿入骨质，易发生针眼处感染；穿针部位不当易损伤关节囊或神经血管；儿童采用骨牵引容易损伤骨骺。

（1）适应证：成人肌肉较强壮部位的骨折；不稳定性骨折、开放性骨折；骨盆骨折、髋臼骨折及髋关节中心脱位；学龄儿童股骨不稳定性骨折；颈椎骨折与脱位；皮肤牵引无法实施的短小管状骨骨折，如掌骨、指（趾）骨骨折；手术前准备，如人工股骨头置换术等；关节挛缩畸形者；其他需要牵引治疗而又不适于皮肤牵引者。

（2）禁忌证：牵引处有炎症或开放创伤污染严重者；牵引局部骨骼有病变及严重骨质疏松者。

（3）操作方法

1）颅骨牵引：适用于颈椎骨折脱位。术前患者剃去头发，取仰卧位，头下枕一沙袋。在头顶正中划一前后矢状线，分头顶为左右两半，再以两侧外耳孔为标记，经头顶划一额状线，两线在头顶相交为中点。张开颅骨牵引弓两臂，使两臂的钉齿落于距中点两侧等距离的额状线上，该处即为颅骨钻孔部位。另一种方法是由两侧眉弓外缘向颅顶画两条平行的矢状线，两线与连接两侧外耳孔的额状线相交的左右两点，为钻孔的位置，以甲紫标记。常规消毒，铺无菌巾，局麻后，用尖刀在钻孔点各做一长约1cm小横切口，深达骨膜，止血，用带安全隔板的钻头在颅骨表面斜向内侧约45°。以手摇钻钻穿颅骨外板（成人约4mm，儿童为3mm），注意防止穿过颅骨内板伤及脑组织。然后将牵引弓两钉齿插入骨孔内，拧紧牵引弓螺丝钮，使牵引弓钉齿固定牢固，处理切口。牵引弓系牵引绳并通过滑车，抬高床头进行牵引（图4-18）。牵引重量一般第1~2颈椎4kg，以后每下一椎体增加1kg，复位后其维持牵引重量一般为3~4kg。每天观察牵引弓的螺丝松紧，防止牵引弓滑脱。

2）尺骨鹰嘴牵引：适用于难以复位或肿胀严重的肱骨髁上骨折和髁间骨折、肱骨下端骨折，移位严重的肱骨干大斜形骨折或开放性骨折。患者仰位，屈肘90°，前臂中立位，常规消毒铺巾，取尺骨鹰嘴下2cm，尺骨嵴旁一横指处，甲紫标记，局麻后，将克氏针自内向外刺入直达骨骼，注意避开尺神经，然后转动手摇钻，将克氏针垂直钻入并穿出对侧皮肤，使外露克氏针两侧相等，以酒精纱布覆盖针眼外，安装牵引弓进行牵行（图4-19）。

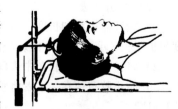

图4-18　颅骨牵引

儿童患者可用大号巾钳代替克氏针直接牵引。牵引重量一般为 2～4kg。

3）股骨髁上牵引：适用于股骨干骨折、股骨颈和粗隆间骨折、髋关节脱位、骨盆骨折、髋关节手术前需要松解粘连者等。患者仰卧，伤肢置于牵引架上，屈膝40°，常规消毒铺巾，局麻后，在内收肌结节上2cm处标记穿针部位，向上拉紧皮肤，以克氏针穿入皮肤，直达骨质，掌握骨钻进针方向，徐徐转动手摇钻，当穿过对侧骨皮质时，同样向上拉紧皮肤，以手指压迫针眼处周围皮肤，穿出钢针，使两侧钢针相等，酒精纱布覆盖针孔，安装牵引弓，进行牵引（图4-20）。穿针时一定要从内向外进针，以免损伤神经血管。穿针的方向应与股骨纵轴成直角。牵引重量一般为体重的1/6～1/8，维持量为 3～5kg。

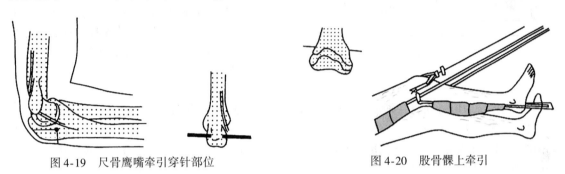

图4-19 尺骨鹰嘴牵引穿针部位　　　　　图4-20 股骨髁上牵引

4）胫骨结节牵引：适用于股骨干骨折、伸直型股骨髁上骨折等。将患肢置于牵引架上。取胫骨结节向后1.25cm，在此点平面稍向远侧部位即为进针点，标记后消毒铺巾，局麻后，由外侧向内侧进针，以免伤及腓总神经，钢针穿出皮肤后，使两针距相等，酒精纱布保护针孔，安置牵引弓进行牵引（图4-21）。牵引重量为 7～8kg，维持量为 3～5kg。

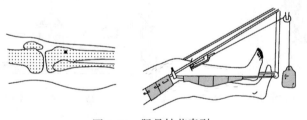

图4-21 胫骨结节牵引

5）跟骨牵引：适用于胫骨髁部骨折、胫腓骨不稳定性骨折、踝部粉碎性骨折、跟骨骨折向后上移位、膝关节屈曲挛缩畸形等。将伤肢置于牵引架上，小腿远端垫一沙袋使足跟抬高，助手一手握住前足，一手握住小腿下段，维持踝关节中立位。取内踝尖与足跟后下缘连线的中点为穿针部位，标记后常规消毒铺巾，局麻后，以手摇钻穿针，方向由内到外，针与踝关节面成15°，即进针处低，出针处高，有利于恢复胫骨的正常生理弧度（图4-22）。跟骨牵引成人最好用骨圆针，骨圆针较不易拉豁骨质。牵引重量为 3～5kg。

6）肋骨牵引：适用于多根多段肋骨骨折造成浮动胸壁，出现反常呼吸者。患者仰卧，常规消毒铺巾，局麻后，选择浮动胸壁中央的一根肋骨，用无菌巾钳夹

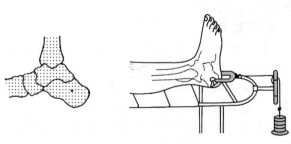

图4-22 跟骨牵引

住，钳子一端系于牵引绳，进行滑动牵引（图4-23）。牵引重量一般为2～3kg。

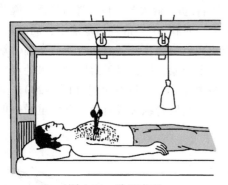

图4-23　肋骨牵引

3. 布托牵引

布托牵引系用厚布或皮革按局部体形制成各种兜托，托住患部，再用牵引绳通过滑轮连接兜托和重量进行牵引。常用的有以下几种：

（1）颌枕带牵引

1）适应证：无截瘫的颈椎骨折脱位、颈椎间盘突出症及颈椎病等。

2）操作方法：目前使用的颌枕带一般为成品，也可自制。牵引时，布带两端以金属横梁撑开提起，并系牵引绳通过滑轮连接重量砝码，进行牵引（图4-24）。牵引重量不宜过大，为3～5kg。

（2）骨盆悬吊牵引

1）适应证：耻骨联合分离、骨盆环骨折分离、髂骨翼骨折向外移位、骶髂关节分离等。

2）操作方法：布兜以长方形厚布制成，其两端各穿一木棍。患者仰卧，用布兜托住骨盆，以牵引绳分别系住横棍两端，通过滑轮进行牵引（图4-25）。牵引重量以能使臀部稍离开床面为度，一般一侧牵引重量为3～5kg。

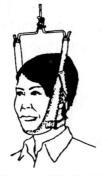

图4-24　颌枕带牵引

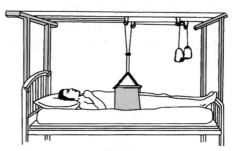

图4-25　骨盆悬吊牵引

（3）骨盆牵引带牵引

1）适应证：腰椎间盘突出症、神经根受压、腰椎小关节紊乱症。

2）操作方法：用两条牵引带，一条骨盆带固定骨盆，一条固定胸部，并系缚在床头上，再以两根牵引绳分别系于骨盆牵引带两侧扣眼，通过床尾滑轮进行牵引（图4-26）。一侧牵引重量为5～15kg。

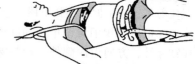

图4-26　骨盆牵引带牵引

4. 注意事项

（1）牵引装置安置完毕后将牵引针两端多余部分剪去，并套上小瓶，以防止针尖的损害。

（2）经常检查针眼处，防止感染，隔日向针孔处滴75%的乙醇2～3滴。如感染明显又无法控制，应将其拔出，并根据病情采用他法。

（3）注意牵引针有无滑动或将皮肤拉豁。此种情况多见于克氏针，应及时调整牵引弓或重新更换。

（4）鼓励患者及时练习肌肉运动和指（趾）功能锻炼。

（5）每天测量肢体长度与健侧比较。在牵引最初数日，应及时进行 X 线透视或摄片，以便及时了解骨折对位情况，如对位不良，应相应调节牵引方向或重量。

四、外固定器固定

应用骨圆针或螺纹针穿入骨折远近两端骨干上，外用固定器使骨折复位并固定，称为外固定器固定。

1. 外固定器的类型

（1）单边架：在骨折的一侧上下端各穿一组钢针，穿过两层骨皮质，但不穿越对侧的软组织。

（2）双边架：钢针穿过对侧软组织，肢体两侧外露钢针，通过连接杆加以固定。

（3）三角形架：将穿针设在两个或多个平面上，以增加其稳定性。

（4）半圆形架：外固定器呈半圆形，安装在肢体一侧，既能固定又起复位作用。

（5）环形架：外固定器呈环形，把肢体完全环绕。

（6）梯形架：外固定器呈梯形，用于骨盆骨折。

（7）平衡固定牵引架：由一枚骨圆针穿过股骨髁上，在大腿根部套一固定圈，内外侧连接伸缩杆，治疗股骨干骨折。

2. 外固定器固定的适应证

（1）开放性骨折伴广泛的软组织损伤，需行血管、神经、皮肤修复者。

（2）各种不稳定性新鲜骨折，如股骨、胫骨、髌骨、肱骨、尺桡骨骨折等。

（3）软组织损伤、肿胀严重的骨折。

（4）多发性骨折及骨折后需要多次搬动的患者。

（5）长管骨骨折畸形愈合、延迟愈合或不愈合，手术后亦可使用外固定器。

（6）关节融合术、畸形矫正术均可用外固定器加压固定。

（7）下肢短缩需要延长者。

3. 操作方法

各种固定器因结构不同，其操作方法各异。现以平衡固定牵引架治疗股骨干骨折说明其操作方法。

（1）构造：由三部分组成。①支撑套：由 1 ~ 2mm 厚铝合金板制成类似斜喇叭口状的圆圈，分前后两叶，同时可汇拢以螺丝固定，内外侧设有固定栓，备安装牵引杆用，上缘包绕海绵，以防压伤大腿部皮肤，内侧有鸭形凹陷，嵌入耻骨联合处，加上大粗隆、坐骨结节三点支撑和夹板与皮肤摩擦阻力，有力地防止支撑套的旋转，达到牵引治疗股骨干骨折的目的。②牵引杆：以尼龙棒或合金铝制成。其中两条长 10 ~ 12cm、直径 1cm 的全长螺丝合金铝棒，铝棒中部套一长 18 ~ 20cm 两端带有反正螺丝的伸缩调节合金铝管，以此来调节牵引杆的长短，即调节牵引力的大小（图4-27）。③骨圆针：以直径 3 ~ 4mm 的骨圆形为宜。

（2）操作方法：在股神经和坐骨神经阻滞麻醉下，股骨下端常规皮肤消毒铺巾，于股骨髁上穿一根骨圆针，横贯骨干，两侧外露针相等，该针的方向须与骨的横切面平衡，并在股骨的轴线上，以纱布覆盖针孔处。先以手法进行牵引复位，复位满意后，根据骨折移位情况，将压垫放于适当的位置，小夹板外固定。将支撑套安装在大腿根部，将两条牵引杆的上端上插在固定栓内，并拧紧上下螺丝。支撑杆的远端固定在骨圆针上，拧紧螺母，调节中间的伸缩管，使牵引力恰好维持在骨折断端良好的对位上（图4-28）。牵引力一般为 4 ~ 6kg。

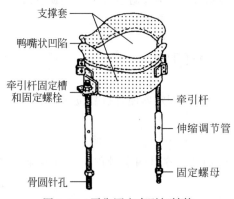

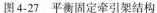

图 4-27　平衡固定牵引架结构

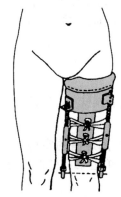

图 4-28　平衡固定牵引架应用方法

（3）注意事项：术后抬高患肢，注意血液循环，主动练习足背伸运动及股四头肌收缩活动；每日检查支撑套、牵引杆及夹板的松紧度；及时进行 X 线检查，如骨折端向内成角或移位，可将外侧牵引杆延长，内侧牵引杆缩短。出现前后成角或移位，可均衡延长两侧牵引杆，并以压垫来矫正；保护针孔以防感染；牵引固定后，一般 7~8 天扶双拐下地行走。

第四节　手 术 疗 法

随着骨伤科的发展，手法整复、外固定技术不断提高，大多数骨折都能通过非手术方法治愈，但是有些复杂骨折及合并损伤采用非手术治疗效果不佳，仍有手术切开复位内固定的必要。

内固定是在骨折复位后，用金属内固定物维持骨折复位的一种方法。临床有两种置入方法：一种是切开复位后置入固定物；二是闭合复位，在 X 线透视下将钢针插入固定骨折。

骨折内固定除了应达到解剖复位，稳定有效的固定外，还要符合生物力学原理。如接骨板以张力带原则加以固定，形成坚固的力学系统，对抗和转化张力为压力，使骨折端密切接触，增加接触面压力，促进骨折愈合。在固定器材上，应选择合理的刚度和强度，以能维持骨折端的稳定性为度，固定强度和刚度过大则会出现应力遮挡效应。

内固定治疗具有严格的适应证，也具有一定的缺点，临床上应严格掌握内固定的适应证，切忌滥用。

1. 切开复位内固定的适应证

（1）手法复位与外固定未能达到功能复位的标准，影响肢体功能者。

（2）开放骨折，在 6~8 小时之内需要清创，如伤口污染较轻，清创又彻底，可直接采用内固定。

（3）骨折脱位合并严重的神经血管损伤。

（4）骨折脱位合并主要的肌腱或韧带损伤。

（5）有移位的关节内骨折，手法不能达到满意复位，估计以后必将影响关节功能者。

（6）多发性骨折脱位应该选择主要的损伤实行开放复位内固定，以方便对整体损伤的处理。

（7）多数陈旧性骨折脱位需要开放复位内固定。

（8）畸形愈合和骨不连造成功能障碍者。

2. 切开复位内固定的缺点

（1）内固定由于手术切开，会影响骨折部的血液供应，可能导致骨折迟缓愈合或不愈合。

（2）手术中可能损伤肌腱、神经、血管，术后可能引起上述组织粘连。

（3）手术中，因为麻醉、出血和手术刺激，可能诱发手术意外，严重者可危及生命。

（4）术后可能发生骨关节感染。

（5）内固定器材因组织相容性关系，发生无菌性炎症，或内固定物的松动、断裂等导致固定失败，可造成骨折迟缓愈合和不愈合。

（6）骨折愈合后，有些内固定物还须手术取出，造成二次创伤和痛苦。

3. 内固定物的材料要求

作为一种置于体内的内固定材料，它必须具备以下特点：①良好的组织相容性，在人体环境中理化性质稳定，不电解，无磁性；②具备良好的机械强度，耐疲劳，不老化；③无毒性，无致畸性，无致热源性；④经得起诸如高压、辐射等消毒灭菌措施。常用的不锈钢材料，有镍钼不锈钢、钴合金钢、钛合金钢、钴铬钼合金钢等，以后两种材料较好。

4. 内固定的器材和种类

根据手术部位的不同，所采用的内固定术式也不同，需准备相应的内固定器材。常用的有不锈钢丝、钢板、螺丝钉、克氏针、骨圆针及各种类型的髓内针、三翼钉等。还须准备手术所用的特殊器械，如手摇钻或电钻、三叉固定器、螺丝刀及固定器、持钉器、持骨器等。

常用的内固定种类有钢丝内固定（图4-29）、螺丝钉内固定（图4-30）、钢板螺丝钉内固定（图4-31）、髓内钉内固定（图4-32）等。

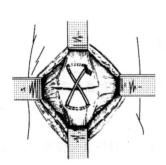

图4-29 髌骨骨折钢丝内固定

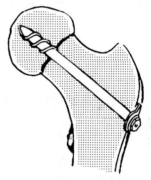

图4-30 股骨颈骨折加压螺纹钉内固定

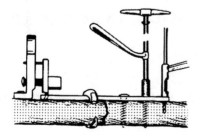

图4-31 股骨中段骨折钢板螺丝钉内固定

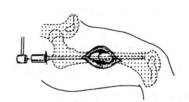

图4-32 股骨中段骨折髓内钉内固定

第五节 功能锻炼

功能锻炼，古称导引，它是通过自身运动防治疾病、增进健康、促进肢体功能恢复的一种疗法。临床实践证明，伤肢关节活动与全身功能锻炼可改善血液与淋巴液循环，促进血肿、水肿的吸收和消散，加速骨折愈合，防止筋肉萎缩、关节僵硬、骨质疏松，有利于功能恢复。

一、分　类

（一）按照锻炼的部位分类

1. 局部锻炼

指导患者进行伤肢主动活动，使功能尽快恢复，防止组织粘连、关节僵硬、肌肉萎缩。如下肢损伤，练习踝关节背伸、跖屈，以及股四头肌舒缩活动、膝关节伸屈活动等。

2. 全身锻炼

指导患者进行全身锻炼，可促进气血运行，脏腑功能尽快恢复。

（二）按有无辅助器械分类

1. 有器械锻炼

采用器械进行锻炼的目的，主要是加强伤肢力量，弥补徒手不足，或利用其杠杆作用，或用健侧带动患侧。如用大竹管搓滚舒筋及蹬车活动锻炼下肢各关节功能。

2. 无器械锻炼

无器械锻炼即不应用任何器械，依靠自身机体做功能锻炼活动，这种方法锻炼方便，简单有效，如太极拳、八段锦等。

二、作　用

功能锻炼治疗骨关节及软组织损伤，对提高疗效、减少后遗症有着重要的意义。

（一）活血化瘀，消肿定痛

由于损伤后瘀血凝滞，络道不通而导致疼痛肿胀。局部与全身锻炼有促进血液循环、活血化瘀的作用，可达到消肿定痛的目的。

（二）舒经活络，濡养经脉

损伤后期及肌筋劳损，局部气血不充，筋失所养，酸痛麻木。功能锻炼可通畅气血，化瘀生新，舒筋活络，使筋络得到濡养。

（三）促进骨折愈合

功能锻炼能化瘀生新，改善气血之道不得宣通的状态，有利于续骨，缩短骨折愈合的疗程。

（四）防治筋肉萎缩

骨折或者较严重的筋伤可导致肢体废用，积极的功能锻炼，能促进筋伤修复，减轻或防止筋肉萎缩、肢体废用。

（五）避免关节粘连和骨质疏松

患肢长期固定和缺乏活动锻炼，易致关节粘连、僵硬强直及骨质疏松，积极、合理地进行功能锻炼能有效预防上述并发症。

（六）扶正祛邪

局部损伤可致全身气血虚损、营卫不固和脏腑不和，风寒湿外邪乘虚侵袭。通过功能锻炼能扶正祛邪，调节机体功能，有利于损伤和整个机体的全面恢复。

三、注意事项

（一）内容和运动强度

确定功能锻炼的内容和运动强度，应因人而异，因病而异，根据伤病的病理特点，在医护人员的指导下选择适宜各个时期的锻炼方法，尤其对骨折患者更应分期、分部位对待。

（二）动作要领

指导患者正确地进行功能锻炼，是取得良好疗效的一个重要关键。

1. 上肢

上肢功能锻炼的主要目的是恢复手的功能，凡上肢各部位损伤，均应注意手部各指间关节、指掌关节的早期功能锻炼，特别要保护各关节的灵活性，以防关节发生功能障碍。

2. 下肢

下肢功能锻炼的主要目的是恢复负重和行走功能，保持各关节的稳定性。在机体的活动中，尤其需要依靠强大而有力的臀大肌、股四头肌和小腿三头肌，才能保持正常的行走。

（三）循序渐进

严格遵循循序渐进的原则，锻炼时动作应逐渐增加，次数由少到多，动作幅度由小到大，锻炼时间由短到长。

（四）随访

定期复查不仅可以了解患者的病情和功能恢复的快慢，还可随时调整功能锻炼的内容和运动量，修订锻炼计划。

（五）其他注意事项

（1）锻炼时应思想集中，全神贯注，动作缓而慢。

（2）锻炼次数：一般每日2~3次。

（3）功能锻炼过程中，对骨折、筋伤患者，可配合热敷、熏洗、搽擦外用药水、理疗等方法。

（4）锻炼过程中，要顺应四时气候的变化，注意保暖。

四、全身各部位功能锻炼法

（一）颈项部练功法

可坐位或站立，站时双足分开与肩同宽，双手叉腰进行深呼吸并做以下动作：

（1）前屈后伸：吸气时颈部尽量前屈，使下颌接近胸骨柄上缘，呼气时颈部后伸至最大限度，反复6~8次（图4-33）。

（2）左右侧屈：吸气时头向左屈，呼气时头部还原正中位，吸气时头向右屈，呼气时头还原，左右交替，反复6~8次（图4-34）。

（3）左右旋转：深吸气时头向左转，呼气时头部还原正中位；深吸气时头向右转，呼气时头部还原正中位，左右交替，反复6~8次（图4-35）。

（4）前伸后缩：吸气时头部保持正中位，呼气时头部尽量向前伸，还原时深吸气，且头部稍用劲后缩，反复伸缩6~8次（图4-36）。

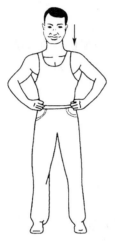

图4-33　前屈后伸

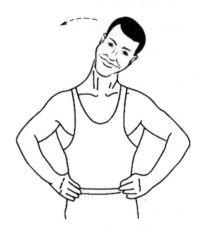

图4-34　左右侧屈

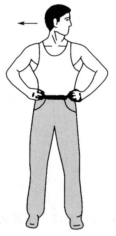

图4-35　左右旋转

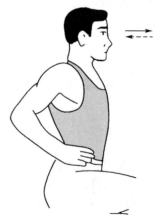

图4-36　前伸后缩

（二）腰背部练功法

（1）前屈后伸：双足分开与肩同宽站立，双下肢保持伸直，双手叉腰，腰部做前屈、后伸活动，反复6~8次。

（2）左右侧屈：双足分开与肩同宽站立，双上肢下垂伸直，腰部做左侧屈，左手顺左下肢外侧尽量往下，还原。然后以同样的姿势做右侧屈，反复6~8次。

（3）左右回旋：双足分开与肩同宽站立，双手叉腰，腰部做顺时针及逆时针方向旋转各1

次，然后由慢到快、由小到大地顺逆交替回旋6~8次（图4-37）。

（4）五点支撑：仰卧位，双侧屈肘、屈膝，以头、双足、双肘五点作支撑，双掌托腰用力把腰拱起，反复多次（图4-38）。

（5）飞燕点水：俯卧位，双上肢靠身旁伸直，把头、肩并带动双上肢向后上方抬起；或双下肢直腿向后上抬高；进而两个动作合并同时进行成飞燕状，反复多次（图4-39）。

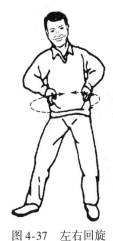

图4-37　左右回旋

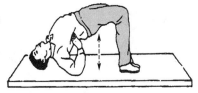

图4-38　五点支撑

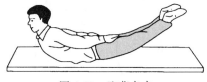

图4-39　飞燕点水

（三）肩肘部练功法

（1）前伸后屈：双足分开与肩同宽站立，双手握拳放在腰间，用力将一上肢向前上方伸直，用力收回，左右交替，反复多次（图4-40）。

（2）内外运旋：双足分开与肩同宽站立，双手握拳，肘关节屈曲，前臂旋后，利用前臂来回划圆圈做肩关节内旋和外旋活动，两臂交替，反复多次（图4-41）。

（3）叉手托上：双足分开与肩同宽站立，两手手指交叉，两肘伸直，掌心向前，健肢用力帮助患臂左右摆动，同时逐渐向上举起，以患处不太疼痛为度（图4-42）。

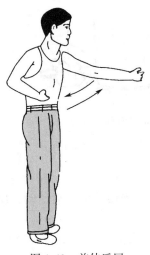

图4-40　前伸后屈

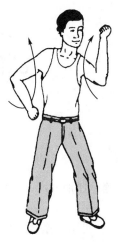

图4-41　内外运旋

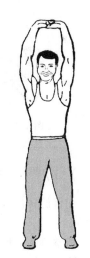

图4-42　叉手托上

（4）手指爬墙：双足分开与肩同宽站立，正面及侧身向墙壁，用患侧手指沿墙徐徐向上爬行，使上肢高举到最大限度，然后再沿墙归回原处，反复多次（图4-43）。

（5）弓步云手：双下肢成弓步站立，用健手托扶患肢前臂使身体重心先后移，双上肢屈肘，前臂靠在胸前，再使身体重心移向前，同时把患肢前臂在同水平上做顺时或逆时针方向弧形伸出，前后交替，反复多次（图4-44）。

（6）肘部伸屈：坐位，患肘放在桌面的枕头上，手握拳，用力徐徐屈肘、伸肘，反复多次。

（7）手拉滑车：安装滑车装置，患者在滑车下，坐位或站立，两手持绳之两端，以健肢带动患肢，徐徐来回拉动绳子，反复多次（图4-45）。

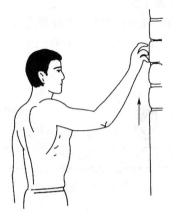

图4-43　手指爬墙

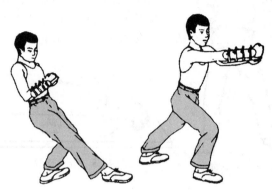

图4-44　弓步云手

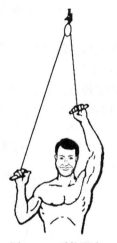

图4-45　手拉滑车

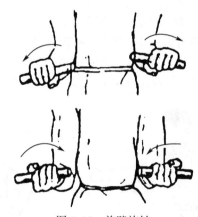

图4-46　前臂旋转

（四）前臂腕手部练功法

（1）前臂旋转：将上臂贴于胸侧、屈肘90°，手握棒，使前臂做旋前旋后活动，反复多次（图4-46）。

（2）抓空握拳：将五指用力张开，再用力抓紧握拳，反复多次。

（3）背伸掌屈：用力握拳，做腕背伸、掌屈活动，反复多次。

（4）手滚圆球：手握两个圆球，手指活动，使圆球滚动或变换两球位置，反复多次。

（五）下肢练功法

（1）举屈蹬腿：仰卧，把下肢直腿徐徐举起，然后尽量屈髋屈膝背伸踝，再向前上方伸腿蹬出，如是反复多次（图4-47）。

（2）股肌舒缩：患者卧位，膝部伸直，做股四头肌收缩与放松练习，反复多次。

（3）旋转摇膝：两足并拢站立，两膝稍屈曲成半蹲状，两手分别放在膝上，膝关节做顺、逆时针方向旋转活动，由伸直到屈曲，又由屈曲到伸直，反复多次（图4-48）。

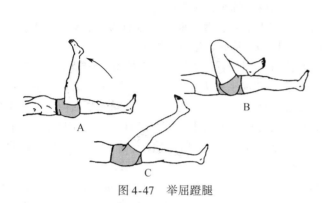
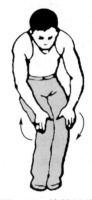

图 4-47 举屈蹬腿　　　　　　　　　图 4-48 旋转摇膝

（4）踝部伸屈：卧位或坐位，足部背伸至最大限度，然后跖屈到最大限度，反复多次。

（5）足踝旋转：卧位或坐位，足按顺、逆时针方向旋转，互相交替、反复多次。

（6）搓滚舒筋：坐位，患足蹬踏圆棒，做前后滚动，使膝及踝关节做伸屈活动，反复多次（图4-49）。

（7）蹬车活动：坐在一特制的练功车上，用足练习踏车，使下肢肌肉及各个关节均得到锻炼，反复多次（图4-50）。

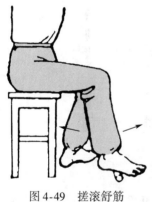
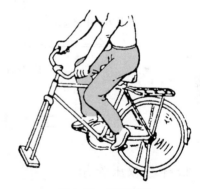

图 4-49 搓滚舒筋　　　　　　　　　图 4-50 蹬车活动

第六节　小针刀疗法

小针刀疗法是一种介于手术和非手术疗法之间的闭合性松解术，是在切开性手术方法的基础上结合针刺方法形成的，主要用于治疗一些慢性软组织劳损和粘连性疾病。小针刀治疗过程操作简单、切口小、对人体组织的损伤小、患者无明显痛苦和恐惧感。术后无须休息，治疗时间短、疗程短、患者易于接受，已经成为一项普遍开展的骨伤科治疗方法。

一、器　具

小针刀是一种兼有针和刀两种性能的一种新治疗器械，分手持柄、针身、针刀三部分

（图4-51）。其刀型是依据治疗需要而确定的。要将粘连剥离，阻滞疏通，而又不将皮肉切开，大幅度减少手术创伤，同时又要保证医疗效果，这就要求这种医疗器械有一定的精度。对针体不仅要求又细又硬，还要具有很大的弹性；刀口既要细小，又要锋利。

根据临床治疗的不同需要，小针刀做成Ⅰ型、Ⅱ型、Ⅲ型三种型号。Ⅰ型又分为长短不同的四种，可分别记作Ⅰ–A、Ⅰ–B、Ⅰ–C、Ⅰ–D。其形状和功用如下：

Ⅰ–A型小针刀，全长15cm，针柄长2cm，针身长12cm，针头长1cm，针柄为一扁平葫芦形，针身为圆柱形，直径1mm，针头为楔形，末端扁平带刃，刀口线为0.8cm，刀口为齐平口和斜口两种，以适应临床不同的需要，刀口线和刀柄在同一平面内，只有在同一平面内才能在刀锋刺入肌肉后，从刀柄的方向辨别刀口线在体内的方向。Ⅰ型小针刀的品种、结构模型全部一样，只是针身长度不一样而已。Ⅰ–B型针身长度为9cm；Ⅰ–C型针身长度为7cm；Ⅰ–D型针身长度为4cm。Ⅰ型小针刀适用于各种软组织松解术、小骨刺铲削术及瘢痕刮除术。

Ⅱ型小针刀全针长12.5cm，针柄长2.5cm，针身长9cm，针头长1cm，针柄为一梯形葫芦状，针身为圆柱形，直径3mm，针头为楔形，末端扁平带刃，末端刀口线0.8mm，刀口线和刀柄在同一平面内，刀口为齐平口。Ⅱ型小针刀适用于较小骨折畸形愈合凿开折骨术。

Ⅲ型小针刀全针体长15cm，针柄长3cm，针身长11cm，针头长1cm，结构模型和Ⅱ型小针刀相同。Ⅲ型小针刀适用于较大骨折畸形愈合凿开折骨术。

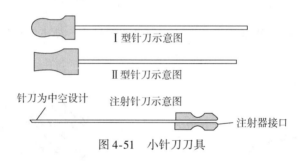

图4-51　小针刀刀具

二、作 用 原 理

（一）松解与减压作用

小针刀的尖端呈尖锐的刀刃，能根据施术者的要求对纤维组织进行切、割与铲、剥。因此，对粘连性软组织，经切割后，可消除牵张力，使临床症状消失。如网球肘、腕管综合征、狭窄性腱鞘炎等疾病。

（二）重塑作用

小针刀施术过程中的切割、铲剥运用得当，能使损伤的局部组织重新愈合，恢复原有功能。如肌肉与韧带在骨骼附着处，因钙化使其收缩或弛缓的功能丧失。用小针刀治疗，分离肌腱和骨膜的粘连，并将钙化的局部纵向或横行切开，形成新鲜创面，引起局部血管再生和侧支循环形成，使局部血循环改善，加速组织修复，重新恢复原有功能。

（三）针刺的刺激作用

小针刀较针刺针粗，对组织的刺激强度大，因而可明显提高局部组织的兴奋性，通过神经和体液的调节作用，提高机体修复功能，促进组织恢复。

小针刀治疗疾病的三个作用是相互促进的，在治疗某些疾病时某个作用是主导作用，而另外两个作用则起辅助作用。如治疗组织粘连性疾患时，松解减压作用为主导，重塑与针刺的刺激作用为辅助作用。但多数情况下，三个作用是相辅相成达到治疗之目的。

三、适应证和禁忌证

1. 适应证

（1）筋脉粘连、挛缩或瘢痕而致四肢、躯干等处的顽固性疼痛点，其中以粘连面积小或是一个点的疗效最佳，粘连面积大者疗效较差。

（2）关节附近因肌肉、韧带紧张挛缩引起的关节功能活动障碍、骨质增生等，小针刀可以通过松解相应的肌肉、韧带而恢复关节的正常功能活动。

（3）各种损伤引起的滑液囊闭锁或滑液排泄障碍造成滑囊膨胀，出现酸胀、疼痛和运动障碍等。

（4）各种腱鞘炎，尤其是狭窄性腱鞘炎。

（5）外伤性肌痉挛和肌紧张（非脑源性）。

（6）手术损伤后遗症，因腱鞘狭窄，筋膜、肌肉、韧带或关节囊挛缩、结疤、粘连而致功能障碍者，可用小针刀进行闭合性松解治疗。

（7）病理性损伤后遗症，如骨髓炎、类风湿关节炎等疾病导致筋膜挛缩、粘连等而使关节屈伸受限者，运用小针刀疗法对恢复关节功能有一定疗效。

2. 禁忌证

（1）凡一切有发热症状者。

（2）有严重内脏疾病者。

（3）施术部位有感染征象者。

（4）施术部位有重要神经、血管或重要脏器而施术时无法避开者。

（5）有严重心脏病、高血压、糖尿病、恶性肿瘤、血液病或严重出血倾向者。

（6）年老体弱者或妇女妊娠期、月经期。

（7）定性、定位诊断不明确者。

四、操作方法

（一）操作步骤

手术环境应常规消毒灭菌，术者应常规洗手，换专用衣裤。小针刀必须高压灭菌，施术时一处一支。术毕针孔覆盖无菌纱布。体位的选择以医生操作时方便、患者被治疗时自我感觉舒适为原则。如在颈部治疗，多采用坐位；头部可根据病位选择仰头位或低头位；为减轻局部操作时引起的疼痛，可做局麻，阻断神经痛觉传导。

（1）定点：根据患者主诉、体征，认真检查确定病变部位后，参考局部解剖关系，选好体位及选好治疗点后，在体表标记，术野常规消毒，医生戴无菌手套，铺无菌洞巾。

（2）定向：进针时为避免造成不必要的损伤，刀口线的方向按以下原则确定：

1）与病变部位肌肉、韧带的纤维方向一致。

2）若施术部位有重要神经血管，刀口线方向要与神经血管的走行方向一致。

3）若上述两点相互矛盾，应保证刀口线方向与血管神经走行方向一致。如治疗梨状肌损伤时，梨状肌肌纤维方向与坐骨神经方向垂直，应保证针刀进针的刀口线方向要与坐骨神经走行方向一致。

（3）加压分离：为避开神经、血管，进针时以拇指下压肌肤使之成凹陷，横向拨动，再下压使血管、神经被分离在手指两侧，针刀沿拇指甲背进针。

（4）刺入：将针刀刃贴于拇指甲壁，稍用力下压可刺入皮肤。

（二）施术八法

（1）纵行疏通剥离法：适用于肌腱、韧带在骨面的附着点处发生粘连，出现瘢痕而引起的疼痛。在此处松解时，刀口线与肌腱、韧带的纤维方向一致，针体垂直骨面刺入，刀刃接触骨面后，与刀口线方向一致进行疏通（来回摆动），并可按照粘连、结痂的面积大小，分几条线疏剥，切不可垂直于肌腱、韧带铲剥。

（2）横行剥离法：当肌肉与韧带损伤后与相邻的骨面发生粘连时，会因与骨面的粘连受牵拉或刺激引起疼痛，限制肢体活动。治疗时，刀口线与肌肉、韧带的纤维方向一致，针体垂直骨面刺入。当刀口接触骨面后，针体左右摆动或撬动，将粘连在骨面上的肌肉、韧带从骨面上铲起，针下有松动感时出针。

（3）切开剥离法：当几种软组织因为操作被粘连在一起，或因血肿机化形成包块，或软组织变硬形成条索等，针刀治疗时，刀口线与肌肉、韧带方向一致，针体垂直结痂部位刺入，刀刃达病变处时将瘢痕组织切开。

（4）铲磨削平法：在骨的边缘、关节周围有骨刺生成，治疗时，应将刀口线与骨刺纵轴垂直，针体垂直骨面刺入，刀刃接触骨面后，把附着在骨刺尖部紧张、挛缩的软组织切断，消除其拉应力，并把骨刺尖部的瘢痕组织铲除使锐边磨平。

（5）瘢痕刮除法：瘢痕如果在腱鞘壁上、骨面上、肌腹上、肌腱上，针刀治疗时，刀口线与治疗部位软组织的纤维方向一致，针体垂直患部平面刺入达瘢痕组织，针刀沿纵轴方向切几刀，然后反复纵向疏剥，刀下有柔韧感时出针。

（6）骨痂凿开法：当人体管状骨骨折畸形愈合时，如有功能障碍者，可用针刀先行在骨痂部沿原来的骨折断面凿开数孔，然后用手法将畸形愈合的骨干在原断处分开。

（7）通透剥离法：对范围较大的粘连、硬结病变组织，无法用一两针解决时，可在硬结处选取数点进针，把软组织之间的粘连剥开，把与骨面的粘连铲起，软组织之间若有瘢痕也要切开，使硬结处变松软以达到治疗目的。

（8）切割肌纤维法：适用于在颈、肩、腰、背等部位，因部分肌肉纤维过度紧张或痉挛引起的顽固性疼痛；功能障碍如胸锁乳突肌痉挛引起的斜颈。针刀刀口线与肌纤维方向一致，针体垂直病变组织平面，刺达病变部位后，将刀口线调转90°，切断少量紧张、痉挛的肌纤维而使症状缓解。

五、注 意 事 项

（1）由于小针刀疗法是在非直视下进行操作治疗的，如果对人体解剖特别是局部解剖不熟悉，手法不当，容易造成损伤，因此医生必须做到熟悉欲刺激穴位深部的解剖知识，以提高操作的准确性和提高疗效。

（2）选穴一定要准确，即选阿是穴作为治疗点一定要找准痛点的中心进针，进针时保持垂直（非痛点取穴可以灵活选择进针方式），如偏斜进针易在深部错离病变部位，易损伤非病变组织。

（3）注意无菌操作，特别是做深部治疗，重要关节如膝、髋、肘、颈等部位的关节深处切割时尤当注意。必要时可在无菌手术室内进行。

（4）小针刀进针法要速而捷，这样可以减轻进针带来的疼痛。在深部进行铲剥、横剥、纵剥等法剥离操作时，手法宜轻，不然会加重疼痛，甚或损伤周围的组织。在关节处做纵向切剥时，注意不要损伤或切断韧带、肌腱等。

（5）术后对某些创伤不太重的治疗点可以做局部按摩，以促进血液循环和防止术后出血粘连。

（6）对于部分病例短期疗效很好，1～2个月后或更长一段时间，疼痛复发，又恢复原来疾病状态，尤其是负荷较大的部位如膝关节、肩肘关节、腰部等，应注意下述因素：患者的习惯性生活、走路姿势、工作姿势等造成复发；手术解除了局部粘连，但术后创面因缺乏局部运动而造成粘连；局部再次遭受风、寒、湿邪侵袭所致。因此，生活起居尤当特别注意。

小针刀医学以中医理论为指导，结合现代科学，借鉴外科手术原理并加以创新，形成了闭合性手术的理论、慢性软组织损伤病因病理学的新理论、骨质增生新的病因学理论等，对临床治疗有重要指导意义，提高了疗效，由于小针刀医学在病因学基础研究方面有所突破，所以在内、妇、儿、皮等科也得到了广泛应用。

第五章 创伤急救

第一节 急救技术

自然灾害、生产或交通事故及战争发生时，都可能在短时间内出现大批伤员，需要及时进行抢救。创伤急救的目的是：维持伤员的生命，避免继发性损伤，防止伤口污染。这就要求医护人员必须熟练掌握创伤急救知识与救护技能，力求做到快抢、快救、快送，尽快安全地将伤员转送至医院进行妥善治疗。

急救原则是：先抢后救，先重后轻，先急后缓，先近后远，连续监护，救治同步。

创伤救护的步骤是：先止血、包扎，然后妥善地固定，并采用正确的搬运方法及时转送。同时应维护伤员的呼吸道通畅，及时救治心跳、呼吸骤停及创伤昏迷等危急重症患者，积极防治休克等各种并发症。

一、现场急救技术

急救医学将保持呼吸道通畅、止血、包扎、固定、搬运与转送称为现场急救五项技术。

（一）保持呼吸道通畅

首先使伤员仰卧，解开伤员衣领和腰带等妨碍呼吸的约束物，及时清除口鼻咽喉中的义齿、血块、黏痰、呕吐物和其他异物等，保持呼吸道通畅。对呼吸道阻塞及有窒息危险的伤员，可插入口咽通气管或鼻咽通气管，或急行环甲膜切开插管、用粗针头穿刺环甲膜通气、气管内插管及气管切开插管。对呼吸骤停者，可行口对口或经口咽通气管或鼻咽通气管行人工呼吸。对下颌骨折或昏迷伤员，可将下颌托起或颈后仰等，同时将舌牵出，用别针或丝线穿过舌尖固定于上衣衣扣上，同时将伤员置于侧卧位。

（二）止血

出血是创伤致死的重要原因之一，故对创伤出血，须准确有效地止血，然后再做其他急救处理。急救常用的止血方法有以下几种：

1. 一般止血法

比较小的创伤出血，用生理盐水冲洗局部后，覆盖无菌纱布，用绷带加压包扎。

2. 指压止血法

在出血大血管的近心端，用手指或手掌把血管压在邻近的骨骼上，紧急时可隔着衣服压迫，使之止血。此方法仅适用于四肢及头面部的大出血急救，不宜长时间使用。常用的指压止血法有以下几种：

（1）头面部

1）颞浅动脉指压止血法：在耳前一指处压迫颞浅动脉，可减少同侧头皮和额、颞部出血。

2）面动脉指压止血法：在下颌骨咀嚼肌的前方压迫面动脉，可止住同侧下半面部出血。

3）颈总动脉指压止血法：在胸锁乳突肌内侧触到颈总动脉搏动处，将其压向后方的颈椎横突，可止住同侧头面部出血。但该处压迫止血的时间不宜过长，而且只能压迫一侧，以免引起脑部缺血。

（2）肩部：在锁骨上窝向下向后触到锁骨下动脉搏动，将此动脉压在第一肋骨上，可止住同侧肩部和腋窝部出血。

（3）上肢：在上臂肱二头肌内侧可触到肱动脉的搏动，将其压在肱骨上，可止住手、前臂、上臂中下段的动脉出血。

（4）下肢：在腹股沟中点偏下方可触到股动脉搏动，用双手拇指或拳将此动脉压在股骨上，可止住足部、小腿、大腿动脉出血。

3. 加压包扎止血法

加压包扎止血法适用于全身各部位的静脉和大多数的动脉出血。先用无菌敷料覆盖伤口，外加消毒纱布压垫，再用绷带或三角巾进行加压包扎。进行止血时，应先将肢体抬高；使用绷带时要从肢体远端向近端包扎；包扎范围超出伤口2～3横指；松紧要合适，既要止血，又不能阻断肢体的血循环；包扎后如继续出血渗透敷料，可再加敷料包扎，直至有效止血。

4. 止血带止血法

当四肢大血管出血用加压包扎无效时采用止血带止血。常用的止血带有橡皮管（条）与气压止血带两种，要严格掌握使用方法和注意事项。止血带缚上时间太长将导致肢体疼痛，甚至引起肢体缺血性坏死而致残，严重者可危及伤员生命。

（1）操作方法：选择弹性好的橡皮管（条）或气压止血带，确定缚止血带的部位。上肢缚于上臂上1/3处，下肢缚于大腿中上1/3处，前臂和小腿禁用止血带。在扎止血带部位先用1～2层软敷料垫好，上止血带时先将患肢抬高，尽量使静脉血回流。若用橡皮管止血，则用手握住橡皮管一端，拉长另一端缠绕肢体两圈，以不出血为度，在肢体外侧打结固定（图5-1）。用气压止血带，缚上后充气直至达到有效止血。

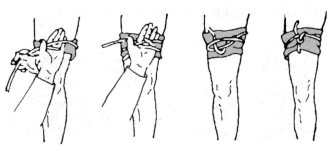

图5-1　止血带止血法

（2）注意事项：使用止血带，要标明上止血带的时间，扎止血带的时间应越短越好；如需延长，应每隔1小时放松一次，待组织有新鲜血液渗入后，再重新扎上，若出血停止则不必重复使用；对失血较多者应输液、输血，防止休克和酸中毒等并发症的发生；严重挤压伤和远端肢体严重缺血者，要忌用或慎用止血带。

5. 屈肢加垫止血法

在腋窝、肘窝、腹股沟或腘窝处加纱布垫或棉垫，将靠近胸壁，用绷带或三角巾固定于上臂内收或屈肘、屈髋、屈膝位，即可止血。

其他方法还有用止血散（云南白药、如意金刀散等）、止血纱布和止血海绵止血等，均可根据具体情况选用。

（三）包扎

包扎可压迫止血，保护创面，减少污染，固定骨折断端的夹板和创面的敷料，减轻疼痛，有利于搬运和转送。包扎时动作要轻巧、迅速、准确，敷料要严密包住伤口，松紧适宜。包扎完毕应检查肢体远端血循环是否正常，若完全阻断，应予放松，重新包扎。

一般伤口可用消毒纱布或清洁的毛巾、布类等覆盖创面，外用绷带或布条等包扎；对开放性气胸应及时进行密封包扎，以阻断气体从伤口进出而改善呼吸；对颅脑伤口应将周围头发剃除或尽量剪短，并用生理盐水冲洗局部，以无菌纱布包扎。伤口内表浅异物可去除，但对血凝块和大血管附近的骨折不要轻易移动，以免再次出血。

常用的包扎方法、器材有以下几种：

（1）绷带包扎法：是一种普遍的伤口包扎法。

1）环形包扎法：环绕肢体数圈包扎，每圈需重叠，用于胸腹和四肢等处的小伤口及固定敷料（图5-2）。

2）螺旋形包扎法：先环绕肢体三圈，固定始端，再斜向上环绕，后圈压住前圈的1/2～2/3，用于肢体周径变化不大的部位，如上臂和足部等（图5-3）。

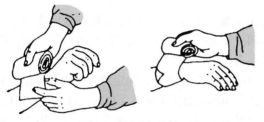
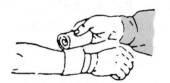

图5-2　环形包扎法　　　　　　　　　　图5-3　螺旋形包扎法

3）螺旋反折包扎法：先环绕肢体数圈以固定始端，再斜旋向上环绕，每圈反折一次，压住前圈的1/2～2/3，用于肢体周径不等的部位，如小腿和前臂等（图5-4）。

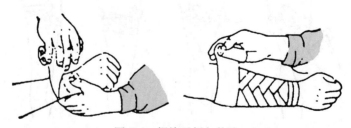

图5-4　螺旋反折包扎法

4）"8"字环形包扎法：先环绕肢体远端数圈以固定始端，再跨越关节一圈向上，一圈向下，每圈在中间和前圈交叉成"8"字形，用于关节部位的包扎（图5-5）。

（2）三角巾包扎法：三角巾包扎应用灵活，包扎面积大，效果好，操作快，适用于头面胸腹四肢等全身各部位。使用时要求三角巾边要固定，角要拉紧，中心舒展，敷料贴体。

（3）多头带包扎法：多用于头面部较小的创面和胸、腹部包扎。操作时，先将多头带中心对准覆盖好敷料的伤口，然后将两边的各个头分别拉向对侧打结。

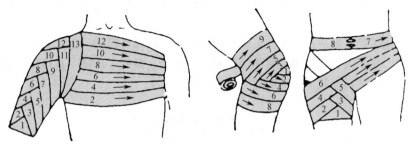

图5-5 "8"字环形包扎法

（4）其他包扎法

1）体腔脏器膨出包扎法：在急救现场若遇腹部开放性损伤，腹腔脏器膨出，不能将污染的脏器纳入腹腔内，先用无菌纱布覆盖，再用碗或口盅扣在膨出的脏器之上，再用三角巾或绷带包扎，避免继续脱出、干燥或受压等。

2）其他：外露的骨折端等组织不应还纳，以免将污染物带入深层，应用消毒敷料或清洁布类进行严密的保护性包扎。

（四）固定

现场救护中，对怀疑有骨折、脱位、肢体挤压伤和严重软组织损伤的患者必须做可靠的临时固定，其一是减轻患者伤处的疼痛，预防疼痛性休克的发生；同时限制骨折断端或脱位肢体再移位等，避免产生新的损伤和并发症。

对开放性骨折应先止血、包扎，后固定骨折断端。固定的范围应包括骨折处上下两个关节、脱位的关节和严重损伤的肢体。固定使用的器材常为木夹板、绷带、三角巾、棉垫等，在救护现场也可采用树枝、竹竿、木棍、纸板等代替。固定时，固定物与肢体之间要加衬垫（棉垫、毛巾、布片等软物），以防皮肤压伤；固定四肢时要露出指、趾端以便观察血液循环。如扎缚过紧，固定后出现指（趾）苍白、青紫、肢体发凉、疼痛或麻木时，表明血循环障碍，应放松缚带，重新固定。

（五）搬运与转送

伤员经止血、包扎、固定等处理后，要将伤员尽快搬运和转送到救护站或医院进行治疗。搬运时的要点是安全、迅速，不使发生二次损伤或加重病情。运送先后次序应是先转运危及生命者，然后转运开放性损伤和多发性骨折者，最后转运轻伤员。必要时应给予伤者镇痛药或抗感染药物，防治疼痛性休克和感染的发生，但颅脑损伤和未确诊的胸、腹部损伤患者不宜使用镇痛药物。

搬运的方式多种多样，一般轻伤员可以搀扶、抱扶和背负。如有脊柱骨折、昏迷或气胸的伤员，必须采用平卧式搬运法。搬运时两人或数人蹲在伤员同一侧，分别用双手托住伤员的头部、背部、腰部、臀部和腿部，动作协调一致地将伤员托起置于担架上。对疑有脊柱骨折者，担架须用硬板。如人员不够时，可采用滚动式搬运法。搬运时两人在伤员同一侧保持伤员平直体位，轻轻将伤员推滚至木板上。对颈椎损伤的患者，应由一人负责牵引头部，以保持头颈部与躯干长轴一致，搬运时应同其他三人协同动作。在担架上患者头颈部两侧应用砂袋或卷叠的衣服等物垫好固定，以防止在搬运中发生头颈部旋转或弯曲活动。对骨盆骨折的患者，除应用多头带或绷带包扎骨盆部外，臀部两侧亦应用软垫或衣服等物垫好，并用布带将身体捆在担架上，以避免震动和减少疼痛。

运送时宜使用担架，伤员仰卧位，四肢应放在担架内，以免中途撞击引起疼痛而使病情加重。

昏迷伤员应注意保持呼吸道通畅，避免分泌物和舌根后坠堵住呼吸道。骨折患者应做临时固定后再运送。

运送时要力求平稳、舒适、迅速、不倾斜和少震动，搬动要轻柔。运送途中应携带必要的急救药品和氧气等，救护人员要密切观察伤员的神志、呼吸、瞳孔、脉搏、血压等变化。用担架时要让伤员头在后，以便后面救护人员能随时观察伤员的情况。

二、创伤的处理

（一）伤口

创伤常造成伤口，从伤口的部位、大小深浅、是否与骨端或内脏相通可决定创伤的轻重程度。伤口一般分为创面、创缘、创腔和创底四个部分。根据伤口情况可判断损伤的性质，如创缘不整齐，多为钝器伤；边缘整齐，多为利器伤；创口小而深，多为锐器刺伤；创口周围有褐色的灼伤迹象，多属火器伤。

伤口若出血急促，血色鲜红，呈搏动性喷射状，为动脉出血；若出血呈暗红色，流出缓慢，为静脉出血。出血多少与创伤部位、程度、深浅有关。创伤轻微仅有毛细血管破裂出血，出血量较少；创伤严重，致较大动、静脉血管破损，可造成大出血，伤员会出现肤色苍白、心烦口渴、脉数尿少等休克症状。

伤口疼痛，因神经干或神经末梢受到创伤刺激而引起。疼痛轻重与受伤部位、程度密切相关，神经末梢丰富处受伤后往往较痛。但在受伤瞬间，由于大脑皮质处于强烈兴奋状态，疼痛中枢被抑制，故在受伤初始常感觉不到疼痛，稍后疼痛逐渐明显。若正确处治，疼痛会逐渐减轻；处理不当或感染，则疼痛持续，甚者加剧。

（二）清创术

清创术就是清除伤口内的异物、坏死组织和细菌，使污染伤口转变为干净伤口，缝合后使之能一期愈合。伤后 6～8 小时内的伤口经彻底清创后可一期缝合，但火器伤除外。伤后 8～24 小时的伤口，如果创口较整齐，污染较轻，配合有效抗生素的使用，仍可按新鲜创口处理，是否缝合或延期缝合应根据伤口情况而定。

伤口能否缝合及缝合后的预后取决于下列条件：一是取决于受伤环境是否干净、侵入细菌的多少和毒力大小、有无异物和异物的多少及性质、坏死组织的多少与无效腔大小、损伤处的血循环好坏、伤口组织是否新鲜和机体抵抗力的强弱等；二是取决于治疗是否及时正确、清创是否彻底和术后处理是否得当。

如就诊时伤口已感染，不能清创或不能彻底清创者，应予敞开伤口，清除坏死组织、血块和异物，冲洗和充分引流，更换敷料，等待延期缝合。

清创术的步骤和内容如下：

1. 准备

清创应在麻醉无痛下进行，先用无菌纱布覆盖伤口，剃去伤口周围的毛发，清除污物，刷洗伤口周围皮肤三次；除去纱布，反复冲洗伤口，清除伤口内的异物，对较大、较深或污染严重的伤口，应用过氧化氢溶液泡洗，再用生理盐水冲洗 5～10 分钟；擦干皮肤后，严格消毒伤口周围皮肤；铺无菌巾。

2. 清创

清创时如无大出血不宜使用止血带，以免健康组织缺血、增加识别坏死组织与健康组织的难度及伤口感染的机会。

（1）充分显露创腔：是清创能否彻底的关键之一，也是引流、减压、消肿、改善血循环、减少组织继发性坏死的必要措施。主要方法是扩大创腔出入口，切口要大到能充分显露创底，切开筋膜要使肢体骨筋膜间隔区得到充分减压。

（2）彻底止血：活动性出血要进行止血，但对伤及四肢主要血管的出血尽量不结扎，应尽量修复或吻合。

（3）彻底切除坏死组织：清除创腔内的血凝块、异物和碎裂坏死组织；粉碎性骨折中与骨膜相连的骨片不应切除，防止骨缺损；对脑、脊髓等重要器官组织要特别珍惜，不能随便切除；神经、血管和肌腱应尽量少切除；如伤口边缘不整齐，可切除伤口内缘 1~2mm，但颜面、手指、关节附近和会阴区等部位的皮肤要尽量保留。

（4）充分冲洗：清创后用 3% 过氧化氢溶液、1∶1000 苯扎溴铵或无菌生理盐水反复冲洗，进一步清除微小碎片及表面污染。

3. 修复创口

尽量保护和修复重要的神经血管等组织器官，恢复其正常的解剖关系。神经、血管、肌肉、肌腱和皮肤等组织要逐层对应吻合，以免愈合后出现或加重功能障碍；神经和肌腱因缺损不能一期吻合者，应原位固定，用周边软组织覆盖，不可裸露，留待以后修复。

清创彻底的伤口，应一期缝合；关节附近、头面颈部、外生殖器、阴囊与手部的伤口因属功能部位，尽量一期缝合，必要时可放置皮下引流，以免瘢痕挛缩，影响功能；伤口大而深、边缘不整齐和组织损伤严重及可能继发感染者，应延期缝合；肢体深筋膜可以不缝合，术后如发生软组织肿胀则减压作用。缝合时不能留有无效腔，否则易积液感染等；缝合要保持一定的张力，但张力过大易致组织缺血坏死。

（三）术后处理

（1）适当固定：骨折、关节损伤、血管和软组织严重损伤等修复后都应适当外固定。外固定可选用石膏托板、石膏夹板、开窗石膏管形或钢丝夹板等。有重叠移位、成角畸形和粉碎性骨折者可行牵引，牵引重量以能矫正移位和成角畸形为度。

（2）适当抬高患肢和更换敷料：抬高患肢与心脏位于同一水平线上，有利于消肿，预防组织缺血。换药时，要按常规无菌操作。未感染伤口，无需过多更换敷料。伤口若发生感染，应及时打开敷料检查，伤口小而感染轻，可用生理盐水或 0.2% 呋喃西林液等湿敷；感染重，脓液多者，应拆除伤口缝线充分引流，清除坏死组织，争取二期缝合或植皮修复。

（3）密切观察患肢远端血循环和神经功能：防止筋膜间隔区综合征的发生，一旦出现，及时解开敷料，对症处理，拆除缝线或重新切开，彻底减压，延期缝合。

（4）正确使用抗生素：早期使用破伤风抗毒素，预防破伤风的发生；根据伤口污染情况选择抗生素的应用，用药时应对可能感染的细菌进行评估，无法确定时选用广谱抗生素，并根据细菌培养和药物敏感试验进行调整用药。用药时间：一期缝合者 7~10 天，其他持续到二期处理之后。

（5）术后感染的处理：一方面进行抗菌治疗；另一方面要按照感染，伤口拆开缝线，充分引流、冲洗和换药，争取二期缝合或植皮修复伤口。

（四）内治

通过药物治疗，调和脏腑阴阳，使之气血流畅，纠正因受伤和（或）感染而引起的局部器官乃至全身组织的生理紊乱，积极治疗原发病、并发症与继发症，促进创伤痊愈。

（1）预防伤口感染：用五味消毒饮合黄连解毒汤加减，以清热解毒，化瘀通络；或适当使用抗生素，防治感染。

（2）伤口瘀肿疼痛：用复元活血汤或活血止痛汤等加减，以活血化瘀，消肿止痛。

（3）伤口感染：按痈和附骨疽分"消"、"托"、"补"三期，配合使用抗生素。

（4）防治休克、并发症和继发症：根据患者的具体情况，辨证施治，配合输液防治休克。

第二节　周围血管损伤

周围血管损伤是指由于切割、穿透、火器或骨折、脱位等原因引起的重要血管损伤。周围血管损伤是骨伤科急诊常见的一种损伤，重要的血管损伤常伴有大出血、休克及肢体缺血坏死。早期不及时处理或处理不当常可危及患者生命。老年人因开放性切割伤，穿透伤及火器伤少见，而因骨折、脱位等闭合性原因所致的周围血管损伤多见。

【病因病机】

周围血管损伤按致伤因素分为：①直接损伤，包括锐性损伤，如刀伤、刺伤、枪弹伤、手术及血管腔内操作等开放性损伤；钝性损伤，如挤压伤、挫伤、外来压迫（止血带、绷带、石膏固定等）、骨折断端与关节脱位等，大多为闭合性损伤。②间接损伤，包括创伤造成的动脉强烈持续痉挛；过度伸展动作引起的血管撕裂伤；快速活动中突然减速造成的血管震荡伤。

周围血管损伤的主要病理改变有：①血管连续性破坏，如血管壁穿孔，部分或完全断裂，甚至一段血管缺损。②血管壁损伤，但血管连续性未中断，可表现为外膜损伤、血管壁血肿、内膜撕裂或卷曲，最终因继发血栓形成导致管腔阻塞。③由热力造成的血管损伤，多见于枪弹伤，除了直接引起血管破裂外，同时引起血管壁广泛烧灼伤。④继发性病理改变，包括继发性血栓形成、血管损伤部位周围血肿、假性动脉瘤、损伤性动静脉瘘等。

【诊断要点】

1. 病史

周围血管损伤多见于高能量钝性伤、多发伤、复合伤患者，常为骨折、脱位的合并伤。周围血管损伤易发生于血管贴近骨面或关节走行、位置相对固定的部位，多由骨折移位压迫、骨折断端刺入、外力牵拉、扭转等机制所致，如伸直型肱骨髁上骨折向前成角移位压迫或刺伤肱动脉、膝关节脱位合并腘动脉损伤等。

2. 临床表现

（1）疼痛：肢体受伤时可以产生疼痛，若合并血管损伤导致肢体缺血，可产生剧烈疼痛，疼痛呈持续性，随时间延长而逐渐加重，直到肢体发生坏死后，疼痛方可被组织坏死吸收后的全身中毒症状所掩盖。疼痛的主要机制是伤肢远端缺血、缺氧所致。

（2）麻木、麻痹：周围神经及肌肉组织对缺血、缺氧非常敏感。当肢体发生急性严重缺血时，皮肤感觉会很快减退或消失，肌肉无力而很快出现麻痹。

（3）出血、贫血及失血性休克。

（4）肿胀与血肿：无论开放还是闭合性血管损伤，局部多有较大的血肿。若为开放性损伤，尚可伴有伤口难以控制的大出血。血管损伤后，肢体亦会很快肿胀起来，随着时间的拖延，如损伤没有得到处理、血液循环没有恢复，肢体肿胀会加剧。其机制是组织损伤、血液运行不畅和静脉血流受阻。

（5）皮肤颜色的改变：周围血管损伤，肢体远端血运发生障碍，如静脉损伤、静脉回流受阻、血流淤滞，皮肤明显发绀，随着时间延长则发绀加重；如是动脉受损，血液循环受阻，则肢体远端皮肤呈苍白色。

（6）皮温变化：由于血流中断或缓慢，皮温立即下降。但在测皮温时，必须与健侧肢体皮温相对照，如患侧皮温较健侧皮温低2℃时表示血流已缓慢；若低于4℃，则说明患侧已有严重的血流障碍。

（7）无脉：动脉损伤后于相应动脉的远端不能触及动脉搏动。

（8）搏动性血肿形成：多发生在闭合性损伤中，由于受损伤的动脉血管壁破裂，而较多的血液淤积在动脉血管周围的肌肉筋膜组织中，形成血肿，动脉管壁的裂口与血肿相通，血管和血肿都随着心脏的搏动而搏动，常可听到血流的杂音。晚期血肿可形成假性动脉瘤及动静脉瘘。有收缩期杂音和搏动者，多为搏动性血肿或假性动脉瘤；杂音为连续性者，多为动静脉瘘。

3. 辅助检查

（1）X线检查：了解有无导致血管损伤的骨折、脱位或异物等。

（2）超声多普勒在创伤的远侧部位检测，如果动脉压低于10～20 mmHg，应做动脉造影检查；出现单相低抛物线波形，提示近端动脉阻塞；舒张期末呈高流速血流波形或逆向血流波，提示近端存在动、静脉瘘。

（3）血管造影：适用于① 诊断性血管造影：血管损伤的临床征象模糊，或创伤部位的手术切口不能直接探查可疑的损伤血管。② 已有明确的血管损伤的临床表现，需做血管造影以明确损伤的部位和范围，为选择术式提供依据。伤情允许，可在术前施行，或在术中直接穿刺造影。

（4）术中检查：术中对血管壁连续性损伤的诊断并无困难，主要在于辨认血管壁损伤的程度和范围。钝性挫伤造成的血管损伤，管壁色泽暗淡，失去弹性，或伴有血管壁血肿，外膜出现瘀斑。出现上述情况，即使仍有搏动存在，也应视为严重损伤。

【治疗】

治疗血管损伤的方法包括：急救止血及手术处理两个方面，基本原则如下：

1. 急救止血

（1）常用止血法：四肢血管损伤大多可用加压包扎法止血，止血效果良好。紧急情况下，无消毒敷料和设备时，可用指压法。使用止血带止血要注意记录时间，防止并发症的发生。

（2）血管钳止血法和血管结扎法：在医院检查创伤时，如有明显的动脉出血，可用血管钳夹住出血的动脉，送手术室进一步处理，但要防止钳伤血管邻近的神经和正常血管。对无修复条件而需长途运送者，经初步清创后，结扎血管断端，疏松缝合皮肤，不用止血带，立即转运。

2. 手术处理

手术的基本原则为：止血清创，处理损伤血管。

（1）止血清创：用无损伤血管钳钳夹，或经血管断端插入Fogarty导管并充盈球囊阻断血流。修剪无活力的血管壁，清除血管腔内的血栓、组织碎片及异物。

（2）处理损伤血管：主干动、静脉损伤在病情和技术条件允许时，应积极争取修复。对于非主干动、静脉损伤，或患者处于不可能耐受血管重建术等情况下，可结扎损伤的血管。肢体的浅表静脉、膝或肘远侧动、静脉中某一支、颈外动、静脉和颈内静脉、髂内动、静脉等，结扎后不致造成不良后果。损伤血管重建的方法：① 侧壁缝合术，适用于创缘整齐的血管裂伤；② 补片成形术，直接缝合可能造成管腔狭窄的，应取自体静脉或人工血管补片植入裂口扩大管腔；③ 端端吻合术，适用于经清创后血管缺损在2 cm以内者；④ 血管移植术，清创处理后血管缺损较长的，可植入自体静脉或人工血管。但在严重污染的创伤，应尽可能取用自体静脉。合并骨折时，如肢体处于严重缺血，宜先修复损伤血管；如果骨折极不稳定且无明显缺血症状时，则可先做骨骼的整复固定。

3. 周围血管损伤的术后处理

术后最常发生的主要问题有血容量不足、急性肾衰竭、伤肢血循环障碍、伤口感染和继发性出血等。

（1）密切观察患者的全身情况：包括温度、呼吸、脉搏、血压、神志和血尿常规检查，尤其有合并损伤者更应密切注意，发现异常情况，及时对症处理。积极防治急性肾衰竭，纠正水电解质紊乱，补充血容量。

（2）固定：用石膏托或管形石膏固定患肢关节于半屈曲位4～5周，务必使吻合处无张力。以后逐渐伸直关节，但不可操之过急，避免缝线裂开引起大出血或创伤性动脉瘤等。

（3）体位：保持伤肢与心脏处于同一水平面，不可过高或过低。如静脉回流不畅，可稍抬高伤肢。

（4）密切注意伤肢血循环：术后24小时内密切观察患肢脉搏、皮肤温度、颜色、感觉、肌肉活动和毛细血管充盈时间等是否正常，每小时记录1次。如患肢远端皮肤苍白、皮温骤降、脉搏减弱或消失而肿胀不明显，多为动脉栓塞或局部血肿压迫，应立即行手术探查。如患肢肿胀与发绀明显，血液回流不良，抬高患肢而不能改善者，多为静脉栓塞，手术探查，处理同上。若患肢软组织广泛挫伤，静脉与淋巴回流受阻，患肢肿胀严重，应即行患肢两侧深筋膜纵切开减压术，改善患肢血供。若上述循环危象处理及时得当，血管修复术常获成功；若处理不及时得当可致血管修复失败。

（5）预防感染：血管损伤修复术后感染率一般为5%。感染可引起血管栓塞，导致血管修复失败，还可引起继发性大出血而危及伤者生命，故应积极防治。具体方法是正确使用抗生素，认真处理伤口，保持引流通畅。

（6）继发性大出血：是一种严重并发症。出血原因可能是止血不良、感染、吻合处血管破裂、被修复血管裸露而受引流物压迫坏死、动脉损伤漏诊和使用抗凝药物不当等。出血时间多在术后1～2周，发生出血后应立即清除血肿，止血，次要动脉宜结扎，重要动脉应争取修复。伤口感染严重或肌肉广泛坏死者截肢。因此，血管损伤术后患者床旁应常备止血器具和敷料等。

（7）抗凝药物的使用：术后每天右旋糖酐40静脉输入500ml，连续3～5天，以降低血液黏稠度。3～5天后，根据情况再酌情使用抗凝药。血管修复的成功主要取决于认真、细致的操作和正确的处理，不宜术后立即使用全身抗凝剂，以免增加出血危险。

（8）中医治疗：根据临床表现进行处理。①寒滞经脉：表现为四肢怕冷、发凉、疼痛、麻木，遇冷后症状加重，遇暖减轻，肤色苍白，舌淡紫，苔薄白，脉沉紧或涩。治以温经散寒，化瘀通络，用当归四逆汤合桃红四物汤加减。②瘀阻经脉：肢体肿胀刺痛，局部瘀血瘀斑和压痛明显，舌质青紫，脉弦紧涩。治以活血化瘀，通络止痛，用桃红四物汤合圣愈汤加减。③经脉瘀热：肢体灼热、疼痛，肤色紫红，舌紫暗，有瘀斑，舌尖或红，苔薄黄，脉弦紧或濡。治以清热化瘀，用四妙勇安汤和桃红四物汤加减。④湿阻经脉：肢体水肿、胀痛，抬高肢体症状可以减轻，舌淡紫，舌体胖大，苔白腻或腻，脉沉紧或濡。治以益气活血，利湿通络，用济生肾气丸或五苓散加减。⑤其他：伤口感染，按痈和附骨疽分三期"消、托、补"；继发性大出血，须辨证施治，或益气止血，或清热化瘀止血等。

第三节　周围神经损伤

周围神经损伤多发生于尺神经、正中神经、桡神经、坐骨神经和腓总神经等，上肢神经损伤较下肢神经损伤为多，占四肢神经损伤的60%～70%，四肢神经损伤常合并骨、关节、血管、肌腱等损伤，严重影响肢体功能。周围神经损伤，应争取早期处理，多数可获得较好的疗效，恢复劳动力，减轻伤残程度。晚期修复神经，也可获得一定的疗效。

周围神经损伤属中医"痿证"范畴，可归于"肉痿"类，又名"截瘫"，多因外伤引起。

唐·蔺道人《仙授理伤续断秘方·乌丸子》载："打扑伤损,骨碎筋断,瘀血不散……筋痿乏力,左瘫右痪,手足缓弱",指出了四肢瘫痪与损伤的关系。

【病因病机】

周围神经损伤的原因平时多见于各种开放伤及闭合伤,战时多为火器伤。

（1）开放伤

1）锐器伤:如刀、玻璃等割伤,多发生在手部、腕部和肘部,造成指神经、正中神经或尺神经完全或不完全断裂。如伤口污染不重,切缘整齐,应争取尽快清创,修复神经。

2）撕裂伤:钝器损伤如机器绞伤等,造成神经断裂甚至一段神经缺损,伤口多不整齐,软组织损伤较重。如污染不重,能在6小时内清创,可考虑一期修复神经,否则宜留待二期处理。

3）火器伤:枪弹伤或弹片伤,常合并开放性骨折等。高速弹片通过软组织,造成较广泛的软组织损伤,尤其是炸伤伤道污染严重,应早期清创,但不缝合伤口,用较健康的肌肉覆盖神经,留待二期修复神经。

（2）闭合伤

1）牵拉伤:神经的弹性有限,超限牵拉可引起神经损伤,如臂丛牵拉损伤。肩关节、髋关节脱位和长骨骨折均可合并神经牵拉伤。如神经损伤缺损过大,虽在关节极度屈曲时可将神经吻合,但术后如伸直关节过快,也可造成神经牵拉伤。神经受牵拉时,神经内的血管闭塞,造成缺血,又加重神经的损害,影响修复效果。神经牵拉伤的预后依损伤程度而定,一般较差。初期宜采用非手术疗法,根据恢复情况决定探查时机。

2）挫伤:钝性暴力打击、骨折脱位移位,均可引起神经挫伤,一般表现为完全损伤,可自行恢复,早期不做处理,根据恢复情况决定相应处理。

3）压迫挤压伤:骨折脱位常压迫挤压神经致伤,尖锐的骨断端也可致神经断裂伤。小夹板、石膏局部压迫、昏迷或全麻时床边或手术台缘等也可造成神经压迫伤。早期不做处理,根据神经恢复情况再做相应处理。

（3）物理性损伤:包括电击伤、放射性损伤及冷冻性损伤。电击伤的严重程度取决于电流及电压的大小。放射性损伤常见于肿瘤放疗,其损伤程度取决于放射线的照射量、照射时间和次数。冷冻性损伤的程度,取决于冷冻的温度及冷冻时间的长短、次数等。以上损伤往往较严重而广泛。可先采用非手术治疗,观察3个月后根据情况再做相应处理。

（4）药物注射性损伤:药物注射引起的周围神经损伤是一种常见的医源性损伤。肌肉、静脉及穴位注射均有发生,包括因注射时针刺直接损伤和药物成分的化学性损伤,而后者是引起损伤的主要原因。往往表现为不完全性损伤,应争取早期切开减压松解冲洗。

（5）缺血性损伤:常见于小夹板或石膏包扎过紧、止血带缚扎过久等,也可因血管主干断裂或血管栓塞造成,在肌肉缺血坏死挛缩的同时神经亦缺血损伤,多见于前臂正中神经及尺神经,亦可见于小腿胫神经及腓总神经。筋膜间隙综合征应争取早期切开减压。

【诊断要点】

1. 病史

多数患者,通过物理检查结合病史即可明确诊断和损伤类型。臂丛神经损伤往往伴有肩部和颈前部的软组织损伤,手、臂可有明显的运动和感觉障碍。神志清楚的患者可以较准确地测定感觉和运动功能。当损伤涉及特定的神经时,可有相应的感觉和运动异常。

2. 临床表现

周围神经损伤,具有受累肢体的肌张力降低、反射、感觉、运动消失等特点。肌肉逐渐萎缩,伤后3个月明显,1~2年萎缩达到极限,并出现皮肤、肌肉、关节囊萎缩变形,关节强直,指甲粗糙等。不完全损伤,受累肢体可保存部分功能,并可出现感觉过敏现象。

（1）臂丛神经损伤：轻者，仅上肢某一部分不能运动，无明显感觉障碍，可出现部分肌群瘫痪或运动无力；重者，受累肢体出现较重的瘫痪和运动、感觉障碍。臂丛神经完全损伤，受累以下肢体呈弛缓性下垂，并随躯干运动而摇摆，由于肌肉严重萎缩、松弛，肱骨头常位于关节下半部而呈半脱位。上臂损伤，肩、肘、腕及掌指关节自主运动功能丧失，前臂处于旋前位，上肢外侧麻木，大鱼际肌与桡侧屈腕肌麻痹。前臂损伤，前臂或腕的功能部分或全部丧失，上肢内侧麻木，手内在肌瘫痪，小指、环指屈伸功能丧失。

（2）桡神经损伤：伤主干者，出现腕下垂，伸指肌与拇外展肌功能丧失，一、二掌骨背侧面皮肤感觉消失。深支损伤，出现伸指肌和拇外展肌功能丧失，桡侧伸腕长肌功能存在；浅支损伤，仅出现拇、示指背侧皮肤感觉消失。

（3）正中神经损伤：伤后桡腕关节不能屈曲，拇指不能对掌，拇、中、示三指屈肌功能丧失，大鱼际肌肉萎缩，呈猿手。桡侧三个半指掌面浅感觉消失。

（4）尺神经损伤：伤后出现小鱼际肌和骨间肌萎缩，各指不能做收展动作，小指、环指的掌指关节过伸、指间关节屈曲，呈爪形畸形；小指与环指尺侧半掌面与背侧皮肤感觉消失。

（5）腋神经损伤：肩关节不能外展；肩三角肌麻痹和萎缩；肩外侧感觉缺失。

（6）肌皮神经损伤：不能用二头肌屈肘，前臂不能旋后；二头肌腱反射丧失，屈肌萎缩；前臂桡侧感觉缺失。

（7）腓总神经损伤：足下垂，走路呈跨越步态；踝关节不能背伸及外翻，足趾不能背伸；小腿外侧及足背皮肤感觉减退或缺失；胫前及小腿外侧肌肉萎缩。

（8）胫神经损伤：踝关节不能跖屈和内翻；足趾不能跖屈；足底及趾跖面皮肤感觉缺失；小腿后侧肌肉萎缩；跟腱反射丧失。

（9）坐骨神经损伤：膝以下受伤表现为腓总神经或胫后神经症状；膝关节屈曲受限，股二头肌、半腱半膜肌无收缩功能；髋关节后伸，外展受限；小腿及臀部肌肉萎缩，臀皱襞下降。

（10）股神经损伤：大腿前侧、小腿内侧皮肤感觉缺失；膝腱反射减弱或丧失；膝关节不能伸直，股四头肌萎缩。

3. 实验室检查

神经肌肉电生理检查的内容和方法有很多，目前临床上常用的有肌电图（electromyogram，EMG）、神经传导速度（nerve conduction velocity，NCV）及体感诱发电位（somatosensory evoked potential，SEP）。

（1）肌电图检查：用同心圆针电极刺入被检肌肉，或用表面电极进行刺激，记录其静止及不同程度自主收缩时所产生的动作电位变化，分析肌肉、运动终板及其支配神经的生理和病理状况。肌电图仪附有扬声装置，可同时听到电活动的声音变化。其临床意义如下：

1）确定有无神经损伤及损伤的程度：神经完全损伤早期，出现插入电位延长，或出现纤颤电位、正锐波（正相电位）和复合电位等；完全损伤的晚期，记录不到动作电位；部分损伤时可见平均时限延长，波幅及电压降低，变化程度与损伤的轻重有关。

2）有助于鉴别神经源性或肌源性损害：一般认为，自发电位的出现是神经源性损害的特征。

3）有助于观察神经再生情况：神经再生早期出现低波幅的多相性运动单位波，并逐渐形成高电压的巨大电位。定期观察其变化，可以判断神经再生的质量和进展。如再生电位数量增多，波形渐趋正常，纤颤波减少，提示预后良好，否则预后不佳或需手术治疗。

（2）神经传导速度检测：当神经干受到脉冲电刺激后，在其支配区或刺激点近远侧神经干上可记录到神经动作电位，有运动神经动作电位（motor nerve active potential，MNAP）和感觉神经动作电位（sensory nerve active potential，SNAP）。各电位的观察指标有波形、波幅、潜伏期和传导速度等，传导速度较稳定是最常用的观察指标。

4. 影像学检查

（1）X线平片：不能直接显示周围神经损伤的情况，但 X 线片可清楚地显示骨折、关节脱位的征象，可根据骨折与关节脱位的部位、类型、移位方向和程度，分析判断有无合并周围神经损伤的可能及其损伤机制。如肱骨中下段骨折可合并桡神经损伤；桡骨小头脱位可合并桡神经深支损伤；髋关节后脱位可造成坐骨神经损伤等。

（2）脊髓造影：对臂丛神经根撕脱伤有一定诊断价值，可显示患侧蛛网膜下腔扩大、造影剂从神经根鞘处向外渗出等征象。

（3）脊髓造影结合 CT 扫描技术，即 CTM 进行影像学诊断，可明显提高敏感性。常规脊髓造影后行 CT 扫描，可提高椎管内脊髓及蛛网膜下腔的密度对比。臂丛根性撕脱伤时，CTM 可显示造影剂外渗到周围组织间隙中，以及硬脊膜的撕裂、脊膜膨出等征象。

（4）MRI：能从不同方向、不同角度对神经根的走行进行扫描显示。当臂丛神经根有断裂、撕脱时，MRI 可通过横断、冠状面扫描、矢状面扫描及斜行切面扫描，显示出神经根断裂、脊膜膨出、脑脊液外漏、脊髓出血、水肿等征象。

【治疗】

周围神经损伤主要采取非手术治疗和手术治疗。

1. 非手术治疗

非手术治疗适用于不需手术，或暂时不宜手术的周围神经损伤及神经修复术后的患者。其目的是为神经和肢体功能的恢复创造条件，防止肌肉萎缩、纤维化和关节僵硬。促进神经再生的治疗措施：①解除骨折端的压迫，肢体骨折引起的神经损伤，首先应采用非手术疗法，将骨折复位固定，解除骨折端对神经的压迫。如神经未断，可望其在 1～3 个月后恢复功能，否则应及早手术探查处理。有的神经嵌入骨折断端间，如肱骨中下段骨折合并桡神经伤，此时应尽早手术探查，以免复位时挫断神经。②防止瘫痪肌肉过度牵拉（适当夹板将瘫痪肌肉保持在松弛位置），如桡神经瘫痪可用悬吊弹簧夹板、足下垂用防下垂支架等。③保持关节活动度，可预防因肌肉失去平衡而引起畸形，如腓总神经损伤足下垂可引起跖屈畸形、尺神经瘫痪引起爪状指畸形。应进行被动活动，锻炼关节活动度，一日多次。如关节发生僵硬或挛缩，尤其是手部，虽神经有所恢复，肢体功能也不会满意。④用电刺激、激光等方法保持肌肉张力，减轻肌肉萎缩，防止肌肉纤维化。⑤进行体育疗法，采用按摩和功能锻炼，防止肌肉萎缩，促进肢体功能恢复。⑥保护伤肢，使其免受烫伤、冻伤、压伤及其他损伤。⑦应用神经营养药物，促进神经轴突生长。⑧针灸治疗，损伤中后期多用。根据证候循经取穴配以督脉相应穴位或沿神经干取穴，或兼取两者之长，用强刺激手法或电针。正中神经损伤：取手厥阴心包经穴，如天泉、曲泽、郄门、间使、内关、大陵、劳宫和中冲等；桡神经损伤：取手太阴肺经穴，如中府、侠白、尺泽、列缺、鱼际和少商等；尺神经损伤：取足少阳胆经穴和足阳明胃经穴，如阳陵泉、外丘、光明、悬钟、丘墟、足窍阴、足三里、丰隆、上巨虚、下巨虚、解溪、冲阳和内庭等；胫神经损伤：取足太阳膀胱经穴和足太阴脾经穴，如委中、合阳、承筋、承山、阴陵泉、地机、三阴交、商丘、公孙、太白和隐白等。

2. 手术治疗

手术治疗原则上越早越好，最佳修复时间是 1～3 个月内。但时间不是绝对的因素，晚期修复也可以取得一定的疗效。锐器伤应争取一期修复，火器伤早期清创时不做一期修复，待伤口愈合后 3～4 周行二期修复。锐器伤如早期未修复，亦应争取二期修复。二期修复时间以伤口愈合后 3～4 周为宜。主要的手术治疗方法有神经松解术和神经吻合术。

（1）神经松解术：有神经外松解术与神经内松解术两种方法。前者是解除骨端压迫，游离和切除神经周围瘢痕组织；后者除神经外松解外，尚须切开或切除病变段神经外膜，分离神经束之间的瘢痕粘连，切除束间瘢痕组织。

（2）神经吻合术：适用于各种原因造成的神经完全断裂或部分断裂，并可克服缺损达到断端靠拢者。①显露神经：从神经正常部位游离至断裂部位，注意勿损伤神经分枝。②切除神经病变部位：先切除近侧段假性神经瘤，直至切面露出正常的神经束，再切除远侧的瘢痕组织，亦切至正常组织，但又不可切除过多，否则因缺损过大，不易缝合。切除前要做好充分估计，做到胸中有数。如长度不够，宁可暂时缝合不够健康的组织，或缝合假性神经瘤，固定关节于屈曲位。4～6周后去除石膏固定，逐渐练习伸直关节，使神经延长，3个月后再次手术即可切除不健康的神经组织。③克服神经缺损：切除神经病变部位后，可因缺损而致缝合困难。克服办法是游离神经近远两段并屈曲关节，或改变神经位置，如将尺神经由肘后移至肘前，使神经两个断端接近。缝合处必须没有张力。如断端间缺损较大，对端吻合有张力时，应做神经移植术，在断肢再植或骨折不连接时，如神经缺损较大，可考虑缩短骨干，以争取神经对端吻合。④缝合材料和方法：缝合材料可用人发或7～8"0"尼龙线。缝合方法有神经外膜缝合法和神经束膜缝合法。前者只缝合神经外膜，如能准确吻合，多可取得良好效果；后者是在显微镜下分离出两断端的神经束，缝合相对应的神经束的束膜，此法可提高神经束两端对合的准确性。但在手术中如何准确鉴别两断端神经束的性质（区别运动和感觉纤维），目前尚无迅速可靠的方法。因此，束膜缝合也存在错对的可能性，且束间游离广泛可损伤束间神经交通支。在良好的修复条件下，两种吻合方法的效果并无明显差别，一般情况宜行外膜缝合，因其简便易行，无须特殊设备和技能。在神经远侧端有自然分束的部位，宜采用束膜缝合法，对部分神经伤，在分出正常与损伤的神经束后，用束膜缝合法修复损伤的神经束。

第四节　创伤性休克

创伤性休克是指机体遭受到严重创伤的刺激和组织损害，通过"血管-神经"反射所引起的以微循环障碍为特征的急性循环功能不全，以及由此导致组织器官血流灌注不足、缺氧和内脏损害的综合征。常由严重骨折和内脏损伤引起急性失血所致。

【病因病机】

创伤性休克与大出血、体液渗出、剧烈疼痛、恐惧、组织坏死分解产物的吸收和创伤感染等一切导致机体神经、循环、内分泌与代谢等生理功能紊乱的因素有关。

1. 失血

创伤导致出血引起血流灌注不足。正常成人每千克体重平均存血75ml，总血量为4500～5000ml。引起休克的失血量因年龄、性别、健康状况和失血的速度而有所不同。一般来讲，一次突然失血量不超过总血量的15%（约750ml）时，机体通过神经体液的调节，可代偿性地维持血压于正常范围，此时如能迅速有效地止血、输液或输血等，可防止休克的发生；当失血量达到总血量的25%（约1250ml）时，有效循环血量减少，微循环灌注不足，全身组织和器官的氧代谢障碍，即发生轻度休克；当失血量达到总血量的35%（约1750ml）时，即为中度休克；当失血量达到总血量的45%（约2250ml）时，为重度休克。

2. 神经内分泌功能紊乱

严重创伤和伴随发生的症状，如疼痛、恐惧、焦虑与寒冷等，这些刺激强烈而持续时，可扩散到皮质下中枢而影响神经内分泌功能，导致反射性血管舒缩功能紊乱，末梢循环障碍而发生休克。末梢循环障碍还可致器官严重缺血缺氧，组织细胞变性坏死，引起器官功能不全，严重者可发生多器官衰竭，使休克加重。

3. 组织破坏

严重的挤压伤，可导致局部组织缺血和组织细胞坏死。当压力解除后，由于局部毛细血管破裂和通透性增高，可导致大量出血、血浆渗出和组织水肿，有效循环血量下降，局部组织缺血；同时由于组织水肿，影响局部血液循环，使细胞氧代谢障碍加重，加速了组织细胞坏死的进程。组织细胞坏死后，释放出大量的酸性代谢产物和钾磷等物质，引起酸碱平衡和电解质紊乱。其中，某些活性物质可破坏血管的通透性和舒缩功能，使血浆大量渗入组织间隙中，造成有效循环量进一步下降，导致休克的发生或加重休克的程度。

4. 细菌毒素作用

由于创伤继发严重感染，细菌产生大量的内、外毒素，这些毒素进入血液循环，均可引起中毒反应，并通过血管舒缩中枢或内分泌系统，直接或间接地作用于周围血管，使周围血管阻力发生改变，小动脉和毛细血管循环障碍，有效循环血量减少，动脉压下降，导致中毒性休克产生。另外，毒素还可直接损害组织与增加毛细血管的通透性，造成血浆的丢失，加重创伤性休克的程度。

休克按病理过程可分为休克代偿期、休克失代偿期（代偿衰竭期）和休克晚期（严重期）三个阶段。如休克不能及时纠正，常可产生弥散性毛细血管内凝血（DIC）现象，使微循环衰竭更加严重。延髓生命中枢长时间缺氧，患者随时都有呼吸和心脏停搏的危险；肾心肺脏等都可因缺血、缺氧造成严重损害而出现功能衰竭，致使休克的抢救困难，预后亦差。

【诊断要点】

1. 病史

创伤性休克均有较严重的外伤史，如高速撞击、高处坠落、机器绞伤、重物打击、火器伤等。搜集病史时还要注意出血量、感染情况与受伤时寒冷、恐惧、疲乏及饥饿等不利因素，结合伤者的年龄和平时的健康状况，估计休克发生的可能性和程度。

2. 临床表现

休克的临床表现与其严重程度有关。①意识与表情：轻度休克，脑缺氧较轻，患者表现为兴奋、烦躁、焦虑或激动。随着休克程度的加重，脑组织缺氧更加严重，患者的表现由表情淡漠或意识模糊到神志不清与昏迷等。但也有少数患者意识丧失的程度与休克程度不一致，即休克程度重而意识丧失的程度轻，诊断时易被忽略，应高度警惕。②皮肤：苍白，出现斑状阴影，四肢湿冷，口唇发绀，大多数肤温低于正常。③脉搏：虚细而数，按压稍重即失，脉率在 100～120 次/分以上，当出现心力衰竭时，脉搏变慢且微细。④血压：在休克代偿期，血压波动不大，随着休克加重，势必出现血压降低。血压开始降低时主要表现为收缩压降低，舒张压升高，脉压差减小，脉搏增快。血压下降超过基础血压的 30%，脉压差低于 30mmHg 时，要考虑休克的发生。⑤呼吸：休克患者常有呼吸困难和发绀。早期代谢性酸中毒时，呼吸深而快；严重代谢性酸中毒时，呼吸深而慢；发生呼吸衰竭或心力衰竭时，出现严重呼吸困难。⑥尿量：是内脏血液灌注量的一个重要标志，尿量减少是休克早期的征象。若每小时尿量少于 25ml，常提示肾脏血液灌注量不足，有休克存在。⑦中心静脉压：正常值是 5～12cmH$_2$O，当出现休克与血容量不足时，中心静脉压可降低。⑧甲皱微循环：显微装置下观察甲皱处毛细血管变化，可发现血流变慢，血色变紫，血管床模糊，严重时可出现红细胞凝集，血流不均，最后可见血管内微血栓形成。

3. 实验室检查

判断休克的程度和发展情况，可做血常规与其他检查等。①血红蛋白及血细胞比容测定：两项指标升高，常提示血液浓缩，血容量不足。动态观察这两项指标的变化，以指导补充液体的种类和数量。②尿常规、比重和酸碱度测定：可反映肾脏功能的情况，必要时可进一步做二氧化碳结合力及非蛋白氮的测定。③电解质测定：可发现钠及其他电解质丢失的情况，由于细胞损伤累及胞膜，可出现高钾低钠血症。④血小板计数、凝血酶原时间和纤维蛋白原含量测定：如三项全部异常则说明休克可能已进入弥散性血管内凝血（disseminated intravascular coagulation，DIC）阶段。⑤血儿茶酚胺和乳酸浓度测定：休克时其浓度均可升高，指标越高，预后不佳。⑥血气分析：动脉血氧分压降低至 30mmHg 时，组织进入无氧状态。另外，动脉血二氧化碳分压、静脉血气和 pH 的测定与动脉血相对照，可表明组织对氧的利用情况。

4. 心电图

休克时常因心肌缺氧而导致心律失常，严重缺氧时可出现局灶性心肌梗死，常表现为 QRS 波异常、ST 段降低和 T 波倒置。

5. 辨证分型

创伤性休克归属于"脱证"范畴，临床上分为气脱、血脱、亡阴、亡阳四种类型。

（1）气脱：创伤后突然神色颓变，面色苍白，口唇发绀，汗出肢冷，胸闷气憋，呼吸微弱，舌质淡，脉虚细或结代无力。

（2）血脱：头晕眼花，面色苍白，四肢厥冷，心悸，舌质淡白，脉细数无力或芤。

（3）亡阴：烦躁，口渴唇燥，汗少而黏，呼吸气粗，舌质红干，脉虚细数无力。

（4）亡阳：肢厥冷，汗出如珠，呼吸微弱，舌质淡润，脉细欲绝。

【治疗】

创伤性休克的救治原则为消除创伤的不利因素影响，弥补由于创伤所造成的机体代谢紊乱，调整机体的反应，动员机体的潜在功能以对抗休克。采取中西医结合的综合措施，可提高救治创伤性休克的成功率。

1. 积极抢救生命

救护的步骤是：止血、包扎、妥善地固定，采用正确的搬运方法及时转送；同时应维护伤员的呼吸道通畅，及时救治心跳与呼吸骤停及创伤昏迷等危急重症患者，积极补充与恢复血容量，防治低血容量性休克。

2. 消除病因

找出创伤性休克的原发病因，积极地进行有针对性的治疗。导致创伤性休克最主要的原因是活动性大出血及其并发的神经、循环、内分泌和代谢等生理功能紊乱，故首要任务是进行有效的止血。

对下腹部、骨盆和下肢创伤大出血及收缩压低于 100mmHg 者，可使用抗休克裤进行加压止血，将下半身的血液驱至上半身，以增加和保证心脑的血液供应。对脏器损伤出血，则需在大量输血输液的同时，积极准备手术探查止血。同时可根据创伤性出血的表现和性质，内服止血中药十灰散、云南白药及注射卡巴克络、酚酸乙胺、氨甲苯酸等。

3. 补充与恢复血容量

在止血的情况下补充与恢复血容量是治疗创伤性休克的根本措施。

（1）全血：创伤失血严重者，改善贫血和组织缺氧特别重要。全血具有携氧能力，为其他任何液体所不能代替。紧急时可动脉输入 300～600ml 新鲜全血，以后再逐渐补足。

（2）血浆：可提高有效循环量，维持胶体渗透压，如鲜血浆、干冻血浆等均可选用。

（3）右旋糖酐：可提高血浆胶体渗透压。中分子右旋糖酐输入后 12 小时体内尚存 40%，为较理想的血液增量剂。低分子右旋糖酐排泄较快，4～6 小时内就失去了增量作用，它能降低血液黏稠度，减少血管内阻力而改善循环，还能吸附于红细胞和血小板表面，防止凝集。一般用量为 24 小时以内以不超过 1000ml 为宜。

（4）葡萄糖和晶体液：葡萄糖能提供热量，但不能单独大量使用，在紧急情况下，可先用 50% 的葡萄糖 60～100ml 静脉注射，以暂时增强心肌收缩力和提高血压。晶体溶液可供给电解质，如乳酸钠、复方氯化钠或生理盐水均可选用。

补液的速度和补液量的指标，要根据伤员的实际情况结合测定中心静脉压进行观察比较准确。当中心静脉压低于 $5cmH_2O$ 时，被认为是血容量不足，需加速输液；高于 $12cmH_2O$ 时，则被认为是心肌功能不全，需减慢和控制输液。此外，还应根据下表中的各项指标进行观察（表5-1），并比较中心静脉压与血压的关系（表5-2）。

表5-1 创伤性休克中血容量补充不足与补足后症状对照

临床症状	血容量不足	血容量充足
口渴	存在	不
动脉收缩压	下降	接近正常（休克前）
脉压	小（<30mmHg）	恢复正常（>30mmHg）
脉搏	快弱	减慢、有力
颈静脉充盈时间	延长	迅速
肢端温度、肤色	寒冷、潮湿、微紫	温暖、干燥、红润
尿量	少 成人<30ml/h 儿童<20ml/h 婴儿<10ml/h	正常
肛温和皮温	肛温升高，皮温下降	肛温下降，皮温升高
儿茶酚胺浓度	升高	下降
乳酸钠浓度	升高	下降
代谢性酸中毒	存在	改善
心尖冲动	不清、范围小而微弱	清楚有力
毛细血管充盈时间	延长（1秒以上）	迅速（1秒以内）

表5-2 中心静脉压与血压的关系

中心静脉压	血压	原因
低	低	血容量不足
低	正常	心收缩力良好，血容量轻度不足
高	低	心功能不全，血容量相对过多
高	正常	容量血管过度收缩，肺循环阻力增高
正常	低	心输出功能降低，容量血管过度收缩，血容量不足或已足够

经过输血输液补充血容量之后，如休克情况未能改善，则应考虑是否存在潜在性活动性出血、代谢性酸中毒、细菌感染、心肺功能不全或DIC因素，并立即予以正确处理。

4. 血管活性药物的应用

血管活性药物能直接改变血管状态而影响血管阻力，从而改变血压，进而改善与恢复组织器官的血液灌注。但这类药物应在血容量补足之后，休克状态仍不见改善时用。

（1）血管扩张剂：主要作用为解除小血管痉挛，改善组织灌注与缺氧状况，使休克好转。临床上常用的血管扩张剂有三类：第一类，α受体阻滞药，如酚妥拉明、酚苄明等；第二类，β受体兴奋剂，包括异丙肾上腺素、多巴胺、美芬丁胺（恢压敏）；第三类，胆碱能神经阻滞制剂，如阿托品、山莨菪碱等。

(2) 血管收缩剂：具有收缩周围血管、增加外周阻力而升高血压的作用。如应用时间过长，则可增加心脏负担，加重组织器官灌注不良与肾衰竭，因此只有在血容量已补充足，各种措施效果不显著时，或在紧急情况下，一时无全血及其代用品时，为保证心脑不缺氧，可短时间、小剂量使用，以维持血压在一定水平。常用的有去甲肾上腺素、甲氧明（美速克新命）、间羟胺（阿拉明）等。

目前临床上多倾向于以多巴胺为主，联合其他药物进行治疗。

5. 纠正电解质和酸碱度的紊乱

由于休克引起组织缺氧必然导致代谢性酸中毒，尤其是微循环障碍得到纠正后，存聚在微循环中的无氧代谢产物进入到全身血循环中，加重酸中毒。而酸中毒可加重休克和阻碍其他治疗，故纠正电解质和酸碱度的紊乱是治疗休克的主要方法之一。对于严重创伤者可先静脉滴注5%的碳酸氢钠200ml；对已进入休克状态者，应根据二氧化碳结合力和电解质（尤其是钾离子）的测定结果，计算选用碳酸氢钠等碱性缓冲液的用量。使用时先用所需总量的一半，以后再根据具体情况使用。

纠正酸中毒应首选碳酸氢钠，碱性缓冲液的使用可用下列公式计算：〔正常二氧化碳结合力（mmol/L）−测得二氧化碳结合力（mmol/L）〕×0.3×体重（kg）＝所需碱性缓冲液（mmol）。①正常二氧化碳结合力一般以27mmol/L计算。②0.3×体重（kg），代表细胞外液量。③每克缓冲液所含毫摩（mmol）数值：碳酸氢钠1g=12mmol。

6. 防治并发症

心、肺、肾功能的衰竭常常是休克的并发症，故在治疗创伤性休克时，应及早考虑到内脏功能衰竭的防治。

(1) 心功能的维护：①改善心率、增强心肌收缩力。使用洋地黄制剂，指征为中心静脉压高而动脉压低；经补足血容量和液体并使用血管扩张药后休克仍不能纠正。②纠正心率失常。改善心肌缺氧，纠正酸碱度和电解质紊乱，保持呼吸道通畅，给氧，改善微循环，补充血容量是纠正心率失常的重要措施。

(2) 肺功能的维护：①注意呼吸道通畅，清除分泌物。②给氧，若动脉血氧分压低于80mmHg以下，可通过鼻管或面罩给氧。③人工辅助呼吸，进行性低氧血症，临床表现为呼吸急促、发绀、意识障碍，应及时使用呼吸机进行人工辅助呼吸。④呼吸兴奋剂应用，可选用尼可刹米（可拉明）、洛贝林（山梗菜碱）、二甲弗林（回苏灵）等。

(3) 肾功能的维护与肾衰竭的治疗：急性肾衰竭是创伤严重的并发症之一。肾缺血可降低肾功能和损害肾组织，创伤产生的大量肌红蛋白、血红蛋白游离和影响血管的介质及因子也会损伤肾，因此抗休克一定要积极防治肾衰竭。肾功能的维护：①严重休克患者应插置导尿管，记录每小时尿量。②纠正低血容量及低血压，改善肾血流量。③若心排血量及血压正常而尿少，可使用利尿剂，如20%甘露醇溶液、呋塞米（速尿）等。④根据伤情和二氧化碳结合力及电解质的测定结果，使用碳酸氢钠碱化尿液。⑤尽量少用使肾血管收缩的去甲肾上腺素和间羟胺等药物。若经上述处理仍不能增加排尿量，说明已发生肾实质性损害，应按肾衰竭处理，及早进行透析疗法。

(4) DIC的防治：不能大量输入血浆，避免提高血液的黏稠度；必要时可用前列腺环素（PGI$_2$）改善微循环，用抗凝血质Ⅲ减少血栓。

(5) 防治感染：常规进行抗感染治疗。有开放性创伤者应进行清创引流，已感染者有针对性地抗感染，包括脓液的细菌培养和药敏试验等。

7. 中医疗法

(1) 中药辨证施治：气脱宜补气固脱，急用独参汤；血脱宜补血益气固脱，用当归补血汤加减；亡阴宜益气养阴，用生脉饮加减；亡阳宜温阳固脱，用四逆汤和参附汤加减。

（2）针灸：通过针刺和艾灸行气活血，通络止痛，回阳固脱，调整阴阳，达到抗休克的目的。常选用涌泉、足三里、血海、水沟为主穴，内关、太冲、百会为配穴，昏迷则加十宣，呼吸困难加素髎。艾灸选择大敦、隐白、三阴交、百会、神阙、气海、关元等穴，以悬灸为主，尽量接近皮肤而不烫为度，或在体柄上灸。

8. 其他治疗

（1）患者平卧，保持安静，避免过多的搬动，注意保温和防暑。

（2）适当给予止痛剂，能口服者可选用七厘散、云南白药等。除颅脑、腹部、呼吸道损伤外，可考虑用强镇痛剂止痛。

（3）保持呼吸道通畅，消除口鼻咽部异物，清醒患者鼓励咳痰，排出呼吸道分泌物。昏迷患者头应偏向一侧，并用舌钳将舌牵出口外。根据病情，置鼻咽管或气管插管吸氧，必要时行气管切开，以吸除其分泌物，避免阻塞。

（4）根据具体情况，可适当使用激素和能量合剂，激素使用时间不超过48小时。

第五节 脂肪栓塞综合征

脂肪栓塞综合征是指骨盆或长骨骨折后24～48小时出现呼吸困难、意识障碍和瘀点。很少发生于上肢骨折患者，儿童发生率仅为成人的1%。随着骨折积极的开放手术治疗，其发生率有大幅度下降。但脂肪栓塞综合征仍然是创伤骨折后威胁患者生命的严重并发症。

【病因病机】

脂肪栓塞综合征是由于脂肪栓子进入血流阻塞小血管，尤其是阻塞肺内毛细血管，使其发生一系列病理改变和临床表现。由于脂肪栓子归属不同，其临床表现各异。脂肪栓塞综合征的具体发病机制目前还未十分清楚，综合为机械性和化学性两种学说：机械学说认为，损伤后的骨髓或软组织局部的游离脂肪滴，由破裂的静脉进入血循环，机械栓塞小血管和毛细血管，造成脂肪栓塞。化学学说认为，创伤后机体应激反应通过交感神经的神经-体液效应，释放大量儿茶酚胺，使肺及脂肪组织内的脂酶活性增加，在脂肪酶的作用下，发生水解，产生甘油和游离脂酸，以致过多的脂酸在肺内积累，而游离脂肪酸的毒性作用造成一系列病理改变，导致呼吸困难综合征、低氧血症。创伤越严重，脂肪栓塞的发生率越高，症状也越严重，全身各脏器都可被侵犯。其中，肺、脑、肾栓塞在临床上比较重要。近来有些学者，鉴于脂肪栓塞往往发生于长期低血压或休克的患者，因而认为脂肪球的产生，可能是由于肝脏的缺氧造成脂肪代谢的障碍所形成。

【诊断要点】

1. 临床表现

临床表现和分型骨折后是否发生脂肪栓塞综合征，取决于许多因素，个体差异极大，临床上可有各种不同类型的表现。

脂肪栓塞综合征的临床表现差异很大，Sevitt将其分为三种类型，即暴发型、完全型（典型症状群）和不完全型（部分症状群，亚临床型）。不完全型按病变部位又可分为纯肺型、纯脑型、兼有肺型和脑型两种症状者，其中以纯脑型最少见。

（1）皮下出血：可在伤后2～3天，双肩前部、锁骨上部、前胸部、腹部等皮肤疏松部位出现，也可见于结膜或眼底，伤后1～2天可成批出现，迅速消失，可反复发生。因此，对骨折患者入院数天内应注意检查。

（2）呼吸系统症状：主要症状为呼吸困难、咳嗽、咳痰（经常有血性），但湿啰音不是特有症状。典型肺部 X 线可见全肺出现"暴风雪"状阴影，并常有右心负荷量增加的影像。但这种阴影不一定都能发现，而且如无继发感染，可以很快消失。因此，对可疑病例，可用轻便 X 线机反复检查。

（3）神经系统症状：主要表现为头痛、不安、失眠、兴奋、谵妄、错乱、昏睡、昏迷、痉挛、尿失禁等症状。虽很少出现局灶性症状，但偶然可有斜视、瞳孔不等大及尿崩症等。因此，当有些骨折病例出现难以解释的神经系统症状时，应怀疑脂肪栓塞。

2. 检查方法

（1）创伤后 3~5 天每天定时进行血气分析、血常规检查。

（2）胸部 X 线呈典型的"暴风雪"样阴影。

【治疗】

到目前为止，尚没有一种能溶解脂肪栓子解除脂栓的药物。对有脂栓征患者所采取的种种措施，均为对症处理和支持疗法，旨在防止脂栓的进一步加重，纠正脂栓征的缺氧和酸中毒，防止和减轻重要器官的功能损害，促进受累器官的功能恢复。脂栓征如能早期诊断，处理得当，可以降低病死率和病残率。

1. 纠正休克

休克可诱发和加重脂栓征的发生和发展，必须尽早纠正。在休克没有完全纠正之前，应妥善固定骨折的伤肢，切忌进行骨折的整复。否则不但会加重休克，而且将诱发或加重脂栓征的发生。在输液和输血的质和量上，需时刻注意避免引起肺水肿的发生，应在血流动力学稳定后，早期达到出入时的平衡。

2. 呼吸支持

轻症者有自然痊愈倾向，而肺部病变明显的患者，经适当呼吸支持，绝大多数可自愈。因此，呼吸支持是基本的治疗措施。一般轻症者，可以鼻管或面罩给氧，使动脉血氧分压维持在 70~80mmHg（9.3~10.6kPa）以上即可。创伤后 3~5 天内应定时进行血气分析和胸部 X 线检查。对重症患者，应迅速建立通畅的气道，短期呼吸支持者可先行气管内插管，长期者应做气管切开。一般供氧措施若不能纠正低氧血症状态，应做呼吸机辅助呼吸。

3. 减轻脑损害

由于脑细胞对缺氧最敏感，因此脑功能的保护十分重要。对有因脑缺氧而昏迷的患者，应做头部降温，最好用冰袋或冰帽，高热患者尤应如此。头部降温可以大大降低脑组织的新陈代谢，从而相应减轻脑缺氧状态和脑细胞损害。脱水有利于减轻脑水肿，改善颅内高压状态和脑部的血液循环。有条件的患者可用高压氧治疗。

4. 抗脂栓的药物治疗

（1）右旋糖酐 40（低分子右旋糖酐）：有助于疏通微循环，还可预防和减轻严重脂栓征所并发的 DIC。但对伴有心力衰竭和肺水肿的患者，应慎用。

（2）肾上腺皮质激素：效果较好，可减轻或消除游离脂肪酸对呼吸膜的毒性作用，从而降低毛细血管通透性，减少肺间质水肿，稳定肺泡表面活性物质，减轻脑水肿。用量宜大，如氢化可的松，用 2~3 天，停用后副作用很小。

（3）抑肽酶：主要作用是可降低骨折创伤后一过性高脂血症，防止脂栓对毛细血管的毒性作用；抑制骨折血肿激肽释放和组织蛋白分解，减慢脂滴进入血流的速度；可以对抗血管内高凝和纤溶活动。

（4）白蛋白：由于其和游离脂肪酸结合，使后者的毒性作用大大降低，故对肺脂栓有治疗作用。

第六节　筋膜间隔区综合征

筋膜间隔区综合征，又称骨筋膜室综合征、伏克曼（Volkmann）缺血性肌挛缩等，是指各种原因造成筋膜间隔区内组织压升高致使血管受压，血循环障碍，肌肉和神经组织血供不足，甚至缺血坏死而出现的一系列症状、体征。常发生在小腿、前臂，多见于胫腓骨骨折、尺桡骨双骨折、肱骨髁上骨折。

【病因病机】

筋膜间隔区由肌间隔、深筋膜与骨膜等构成（图5-6）。前臂和小腿为双骨，筋膜厚韧而缺乏弹性，且有骨间膜，致使筋膜间隔区的容积不能向外扩张，因此前臂和小腿受压后易发生筋膜间隔区综合征。间隔区内的组织主要是肌肉，血管、神经穿行其中。在正常情况下，筋膜间隔区内保持一定的压力，当间隔区内的容积突然减少（外部受压）或内容物突然增大（组织肿胀或血肿）时，组织压急剧上升，致使血管、肌肉和神经组织遭受挤压。其发生原因有以下几种：

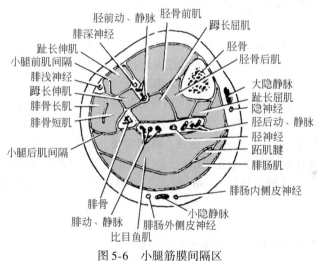

图5-6　小腿筋膜间隔区

1. 肢体外部受压

肢体骨折脱位后，石膏、夹板、绷带等固定包扎过紧；肢体被重物挤压；昏迷或麻醉时，肢体长时间受自身体重压迫等。

2. 肢体内部组织肿胀

闭合性骨折严重移位或形成巨大血肿，肢体挫伤，毒蛇或虫兽伤害等，均可使肢体内组织肿胀，导致筋膜间隔区内压力升高。

3. 血管受损

主干动脉损伤、痉挛和血栓形成等致使远端筋膜间隔区内的组织缺血、渗出、水肿，间隔区内组织压升高而发生间隔区综合征。

由于筋膜间隔区内血循环障碍，肌肉因缺血而产生类组胺的物质，从而使毛细血管扩大，通透性增加，大量血浆和液体渗入组织间隙，形成水肿，使肌内压更为增高，形成缺血－水肿恶性循环，最后导致肌肉坏死，神经麻痹。通常缺血30分钟，即发生神经功能异常；完全缺血4～12小时后，则肢体发生永久性功能障碍。

【诊断要点】

1. 病史

伤者有肢体骨折脱位或较严重的软组织损伤史等，伤后处理不当或延误治疗。

2. 症状体征

早期以局部为主，严重情况下可出现全身症状。

（1）局部症状

1）疼痛：局部疼痛是本综合征的最早且是唯一的主诉。疼痛的性质为患肢深部广泛的、剧烈的、进行性的灼痛，不因骨折固定或服用止痛药而减轻，被动屈伸患肢可引起受累肌肉剧痛。晚期由于神经功能丧失则无疼痛。

2）肢体肿胀：患肢明显肿胀，张力高，甚至出现张力性水疱。

3）苍白或发绀：早期可出现发绀，大理石花纹，压之硬实等，晚期由于动脉关闭出现皮肤苍白。

4）感觉异常：神经对缺血最为敏感，且感觉纤维出现症状最早，表现为受累区域出现感觉过敏或迟钝，晚期感觉丧失。其中两点分辨觉的消失和轻触觉异常出现较早，较有诊断意义。

5）肌力变化：早期患肢肌力减弱，进而功能逐渐消失。

6）患肢远端脉搏和毛细血管充盈时间：因动脉血压较高，故绝大多数伤者的患肢远端脉搏可扪及，毛细血管充盈时间仍属正常。但若任其发展，肌内压继续升高可至无脉。若属主干动静脉损伤引起的筋膜间隔区综合征，早期即不能扪及脉搏。

7）筋膜间隔区组织压增高：正常前臂筋膜间隔区组织压为 9mmHg，小腿为 15mmHg。组织压超过 20~30mmHg 者，即须严密观察其变化；当舒张压与组织压的压差只有 10~20mmHg 时，必须紧急彻底切开深筋膜，以充分减压。

（2）全身症状：发热、口渴、心烦、尿黄、脉搏增快、血压下降等。

本病典型的症状和体征可归纳为五"P"征：①由疼痛转为无痛（painless）；②苍白（pallor）或发绀，大理石花纹等；③感觉异常（paresthesia）；④肌肉瘫痪（paralysis）；⑤无脉（pulselessness）。

3. 影像学检查

超声多普勒检查血循环受阻，可供临床诊断参考。

4. 实验室检查

当筋膜间隔区内的肌肉发生坏死时，白细胞总数和分类均升高，红细胞沉降率加快；严重时尿中有肌红蛋白，电解质紊乱，出现高钾低钠等。

5. 各部筋膜间隔区综合征的特征

（1）前臂间隔区综合征：①背侧间隔区压力增高时，患部肿胀、压痛，伸拇与伸指肌无力，被动屈曲五个手指时引起疼痛。②掌侧间隔区压力增高时，患部肿胀、压痛，屈拇与屈指肌无力，被动伸五个手指均引起疼痛，尺神经与正中神经支配区的皮肤感觉丧失。

（2）小腿间隔区综合征：①前侧间隔区内有伸趾肌、胫前肌和腓深神经，压力增高时，小腿前侧肿胀、压痛，腓深神经支配区皮肤感觉丧失，伸趾肌及胫前肌无力，被动屈踝、屈趾引起疼痛。②外侧间隔区内有腓骨肌群和腓浅神经，压力增高时，小腿外侧肿胀、压痛，足底外侧、足背皮肤感觉丧失，腓骨肌无力，足内翻疼痛。③后侧浅部间隔区内有比目鱼肌和腓肠肌，压力增高时，呈强直性马蹄足畸形，小腿后侧肿胀、压痛，比目鱼肌及腓肠肌无力，背伸踝关节可引起疼痛。④后侧深部间隔区内有屈趾肌、胫后肌、胫后神经和血管，压力增高时，小腿远端内侧、跟腱与胫骨之间组织肿胀、压痛，胫后神经支配区的皮肤感觉丧失，屈趾肌及胫后肌无力，伸趾时可引起疼痛。

6. 辨证分型

（1）瘀滞经络：损伤早期，血溢脉外，瘀积不散，阻滞经络，气血不能循行分布，受累部位筋肉失养，故患肢肿胀灼痛，压痛明显，屈伸无力，皮肤麻木，舌质青紫，脉紧涩。

（2）肝肾亏虚：损伤后期，病久耗气伤血，肝肾亏虚。肝主筋，肝不荣筋，筋肉拘挛萎缩；肾主骨，肾亏则骨髓失充，肢体痿废。

【治疗】

筋膜间隔区综合征的治疗原则是早诊早治，减压彻底，减小伤残率，避免并发症。

1. 改善血循环

对疑有筋膜间隔区综合征的肢体，应解除所有外固定及其敷料，将患肢放置水平位，不可将其抬高，避免缺血加重，促使本病加剧。

2. 切开减压

确诊后，最有效的办法是立即将所有的间隔区全长切开，解除间隔区内高压，切断缺血-水肿恶性循环，促进静脉、淋巴回流，恢复肢体的血液循环，消除组织缺血状态。在时机掌握上，切开越早效果越好，若肌肉完全坏死，肌挛缩将无法避免。彻底解压后，局部血液循环应迅速改善；若无改善，则可能是间隔区外主干动静脉有损伤等，应扩大范围仔细检查，防止漏诊失治。

（1）切口位置：通常沿肢体纵轴方向做切口，深部筋膜切口应与皮肤切口一致或略长，以充分减压。上臂和前臂均在旁侧做切口，手部在背侧做切口，大腿在外侧切开，小腿在前外侧或后内侧切开。必要时可在前臂掌背侧或小腿内外侧同时切开减压。

（2）切开范围：应切开每一个受累的筋膜间隔区，否则达不到减压的目的。小腿切开减压时，可将腓骨上2/3切除，以便将小腿四个筋膜间隔区充分打开。

（3）切开后的处理与注意事项：①尽量彻底清除坏死组织，消灭感染病灶。暂不缝合切口，以便更换敷料时密切观察组织的存活情况。②切口不可加压包扎，避免再度阻断血循环。③切口创面可用凡士林纱布、生理盐水纱布等换药。④严格无菌操作，预防破伤风与气性坏疽。⑤注意观察伤口分泌物的颜色，必要时可将分泌物送细菌培养和药敏试验，以便选用合适的抗生素。

3. 防治感染及其他并发症

根据病情需要，选用适当的药物对症处理，防治其他并发症。

4. 中医治疗

（1）中药治疗

1）瘀滞经络：治宜活血化瘀，疏经通络，方用圣愈汤加减。

2）肝肾亏虚：治宜补肝益肾，滋阴清热，方用虎潜丸加减。

损伤后期，肢体麻木，筋肉拘挛萎缩，关节僵硬，应祛风除痹，舒经活络，方用大活络丹、小活络丹等。若风寒乘虚入络，关节僵硬痹痛者，宜除风散寒，通利关节，方用蠲痹汤、独活寄生汤等。

外治可选用八仙逍遥汤、舒筋活血洗方熏洗患肢或用活血散外敷患肢。

（2）功能锻炼：上肢用健肢协助患肢做屈伸腕指关节、握拳与前臂旋转动作；下肢练习屈伸踝趾关节与站立行走。

第七节 挤压综合征

挤压综合征是指四肢或躯干肌肉丰厚部位，遭受重物长时间挤压，解除压迫后出现以肢体肿胀、肌红蛋白尿、高血钾、急性肾衰竭和低血容量性休克等为特征的病证。祖国医学称之为"压连伤"。

【病因病机】

挤压综合征多发生于房屋倒塌、工程塌方、交通事故等意外伤害中，战时或发生强烈地震等严重自然灾害时可成批出现。隋·巢元方《诸病源候论·压迮坠堕内损候》指出"此为人卒被重物压迮，或从高坠下，致吐下血，此伤五内故也"。祖国医学认为，挤压伤可引起人体内部气血、经络、脏腑功能紊乱。其病理变化归纳为：

1. 肌肉缺血坏死

患部肌肉组织遭受较长时间的压迫，在解除压力后，局部可恢复血供，但由于肌肉受压缺血产生的类组胺物质可使毛细血管通透性增加，从而引起肌肉发生缺血性水肿，肌内压上升，肌肉血循环发生障碍，形成缺血-水肿恶性循环，最后使肌肉神经发生缺血性坏死。

2. 肾功能障碍

由于肌肉缺血坏死，大量血浆渗出，造成低血容量性休克，肾血流量减少；休克和严重损伤诱发应激反应释放亲血管活性物质，使肾脏微血管发生强而持久的痉挛收缩致肾小管缺血，甚至坏死；外部压力解除后，肌肉坏死产生大量肌红蛋白、肌酸、肌酐、钾、磷、镁离子和酸性产物等有害的代谢物质进入体内血液循环，加重了创伤后机体的全身反应；在酸中毒和酸性尿状态下，大量的有害代谢物质沉积于肾小管，加重对肾脏的损害，最终导致急性肾衰竭的发生。

【诊断要点】

1. 外伤史

详细了解受伤原因与方式、肢体受压部位和时间、伤后症状变化及诊治经过等。注意伤后有无"红棕色"、"深褐色"或"茶色"尿及尿量情况，若每日少于 400ml 为少尿，少于 50ml 为无尿。

2. 症状体征

发病后应注意局部与全身的临床表现。

（1）局部表现：伤处疼痛与肿胀，皮下瘀血，皮肤有压痕，皮肤张力增加，受压处及周围皮肤有水疱；伤肢远端血循环状态障碍，部分患者动脉搏动可以不减弱，毛细血管充盈时间正常，但肌肉组织等仍有缺血坏死的危险；伤肢肌肉与神经功能障碍，如主动、被动活动及牵拉时出现疼痛，应考虑为筋膜间隔区内肌群受累的表现；皮肤感觉异常。

（2）全身表现

1）休克：少数患者早期可能不出现休克，或者休克期短暂未被发现。大多数患者由于挤压伤剧痛的刺激、组织广泛的破坏、血浆大量的渗出，而迅速产生休克，且不断加重。

2）肌红蛋白血症与肌红蛋白尿：是诊断挤压综合征的一个重要依据。患者伤肢解除压力后，24 小时内出现褐色尿或自述血尿，同时尿量减少，比重升高，应考虑是肌红蛋白尿。伤肢减压后 3～12 小时肌红蛋白在血与尿中的浓度达到高峰，以后逐渐下降，1～2 天后恢复正常。

3）高钾血症：肌肉坏死，细胞内的钾大量进入循环，加之肾衰竭排钾困难，在少尿期血钾可每日上升 2mmol/L，甚者 24 小时内升高至致命水平。

4）酸中毒及氮质血症：肌肉缺血坏死后，大量磷酸根、硫酸根等酸性物质释出，使体液 pH 降低，导致代谢性酸中毒。严重创伤后组织分解代谢旺盛，大量中间代谢产物集聚体内，非蛋白氮与尿素氮迅速升高，临床上可出现神志不清、呼吸深大、烦躁口渴、恶心等酸中毒与尿毒症等一系列表现。

3. 实验室检查

（1）尿液检查：尿量少，尿比重低于 1.018 以下者，是诊断急性肾衰竭的主要指标之一。多尿期与恢复期尿比重仍低，尿常规可渐渐恢复正常。

（2）血红蛋白、红细胞计数与血细胞比容：估计失血、血浆成分丢失、贫血或少尿期水潴留的程度。

（3）血小板与出凝血时间：可提示机体出凝血、溶纤机制的异常。

（4）谷草转氨酶（GOT）、肌酸激酶（CK）：测定肌肉缺血坏死所释放的酶，可了解肌肉坏死的程度及其消长规律。CK>1万U/L，即有诊断价值。

（5）血钾、血镁、血肌红蛋白测定：可了解病情的严重程度。

4. 辨证分型

（1）瘀阻下焦：伤后血溢脉出，恶血内留，阻隔下焦，腹中满胀，尿少黄赤，大便不通，舌红有瘀斑，苔黄腻，脉弦紧数。此型多见于发病初期。

（2）水湿潴留：伤后患处气滞血瘀，气不行则津液不能敷布而为水湿。水湿潴留则小便不通，津不润肠则大便秘结，二便不通则腹胀满，津不上承故口干渴；湿困脾胃，中焦运化失常则苔腻厚，脉弦数或滑数。此型多见于肾衰竭少尿期。

（3）气阴两虚：患者长时间无尿或少尿，加之外伤、发热、纳差，致气阴两虚。肾气虚，固摄失司，故有尿多。尿多则进一步伤阴及气，而出现气短、乏力、盗汗、面色苍白、舌质红、无苔或少苔和脉虚细数等气阴两虚的一系列表现。此型多见于肾衰竭多尿期。

（4）气血不足：患者饮食与二便已基本正常，但肢体肌肉尚肿痛，面色苍白，全身乏力，舌质淡，苔薄，脉细缓。此型多见于肾衰竭恢复期。

【治疗】

挤压综合征是骨伤科的危急重症，应做到早期诊断，积极救治，早期切开减压与防治肾衰竭。

1. 现场急救处理

（1）医护人员迅速进入现场，尽早解除重物对伤员的压迫，避免或降低本病的发生率。

（2）伤肢制动，减少坏死组织分解产物的吸收与减轻疼痛，强调活动的危险性。

（3）伤肢用凉水降温或裸露在凉爽的空气中，切忌按摩与热敷，以免加重组织缺氧。

（4）不可抬高伤肢，避免降低其局部血压，影响血液循环。

（5）伤肢有开放性伤口和活动性出血者应止血包扎，但避免使用加压包扎法和止血带。

（6）凡受压伤员一律饮用碱性饮料，可利尿并碱化尿液，避免肌红蛋白与酸性尿液作用后在肾小管中沉积。如不能进食者，可用5%碳酸氢钠150ml静脉滴注。

2. 伤肢处理

（1）早期切开减张：切开可使筋膜间隔区内组织压下降，改善静脉回流，恢复动脉血供，防止或减轻挤压综合征的发生或加重。即使肌肉已坏死，通过减张引流也可防止有害物质侵入血循环，减轻机体中毒症状，减少发生感染的风险。早期切开减张的适应证为：①有明显挤压伤史；②伤肢明显肿胀，局部张力高，质硬，有运动和感觉障碍；③尿肌红蛋白试验阳性（包括无血尿时潜血阳性）或肉眼见有茶褐色尿。

（2）截肢适应证：①患肢无血运或有严重血运障碍，估计保留后无功能者。②全身中毒症状严重，经切开减压等处理仍不见症状缓解，并危及伤员生命者。③伤肢并发特异性感染，如气性坏疽等。

3. 全身治疗

挤压综合征应根据其临床特点，辨病与辨证相结合，予以中药治疗。

（1）瘀阻下焦：治宜化瘀通窍，方用桃仁四物汤合皂角通关散加琥珀20g。

（2）水湿潴留：治宜化瘀利水，益气生津，方用大黄白茅根汤合五苓散加减。

（3）气阴两虚：治宜益气养阴，补益肾精，方用六味地黄汤合补中益气汤加减。

（4）气血不足：治宜益气养血，方用八珍汤加鸡血藤 30g，肉苁蓉 30g，红花 12g，木香 10g。

4. 其他治疗

对挤压综合征患者，一旦有肾衰竭的证据，应及早进行透析疗法。本疗法可以明显降低由于急性肾衰竭所致高钾血症等造成的死亡，是一个很重要的治疗方法。

第六章 骨 折

第一节 概 论

骨的完整性或连续性遭到破坏者，称为骨折。骨折的同时常伴有内脏和其他软组织的损伤，故对骨折患者须做出全面检查，以免漏诊或误诊。中西医在防治骨折方面积累了丰富的临床经验，在复位、固定、功能锻炼和药物治疗等方面均具有独特的优势。

【病因病机】

1. 外在因素

（1）直接暴力：骨折发生于外来暴力直接作用的部位，如打伤、压伤、枪伤、炸伤及撞击伤等。这类骨折多为横断、粉碎性和开放性骨折，骨折处软组织损伤较严重。

（2）间接暴力：骨折发生于远离外来暴力作用的部位。间接暴力包括传达暴力、扭转暴力等。多在骨质较弱处造成斜形骨折或螺旋形骨折，骨折处的软组织损伤较轻。

（3）筋肉牵拉：由于筋肉急骤地收缩和牵拉可发生骨折，导致肌肉起止点周围骨折。

（4）疲劳骨折：骨骼长期反复受到震动或形变，外力的积累，可造成骨折。以第二、三跖骨及腓骨干下1/3疲劳骨折为多见。这种骨折多无移位，但愈合缓慢。

2. 内在因素

（1）年龄和健康状况：一般认为年轻人从事户外活动的机会多，高强度外力导致骨折多；而年老者因骨质疏松，轻微外力下就可发生骨折。

（2）骨骼的解剖结构特点：骨骼力学结构薄弱处是骨折的好发部位，如小儿的骨骺分离、老年人的桡骨远端骨折和股骨粗隆间骨折。

（3）骨骼病变：骨代谢异常、骨的感染性疾病和骨肿瘤等容易导致病理性骨折。

3. 骨折移位

骨折移位的程度和方向，一方面与暴力的大小、作用方向及搬运情况等外在因素有关；另一方面还与肢体远侧段的重量、肌肉附着点及其收缩牵拉力等内在因素有关。

骨折移位方式有下列五种，临床上常合并存在。

（1）成角移位：两骨折段之轴线交叉成角，以角顶的方向称为向前、向后、向内，或向外成角（图6-1A）。

（2）侧方移位：两骨折端移向侧方。四肢按骨折远段、脊柱按上段的移位方向称为向前、向后、向内，或向外侧方移位（图6-1B）。

（3）缩短移位：骨折段互相重叠或嵌插，骨的长度因而缩短（图6-1C）。

（4）分离移位：两骨折端互相分离，且骨的长度增加（图6-1D）。

（5）旋转移位：骨折段围绕骨之纵轴而旋转（图6-1E）。

【分类】

1. 根据骨折断端是否与外界相通分类

（1）闭合骨折：骨折处皮肤或黏膜无破裂，断端不与外界相通者。

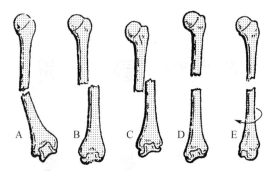

图 6-1　骨折的移位

（2）开放骨折：骨折处有皮肤或黏膜破裂，断端与外界相通者。

2. 根据骨折的损伤程度分类

（1）单纯骨折：无并发神经、重要血管、肌腱或脏器损伤者。

（2）复杂骨折：并发神经、重要血管、肌腱或脏器损伤者。

（3）不完全骨折：骨小梁的连续性仅有部分中断者。此类骨折多无移位。

（4）完全骨折：骨小梁的连续性全部中断者。管状骨骨折后形成远近两个或两个以上的骨折段。此类骨折断端多有移位。

3. 根据骨折线的形态分类

（1）横断骨折：骨折线与骨干纵轴接近垂直（图 6-2A）。

（2）斜形骨折：骨折线与骨干纵轴斜交成锐角（图 6-2B）。

（3）螺旋形骨折：骨折线呈螺旋形（图 6-2C）。

（4）粉碎骨折：骨碎裂成三块以上，称粉碎骨折。骨折线呈"T"型或"Y"型时，又称"T"型或"Y"型骨折（图 6-2D）。

（5）青枝骨折：仅有部分骨质和骨膜被拉长、皱折或破裂，骨折处有成角、弯曲畸形，与青嫩的树枝被折时的情况相似，多发生于儿童（图 6-2E）。

（6）嵌插骨折：发生在长管骨干骺端密质骨与松质骨交界处。骨折后，密质骨嵌插入松质骨内，可发生在股骨颈和肱骨外科颈等处（图 6-2F）。

（7）裂缝骨折：或称骨裂，骨折间隙呈裂缝或线状，形似瓷器上的裂纹，常见于颅骨、肩胛骨等处。

（8）骨骺分离：骨折后骨骺与骨干分离，骨骺的断面可带有数量不等的骨组织，发生在骨骺板部位，多见于儿童和青少年（图 6-2G）。

（9）压缩骨折：松质骨因压缩而变形，多发于脊柱及跟骨（图 6-2H）。

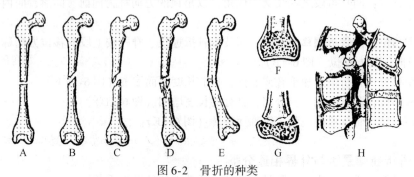

图 6-2　骨折的种类

4. 根据骨折整复后的稳定程度分类

（1）稳定骨折：复位固定后不易发生再移位者，如裂缝骨折、青枝骨折、嵌插骨折、横形骨折等。

（2）不稳定骨折：复位固定后易于发生再移位者，如斜形骨折、螺旋形骨折、粉碎骨折等。

5. 根据骨折后就诊时间分类

（1）新鲜骨折：伤后 2~3 周以内就诊者。

（2）陈旧骨折：伤后 2~3 周以后就诊者。

6. 根据受伤前骨质是否正常分类

（1）外伤骨折：骨折前骨质结构正常者。

（2）病理骨折：骨折前骨折部位有病变者，如骨髓炎、骨结核、骨肿瘤等。

7. 其他分类

一些特殊的骨折有特定的分类方法，如股骨颈骨折的 Garden 分型、股骨粗隆间骨折的 Evan 分型、跟骨骨折的 Sander 分型和踝关节骨折的 Lauge-Hansen 分型等。

【诊断要点】

1. 病史

应了解暴力的大小、方向、性质和形式及其作用的部位，打击物的性质、形状，受伤现场的情况，受伤的姿势状态等，充分地估计伤情。

2. 症状

轻微骨折可无全身症状。一般骨折后，常有低热（体温约 38.5℃ 以下），5~7 天后体温逐渐降至正常。局部可见疼痛、肿胀、功能障碍。

3. 体征

局部压痛、纵轴叩击痛，畸形、骨擦音及异常活动是骨折特有的体征。

4. 辅助检查

X 线检查是诊断骨折最基本的方法。诊断困难时，可加照健侧作为对比，有时还需一些特殊体位。复杂骨折或伴有血管神经损伤的患者还需根据具体情况选择 CT 三维重建、MRI 检查、血管彩超及肌电图等检查。

【合并伤和并发症】

1. 合并伤

骨折的同时合并有血管、神经和内脏损伤者称为合并伤。合并伤最常见的是脑、脊髓（图6-3）和肺部损伤，其次是周围神经损伤（图6-4~图6-7）、泌尿系统损伤、血管损伤（图6-8）和腹腔内脏损伤。其中一部分是由骨折直接造成的损伤，另一部分是与骨折同时发生的损伤。

2. 并发症

骨折后引发的机体病理性反应称为并发症。并发症有早期和晚期之分，早期的并发症有创伤性休克、感染、脂肪或血管栓塞、骨筋膜室综合征、急性呼吸窘迫综合征（ARDS）、多脏器衰竭（MODS）等。晚期的并发症有褥疮、坠积性肺炎、尿路感染、骨化性肌炎、创伤性关节炎、缺血性肌挛缩（图6-9）、迟发性畸形和关节僵硬等。

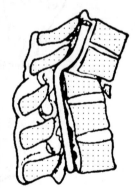

图6-3 脊柱骨折脱位时损伤脊髓

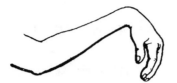

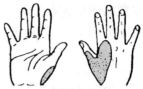

A.腕下垂、指路不能外展和背伸　　　　　　　B.感觉障碍区

图 6-4　桡神经损伤脊髓

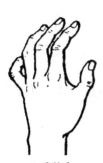

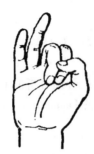

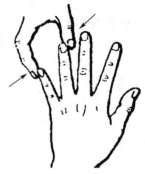

A.爪形手　　　　　B.第四、五指屈不全　　　　C.第四、五指不能外展和内收

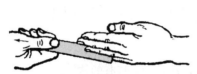

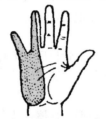

D.第四、五指不能夹紧纸片　　　　　　E.感觉障碍区

图 6-5　尺神经损伤脊髓

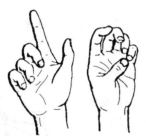

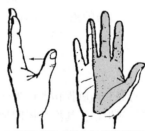

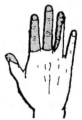

A.第一、二指不能屈曲，第三指屈曲不全　　B.拇指不能对掌，不能掌侧运　　C.感觉障碍区

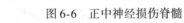

图 6-6　正中神经损伤脊髓

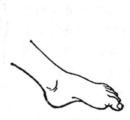

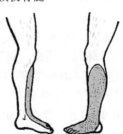

A.足下垂　　　　　　　　　B.感觉障碍区

图 6-7　腓总神经损伤脊髓

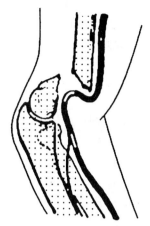

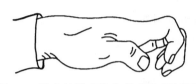

图 6-8　肱骨髁上骨折损伤肱动脉脊髓　　　图 6-9　缺血性肌挛缩典型畸形动脉脊髓

【愈合过程】

骨折愈合的过程就是"瘀去、新生、骨合"的过程。一般可分为血肿机化期、原始骨痂形成期和骨痂改造塑形期。

1. 血肿机化期

骨折后 3 周内。骨折后断端血肿于伤后 6～8 小时即开始凝结成血块，局部坏死组织引起无菌性炎性反应。骨折断端因血循环中断，逐渐发生坏死，约有数毫米长。随着纤维蛋白的渗出，毛细血管的增生，成纤维细胞、吞噬细胞的侵入，血肿逐渐机化，形成肉芽组织，并进而演变成纤维结缔组织，使骨折断端初步连接在一起，称为纤维性骨痂。此期相当于损伤三期辨证的早期，以气滞血瘀为主要临床表现。

2. 原始骨痂形成期

骨折后 4～8 周内。骨内膜和骨外膜的成骨细胞增生，在骨折端内、外形成的骨组织逐渐骨化，形成新骨，称为膜内化骨。随着新骨的不断增多，紧贴骨皮质内、外面逐渐向骨折端生长，彼此会合形成梭形，称为内骨痂和外骨痂。骨折断端及髓腔内的纤维组织亦逐渐转化为软骨组织，并随软骨细胞的增生、钙化而骨化，称为软骨内化骨，而在骨折处形成环状骨痂和髓腔内骨痂。两部分骨痂会合后，这些原始骨痂不断钙化而逐渐加强，当其达到足以抵抗肌收缩及成角、剪力和旋转力时，则骨折已达到临床愈合。此期相当于损伤三期辨证的中期，以营血不和为主要临床表现。

3. 骨痂改造塑形期

骨折 8 周以后。原始骨痂中新生骨小梁逐渐增加，且排列逐渐规则和致密，骨折断端经死骨清除和新骨形成的爬行代替而复活，骨折部位形成骨性连接。随着肢体活动和负重，应力轴线上的骨痂不断得到加强，应力轴线以外的骨痂，逐渐被清除。并且骨髓腔重新沟通，恢复骨的正常结构，最终骨折的痕迹从组织学和放射学上完全消失。

【临床愈合标准和骨性愈合标准】

1. 骨折的临床愈合标准

（1）局部无压痛，无纵向叩击痛。

（2）局部无异常活动。

（3）X 线照片显示骨折线模糊，有连续性骨痂通过骨折线。

（4）功能测定：在解除外固定的情况下，上肢能平举 1kg 达 1 分钟，下肢能连续徒手步行 3

分钟，并不少于 30 步。

（5）连续观察 2 周骨折处不变形，则观察的第一天即为临床愈合日期。

（2）、（4）两项的测定必须慎重，以不发生变形或再骨折为原则。

成人常见骨折临床愈合的时间可参考表 6-1：

表 6-1　成人常见骨折临床愈合的时间

骨折名称	时间（周）
锁骨骨折	4～6
肱骨外科颈骨折	4～6
肱骨干骨折	4～8
肱骨髁上骨折	3～6
尺、桡骨干骨折	6～8
桡骨远端骨折	3～6
掌、指骨骨折	3～4
股骨颈骨折	12～24
股骨转子间骨折	7～10
股骨干骨折	8～12
髌骨骨折	4～6
胫腓骨干骨折	7～10
踝部骨折	4～6
跖部骨折	4～6

2. 骨折的骨性愈合标准

（1）具备临床愈合标准的条件。

（2）X 线照片显示骨小梁通过骨折线。

【影响愈合的因素】

1. 全身因素

（1）年龄：骨折愈合速度与年龄关系密切。小儿的组织再生和塑形能力强，骨折愈合较快，年老体弱者，愈合则较慢。如股骨干骨折的临床愈合时间，小儿需要 1 个月，成人往往需要 3 个月左右，老年人则更慢。

（2）健康情况：身体强壮者骨折愈合快；反之，慢性消耗性疾病，气血虚弱，如糖尿病、重度营养不良、钙代谢障碍、骨软化症、恶性肿瘤或骨折后有严重并发症者骨折愈合迟缓。

2. 局部因素

（1）断面的接触：断面接触大则愈合较易，断面接触小则愈合较难。

（2）断端的血供：组织的再生，需要足够的血液供给，血供良好的松质骨部骨折愈合较快，而血供不良的部位骨折则愈合速度缓慢，甚至发生延迟连接或不连接。

（3）损伤的程度：有大块骨缺损的骨折或软组织损伤严重、断端形成巨大血肿者，骨折的愈合速度较慢。骨膜的完整性对骨折愈合有较大的影响，骨膜损伤严重者，愈合也较困难。

（4）软组织嵌入：若有肌肉、肌腱等软组织嵌入两骨折端之间，不仅影响骨折的复位，而且阻碍两骨折端的对合及接触，骨折难以愈合，甚至存在不愈合的可能。

（5）感染的影响：感染引起局部长期充血、组织破坏、脓液和代谢产物堆积，均不利于骨折的修复，迟缓愈合和不愈合率大为增高。

（6）治疗方法的影响：手法粗暴或反复多次的整复，手术对血运的破坏过多，固定不稳或固定时间过短，以及牵引过度均可导致骨折迟缓愈合或不愈合。

【治疗】

骨折的治疗原则是：动静结合、筋骨并重、内外兼治、医患合作。具体是指在对骨折复位固定后，必须重视相关关节的主动和被动功能锻炼，必须重视局部骨膜、软组织和血管的保护，在对局部治疗的同时必须重视整体的调护，在对患者进行积极治疗的同时必须争取患者的主观能动性对医疗措施的密切配合。

1. 复位标准

（1）解剖复位：骨折之畸形和移位完全纠正，恢复了骨的正常解剖关系，对位（指两骨折端的接触面）和对线（指两骨折段在纵轴上的关系）完全良好时，称为解剖复位。

（2）功能复位：骨折复位虽尽了最大努力，某种移位仍未完全纠正，但骨折在此位置愈合后，对肢体功能无明显妨碍者，称为功能复位。对不能达到解剖复位者，应力争达到功能复位。

功能复位的标准是：①对线，骨折部位的旋转移位必须完全矫正。成角移位若与关节活动方向一致，日后可在骨痂改造塑形时有一定的矫正和适应，但成人不宜超过10°，儿童不宜超过15°。成角若与关节活动方向垂直，日后不能矫正和适应，故必须完全复位。膝关节的关节面应与地面平行，否则关节内、外两侧在负重时所受压力不均，日后可以继发损伤性关节炎，引起疼痛及关节畸形。上肢骨折在不同部位，要求亦不同，肱骨干骨折一定程度成角对功能的影响不大；前臂双骨折若有成角畸形将影响前臂旋转功能。②对位，长骨干骨折，对位至少应达1/3以上，干骺端骨折对位至少应达3/4左右。③长度，儿童处于生长发育时期，下肢骨折缩短2cm以内，若无骨骺损伤，可在生长发育过程中自行矫正，成人则要求缩短移位不超过1cm。

2. 复位方法

复位是将移位的骨折段恢复正常或近乎正常的解剖关系，重建骨骼的支架作用。在全身情况许可的情况下，复位越早越好。复位的方法有两类，即闭合复位和切开复位。闭合复位又可分为手法复位和持续牵引。持续牵引既有复位作用，又有固定作用。

（1）手法复位：应用手法使骨折复位，称手法复位。绝大多数骨折都可用手法复位取得满意的效果。手法复位的要求是及时、稳妥、准确、轻巧而不增加损伤，力争一次手法整复成功。粗暴的手法和反复多次的复位，均可能增加软组织损伤，影响骨折愈合，且可能引起并发症。

复位基本手法：四肢各部分都有彼此拮抗的肌肉及肌群。在复位时，应先将患肢所有关节放在肌肉松弛的位置，以利于复位。骨折复位必须掌握以"子求母"，即以远端对近端的复位原则。于复位时移动远断端（子骨）去凑合近断端（母骨）为顺，反之为逆，逆则难于达到复位的目的。常用基本复位手法有：拔伸、旋转、屈伸、提按、端挤、摇摆、触碰、分骨、折顶、回旋等。

（2）切开复位：手术切开骨折部的软组织，暴露骨折段，在直视下将骨折复位。由于大多数骨折可以用手法复位治疗，切开复位只在一定的条件下进行。

切开复位手术指征：①手法复位失败或复位未能达到功能复位标准；②开放性骨折，在清创的同时行骨折复位；③合并重要血管、神经损伤，需手术探查、修复血管、神经的同时可行骨折切开复位；④多处骨折，为了便于护理及治疗，防止并发症，可选择适当的部位行切开复位。

切开复位的优缺点：①优点，使骨折达到解剖复位、有效固定，可使患者早期功能锻炼，减少肌萎缩和关节僵硬，还能便于护理，减少并发症；②缺点，手术会损伤骨折部位的血液供应，可影响骨折的愈合，同时，手术也会增加局部感染的风险。

3. 固定方法

固定是治疗骨折的一种重要手段，复位后，固定起到主导作用和决定性作用。已复位的骨折必须持续地固定在良好的位置上，防止再移位，直至骨折愈合为止。目前常用的固定方法分外固定和内固定两类。外固定有夹板、石膏绷带、持续牵引和外固定架等；内固定如钢板、螺丝钉、髓内钉、钢丝、克氏针及哈氏棒等。

4. 功能锻炼

功能锻炼是骨折治疗的重要组成部分，骨折经固定后，必须尽早进行功能活动，使伤肢及全身在解除疼痛的情况下，做全面的主动活动，以促进骨折愈合，防止发生筋肉萎缩、骨质疏松、关节僵硬及坠积性肺炎等并发症。功能活动必须根据骨折的部位、类型、稳定程度，选择适当的姿势，在医护人员的指导下进行。功能动作要协调，循序渐进，逐步加大活动量，从复位、固定后即开始锻炼，并且贯穿于整个治疗过程中。

（1）骨折早期：伤后1~2周内，患肢局部肿胀、疼痛，容易再发生移位，筋骨正处于修复阶段。此期练功的目的是消瘀退肿，加强气血循环；方法是使患肢肌肉做舒缩活动，但骨折部上下关节则不活动或轻微活动。例如，前臂骨折时，可做抓空握拳及手指伸屈活动，上臂仅做肌肉舒缩活动，而腕、肘关节不活动；下肢骨折时可做股四头肌舒缩及踝部伸屈活动等。健肢及身体其他各部关节也应进行练功活动，卧床患者须加强深呼吸练习并结合自我按摩等。练功时以健肢带动患肢，次数由少到多，时间由短到长，活动幅度由小到大，以患处不痛为原则，切忌任何粗暴的被动活动。

（2）骨折中期：2周以后患肢肿胀基本消退，局部疼痛逐渐消失，瘀未尽去，新骨始生，骨折部日趋稳定。此期练功的目的是加强去瘀生新、和营续骨能力，防止局部筋肉萎缩、关节僵硬及全身并发症。练功活动的形式除继续进行患肢肌肉的舒缩活动外，并在医务人员的帮助下逐步活动骨折部上下关节。动作应缓慢，活动范围应由小到大，至接近临床愈合时应增加活动次数，加大运动幅度和力量。例如，股骨干骨折，在夹板固定及持续牵引的情况下，可进行撑臂抬臀、举屈蹬腿，伸屈髋、膝等活动；胸腰椎骨折做飞燕点水、五点支撑等活动。

（3）骨折后期：骨折已临床愈合，夹缚固定已解除，但筋骨未坚，肢体功能未完全恢复。此期练功的目的是尽快恢复患肢的关节功能和肌力，达到筋骨强劲、关节滑利。练功的方法常取坐位、立位，以加强伤肢各关节的活动为重点，如上肢着重各种动作的练习，下肢着重于行走负重训练。在练功期间可同时进行热熨、熏洗等。部分患者功能恢复有困难时，或已有关节僵硬者可配合按摩推拿手法，以协助达到活血舒筋活络之功。

5. 药物治疗

内服与外用药物是治疗骨折的两个重要方法。古代伤科学家积累了不少秘方、验方，都各有特长，但总是以"跌打损伤，皆瘀血在内而不散也，血不活则瘀不能去，瘀不去则折不能续"和"瘀去、新生、骨合"作为理论指导的。内服和外用药物，对纠正因损伤而引起的脏腑、经络、气血功能紊乱，促进骨折愈合均有良好作用。

（1）内服药

1）初期：由于筋骨脉络的损伤，血离经脉，瘀积不散，气血凝滞，经络受阻，故以活血化瘀、消肿止痛为主，可选用活血止痛汤、和营止痛汤、新伤续断汤、复元活血汤、夺命丹、八厘散、肢伤一方等，如有伤口者多吞服玉真散。

如损伤较重，瘀血较多，应防其瘀血流注脏腑而出现昏沉不醒等症状，可用大成汤通利之。

2）中期：肿胀逐渐消退，疼痛明显减轻，但瘀肿虽消而未尽，骨尚未连接，故治以接骨续筋为主，可选用新伤续断汤、续骨活血汤、桃红四物汤、肢伤二方、接骨丹、接骨紫金丹等。

3）后期：一般已有骨痂生长，治以壮筋骨、养气血、补肝肾为主，可选用壮筋养血汤、生血补髓汤、六味地黄汤、八珍汤、健步虎潜丸和续断紫金丹等。

骨折后期，尚应适当注意补益脾胃，可用健脾养胃汤、补中益气汤、归脾丸等加减。

（2）外用药

1）初期：以活血化瘀、消肿止痛类的药膏为主，如消瘀止痛药膏、清营退肿膏、双柏散、定痛膏、紫荆皮散。红肿热痛时可外敷清营退肿膏。

2）中期：以接骨续筋类药膏为主，如接骨续筋药膏、外敷接骨散、驳骨散、碎骨丹等。

3）后期：因骨已接续，可用舒筋活络类膏药外贴，如万应膏、损伤风湿膏、坚骨壮筋膏、金不换膏、跌打膏、伸筋散等。

骨折后期，如折断在关节附近，为防止关节强直、筋脉拘挛，可外用熏洗、熨药及伤药水揉擦，配合练功活动，达到活血散瘀、舒筋活络、迅速恢复功能的目的。一般常用的熏洗及熨药方有海桐皮汤、骨科外洗一方、骨科外洗二方、舒筋活血洗方、上肢损伤洗方、下肢损伤洗方等，常用的伤药水有伤筋药水、活血酒等。

【预后和调护】

多数骨折经治疗后均能正常愈合，恢复功能。部分骨折可出现骨不连、骨坏死，关节内骨折易出现创伤性关节炎。骨折后要注意饮食调节，增加营养，给予含高蛋白和矿物质丰富的食物。卧床患者需及时翻身，骨突处按摩，拍背，鼓励饮水；预防褥疮、呼吸道及泌尿系统感染等并发症。同时要注意患者的心理护理。

【骨折愈合异常】

骨折愈合异常包括：畸形愈合、迟缓愈合、不愈合。

（1）骨折畸形愈合：骨折发生重叠、旋转、成角而愈合，称骨折畸形愈合。只要在整复后，给予有效的固定、合理的功能锻炼，并密切观察或做 X 线复查，发现骨折断端再移位及时给予矫正，骨折畸形愈合是可以防止发生的。若骨折后仅 2 ~ 3 个月，因骨痂尚未坚硬，可在麻醉下，用手法折骨，再行整复，给予正确的局部固定，使骨折在良好的位置上愈合。但邻近关节与小儿骨骺附近的畸形愈合，不宜做手法折骨，以免损伤关节周围韧带和骨骺。畸形愈合如较坚固，手法折骨不能进行时，可手术切开，将骨折处凿断，并清除妨碍复位的骨痂做新鲜骨折处理矫正畸形，选用适当的外、内固定。对肢体功能无影响的轻度畸形，则不必行手术矫正。

（2）骨折迟缓愈合：骨折经处理后，愈合速度缓慢，已超出该类骨折正常临床愈合的时间较多，骨折端尚未连接，且患处仍有疼痛、压痛、纵轴叩击痛、异常活动现象，X 线片上显示骨折端所产生的骨痂较少，骨折线不消失，骨折断端无硬化现象，而有轻度脱钙。但骨痂仍有继续生长的能力，只要找出发生的原因，做针对性的治疗，骨折还是可以连接起来的，称骨折迟缓愈合。因固定不恰当引起者，常见于股骨颈囊内骨折后，骨折断端往往存在着剪力和旋转力，一般的外固定，尚不能控制这两种伤力，比较理想的治疗是应用螺纹钉内固定或钢针闭合内固定。腕舟状骨骨折，常存在剪式伤力，而局部血液供应也较差，应做较大范围和较长时间的固定。感染引起者，只要保持伤口的引流通畅和良好的制动，经过有效抗菌药物的应用，还是可以愈合的。如果感染伤口中，有死骨形成或其他异物存留，应给予清除。过度牵引引起者，应立即减轻重量，使骨折断端回缩，鼓励患者进行肌肉舒缩活动。如骨折断端牵开的距离较大，骨折愈合十分困难者，可考虑植骨手术治疗。

（3）骨折不愈合：骨折端在某些条件的影响下，骨折愈合功能停止，骨折端已形成假关节一种情况，称骨折不愈合。骨折所需愈合时间再三延长后，骨折仍没有愈合，断端仍有异常活动，X 线片显示骨折断端互相分离，骨痂稀少，两断端萎缩光滑，骨髓腔封闭，骨端硬化者，称骨折不愈合。临床上常由于骨折端夹有较多的软组织，或开放性骨折清创中过多地去除碎骨片，造成骨缺损，多次的手术整复破坏了骨折部位的血液循环，对造成骨折迟缓愈合的因素没有及时去除，发展下去也可造成骨不愈合。常用的有效治疗方法为植骨术。

第二节　躯干骨折

躯干骨是由脊柱、肋骨和骨盆组成的,对胸腔、腹腔和盆腔脏器的保护和承重起着非常重要的作用。躯干骨损伤的致伤暴力强大,损伤机制复杂,往往合并内脏组织结构的破坏,产生严重并发症,可致终身残废甚至死亡。因此,对于躯干骨折的诊断和治疗,应当既要重视躯干骨折,也要重视并发的内脏损伤及其对全身和局部生理功能的影响。

一、肋 骨 骨 折

肋骨骨折在胸部损伤中最为常见,既可以发生单根或多根肋骨骨折,也可发生同一肋骨的多处骨折。肋骨骨折端易刺破胸膜、肺,发生血气胸,多发肋骨骨折可形成浮动胸壁,发生反常呼吸。以成年人和老年人多见,青少年则少见。肋骨骨折需注意肝脏、脾脏、肾脏损伤。

【病因病机】

1. 直接暴力

棍棒打击或直接撞击等外力直接作用于肋骨发生骨折,骨折端向内移位,可穿破胸膜及肺脏,造成气胸和血胸(图6-10A)。

2. 间接暴力

如塌方、车轮辗轧、重物挤压等,使胸廓受到前后方对挤的暴力,肋骨被迫向外弯曲凸出,在最突出处发生骨折,多发生在腋中线附近。亦有因暴力打击前胸,而致后肋骨折,或打击后胸而致前肋骨折。骨折多为斜形,断端向外突出,刺破胸膜的机会较少,偶尔刺破皮肤,造成开放性骨折(图6-10B)。

3. 肌肉收缩

长期剧烈咳嗽或喷嚏时,胸部肌肉急剧而强烈地收缩,可致肋骨发生疲劳骨折,但多发生于体质虚弱、骨质疏松者。

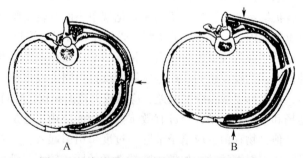

图6-10　直接暴力和间接暴力引起肋骨骨折

骨折可发生于一根或数根肋骨。一根肋骨发生两处骨折时,称为双处骨折。多根肋骨双处骨折时,或者胸侧方多根肋骨骨折时,由于暴力大,往往同时有多根肋骨前端的肋软骨关节脱位或肋软骨骨折,使该部胸廓失去支持,产生浮动胸壁,吸气时因胸腔负压增加而向内凹陷,呼气时因胸腔负压减低而向外凸出,恰与正常呼吸活动相反,称为反常呼吸(图6-11)。外力不仅可导致肋骨骨折,也可使肺脏受到挤压,发生肺泡内出血水肿,肺泡破裂,引起肺间质水肿,影响血气交换。若骨折端损伤胸膜、肺脏,使空气进入胸膜腔,即为气胸。肋骨骨折伤及胸膜、肺脏或血管时，使血液流入胸腔，即为血胸，气胸与血胸同时发生，称为血气胸。

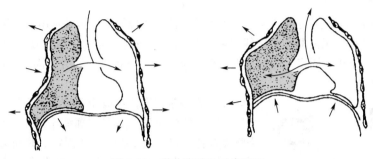

图 6-11 浮动胸壁及反常呼吸

【临床表现】

伤后局部肿胀、疼痛，咳嗽、喷嚏、深呼吸或转动体位时加重。检查骨折处和（或）周围可有皮下血肿或瘀斑，局部压痛，有时可触及骨擦感或畸形。两手分别置于前胸和后背或左右两侧，前后或左右挤压胸廓，引起骨折局部疼痛加重甚至产生骨膜擦音，称为胸廓挤压试验阳性（图 6-12）。

若并发气胸，轻者可出现胸闷、气促等症状，重者可出现呼吸困难、发绀、休克等症状和表现。并发血胸时，若胸膜腔小量积血，患者常无明显症状。

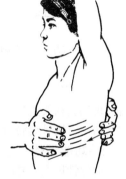

图 6-12 胸廓挤压试验

【诊断要点】

1. 病史

有明确的胸部外伤史，如车祸伤、挤压伤等。

2. 症状

伤处疼痛，或肿胀、瘀斑；说话、咳嗽、喷嚏、深呼吸及躯干转动时疼痛可明显加剧。并发气胸、血胸等并发症时可出现呼吸、循环症状，甚至休克。

3. 体征

局部压痛，或有畸形、骨擦音，胸廓挤压试验阳性。多肋骨骨折可见胸壁塌陷及反常呼吸。并发气胸、血胸时可见相应体征。

4. 辅助检查

胸部 X 线照片可以明确肋骨骨折及其移位情况，同时还有助于气胸、血胸等并发症的诊断，但前肋软骨骨折并不显示 X 线异常征象，主要靠临床检查。另外，对少量血胸等可以通过 CT 获得诊断。

【治疗】

单纯肋骨骨折，因有肋间肌固定和其余肋骨支持，较少移位且较稳定，一般不需整复，即便畸形愈合，也不妨碍呼吸运动。治疗重点是止痛、固定和防治并发症。如多根多处肋骨骨折或合并气胸、血胸等并发症，则需及时治疗。

1. 整复方法

（1）立位整复法：患者与术者相对靠墙站立，术者用双足踏患者双足，双手通过患者腋下，交叉抱于背后，然后双手扛起肩部，使患者挺胸，骨折自然整复。

（2）坐位或卧位整复法：患者正坐或仰卧，一助手双手按患者上腹部，令患者用力吸气，至最大限度再用力咳嗽，同时助手用力按压上腹部，术者以拇指下压突起的骨折端，即可复位。若为凹陷骨折，在患者咳嗽的同时，术者双手对挤患部的两侧，使下陷的骨折复位。

2. 固定方法

（1）胶布固定法：适用于第 5～9 肋骨骨折。患者体位同上，以 7～10cm 宽的长胶布自健侧肩胛骨中线绕过骨折处至健侧锁骨中线紧贴，第二条盖在第一条的上缘，互相重叠约 1/2，如此由后向前，自上而下进行固定。固定范围包括骨折区及上下各两根肋骨，固定时间为 3～4 周（图 6-13）。

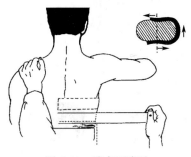

图 6-13　胶布固定法

（2）宽绷带固定法：适用于皮肤对胶布过敏者。骨折整复后，患者坐位深呼气，即胸廓缩至最小，用宽绷带多层环绕胸部包扎固定或以多头带包扎固定。时间为 3～4 周。骨折固定的同时可在局部外敷中药，如伤药膏、消瘀膏。

3. 手术疗法

（1）适应证：对于多处肋骨骨折的患者，应考虑手术治疗。

（2）手术选择：肋骨骨折内固定手术的方法较多，包括钢丝固定、肋骨微型钛板固定、记忆合金接骨板固定等。

4. 药物治疗

按跌打损伤分三期辨证施治，早期凉血止血、活血祛瘀、疏肝理气、利气宽胸，使用桃红四物汤、血府逐瘀汤、复元活血汤、胸伤一号方等加减；中期以和营活血、接骨续筋为主，内服接骨紫金丹或接骨丹；后期以补养肝肾气血、调理脾胃为主。

5. 功能锻炼

肋骨骨折经整复固定后即可下地自由活动。多根、多段骨折症状较重者早期可在半卧位休息的同时锻炼腹式呼吸运动，症状减轻后下地活动。

【预后与调护】

肋骨骨折一般预后良好。由钝力引起多发肋骨骨折，再加上肺挫伤、肺破裂等胸腔脏器损伤，又多合并头、腹部创伤，预后不好。少数患者因吸烟、原有肺部疾病或卧床等原因骨折早期疼痛较明显，甚至并发肺部感染，应注意止痛、抗炎治疗，鼓励患者咳嗽、排痰。治疗期间应禁止吸烟，避免辛辣刺激食品，以免因咳嗽、咳痰增加疼痛。

二、脊柱骨折脱位及脊髓损伤

脊柱损伤包括颈椎、胸椎、腰椎和骶尾椎的骨折脱位和相应韧带、软组织损伤，是临床常见损伤之一，占全身骨折的 5%～6%。其发生年龄多较为年轻，伤情常较复杂，严重创伤或治疗不当不但能引起瘫痪等并发症或后遗症，甚至可危及患者生命。

【病因病机】

1. 暴力作用类型

引起脊柱骨折脱位的外力有直接暴力和间接暴力两种，其中间接暴力占大多数。常见致伤原因包括高处坠落伤、重物落下撞击伤及车祸伤等。根据导致脊柱骨折脱位的暴力形式分类，有传导暴力（分纵轴方向和横轴方向两种）、成角暴力和旋转暴力之分。按引起脊柱损伤的暴力种类分析，包括屈曲型、伸展型、侧屈型、垂直压缩型、纵向牵张型、旋转型和水平剪力型等（图 6-14、图 6-15）。临床上的脊柱骨折脱位常常是几种致伤暴力联合作用造成的。如屈曲加压缩暴力多引起屈曲压缩型骨折（临床最常见）；屈曲及牵张暴力多引起屈曲牵张型损伤；伸展加压缩暴力常引起颈椎伸展型损伤；伸展及牵张暴力常导致软组织损伤为主的颈椎过伸型损伤；侧屈及压缩暴力多导致侧屈压缩型骨折；屈曲及旋转常导致单侧或双侧关节突脱位或骨折；屈曲、旋转及压缩可引起屈曲旋转型骨折脱位；垂直压缩（可能合并旋转或侧屈）暴力多导致爆裂型骨折；水平剪力可引起平移型脱位等。

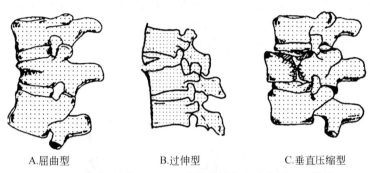

A.屈曲型 B.过伸型 C.垂直压缩型

图6-14　腰椎屈曲型损伤、过伸型损伤和垂直压缩型损伤

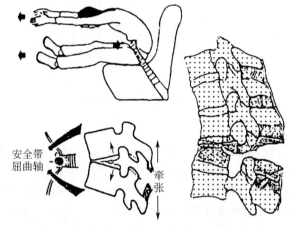

图6-15　腰椎水平剪切型损伤

2. 损伤类型

由于解剖和暴力大小、作用机制不同，脊柱各节段的损伤不尽相同。在第1、2颈椎，暴力作用于头顶或头颈部，可引起寰椎侧块骨折、齿状突骨折或合并寰椎前或后脱位及横韧带断裂等损伤。在第3~7颈椎，屈曲、伸展、旋转、垂直压缩等暴力可引起单纯颈椎骨折、单纯颈椎脱位（包括半脱位、全脱位和旋转性脱位）、颈椎骨折脱位及急性椎间盘突出等损伤。其中，单纯骨折多发生于下部颈椎；半脱位多发生于第4、5或第5、6颈椎间；全脱位以第4、5、6、7颈椎间多见；骨折脱位以屈曲型和伸展型多见，常发生于颈椎5~7之间。在胸腰椎，暴力可引起单纯椎体骨折和骨折脱位。临床以屈曲型骨折和骨折脱位最多见。垂直压缩暴力可引起椎体爆裂骨折。除椎体骨折或骨折脱位，暴力还可单独或同时引起脊椎附件骨折，包括椎弓峡部骨折、椎板骨折、关节突骨折、横突骨折和棘突骨折等。在脊柱骨折脱位的同时多伴有不同程度的韧带、肌肉等软组织损伤，甚至脊髓或马尾神经损伤。

3. 损伤的稳定类型

根据损伤组织对脊柱稳定性的影响大小，脊柱骨折脱位可以分为稳定性骨折和不稳定性骨折。单纯椎体压缩骨折（椎体压缩不超过1/2，不合并附件骨折或韧带撕裂）或单纯附件骨折为稳定性骨折；椎体压缩超过1/2或椎体粉碎，或骨折伴有脱位、附件骨折及韧带撕裂等为不稳定性骨折。

Denis等把脊柱划分成三条纵行柱状结构。前柱含前纵韧带、椎体和椎间盘的前2/3；中柱是后纵韧带、椎体和椎间盘后1/3；后柱即椎后韧带复合结构，含所有的椎弓及其间的韧带结构（图6-16）。由此根据三柱损伤的不同，Denis把脊柱不稳定分为机械性不稳定、神经性不稳定和兼具机械性和神经性不稳定。其中，机械性损伤中的两柱损伤可称为轻度不稳定，若将脊柱固定于过伸位可获得稳定性；三柱损伤则为重度不稳定，宜于手术复位和内固定。

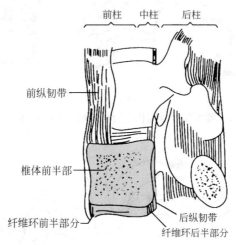

图6-16　Denis的三柱学说

4. 脊髓损伤

脊柱骨折脱位后由于骨折块移位、椎体关节脱位、椎间盘或黄韧带压迫及硬膜内（或）外出血或脊髓内（或）外水肿等原因可造成脊髓神经损伤，出现完全性或不完全性瘫痪。脊柱骨折合并的脊髓损伤常局限在1～2个脊髓节段，根据脊髓与脊柱的应用解剖，颈椎和上段胸椎损伤引起脊髓损伤；胸腰段损伤则合并脊髓圆锥和（或）神经根损伤；第二腰椎以下损伤则伴发单纯的马尾神经损伤。其中，脊髓损伤可以有脊髓震荡（脊髓休克）、脊髓受压和脊髓挫裂伤三种病理改变。

【临床表现】

脊柱损伤后患者可出现局部疼痛、肿胀、皮下瘀血等临床表现。由于骨折脱位患者多不能自行活动或站立，脊椎各方向运动障碍。屈曲型损伤可出现脊椎后凸畸形；胸腰椎及腰椎骨折由于腹膜后血肿刺激，可伴腹胀、腹痛、便秘等症状。脊柱骨折脱位伴有脊髓神经损伤时可引起截瘫，表现为损伤平面以下运动、感觉、反射等障碍，以及大小便功能障碍。老年人骨质疏松引起的骨折临床表现有时较青壮年外伤引起的骨折为轻。

【诊断要点】

1. 病史

脊柱损伤时大多有明确的高处坠落、重物撞击及车祸等外伤史。老年人由于骨质疏松可以仅有轻微的外伤史，如臀部着地跌倒、直立下坐等。

2. 症状

局部肿胀、疼痛、颈椎损伤患者头颈不能活动；胸腰椎损伤患者不能站立行走；脊髓损伤时下肢或四肢活动无力，感觉丧失，排尿及大便功能障碍；高位截瘫可出现呼吸困难甚至死亡。

3. 体征

检查可见局部后凸畸形或棘突间距离改变，损伤周围软组织肿胀，可伴有皮下瘀斑。局部压痛、叩痛，屈伸旋转等功能障碍。脊髓损伤时可出现损伤平面以下不同程度的运动、感觉、深浅反射障碍。

4. 辅助检查

X线正侧位片可显示脊柱骨折脱位的部位和基本形态。CT或MRI对明确骨折移位的程度、骨折移位与脊髓神经的关系、脊髓有无损伤或损伤的程度等有重大价值。

【治疗】

稳定性骨折脱位以闭合复位和外固定为主，如颈椎损伤的头颅牵引、胸腰椎屈曲损伤的过伸复位等；重度不稳定性骨折脱位宜切开复位内固定；合并脊髓损伤者或有神经损伤者应积极手术治疗。

1. 整复方法

（1）颈椎骨折脱位

1）枕颌带牵引：主要适用于骨折移位不大或脱位不严重，需要牵引时间较短，力量较小的患者。根据损伤机制不同牵引多在颈椎中立位或轻度过伸位，牵引重量一般不超过4kg，时间为3~4周。牵引期间防止牵引带滑脱至颈部，以免压迫颈部血管或气管。

2）颅骨牵引：主要适用于严重寰枢椎骨折、第3~7颈椎关节突脱位交锁或骨折脱位无脊髓损伤但难以复位者。对骨折患者，以中立位持续牵引（3~6周）为主。对关节突脱位交锁患者，以大重量快速牵引复位为主要目的，先以6~7kg做中立位或轻度屈曲位纵向牵引，每0.5~1小时摄片复查，若未复位，则逐次递增2kg牵引力直至复位。最大牵引重量可达15~18kg。复位后维持小重量牵引3~4周。使用此方法时必须有医师守在病床旁（图6-17）。

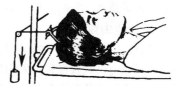

图6-17 颅骨牵引法

（2）胸腰椎骨折脱位

1）自身复位功能疗法：适用于大多数稳定性骨折者。基本方法是患者仰卧于硬板床上，早期骨折处垫软枕并对症处理，待疼痛减轻后逐渐进行腰背肌锻炼，包括仰卧位的五点、三点、四点支撑法和俯卧位方法等（图6-18）。

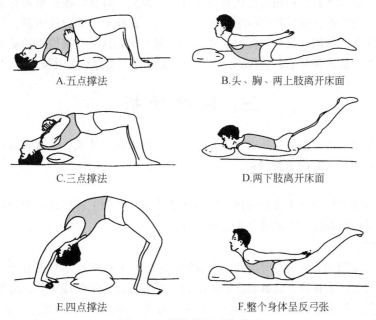

A.五点撑法
B.头、胸、两上肢离开床面
C.三点撑法
D.两下肢离开床面
E.四点撑法
F.整个身体呈反弓张

图6-18 腰椎骨折功能疗法

2）双踝悬吊法：患者俯卧于硬板床上，将两踝悬空吊起，使胸腰段脊柱过伸，术者逐渐按压骨折处使之复位。

2. 固定方法

固定适用于非手术治疗或手术治疗的后期患者。基本方法包括卧床（非手术 2~3 月）制动、牵引、金属支架等。

3. 手术疗法

（1）适应证：对于重度不稳定性骨折脱位宜切开复位内固定；合并脊髓损伤者或有神经损伤者应积极手术治疗。

（2）手术目的：①重建脊柱稳定性；②为脊髓神经恢复创造宽松的内环境；③促进损伤后的脊髓神经修复。

（3）手术选择：手术入路根据骨折类型、骨折部位、骨折后时间等决定。一般分后路手术和前路手术，也有前后路联合手术；后路手术目前多采用经椎弓根螺钉固定系统，前路手术多采用前路钢板和螺钉组成的钉板固定系统，或前路固定棒和螺钉组成的钉棒系统。

4. 药物治疗

按骨折三期辨证处方用药。对伴有脊髓神经损伤的患者，除上述中药外，在早期还应选用适当脱水抗炎药物。脊髓损伤后期可使用一些改善神经营养，促进神经恢复的药物。

5. 功能锻炼

牵引、固定期间及手术早期，骨折脱位局部应以制动为主，此时可以进行四肢肌肉和关节的锻炼。对稳定性胸腰椎骨折采用功能疗法的患者，则应尽可能早期进行腰背肌锻炼。约 12 周后逐渐进行损伤局部的肌肉和关节功能锻炼，但锻炼早期应避免做与移位方向相同的动作，如屈曲型损伤的脊柱前屈等。对脊髓损伤患者，卧床期间也应加强全身锻炼。鼓励患者每天做深呼吸并主动拍胸咳嗽排痰减少肺部感染；定时（每 2~3 小时一次）翻身并按摩以避免褥疮。

【预后与调护】

脊柱骨折脱位的治疗时间普遍较长，严重者卧床时间可达 2~3 个月，脊柱稳定性的恢复对保证正常脊柱功能、避免或减少损伤后遗症有重要意义。因此，对脊柱损伤患者首先要告知早期卧床、牵引、手术的重要性，骨折愈合前应休息制动为主，避免不当的脊柱运动，即使后期功能锻炼时也应注意用颈托、腰围、支具等保护。另外，卧床期间尤其是脊髓损伤的截瘫患者，要积极做好调护工作，尽可能避免褥疮、肺部感染、泌尿系感染、静脉血栓等并发症。

三、骨 盆 骨 折

骨盆骨折多由强大暴力所致，其中与骨盆骨折相关的失血性休克、脏器破裂后严重感染、脂肪栓塞和 DIC 是其早期死亡的主要因素。

【病因病机】

骨盆骨折多由强大外力直接作用所致，如高处坠落伤、重物土石压砸伤和交通事故伤等。根据致伤暴力作用的方向和部位不同可分为五种类型。

1. 侧方压缩型

外力作用于骨盆侧面，使伤侧骨盆向中线旋转，造成单侧或双侧耻骨支骨折，或耻骨联合交错重叠，髂骨翼骨折内旋移位，或骶髂后韧带断裂，而骶髂前韧带保持完整，出现骶髂关节旋转性半脱位。也可发生骶髂后韧带附着处的髂骨后半部骨折，该骨折块留在原位，称为半月形骨折。侧方压缩型损伤的特点是骶髂前韧带完整，在内旋位是不稳定的，而在垂直平面上是稳定的。

2. 前后压缩型

前后方向暴力挤压骨盆，使骨盆以骶髂关节为轴向两侧分离，故又称"开书本"样损伤。其特点是耻骨联合分离或耻骨支骨折，骶髂前韧带断裂，而骶髂后韧带保持完整，骶髂关节向外旋转性半脱位，或髂骨翼骨折向外旋转移位。该型损伤的特点是骶髂前韧带断裂，而骶髂后韧带完整，在外旋位是不稳定的，但在垂直平面上是稳定的。当持续的外旋暴力超过了骶髂后韧带的屈服强度，可导致完全的半骨盆分离，此时就不再是开书型损伤，而是最不稳定的骨盆骨折。前后伤力造成骨盆外旋，使骨盆内软组织、动静脉及神经受到牵拉撕裂，而出现内脏损伤、盆腔内大出血和腰骶神经丛损伤。

3. 垂直压缩型

由高处跌落双下肢着地后，骨盆受到上下方的剪切暴力致伤。表现为耻骨联合分离、耻骨支骨折，骶髂关节纵向分离脱位，或骶骨孔处的纵向骨折、骶髂关节髂骨侧的纵向骨折，其特征是半侧骨盆向头侧的纵向移位。

4. 混合型

由多种不同方向的暴力混合造成骨盆的多发性骨折和多方向移位。

5. 撕脱性骨折

由肌肉急骤收缩所致，多发生于青少年剧烈运动过程中，如快跑、跳跃时，尤以髂前上、下棘和坐骨结节撕脱骨折常见。该损伤不影响骨盆环的完整和稳定，但骨折块往往移位较大，局部软组织撕裂较明显。

【临床表现】

骨盆骨折多为严重外伤导致。其临床表现可包括骨折表现、脏器组织损伤表现和骨折并发症表现三方面。骨折方面主要表现为局部肿胀、压痛、皮下瘀血或皮肤擦伤及下肢功能障碍等；脏器组织损伤主要指骨折同时合并的损伤，如颅脑、胸部和腹部脏器损伤，临床可出现相应的症状、体征，如意识障碍、呼吸困难、发绀、腹痛、腹膜刺激症状等；骨盆骨折的并发症主要包括髂部血管损伤引起的出血甚至失血性休克（严重骨盆骨折的出血量可达 2500～4000ml），尿道膀胱损伤出现的血尿、尿潴留或尿外渗等，直肠损伤引起的肛门出血及下腹疼痛等，子宫阴道损伤出现的局部血肿、瘀血、疼痛及非月经期阴道流血等；神经损伤出现的臀部或下肢麻木、感觉减退等。除诊断骨折外一定要明确有无合并损伤和并发损伤。

【诊断要点】

1. 病史

有明确的外伤史。

2. 症状

局部疼痛肿胀、皮下瘀血或皮肤擦伤，坐、立等活动受限。如发生血管或盆腔脏器损伤等并发症，可出现相应的临床症状。

3. 体征

骨折局部压痛明显，髂前上、下棘和坐骨结节撕脱骨折，常可触及移位的骨块。骶部骨折及脱位者，肛门检查局部可有明显压痛脱位征。骨盆挤压分离试验阳性说明骨盆环完整性被破坏；"4"字试验阳性提示骶髂关节损伤；肛门指诊发现血迹或直肠前方饱满或触及骨折端，考虑有直肠损伤或尾骨骨折；导尿时导尿管无法插入及肛门指诊发现前列腺移位者，说明尿道完全断裂；阴道检查可以发现阴道撕裂的部位和程度。

4. 辅助检查

X 线及 CT 检查可明确骨折及脱位的部位、类型及移位情况。骨盆正位平片作为必备的放射学检查，可对 90% 的病例做出正确诊断。为帮助分析前方、后方、头尾侧及旋转方向上的移位情况，须拍摄骨盆下口及入口位片。在患者的一般情况稳定后，为确定后方骨盆环的损伤情况及是否合并髋臼骨折应对所有病例进行 CT 检查。

【治疗】

骨盆骨折的治疗首先是积极处理血管损伤、脏器破裂等并发症和合并症。稳定性骨盆骨折和大多数不稳定性骨盆骨折可以通过卧床休息、手法复位、牵引、外固定等非手术治疗获得治愈；少数不稳定性骨折需要手术内固定。

1. 急救处理

由于骨盆骨折后大量失血导致的失血性休克，是其主要并发症和患者死亡的主要原因，因此应把抢救重点放在控制出血、纠正休克、恢复血流动力学稳定上。在患者出现休克时应当在检查床（车）上就地抢救，禁止搬动患者进行 X 线检查等，以免加重休克。如同时合并全身其他系统危及生命的损伤时，需请相关专业人员协助处理。

2. 整复方法

（1）手法复位：对不影响骨盆环稳定的耻骨支、坐骨支和髂骨翼骨折需卧床 2 ~ 3 周。有移位尾骨骨折可用肛门内手法复位。前后压缩型骨折，术者用双手从两侧向中心对挤髂骨翼，使之复位。也可使患者侧卧于硬板床上，患侧在上，用推按手法对骨盆略施压力，使分离的骨折复位。侧方压缩型骨折，患者仰卧，术者用两手分别置于两侧髂前上棘向外推按，分离骨盆使之复位。

（2）牵引复位：对垂直方向移位明显的骨盆骨折，行股骨髁上骨牵引，牵引重量为体重的1/7 ~ 1/5，牵引时间为 8 ~ 10 周。牵引的同时配合骨盆外固定器可以获得更安全、充分的治疗。

3. 固定方法

（1）外固定：对前后压缩型骨折复位后用多头带加压包扎，也可直接用骨盆兜悬吊固定。固定时间为 4 ~ 5 周。悬吊固定以臀部离开床面 2 ~ 3cm 为宜。

（2）骨盆外固定器固定：适合有移位但不需要手术的骨盆骨折或作为急救处理时的临时固定。

4. 手术疗法

（1）适应证：除撕脱性骨折外，骨盆环稳定的骨折（前后和侧方压缩型），不需内固定，而大多数不稳定的（垂直压缩和混合型）骨盆骨折，可通过外固定和牵引得到充分而安全的治疗。少数不稳定的骨盆骨折需切开手术治疗。

（2）手术目的：主要是恢复骨盆的稳定性和解剖复位，以利于早期进行功能锻炼，减少并发症的发生。

（3）手术选择：手术可采用前方和（或）后方内固定，或两者合用。常用骨盆重建钢板、拉力螺钉及骶骨棒等。骨盆手术由于解剖结构复杂，术中误伤其他组织和器官的风险极大，因此是一种较高难度的手术。

5. 药物治疗

早期宜活血祛瘀、消肿止痛，内服活血汤或复元活血汤加减，亦可用接骨丹冲服，外用消瘀膏、消肿散或双柏散。《正体类要》说："或元气内脱，不能摄血，用独参汤加炮姜以回阳；如不应，急加附子。"若合并大出血发生血脱者，应急投独参汤加炮姜、附子；中、后期应强筋壮骨、舒筋通络，内服选用舒筋汤、生血补髓汤或健步虎潜丸，外用海桐皮汤或骨科外洗一方煎水熏洗。

6. 功能锻炼

骨盆周围有坚强的筋肉，骨折整复后不易再移位，且骨盆为松质骨，血运丰富，容易愈合。未损伤骨盆后部负重弓者，伤后第一周练习下肢肌肉收缩及踝关节屈伸活动，伤后第二周练习髋关节与膝关节的屈伸活动，伤后第三周可扶拐下地站立活动。骨盆后弓损伤者，牵引期间应加强下肢肌肉舒缩和关节屈伸活动，解除固定后即可下床开始扶拐站立与步行锻炼。

【预后与调护】

骨盆骨折早期，出血、休克和脏器损伤等并发症的处理，以及骨折的固定是决定其预后的关键因素。由于骨盆骨折多伴有不同程度的出血，因此骨折早期尽量减少不必要的搬动，避免骨折断端的异常活动，同时及时判断各种并发症的可能和程度并做相应处理，包括止血、输液、会诊等。全身情况稳定后，根据骨折的移位和稳定程度，选择恰当的治疗方案，恢复骨盆的稳定。卧床期间应加强护理，避免、减少褥疮、感染、血栓等并发症的发生。

第三节　上肢骨折

上肢以上臂和前臂为杠杆，各关节为运动枢纽，通过手部操作而体现其功能。因此，对上肢功能的要求灵活性高于稳定性。治疗上，必须重视手部早期功能锻炼，固定时间一般较下肢略为缩短，不宜过长。

一、锁骨骨折

锁骨是有两个弯曲的长骨，位置表浅，呈"〰"形，内侧段前凸，有胸锁乳突肌和胸大肌附着，外侧段后突，有三角肌和斜方肌附着。桥架于胸骨与肩峰之间，是肩胛带同上肢与躯干间的骨性联系。锁骨骨折是较为常见的骨损伤之一，多发生在中 1/3 及中外 1/3 处，以儿童及青壮年多见。

【病因病机】

多因肩部外侧或手掌先着地跌倒，外力经肩锁关节传至锁骨而发生，以短斜形骨折为多。骨折后，内侧段可因胸锁乳突肌的牵拉向后上方移位，外侧段则由于上肢的重力和胸大肌牵拉而向前下方移位（图6-19）。

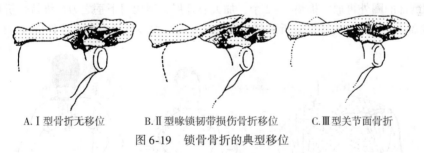

A. I 型骨折无移位　　B. II 型喙锁韧带损伤骨折移位　　C. III 型关节面骨折

图 6-19　锁骨骨折的典型移位

直接暴力多引起横断或粉碎骨折，临床较少见。骨折严重移位时，锁骨后方的臂丛神经和锁骨下动、静脉可能合并损伤。

【临床表现】

骨折后局部肌肉痉挛、肿胀、疼痛、压痛均较明显，可摸到移位的骨折端。患肩向内、下、前倾斜，患者常以健手托着患侧肘部，以减轻上肢重量牵拉，头向患侧倾斜，下颌偏向健侧，使胸锁乳突肌松弛而减少疼痛。幼年患者缺乏自诉能力，且锁骨部皮下脂肪丰厚，不易触摸，尤其是青枝骨折，临床表现不明显，但在穿衣、上提其手或从腋下托起时，会因疼痛加重而啼哭。

【诊断要点】

1. 病史

有外伤史，间接暴力多见。

2. 症状

锁骨部疼痛、肿胀，肩部活动受限。

3. 体征

局限性压痛，纵轴叩击痛，骨擦音，畸形；合并有血管神经损伤者上肢血运、运动及感觉异常。

4. 辅助检查

肩关节正位、穿胸位 X 线检查，必要时加照腋位和肩胛骨切位，粉碎性骨折或肩关节活动困难者可行 CT 三维重建，疑有血管损伤者可行彩超检查。

【治疗】

幼儿无移位锁骨骨折或青枝骨折可用三角巾悬吊患侧上肢。有移位骨折，虽可设法使其复位，但实际上没有很好的方法维持复位，最终锁骨总要残留一定的畸形。外形虽不雅观，但一般不影响肩关节的功能。婴幼儿由于骨塑形能力强，一定的畸形在发育中可自行矫正。没必要为取得解剖复位而反复整复。有移位骨折可按以下方法治疗。

1. 整复方法

患者坐位，挺胸抬头，双手叉腰，术者将膝部顶住患者背部正中，双手握其两肩外侧，向背侧徐徐牵引，使之挺胸伸肩，此时骨折移位即可复位或改善，如仍有侧方移位，可用提按手法矫正。

2. 固定方法

（1）一般固定法

1）"∞"字绷带固定法：在两腋下各置棉垫，用绷带从患侧肩后经腋下，绕过肩前上方，横过背部，经对侧腋下，绕过对侧肩前上方，绕回背部至患侧腋下，包绕 8～12 层。包扎后，用三角巾悬吊患肢于胸前（图 6-20A）。

2）双圈固定法：患者坐位，选择大小合适的纱布棉圈，分别套在患者的两肩上，胸前用布条平锁骨系于双圈上，然后在背后拉紧双圈，迫使两肩后伸，用布条分别在两圈的上下方系牢，最后在患侧腋窝部的圈外再加缠棉垫 1～2 个，加大肩外展，利用肩下垂之力，维持骨折对位（图 6-20B）。一般需固定 4 周，粉碎性骨折可延长固定至 6 周。大多数病例均可达骨折愈合。

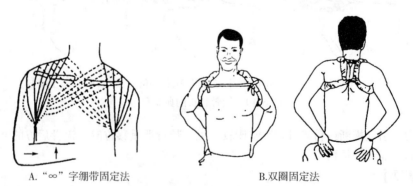

A."∞"字绷带固定法　　　　　　B.双圈固定法

图 6-20　锁骨骨折一般固定法

（2）经皮穿针内固定：克氏针内固定创伤小，因为它允许有限的暴露和减少软组织损伤。其方法是患者取仰卧位，头旋向健侧。局麻，常规消毒铺巾。在 X 线电视监视下，用两指捏住锁骨内侧段。由外侧折段的骨折面进髓腔，向外打出肩部，然后将针退出折面，复位，再顺行打入。针后端形成直角，截除多余段，残端埋入皮下。在锁骨内侧 3～4cm 区域，其下方有重要神经、血管束，为穿针危险区。在 X 线电视监视下，自锁骨内侧端骨隆起处向外穿针能安全避过此危险区。但是克氏针固定不牢靠，且容易出现克氏针折弯。

3. 手术疗法

尽管对于大部分锁骨骨折非手术方法具有很高的愈合率，可是严重移位、高度粉碎及短缩大于2cm的骨折患者对于采用保守治疗的疗效并不满意。在某些特定的情况下，手术固定被认为可达到更好的临床效果，同时可以减少保守治疗的痛苦。

（1）适应证：合并有锁骨下神经、血管损伤；开放性骨折；粉碎性骨折，尤其同一肢体多发骨折，锁骨畸形愈合或者不愈合而合并有症状者。

（2）手术选择：对锁骨骨折采用切开复位内固定术应十分慎重，并应注意减少手术的创伤和骨膜的剥离范围。可采用螺丝钉内固定、接骨板内固定、记忆合金环抱器固定等。目前锁骨使用钛质弹性髓内钉（TEN）初步效果良好，肩关节功能显著改善，对于粉碎性骨折，还是以接骨板固定为佳。

4. 药物治疗

初期宜活血祛瘀、消肿止痛，可内服活血止痛汤，外敷接骨止痛膏；中期宜接骨续筋，内服可选用新伤续断汤、肢伤二方，外敷接骨续筋药膏；中年以上患者，易因气血虚弱，血不荣筋，并发肩关节周围炎，故后期宜着重养气血、补肝肾、壮筋骨，可内服六味地黄丸，外贴坚骨壮筋膏。儿童患者骨折愈合迅速，如无兼症，后期不必用药。

5. 功能锻炼

初期可做腕、肘关节屈伸活动，中后期逐渐做肩部功能锻炼，重点是肩外展和旋转运动，防止肩关节因固定时间太长而致功能受限。当X线片显示骨折愈合时，一般在伤后6～8周，允许进行抗阻力活动和强化训练。

【预后与调护】

锁骨骨折愈合较快，一般预后好。固定期间要经常检查骨折对位情况，防止骨折发生再移位。睡眠时需平卧免枕，肩胛间垫高，以保持双肩后仰，有利于维持骨折复位。固定期间如发现上肢神经或血管受压症状或绷带松动，应及时调整绷带松紧度。

二、肱骨外科颈骨折

肱骨外科颈位于解剖颈下2～3cm，相当于大、小结节下缘与肱骨干的交界处，为疏松骨质和致密骨质交界处，常易发生骨折，而肱骨解剖颈很短，骨折较罕见。紧靠肱骨外科颈内侧有腋神经向后进入三角肌内，臂丛神经、腋动静脉通过腋窝，严重移位骨折时可合并神经血管损伤。

【病因病机】

多因跌倒时手掌或肘部先着地，传达暴力所引起，若上臂在外展位则为外展型骨折，若上臂在内收位则为内收型骨折。以老年人较多见，女性发病率高，亦可发生于儿童与成人。临床常见以下三种类型（图6-21）：

1. 外展型骨折

受外展传达暴力所致。断端外侧嵌插而内侧分离，多向前、内侧突起成角。有时远端向内侧移位，常伴有肱骨大结节撕脱骨折。

2. 内收型骨折

受内收传达暴力所致。断端外侧分离而内侧嵌插，向外侧突起成角。

3. 肱骨外科颈骨折合并肩关节脱位

受外展外旋传达暴力所致。若暴力继续作用于肱骨头，可引起前下方脱位，有时肱骨头受喙突、肩盂或关节囊的阻滞得不到整复，关节面向内下，骨折面向外上，位于远端的内侧。临床较

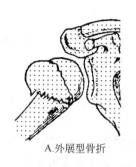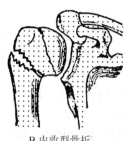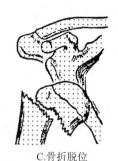

A.外展型骨折　　　　　　　　B.内收型骨折　　　　　　　　C.骨折脱位

图 6-21　肱骨外科颈骨折

少见，若处理不当，常容易造成患肢严重的功能障碍。

肱骨外科颈骨折是接近关节的骨折，周围肌肉比较发达，肩关节的关节囊和韧带比较松弛，骨折后容易发生软组织粘连，或结节间沟不平滑。中年以上患者，易并发肱二头肌长头肌腱炎、冈上肌腱炎或肩关节周围炎。

【临床表现】

手或肘撑地，或肩部直接受暴力打击，肩部疼痛，瘀肿明显，活动受限。检查见肩部肿胀或畸形，肩周压痛，有时可触及骨擦音或骨擦感，纵轴叩击痛，检查桡动脉搏动及上肢运动感觉，了解有无血管神经损伤。

【诊断要点】

1. 病史

有外伤史，间接暴力多见。

2. 症状

肩部疼痛、肿胀，上臂内侧可见瘀斑，活动受限。

3. 体征

局限性压痛，纵轴叩击痛，骨擦音，畸形；合并有血管神经损伤者上肢血运、运动及感觉异常。

4. 辅助检查

肩关节正位、穿胸侧位（或外展侧位）X 线检查，必要时加照腋位和肩胛骨切位可确定骨折类型及移位情况，粉碎性骨折或肩关节活动困难者可行 CT 三维重建，疑有血管损伤者可行彩超检查。

【治疗】

无移位的骨折、稳定骨折，仅用三角巾悬吊患肢 1~2 周即可开始活动。有移位骨折需进行手法复位。合并脱位时，先整复脱位，后整复骨折。若合并有血管神经损伤者则选用手术治疗。

1. 整复方法

患者坐位或卧位，一助手用布带绕过腋窝向上提拉，屈肘 90°，前臂中立位，另一助手握其肘部，沿肱骨纵轴方向牵拉，纠正缩短移位（图 6-22A），然后根据不同类型再采用不同的复位方法。

（1）外展型骨折：术者双手握骨折部，两拇指按于骨折近端的外侧，其他各指抱骨折远端的内侧向外端提，助手同时在牵拉下内收其上臂即可复位（图 6-22B）。

（2）内收型骨折：术者两拇指压住骨折部向内推，其他四指使远端外展，助手在牵引下将上臂外展即可复位（图 6-22C）。如成角畸形过大，还可继续将上臂上举过头顶；此时术者立于患者前外侧，用两拇指推挤远端，其他四指挤按成角突出处，如有骨擦感，断端相互抵触，则表示成角畸形矫正（图6-22D）。对合并肩关节脱位者，有些可先整复骨折，然后用手法推送肱骨头；亦可先持续牵引，使肩盂间隙加大，纳入肱骨头，然后整复骨折。

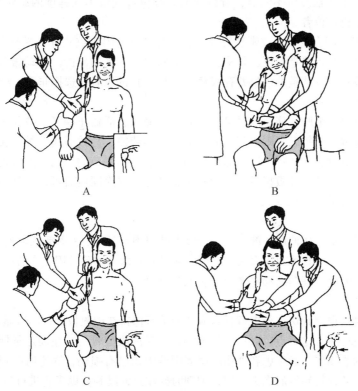

图6-22 肱骨外科颈骨折复位法

2. 固定方法

在助手维持牵引下，将棉垫3~4个放于骨折部的周围，短夹板放在内侧，若内收型骨折，大头垫应放在肱骨内上髁的上部；若外展型骨折，大头垫应顶住腋窝部，并在成角突起处放一平垫，三块长夹板分别放在上臂前、后、外侧，用三条扎带将夹板捆紧，然后用长布带绕过对侧腋下用棉花垫好打结（图6-23）。

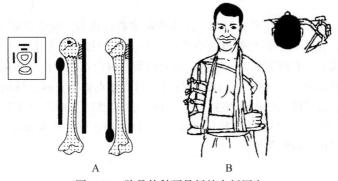

图6-23 肱骨外科颈骨折的夹板固定

对移位明显的内收型骨折，除夹板固定外，尚可配合皮肤牵引3周，肩关节置于外展前屈位，其角度视移位程度而定。

3. 手术疗法

治疗目的是重建无痛的功能正常的肩关节。

（1）适应证：对手法复位不满意，骨折块向外移位或残留不同程度的旋转畸形；整复失败，或固定过程中发生再移位者。

（2）手术选择：闭合复位经皮螺纹钉固定，切开复位内固定或肱骨头置换术。在制订手术计划时必须考虑患者的骨折严重程度，骨量，肩袖的状况，患者的年龄、活动量及健康状况。对生活质量要求较低或存在有严重的内科并存疾病（如痴呆）的患者应选择非手术治疗。

4. 药物治疗

初期宜活血祛瘀、消肿止痛，内服可选用和营止痛汤、活血止痛汤、肢伤一方加减，外敷消瘀止痛药膏、双柏散；老年患者则因其气血虚弱，血不荣筋，易致肌肉萎缩，关节不利，故在中后期宜养气血、壮筋骨、补肝肾，还应加用舒筋活络、通利关节的药物，内服可选用接骨丹、生血补髓汤或肢伤三方加减，外敷接骨续筋膏和接骨膏等。解除固定后可选用海桐皮汤、骨科外洗一方、骨科外洗二方熏洗。

5. 功能锻炼

初期先让患者握拳，屈伸肘、腕关节，舒缩上肢肌肉等活动，3周后练习肩关节各方向活动，活动范围应循序渐进，每日练习十多次。一般在4周左右即可解除外固定。后期应配合中药熏洗，以促进肩关节功能恢复。练功活动对老年患者尤为重要。

【预后与调护】

肱骨外科颈骨折愈合较快。外展型骨折应使肩关节保持在内收位，切不可做肩外展抬举动作，尤其在固定早期更应注意这一点，以免骨折再移位。对内收型骨折，在固定早期则应维持在外展位，勿使患肢做内收动作。老年患者外伤后肩周围软组织已有损伤，固定时间过长可引起肩关节周围软组织粘连，并容易导致肩周炎，因此护理时要注意鼓励和协助患者进行肩部功能锻炼。

三、肱骨干骨折

由肱骨外科颈下1cm至内外髁上2cm处的一段长管状坚质骨称为肱骨干，它上部较粗，自中1/3以下逐渐变细，至下1/3渐成扁平状，并稍向前倾。肱骨干骨折很常见，约占全身骨折总数的1.31%。肱骨干中下1/3交界处后外侧有一桡神经沟，有桡神经通过，紧贴骨干，故中下1/3交界处骨折，易并发神经损伤。

【病因病机】

肱骨干中上部骨折多因直接暴力引起，多为横断或粉碎骨折。肱骨干周围有许多肌肉附着，由于肌肉的牵拉，故在不同平面的骨折就会造成不同方向的移位。上1/3骨折（三角肌止点以上）时，近端因胸大肌、背阔肌和大圆肌的牵拉而向前、向内；远端因三角肌、喙肱肌、肱二头肌和肱三头肌的牵拉而向上、向外。中1/3骨折（三角肌止点以下）时，近端因三角肌和喙肱肌牵拉而向外、向前；远端因肱二头肌和肱三头肌的牵拉而向上。肱骨干下1/3骨折多由间接暴力（如投弹、掰手腕）所致，常呈斜形、螺旋形骨折（图6-24）。移位可因暴力方向、前臂和肘关节的位置而异，多为成角、内旋移位。

【临床表现】

肱骨干骨折患者伤时可闻及有"咔嚓"骨折声，出现疼痛、肿胀、局部压痛、畸形、反常活动及骨擦音等。若骨折合并桡神经损伤，可出现垂腕、手部掌指关节不能伸直、拇指不能伸展和手背虎口区感觉减退或消失。肱骨干骨折的患者应当常规检查患肢远端血运的情况，包括对比两侧桡动脉搏动、甲床充盈、皮肤温度等，必要时可行血管造影，以确定有无肱动脉损伤。

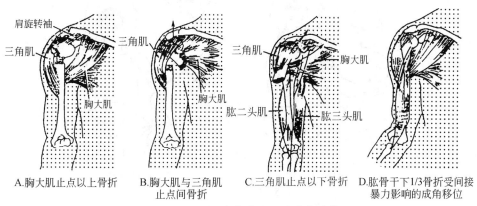

A.胸大肌止点以上骨折　　B.胸大肌与三角肌　　C.三角肌止点以下骨折　　D.肱骨干下1/3骨折受间接
　　　　　　　　　　　　止点间骨折　　　　　　　　　　　　　　　暴力影响的成角移位

图 6-24　不同骨折部位的肌力牵拉移位

【诊断要点】

1. 病史

有明显外伤史，间接暴力多见。

2. 症状

上臂肿胀、疼痛、侧突畸形，不能高举。

3. 体征

有挤压痛、假活动，骨擦音和肘部叩击痛；合并有桡神经损伤者有垂腕畸形及虎口区感觉异常。

4. 辅助检查

正侧位 X 线片，可明确骨折部位、类型及移位程度。

【治疗】

治疗肱骨干骨折时，如过度牵引、反复多次整复或体质虚、肌力弱的横断骨折和粉碎性骨折患者，再因上肢重量悬垂作用，在固定期间可逐渐发生分离移位。如处理不及时或不恰当，则可致骨折迟缓愈合甚至不愈合。因此，在治疗过程中，必须防止骨折断端分离移位。

1. 整复方法

患者坐位或平卧位。一助手用布带通过腋窝向上，另一助手提持前臂在中立位向下，沿上臂纵轴对抗牵引，一般牵引力不宜过大，否则易引起断端分离移位。待重叠移位完全矫正后，根据骨折不同部位的移位情况进行整复。

（1）上 1/3 骨折：在维持牵引下，术者两拇指抵住骨折远端外侧，其余四指环抱近端内侧，将近端托起向外，使断端微向外成角，继而拇指由外推远端向内，即可复位（图6-25A）。

（2）中 1/3 骨折：在维持牵引下，术者以两拇指抵住骨折近端外侧挤按向内，其余四指环抱远端内侧向外端提（图6-25B），纠正移位后，术者捏住骨折部，助手徐徐放松牵引，使断端互相接触，微微摇摆骨折远端或从前后内外以两手掌相对挤压骨折处，可感到断端摩擦音逐渐减小，直至消失，骨折处平直，表示基本复位。

（3）下 1/3 骨折：多为螺旋或斜形骨折，仅需轻微力量牵引，矫正成角畸形，将两斜面挤按复正。

2. 固定方法

靠近上 1/3 骨折，可做超肩关节固定，靠近下 1/3 时可做超肘关节固定。固定时间为 4～8 周。但需注意以下几点：

（1）胸大肌止点以上骨折，因折端复位后不稳定，应于内侧夹板上端加厚蘑菇垫以推挤远折端

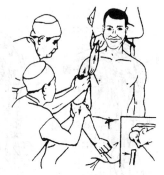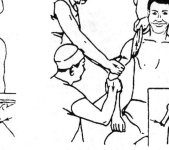

A.上1/3骨折复位法　　　　　　　　　B.中1/3骨折复位法

图 6-25　肱骨干骨折复位法

向外，同时应稍松结扎，肘关节屈曲度应大于90°，悬吊于胸前，以保持折端稳定对位（图6-26）。

（2）肱骨中段骨折，因骨折端易形成分离及向外成角，故应采用双超夹板固定（即超肩超肘关节夹板）。对折端已有分离移位者，可根据情况选用超肩或超肘夹板，同时加用布带做反向牵引固定（图6-27）。

（3）肱骨下段骨折，以超肘夹板固定，使前臂旋前，切忌旋后。

（4）肱骨下段（髁上3~4cm处）的横断骨折，超肘夹板固定，前臂应极度旋前，肘关节极度屈曲位悬吊，固定时间应较长，因此型骨折愈合较慢。应定期做 X 线透视或拍摄照片，以及时发现在固定期间骨折端是否有分离移位。若发现断端分离，应加用弹性绷带上下缠绕肩、肘部，使断端受到纵向挤压而逐渐接近。

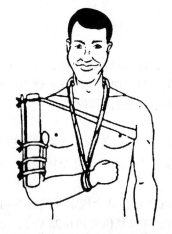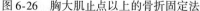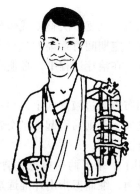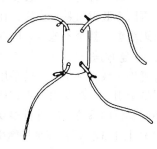

图 6-26　胸大肌止点以上的骨折固定法　　　　图 6-27　肱骨干骨折移位布带及牵引固定法法

3. 手术疗法

治疗的基本原则是使骨折尽早愈合，早期进行患肢的功能康复，尽可能减少并发症。

（1）适应证：肱骨是非负重骨，即使存在一定程度的旋转、短缩和成角畸形，也能获得良好的代偿功能。肱骨周围血液供应丰富，对骨折愈合十分有利，因此即使固定不十分完善，单纯肱骨干骨折非手术治疗也可获得满意的疗效。但合并有开放骨折、多段骨折手法不能达到满意复位或无法维持满意复位、继发于恶性肿瘤的病理骨折、骨折不愈合、合并同侧肘关节和肩关节骨折、血管损伤、合并桡神经损伤和臂丛神经损伤等，可进行切开复位内固定手术。

（2）手术选择：可选用接骨板、自锁髓内钉、外固定架。

1）接骨板固定：尽管带锁髓内钉的使用趋于增多，但现阶段接骨板固定仍是最主要的固定方式，主要因为其操作简单、易于掌握，无需C形臂透视等较高档辅助设备，术后基本没有肩部疼痛现象。

2）髓内钉固定：适用于肱骨外科颈下2cm至鹰嘴窝上4cm的骨折，尤其适用于粉碎、多段、长斜形骨折。

3）外固定架固定：适用于严重的开放骨折伴大面积软组织损伤及骨缺损，伴发烧伤的感染性骨不连。优点是允许对软组织进行处理，可通过牵引及加压影响骨痂的形成。

4. 药物治疗

按骨折三期辨证用药。骨折迟缓愈合者，应重用接骨续损药，如土鳖虫、自然铜、骨碎补之类。闭合性骨折合并桡神经损伤，可将骨折复位，夹板固定，内服药还应加入行气活血、通经活络之品，如黄芪、地龙之类，选用骨科外洗二方、海桐皮汤熏洗。

5. 功能锻炼

固定后即可做伸屈指、掌、腕关节活动，有利于气血畅通。肿胀开始消退后，患肢上臂肌肉应用力做舒缩活动，应逐渐进行肩、肘关节活动。骨折愈合后，应加强肩、肘关节活动，并配合药物熏洗，使肩、肘关节活动功能早日恢复。

【预后与调护】

上1/3骨折一般预后良好，骨滋养动脉从肱骨干中间的滋养孔进入骨内下行，所以中、下1/3骨折容易发生延迟愈合或不愈合。合并有桡神经损伤恢复期需3~6个月。血管损伤患者注意制动，患肢保暖。小夹板固定患者，2周内经常调节扎带松紧度，以免发生再移位；加强腕部和手指的活动，防止肌肉萎缩。手、前臂肿胀时，可嘱患者每日自行轻柔按摩手和前臂。若发现断端分离时，术者可一手按肩，一手按肘部，沿纵轴轻轻挤压，或使用触碰手法使骨断端接触，并适当延长木托板悬吊日期，直到分离消失、骨折愈合为止。

四、肱骨髁上骨折

肱骨下端较扁薄，髁上部处于疏松骨质和致密骨质交界处，后有鹰嘴窝，前有冠状窝，两窝之间仅为一层极薄的骨片，两髁稍前屈，并与肱骨纵轴形成向前30°~50°的前倾角。前臂完全旋后时，上臂与前臂纵轴呈10°~15°外翻的携带角（图6-28），骨折移位可使此角改变而呈肘内翻或肘外翻畸形。肱动脉和正中神经从肱二头肌腱膜下通过，桡神经通过肘窝前外方并分成深浅两支进入前臂（图6-29）。肱骨髁上骨折时，易被刺伤或受挤压而合并血管神经损伤。

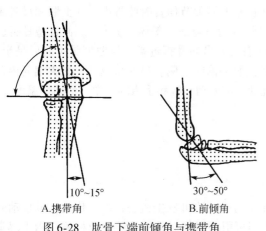

A. 携带角　　B. 前倾角

图6-28 肱骨下端前倾角与携带角

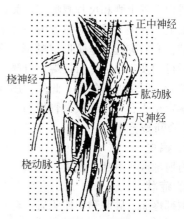

图6-29 经过肘窝的神经和血管

【病因病机】

根据暴力来源及方向可分为伸直、屈曲和粉碎型（图6-30）。

（1）伸直型：占90%以上。跌倒时肘关节在半屈曲或伸直位，手掌触地，暴力经前臂传达至肱骨下端，将肱骨髁推向后方，由于重力将肱骨干推向前方，造成肱骨髁上骨折。骨折线由前下斜向后上方。骨折近段常刺破肱前肌损伤正中神经和肱动脉。骨折时，肱骨下端除接受前后暴力外，还可伴有侧方暴力，按移位情况又分尺偏型和桡偏型。

1）尺偏型：骨折暴力来自肱骨髁前外方，骨折时肱骨髁被推向后内方。内侧骨皮质受挤压，产生一定塌陷。前外侧骨膜破裂，内侧骨膜完整。骨折远端向尺侧移位。因此复位后远端容易向尺侧再移位。即使达到解剖复位，因内侧皮质挤压缺损而会向内偏斜。尺偏型骨折后肘内翻发生率最高。

2）桡偏型：与尺偏型相反。骨折断端桡侧骨皮质因压挤而塌陷。外侧骨膜保持连续。尺侧骨膜断裂，骨折远端向桡侧移位。

（2）屈曲型：占2%～10%。肘关节在屈曲位跌倒，肘部着地，暴力由后下方向前上方撞击尺骨鹰嘴，髁上骨折后远端向前移位，骨折线常为后下斜向前上方，与伸直型相反。很少发生血管、神经损伤。

（3）粉碎型：多见于成年人，该型骨折属肱骨髁间骨折，按骨折线形状可分"T"型和"Y"型骨折。

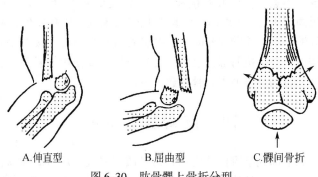

A.伸直型　　　　B.屈曲型　　　　C.髁间骨折

图6-30　肱骨髁上骨折分型

【临床表现】

无移位骨折肘部疼痛、肿胀，肱骨髁上处有环形压痛，肘关节活动功能障碍。有移位骨折肘部疼痛、肿胀较明显，肿胀严重者甚至出现张力性水疱，肱骨髁上部有异常活动和骨擦音，肘后的肱骨内、外上髁和尺骨鹰嘴三点关系正常（正常的肘关节伸直时肱骨内、外上髁和尺骨鹰嘴在一直线上，肘关节屈曲时肱骨内、外上髁和尺骨鹰嘴三点成一等腰三角形）。伸直型骨折肘部呈半伸位，肘后突起，呈靴形肘畸形，在肘前可扪及突出的骨折近端。屈曲型骨折肘后呈半圆形，在肘后可扪及突出的骨折近端。有侧方移位者，肘尖偏向一侧。尺偏移位者，肘尖偏向内侧；桡偏移位者，肘尖偏向外侧。此外，还应注意桡动脉的搏动、腕和手指的感觉、活动、温度、颜色，以便确定是否合并神经或血管损伤。

【诊断要点】

1. 病史

有肘部或手着地外伤史。

2. 症状

肘部疼痛、肿胀和功能障碍；合并肱动脉挫伤或压迫可发生血管痉挛、疼痛；或桡动脉搏动消失，手部皮肤苍白，发凉麻木；正中神经受损可引起拇指对掌功能障碍及桡侧三指半感觉减退或消失。

3. 体征

局部压痛、肿胀、靴形畸形、骨擦音或骨擦感。

4. 辅助检查

X 线检查可明确骨折部位、类型及移位程度。疑有血管神经损伤可行血管彩超、数字减影血管造影（DSA）和肌电图检查。

【治疗】

无移位骨折可置患肢于屈肘 90°位，用颈腕带悬吊 2～3 周；有移位骨折行手法复位后夹板固定。手法复位困难可行尺骨鹰嘴牵引逐步复位。若合并有血管神经损伤宜采用手术治疗。

1. 整复方法

肱骨髁上骨折整复手法较多，现将临床上常用的整复手法介绍如下：

患者仰卧，两助手分别握住其上臂和前臂，做顺势拔伸牵引，术者两手分别握住远近段，相对挤压，纠正重叠移位。若远段旋前（或旋后），应首先纠正旋转移位，使前臂旋后（或旋前）。纠正上述移位后，若整复伸直型骨折，则以两拇指从肘后推按远端向前，两手其余四指重叠环抱骨折近段向后提拉，同时用端挤手法矫正侧方移位，并令助手在牵引下徐徐屈曲肘关节，常可感到骨折复位时的骨擦感；整复屈曲型骨折时，手法与上述相反，应在牵引后将远端向背侧压下，并徐徐伸直肘关节（图 6-31、图 6-32）。尺偏型骨折容易后遗肘内翻畸形，是由于整复不良或尺侧骨皮质遭受挤压，而产生塌陷嵌插所致。因此，在整复肱骨髁上骨折时，应特别注意矫正尺偏畸形，以防止发生肘内翻。

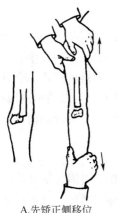
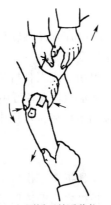
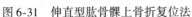

A.先矫正侧移位   B.再矫正前后移位

图 6-31 伸直型肱骨髁上骨折复位法

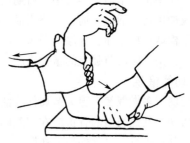

图 6-32 屈曲型肱骨髁上骨折复位法

2. 固定方法

（1）小夹板固定：伸直型骨折肘关节固定于屈曲 90°～110°位置 3 周。夹板长度应上达三角肌中部水平，内外侧夹板超肘关节，前侧板稍短，下端是月牙形。屈曲型骨折肘关节固定于屈曲 40°～60°位置 2 周，以后逐渐屈曲至 90°位置 1～2 周。伸直型在近折端的前侧放置一平垫，在远折端的后侧放置一梯形垫，防止再移位（图 6-33）；尺偏型应在肱骨内髁的内侧放置一梯形垫，纠正残余尺偏和防止再移位倾向，桡偏型应在肱骨外髁部放置一梯形垫，纠正残余桡偏和防止再移位倾向。

（2）石膏固定：对无移位骨折、复位后骨折稳定者，或骨折局部肿胀明显，或皮肤张力性水疱形成者，可用石膏托或肘部内外侧 U 形石膏固定。

（3）尺骨鹰嘴牵引：适用于肘部肿胀严重，不能使用小夹板或石膏固定的患者，特别是严重移位骨折和不稳定骨折（图6-34）。

（4）外固定支架：适用于严重粉碎性骨折。

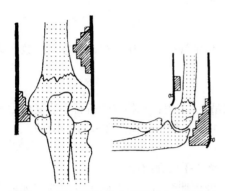
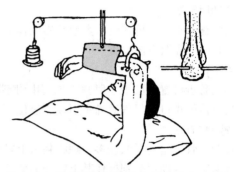

图6-33　肱骨髁上伸直型骨折小夹板固定　　图6-34　肱骨髁上骨折的尺骨鹰嘴牵引固定

3. 手术疗法

（1）适应证：肱骨髁上骨折一般无须手术治疗，除非手法复位失败、开放性骨折创口较大、陈旧性骨折已畸形愈合影响功能或伴有血管神经损伤，才考虑手术治疗。

（2）手术选择：肱骨髁上骨折最常用的内固定方法是克氏钢针及接骨板固定。

坚强固定是早期功能锻炼的基础，因此此类手术要求达到绝对稳定；儿童对于关节制动的耐受力较强，常常进行简单的固定已经足够。

4. 药物治疗

肱骨髁上骨折的患者以儿童占大多数，且骨折局部血液供应良好，愈合迅速。内服药治则，早期重在活血祛瘀，消肿止痛。肿胀严重、血运障碍者加用三七、丹参，并重用祛瘀、利水、消肿药物，如茅根、木通之类。中、后期内服药可停用。成人骨折仍按三期辨证用药。合并神经损伤者，应加用行气活血、通经活络之品。早期局部水疱较大者可用针头刺破，或将疱内液体抽吸，并用酒精棉球挤压干净，外涂紫药水。解除夹板固定以后，可用中药熏洗，有舒筋活络、通利关节的作用，是预防关节强直的重要措施。

5. 功能锻炼

固定期间多做握拳、腕关节屈伸等活动，粉碎骨折应于伤后1周在牵引固定下开始练习肘关节屈伸活动，其他类型的骨折应在解除固定后，积极主动锻炼肘关节伸屈活动。自主性活动要循序渐进，分步进行，去除外固定初期，切忌反复被动性强力伸屈，以免使肘关节再度损伤。

【预后与调护】

肱骨髁上因血供良好，骨折愈合迅速，通过正确的手法整复和夹板外固定，通常都能达到良好的治疗目的，一般都能及时康复，功能形态预后良好。本骨折多数为伸直型骨折，早期换药、调整夹板松紧度或护送患者拍X线片检查等都不可使患肘伸直，否则易引起骨折再移位。反之屈曲型骨折，早期不可随意做屈肘动作。骨折复位固定后，应鼓励患者按骨折早、中、晚康复治疗原则积极进行功能锻炼，以促进患肢功能恢复。同时，密切观察患肢血运情况。

五、肱骨外髁骨折

肱骨外髁骨折，是儿童常见的一种肘关节损伤，多见于5～10岁的儿童。多数患者单纯是肱骨小头骨骺部分离骨折，故又称为肱骨小头骨骺分离。

【病因病机】

肱骨外髁骨折的伤因多由间接复合外力造成，当儿童摔倒时手掌着地，前臂多处于旋前，肘关节稍屈曲位，大部分暴力沿桡骨传至桡骨头，再撞击肱骨外髁骨骺而发生骨折，同时多合并肘外翻应力或肘内翻应力，以及前臂伸肌群的牵拉力，而造成肱骨外髁骨折的不同类型。

根据骨折块的移位情况可分为无移位骨折、轻度移位骨折和翻转移位骨折三种（图6-35），翻转移位骨折又可分为前移翻转型和后移翻转型。

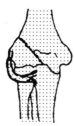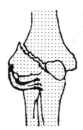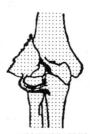

A.无移位骨折　　　　B.轻度移位骨折　　　　C.转翻移位骨折

图6-35　肱骨外髁骨折

【临床表现】

肱骨外髁骨折后，肘部外侧肿胀，并逐渐扩散，以至达整个肘关节。局部肿胀的程度与骨折类型有明显的关系，骨折脱位型肿胀最严重。肘外侧出现皮下瘀斑，逐渐向周围扩散，可达腕部。伤后2～3天发生皮肤水疱，水疱可感染。肘部外侧有明显压痛，若发生脱位型骨折，肘内侧亦有明显压痛。甚至可发生肱骨下端周圈性压痛。若发生移位型骨折，肘外侧可扪及活动的骨折块，并可触及骨擦音。肘关节稳定性丧失，可发生肘外翻畸形、肘部增宽，肘后三点关系改变。肘关节活动受限，患儿将肘关节保持在稍屈曲位，被动屈伸活动局部疼痛加重。前臂旋前、旋后功能一般不受限。

【诊断要点】

1. 病史

手掌或肘部着地外伤史。

2. 症状

肘外侧疼痛、肿胀，以及肘关节活动障碍。

3. 体征

肱骨外髁压痛、骨擦感、肘屈伸或前臂旋转受限，肘后三角改变。

4. 辅助检查

多数骨折X线检查可明确诊断，但外髁骨化中心未出现的儿童容易漏诊，此时应加照健侧做对比。

【治疗】

无明显移位的肱骨外髁骨折，仅屈肘90°、前臂悬吊胸前即可。有移位的骨折，要求解剖复位，最好争取在软组织肿胀之前，在适当的麻醉下，予以手法整复。若伤后时间超过1周或闭合复位不满意，应切开复位。晚期未复位者，则视肘关节的外形和功能而考虑是否手术。如晚期肘外翻引起牵拉性尺神经麻痹，可施行尺神经前置术。

1. 整复方法

（1）手法复位：患者仰卧，屈肘，助手握住上臂中段，术者一手握住患者腕部，一手置于肘外侧，使患肢腕关节背伸，以利于前臂伸肌松弛。肘关节屈曲，前臂旋后，使外侧关节囊及侧副韧带紧张，以利于骨折块向内移动。根据骨折块移位方向，直接用拇指推骨折块向内侧或前内侧复位（图 6-36）。骨折块有向外侧翻转移位的患者，顺势牵引的力量不宜过大，肘应稍屈曲一些，推挤骨折块复位时，先从外下方向上推，以纠正旋转，然后再从外向内推挤。

（2）针拔复位：适用于翻转移位骨折手法复位失败的患者。常规消毒后，C 形臂 X 线机下，克氏针尖抵骨折块内上部，从外上向内下方推挤，使骨折块向内下旋转（图 6-37）。

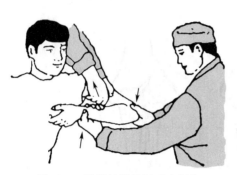
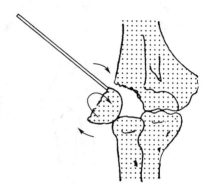

图 6-36　肱骨外髁骨折手法复位　　　　　图 6-37　肱骨外髁骨折手法复位

2. 固定方法

有移位骨折闭合整复后，肘伸直，前臂旋后位，外髁处放固定垫，尺侧肘关节上、下各放一固定垫，四块夹板从上臂中上段到前臂中下段，四条布带缚扎，使肘关节伸直而稍外翻位固定 2 周，以后改屈肘 90° 固定 1 周。亦可用四块夹板固定肘关节屈曲 60° 位 3 周，骨折临床愈合后解除固定。

3. 手术疗法

（1）适应证：侧方移位型骨折多数为不稳定骨折，闭合复位后应密切观察，若再次发生移位或整复失败应切开复位。对于旋转移位型、骨折脱位型主张采用手术治疗。

（2）手术选择：常用方法有经皮或切开复位两枚克氏针固定方法。也有采用松质骨螺钉、无头钉、埋头钉及可吸收钉进行固定，防止内固定物突出于关节面。

4. 药物治疗

早期重在活血祛瘀，消肿止痛。肿胀严重、血运障碍者加用三七、丹参，并重用祛瘀、利水、消肿药物，如茅根、木通之类。中、后期内服药可停用。成人骨折仍按三期辨证用药。合并神经损伤者，应加用行气活血、通经活络之品。早期局部水疱较大者可用针头刺破，或将疱内液体抽吸，并用酒精棉球挤压干净，外涂紫药水。解除夹板固定以后，可用中药熏洗，有舒筋活络、通利关节的作用，是预防关节强直的重要措施。

5. 功能锻炼

有移位骨折在复位 1 周内，可做手指轻微活动，不宜做强力前臂旋转、握拳、腕关节屈伸活动。1 周后，逐渐加大指、掌、腕关节的活动范围。解除固定之后，开始进行肘关节屈伸、前臂旋转和腕、手的功能活动。

【预后与调护】

肱骨外髁骨折大多能正常愈合，获得良好的功能。翻转移位骨折对骨骺的损伤较大，易造成日后肘外翻畸形，引起牵拉性尺神经麻痹。肱骨外髁骨折为关节内骨折，不宜进行强力被动活动，以防止新的出血和损伤，影响关节功能。固定期间应注意观察患肢血液循环，经常调整夹板松紧度，若肱骨外髁处有疼痛时，应拆开夹板检查有无压疮，如皮肤呈局限性红暗时，应放松夹板或稍移动位置。

六、尺骨鹰嘴骨折

尺骨鹰嘴骨折多数是波及半月切迹的关节内骨折，是肘部较常见的骨折，占全身骨折的1.19%。在成人中十分多见，而在儿童中则十分少见。

【病因病机】

尺骨鹰嘴骨折多数由间接暴力造成。跌倒时，肘关节突然屈曲，同时肱三头肌强烈收缩，则发生尺骨鹰嘴撕脱骨折，近端被肱三头肌牵拉而向上移位。直接暴力亦可造成尺骨鹰嘴骨折，如肘后部受直接打击，或跌倒时肘后着地而使鹰嘴受直接撞击，常发生粉碎性骨折，但多数无明显移位。根据骨折线的走行，分为无移位骨折、移位骨折和粉碎性骨折三类（图6-38～图6-40）。

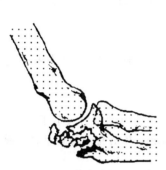 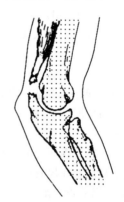

图6-38 尺骨鹰嘴骨折呈粉碎性　　　　图6-39 尺骨鹰嘴骨折片向上移位

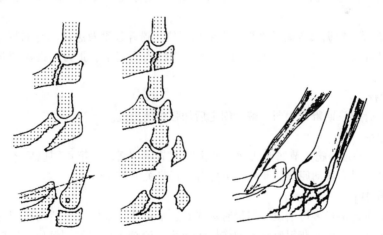

图6-40 成人尺骨鹰嘴骨折常见骨折线和移位

【临床表现】

肘后部明显肿胀，如关节腔内积血，鹰嘴及肱三头肌腱两侧肿胀（肘关节积液症），皮下瘀血，肘后疼痛明显，可能触及骨块和骨擦音，肘后三角关系被破坏，不能主动伸肘。在粉碎性骨折中，偶伴有尺神经损伤症状，产生前臂尺侧及手部尺神经支配区第四、五指麻痹症状。

【诊断要点】

1. 病史

手掌或肘部着地外伤史。

2. 症状

肘后疼痛、伸肘或屈肘障碍。

3. 体征

鹰嘴压痛、肘后部畸形或有骨擦音。

4. 辅助检查

X线检查可明确诊断。

【治疗】

尺骨鹰嘴骨折，要求解剖复位，以恢复平滑的关节面，避免产生创伤性关节炎，对无移位或移位不明显的骨折，可用折页式托板或石膏托外固定肘于110°～130°位，3周可开始行肘关节功能锻炼。

1. 整复方法

先把血肿抽吸干净，术者站在患肢近端外侧，两手环握患肢，以两拇指推迫其近端向远端靠拢，两示指与两中指使肘关节徐徐伸直，即可复位。

2. 固定方法

无移位骨折、已施行内固定者或肱三头肌成形术者，可固定肘关节于屈曲20°～60°位3周；有移位骨折手法整复后，在尺骨鹰嘴上端用抱骨垫固定，并用前、后侧超肘夹板固定肘关节于屈曲0°～20°位3周，以后再逐渐改固定在90°位1～2周。

3. 手术治疗

（1）适应证：①手法复位后，关节面仍不平滑或骨裂仍大于3 mm；②开放性尺骨鹰嘴骨折；③同时合并肌腱、神经损伤者；④需要复位的陈旧性尺骨鹰嘴骨折，显示功能障碍，关节面不平整。

（2）手术选择：根据尺骨鹰嘴骨折的类型和部位、粉碎程度及患者本身的特点，手术方法常有以下几种：切开复位和"8"字钢丝内固定术、螺钉内固定术、张力带钢丝和髓内针固定、钢板内固定。

4. 药物治疗

内服药可按骨折三期辨证用药，解除固定后加强中药熏洗。

5. 功能锻炼

3周以内只做手指、腕关节屈伸活动，禁止肘关节屈伸活动，第4周以后才逐步做肘关节主动屈伸锻炼，严禁暴力被动屈肘。此外，可配合进行肩关节练功活动。

【预后与调护】

尺骨鹰嘴骨折经治疗多可治愈，但仍有一些并发症产生，如肘关节活动范围受限和活动力量减弱，早期主动活动锻炼能获得改善；创伤性关节炎，治疗中要求解剖复位，以恢复关节面的平滑；早发的和迟发的尺神经炎，可采用尺神经前置术治疗。此外，捆扎带缚绑既不能过紧，也不宜过松，过紧易阻碍远端血运，过松则达不到固定的作用。

七、桡骨头骨折

桡骨头骨折包括头部骨折、颈部骨折和儿童桡骨头骨骺分离，也称为桡骨近端骨折，主要发生于中老年人，也见于儿童。临床上易被忽略，若未能及时治疗，将造成前臂旋转功能障碍或引起创伤性关节炎。

【病因病机】

桡骨头骨折多由间接暴力造成。跌倒时手掌先着地，肘关节处于伸直和前臂旋前位，暴力沿前臂桡侧向上传达，引起肘部过度外翻，使桡骨头撞击肱骨小头，产生反作用力，使桡骨头受挤压而发生骨折。少年儿童多见，青壮年亦可发生。在儿童则发生桡骨头骨骺分离。

桡骨头骨折可分为幼年青枝骨折，无移位骨折，轻度移位骨折，有移位的嵌插、粉碎和劈裂骨折等。根据骨折线的形态尚可有如下图所示的分型（图6-41）。

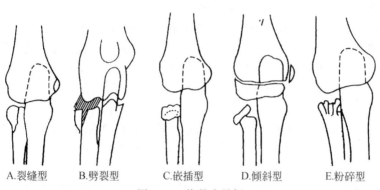

A.裂缝型　　B.劈裂型　　C.嵌插型　　D.倾斜型　　E.粉碎型

图6-41　桡骨头骨折

【临床表现】

手掌着地跌倒，或肘外侧受到暴力打击，活动肘关节，有肘外侧疼痛，肘屈伸和前臂旋转时，因疼痛而受限。桡骨头的外侧、前侧和后侧均压痛，肘桡侧副韧带压痛。前臂受纵轴叩击时，桡骨头疼痛加重。

【诊断要点】

1. 病史

有肩外展，手掌着地外伤史。

2. 症状

伤后肘部疼痛，肘外侧明显肿胀（若血肿被关节囊包裹，可无明显肿胀），桡骨头局部压痛，肘关节屈伸旋转活动受限制，尤以旋转前臂时，桡骨头处疼痛加重。

3. 体征

桡骨头颈部压痛、纵轴叩击痛。

4. 辅助检查

X线正侧位照片可明确骨折类型和移位程度。但5岁以下儿童，该骨骺尚未出现，只要临床表现符合，即可诊断，不必完全依赖X线照片。

【治疗】

无移位或移位较小的骨折只需单纯固定，鼓励早期活动。有移位的非关节内稳定骨折者可进行手法复位，严重移位者宜选择手术切开复位。

1. 整复方法

整复前先用手指在桡骨头外侧进行触摸，准确地摸出移位的桡骨头。复位时一助手固定上臂，术者一手牵引前臂在肘关节伸直内收位来回旋转，另一手的拇指把桡骨头向上、向内侧按挤，使其复位。

若手法整复不成功，可使用钢针拨正法：局部皮肤消毒，铺巾，在X线透视下，术者用不锈钢针自骨骺的外后方刺入，针尖顶住骨骺，向内、上方拨正。应注意避开桡神经，并采用无菌操作。

2. 固定方法

对于无移位骨折、移位很小的骨折及整复后的稳定骨折，可使用超肘关节夹板或长臂石膏托板固定。桡骨头前移位者一般应伸肘位固定2周，然后改屈肘位固定1~2周，以利于肘的功能恢复。固定时前臂应固定在旋后位，以放松旋后肌。

3. 手术疗法

（1）适应证：移位严重，经上述方法仍不能整复者，应切开复位，如成年人的粉碎、塌陷、嵌插骨折，关节面倾斜度在30°以上者，可考虑手术治疗。

（2）手术选择：可选用微型螺钉或小钢板固定或桡骨头切除术。

单纯的桡骨头骨折，如果过于粉碎无法重建，可一期切除。但前提是不合并侧副韧带及下尺桡关节、骨间膜等稳定结构的损伤（借助于应力检查，与对侧肘关节比较，可以判断对抗外翻应力是否存在差异性）。否则会出现桡骨上移、握力下降、腕关节疼痛等晚期并发症。

4. 药物治疗

早期治则是活血祛瘀、消肿止痛，儿童骨折愈合较快，在中后期主要采用中药熏洗，内服药可减免。

5. 功能锻炼

整复后即可做手指、腕关节屈伸活动，2~3周后做肘关节屈伸活动。桡骨头切除术后，肘关节的练功活动应更提早一些。不稳定型骨折患者，肘部功能锻炼时间适当延迟。

【预后与调护】

成人及儿童经合理治疗后预后尚可。老人骨折后可引起创伤性关节炎及关节僵硬等问题。骨折固定期间，前2周内要注意避免前臂的旋转活动，以免造成骨折块的再移位。复位固定后，要注意患肢血运情况，定期检查石膏、夹板固定情况及松紧度，术后要注意检查腕部和手指的感觉及运动情况，以了解是否损伤桡神经深支。

八、尺骨上1/3骨折合并桡骨头脱位

尺骨上1/3骨折合并桡骨头脱位，又称孟氏（Monteggia）骨折，是指尺骨半月切迹以下的上1/3段骨折，桡骨头同时自肱桡关节、桡尺近侧关节脱位，而肱尺关节没有脱位，是上肢较常见的骨折脱位，多发生于儿童，其他各年龄段也有发生。

【病因病机】

直接暴力和间接暴力均能引起尺骨上1/3骨折合并桡骨头脱位，而以间接暴力所致者为多。根据暴力方向及骨折移位情况，临床上可分为伸直、屈曲、内收三型（图6-42）。

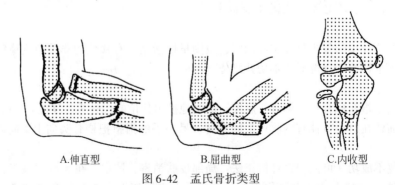

A.伸直型　　　　　　　B.屈曲型　　　　　　　C.内收型

图6-42　孟氏骨折类型

（1）伸直型：比较常见，多见于儿童。跌倒时，手掌先着地，肘关节处于伸直位或过伸位可造成伸直型骨折。传达暴力由掌心通过尺桡骨传向上前方，先造成尺骨斜形骨折，继而迫使桡骨头冲破或滑出环状韧带，向前外方脱出，骨折断端随之突向掌侧及桡侧成角。在成人，外力直接打击背侧，亦可造成伸直型骨折，为横断或粉碎骨折。

（2）屈曲型：多见于成人。跌倒时，手掌着地，肘关节处于屈曲位可造成屈曲型骨折。传达暴力由掌心传向上后方，先造成尺骨横断或短斜形骨折，并突向背侧、桡侧成角，桡骨头向后外方滑脱。

（3）内收型：多见于幼儿。跌倒时，手掌着地，肘关节处于内收位可造成内收型骨折。传达暴力由掌心传向上外方，造成尺骨冠状突下方骨折并突向桡侧成角，桡骨头向外侧脱出。

【临床表现】

伤后肘部剧烈疼痛，肘屈伸活动和前臂旋转受限。合并桡神经或骨间背侧神经损伤时，出现指伸肌或腕伸肌的麻痹。检查时可发现前臂短缩，肘部肿胀，前后挤压和内外侧挤压尺骨肿胀部位疼痛明显或加重，前臂受纵轴叩击时疼痛加重。尺骨近端有时可有骨擦音或骨擦感。前臂旋转活动受限。有时在肘前方、后侧或后外侧可发现异位的桡骨头。

【诊断要点】

1. 病史

有肩外展，手掌着地或肘后直接受到物体打击的病史。

2. 症状

伤后肘部及前臂肿胀，移位明显者，可见尺骨成角畸形，在肘关节前、外或后方可摸到脱出的桡骨头，骨折和脱位处压痛明显、肘屈伸或前臂旋转活动受限。

3. 体征

尺骨上段压痛、纵轴叩击痛、畸形。

4. 辅助检查

肘部 X 线检查发现尺骨骨折同时伴有桡骨头脱位。

【治疗】

1. 整复方法

原则上先纠正桡骨头脱位，后整复尺骨骨折。患者平卧，前臂置中立位，两助手顺势拔伸，矫正重叠移位。对伸直型骨折，术者两拇指放在桡骨头外侧和前侧，向尺侧、背侧按挤，同时肘关节徐徐屈曲90°，使桡骨头复位，然后术者捏住骨折断端进行分骨，在骨折处向掌侧加大成角，再逐渐向背侧按压，使尺骨复位；对屈曲型骨折，两拇指放在桡骨头的外侧、背侧，向内侧、掌侧按挤，同时肘关节徐徐伸直至0°位，使桡骨头复位，复位时听到或感觉到桡骨头复位的滑动声，然后先向背侧加大成角，再逐渐向掌侧按挤，使尺骨复位；对内收型骨折，助手在拔伸牵引的同时，外展患侧的肘关节，术者拇指放在桡骨头外侧，向内侧推按桡骨头，使之还纳，尺骨向桡侧成角亦随之矫正。

2. 固定方法

先以尺骨骨折平面为中心，在前臂的掌侧与背侧各置一分骨垫，在骨折的掌侧（伸直型）或背侧（屈曲型）置一平垫；在桡骨头的前外侧（伸直型）或后外侧（屈曲型）或外侧（内收型）放置葫芦垫；在尺骨内侧的上下端分别放一平垫，用胶布固定。然后在前臂掌、背侧与桡、尺侧分别放上长度适宜的夹板，用四道布带捆绑。伸直型骨折脱位应固定于屈肘位4~5周；屈曲型或内收型骨折脱位宜固定于伸肘位2~3周后，改屈肘位固定2周。

3. 手术疗法

（1）适应证：开放性骨折、手法整复失败的骨折和尺骨骨折畸形愈合者，可考虑手术治疗。

合并有桡神经损伤者，3 个月后不恢复者应考虑手术探查神经。

（2）手术选择：可采用切开复位钢板螺钉内固定。对陈旧性骨折畸形愈合者，成人可行桡骨头切除术，儿童则需切开整复，将桡骨头整复、环状韧带重建、尺骨再折断复位内固定。

4. 药物治疗

按骨折三期辨证用药，中后期加强中药熏洗。

5. 功能锻炼

在伤后 3 周内，做手、腕诸关节的屈伸锻炼，以后逐步做肘关节屈伸锻炼。前臂的旋转活动须在 X 线照片显示尺骨骨折线模糊并有连续性骨痂生长时，才开始锻炼。

【预后与调护】

本病易漏诊，应注意双侧对比。复位固定后，应注意观察患肢血液循环情况，卧床休息时抬高患肢，以利肿胀消退，要经常检查夹板固定的松紧度，注意压垫是否移动，且应防止压疮。定期复查 X 线片，了解骨折是否移位及其愈合情况。

九、桡尺骨骨干骨折

桡尺骨骨干骨折，又称前臂双骨折或桡尺骨骨干双骨折，多发生于青壮年，有时可同时发生上下关节的脱位，临床较多见。

【病因病机】

桡尺骨骨干骨折可由直接暴力、传达暴力或扭转暴力所造成。

1. 直接暴力

多由于暴力直接作用于前臂，导致同一平面的横行或粉碎性骨折（图 6-43A），多伴有不同程度的软组织损伤，包括肌肉、肌腱断裂，神经血管损伤等。

2. 间接暴力

跌倒时手掌着地，暴力通过腕关节向上传导，由于桡骨负重多于尺骨，暴力作用首先使桡骨骨折，若残余暴力比较强大，则通过骨间膜向内下方传导，引起低位尺骨斜形骨折（图 6-43B）。

3. 扭转暴力

跌倒时手掌着地，同时前臂发生旋转，导致不同平面的尺桡骨螺旋形骨折或斜形骨折。多为高位尺骨骨折和低位桡骨骨折（图 6-43C）。

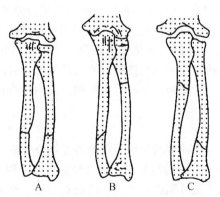

图 6-43　不同外力所致桡尺骨骨干骨折

【临床表现】

外伤后局部疼痛、肿胀，肢体畸形和功能障碍，特别是前臂旋转功能受限。骨折部位压痛明显，多有成角畸形，有时可触及骨折端或有骨擦音和异常活动。但儿童青枝骨折仅有成角畸形。复杂的前臂开放性骨折可合并血管、神经损伤，并出现相应的感觉、运动功能障碍。

【诊断要点】

1. 病史

患者有前臂直接、间接或特殊暴力外伤史。

2. 症状

局部肿痛、畸形和功能障碍，特别是前臂旋转功能受限。

3. 体征

尺骨和桡骨不同平面同时出现压痛、纵轴叩击痛、成角畸形或骨擦音。

4. 辅助检查

X线尺桡骨正侧位片应包括肘关节和腕关节，可明确骨折类型及移位情况。注意有无合并上、下关节脱位，以防漏诊和误诊。

【治疗】

桡尺骨骨干骨折可发生多种移位，如重叠、成角、旋转及侧方移位等。若治疗不当可发生尺、桡骨交叉愈合，影响旋转功能。因此治疗的目标除了良好的对位、对线以外，特别要注意防止畸形和旋转。

1. 整复方法

患者平卧，肩外展90°，肘屈曲90°，中、下1/3骨折取前臂中立位，上1/3骨折取前臂旋后位，由两助手做拔伸牵引，矫正重叠、旋转及成角畸形。桡尺骨骨干骨折均为不稳定时，如骨折在上1/3，则先整复尺骨；如骨折在下1/3，则先整复桡骨；骨折在中段时，应根据两骨干骨折的相对稳定性来决定。若前臂肌肉比较发达，加之骨折后出血肿胀，虽经牵引后重叠未完全纠正者，可用折顶手法加以复位。若斜形骨折或锯齿形骨折有背向侧方移位者，应用回旋手法进行复位。若桡尺骨骨折断端互相靠拢时，可用挤捏分骨手法，术者用两手拇指和示、中、环三指分置骨折部的掌、背侧，用力将尺、桡骨间隙分到最大限度，使骨间膜恢复其紧张度，向中间靠拢的桡、尺骨断端向桡、尺侧各自分离。

2. 固定方法

（1）夹板固定：若复位前尺桡骨互相靠拢者，可采用分骨垫放置在两骨之间，若骨折原有成角畸形，则采用三点加压垫法（图6-44）。各个压垫放置妥当后，依次在掌、背、桡、尺侧夹板，

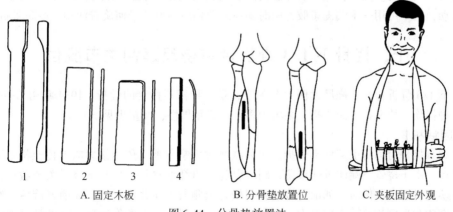

A. 固定木板 　　 B. 分骨垫放置位 　　 C. 夹板固定外观

图6-44　分骨垫放置法

1. 尺侧板（28～32）cm×（2.5～3.5）cm×0.4cm；2. 背侧板（18～23）cm×（6～7）cm×0.25cm；

3. 掌侧板（16～21）cm×（5～6.5）cm×0.25cm；4. 桡侧板（16～21）cm×（2～2.5）cm×0.25cm

掌侧板由肘横纹至腕横纹，背侧板由鹰嘴至腕关节或掌指关节。桡侧板由桡骨头至桡骨茎突，尺侧板自肱骨内上髁下达第五掌骨基底部，掌背两侧夹板要比尺桡两块夹板宽大，夹板间距约1cm。扎缚后，屈肘90°三角巾悬吊，前臂中立位，固定至临床愈合，成人需6~8周，儿童需3~4周。

（2）石膏固定：复位成功后，可用长臂前后石膏托固定，肿胀消退后改为长臂石膏管，均应超肘腕关节，在尺桡骨间前后加压塑性固定于中立位，使呈双凹状，起到分骨作用，有利于骨间膜的修复与功能重建。一般固定8~12周可达骨性愈合，根据拍片情况拆除石膏。

3. 手术疗法

前臂骨折由于不同方向肌肉力量的牵拉，大多数为不稳定骨折，需要手术治疗，通过内固定的方法维持骨折复位后的稳定。

（1）适应证：①前臂严重的开放性骨折，软组织损伤重者；②不稳定骨折，手法复位困难或失败者；③对位、对线不良的陈旧性骨折；④伴有神经、血管或肌腱损伤或严重骨缺损者；⑤骨折不愈合者。

（2）手术选择：常用的手术方法有外固定器固定、经皮穿针内固定、接骨板螺钉固定、髓内针内固定。

髓内针内固定是治疗前臂骨折常用的方法，分为顺行法治疗和逆行法治疗两种方式。其优点是：切口小，不影响皮肤美观，手术操作微创，对软组织的剥离少，可有效降低感染及骨折延迟愈合和不愈合的发生率。其缺点是：难以达到坚强的固定，对抗成角、旋转和扭转的力量较小，往往需要术后较长时间外固定制动，从而影响了术后的功能锻炼。髓内针的针尾留在皮肤表面或者皮下，也对软组织、肌腱产生激惹作用。

4. 药物治疗

按骨折三期辨证用药，若尺骨下1/3骨折愈合迟缓时，要着重补肝肾、壮筋骨以促进其愈合，若后期前臂旋转活动仍有障碍者，应加强中药熏洗。

5. 功能锻炼

初期鼓励患者做手指、腕关节屈伸活动及上肢肌肉舒缩活动；中期开始做肩、肘关节活动，如弓步云手，活动范围逐渐增大，但不宜做前臂旋转活动。解除固定后做前臂旋转活动。

【预后与调护】

随着内固定技术的普及和不断提高，桡尺骨骨干骨折预后多数良好。18岁以下的青少年、单纯性骨折及稳定型者功能恢复较好。在固定期间，应使前臂维持在中立位，要鼓励和正确指导患者做适当的练功活动。此外，在更换外敷伤药、调整夹板松紧度及拍片复查时，应用双手托平患肢小心搬动，切不可用一手端提患肢，同时还应避免伤肢前臂的任何旋转活动，以防骨折再移位。

十、桡骨下1/3骨折合并桡尺远侧关节脱位

桡骨下1/3骨折合并下桡尺远侧关节脱位，是一种极不稳定的骨折。1934年由Galeazzi详细描述了此种损伤，故又称盖氏骨折。临床中多发于成年男性，儿童少见。

【病因病机】

间接和直接暴力均可引起此类骨折。多因跌倒时手掌着地，传达暴力向上传至桡骨下1/3处而发生骨折，由于桡骨下端向近侧移位，同时引起三角纤维软骨破裂与下桡尺关节脱位，有时可合并尺骨茎突骨折。跌倒时，如前臂旋前，则桡骨远侧段可向背侧移位；如前臂旋后，则桡骨远侧段可向掌侧和尺侧移位。直接暴力，则多因前臂被机器的轮带卷伤所致。常见骨折端向尺侧与背侧成角。桡骨远侧段向尺侧移位，主要是因为围绕桡骨远侧段的外展拇长肌、伸拇短肌在前臂旋前时，可将其压向前臂的掌侧和尺侧，以及旋前方肌的牵拉所致。

桡骨骨折合并桡尺远侧关节脱位的病理变化，比较复杂临床可分为三型：

Ⅰ型：桡骨干下 1/3 骨折（一般为青枝型），合并尺骨下端骨骺分离，皆为儿童。

Ⅱ型：桡骨干下 1/3 横断、螺旋或斜形骨折，骨折移位较多，桡尺远侧关节明显脱位，多为传达暴力造成。此型最常见。

Ⅲ型：桡骨干下 1/3 骨折，桡尺远侧关节脱位合并尺骨干骨折或弯曲畸形，多为机器绞伤。

【临床表现】

移位不著的骨折仅有前臂疼痛、肿胀、压痛及纵叩痛。如移位明显，桡骨可短缩和成角，有异常活动和骨擦音，下尺桡关节松弛，尺骨头膨出，有弹跳感和挤压痛，前臂旋转功能障碍。偶见尺骨茎突或尺侧腕伸肌腱嵌入受损关节中，腕尺侧有"空沟征"。开放骨折时多为桡骨近折端穿破皮肤。神经血管损伤罕见。

【诊断要点】

1. 病史

有手掌着地跌倒或前臂直接受到物体打击的外伤史。

2. 症状

腕部疼痛、腕屈伸或前臂旋转活动受限。

3. 体征

桡骨下段出现压痛、纵轴叩击痛。

4. 辅助检查

腕部 X 线检查发现桡骨骨折，同时伴有下尺桡关节脱位。

【治疗】

闭合性骨折采用手法复位小夹板固定。不稳定性骨折、开放性骨折、手法复位失败者，主张切开复位内固定治疗。

1. 整复方法

可采用双人或三人整复法。近端助手固定患者肘部，术者握住桡骨远端及腕部顺势牵引，根据骨折远断端移位的不同，逐渐旋后或旋前。旋后位受伤时，拉开重叠后迅速屈腕尺偏，解决向桡骨向掌侧的成角和向尺侧的靠拢。下尺桡关节脱位，随着骨折的整复一般即能复位。前臂旋前位受伤时，桡骨远断端向背侧移位，术者手法则相反。三人法复位时，术者采用端提手法解决断端前后移位。

2. 固定方法

（1）夹板外固定：复位后，于桡骨断端掌背侧加分骨垫，衬棉垫后用 4 块夹板固定。桡侧板超过腕关节，利用手的尺偏，借紧张的腕桡侧副韧带牵拉桡骨远折端向桡侧，以克服尺倾移位（图6-45A）。对桡骨骨折线自桡侧上方斜向尺侧内下方者，分骨垫应置于骨折线偏近侧，使桡侧夹板平腕关节，而尺侧夹板超腕关节至第 5 掌骨中部，以限制手的尺偏，更有利于对位（图6-45B）。4 块夹板放置后，分段结扎固定，屈肘 90°，三角巾悬吊。

固定下桡尺关节时，绷带包缠要松紧合适，要密切观察肢体的肿胀及血液循环情况。

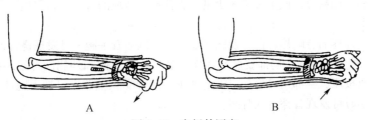

图 6-45　夹板外固定

（2）石膏固定：复位后也可用上肢长臂石膏前臂中立位、腕关节尺偏位固定 4 ~ 8 周。如桡骨骨折处不稳定，可在拇指加牵引治疗。

3. 手术疗法

（1）适应证：不稳定性骨折、开放性骨折、手法复位失败或难以维持稳定者，应考虑切开复位内固定治疗。

（2）手术选择：可采用切开复位内固定和闭合复位外固定支架固定等法。

盖氏骨折是一种少见的不稳定骨折，通常髓内钉不能获得良好的稳定性。切开复位接骨板内固定总体效果良好，但是也有一些并发症，即使是使用坚强的内固定技术也不能保证盖氏骨折的稳定复位。所以最佳治疗方法是切开复位坚强内固定治疗桡骨干骨折，同时检查盖氏骨折的稳定性，如果骨折随之复位并能维持正常的位置，则需要保持前臂旋后位石膏固定。如果骨折仍不稳定，则需要用 2.0mm 克氏针固定尺桡骨。

4. 药物治疗

按骨折三期辨证论治。

5. 功能锻炼

固定后即可开始做握拳动作，肿胀消退后，可开始肩、肘关节的屈伸活动。X 线片证实骨折愈合后，方可解除固定，开始练习前臂旋转活动。

【预后与调护】

早期发现及时治疗下尺桡关节不稳是改善预后、提高疗效、减少慢性并发症的关键。盖氏骨折属于不稳定性骨折，复位与固定后极易发生再移位，3 周内必须严密加以观察，如有移位，应及时整复。要经常检查夹板和分骨垫的位置是否合适，松紧度如何。早期练习握拳、伸指活动，但要严格限制前臂旋转与手尺偏活动。

十一、桡骨远端骨折

桡骨远端骨折是临床上最常见的骨折之一，约占全身骨折的 10%。桡骨远端骨折是指桡骨远端关节面以上 2 ~ 3cm 内的桡骨骨折，多发生于中老年人，女性多于男性。发生在儿童者，多为桡骨下端骨骺分离，或干骺端骨折合并骨骺分离。

【病因病机】

多为间接暴力所致，跌倒时，躯干向下的重力与地面向上的反作用力交集于桡骨下端而发生骨折。骨折是否有移位与暴力的大小有关。根据受伤姿势和骨折移位的不同，可分为伸直型和屈曲型两种（图6-46）。跌倒时，腕关节呈背伸位，手掌先着地，可造成伸直型骨折。伸直型骨折远段向背侧和桡侧移位，桡骨远段关节面改向背侧倾斜，向尺侧倾斜减少或完全消失，甚至形成相反的倾斜。如合并尺骨茎突骨折，下桡尺关节的三角纤维软骨盘随骨折片移向桡侧背侧；如尺骨茎突完整，骨折远端移位明显时，三角纤维软骨盘附着点必然破裂，掌侧屈肌腱及背侧伸肌腱亦发生相应的扭转和移位。跌倒时，腕关节呈掌屈位，手背先着地，可造成屈曲型骨折。屈曲型骨折远段向桡侧和掌侧移位，此类骨折较少见。直接暴力造成的骨折为粉碎型。

【临床表现】

跌倒后出现腕部疼痛、畸形，前臂及腕功能受限。侧面看手腕，可发现桡骨远端向背侧隆起、"餐叉样"畸形。腕关节肿胀，局部皮肤有擦伤或裂口。从内侧和外侧同时按压桡骨远端，以及从掌侧和背侧同时按压，腕部明显疼痛或疼痛加重。前臂受纵轴叩击可加重腕部疼痛。严重的患者，按压桡骨远端时可发现骨擦音或骨擦感。

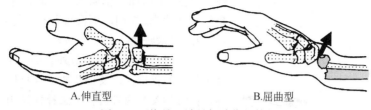

A.伸直型　　　　　　　　　B.屈曲型

图 6-46　桡骨远端骨折移位的特征

【诊断要点】

1. 病史

手部着地或暴力直接作用于腕部的外伤史。

2. 症状

伤后局部肿胀、疼痛，手腕功能部分或完全丧失。骨折远端向背侧移位时，可见"餐叉样"畸形（图 6-47A）；向桡侧移位时，呈"枪上刺刀状"畸形（图 6-47B）；缩短移位时，可触及上移的桡骨茎突；无移位或不完全骨折时，肿胀多不明显，仅觉得局部疼痛和压痛及前臂活动障碍。

3. 体征

腕部环形压痛、畸形、纵轴叩击痛和骨擦音。

4. 辅助检查

腕关节 X 线正侧位照片，可明确骨折类型和移位方向。

【治疗】

无移位骨折不需复位，单纯小夹板固定即可。移位骨折必须尽可能恢复腕关节的掌倾角及尺倾角，可采用手法复位小夹板固定的方法治疗。

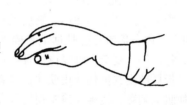

A.餐叉样畸形　　　　　　B.枪刺样畸形

图 6-47　骨折远端移位特征

1. 整复方法

（1）伸直型骨折：伤者屈肘 90°，助手把住前臂，术者两手紧握手掌，两拇指并列置于骨折远端的背侧，示指桡侧紧扣骨折远折端桡侧面，对抗牵引纠正重叠及旋转移位。重叠移位纠正后，术者两拇指猛然将骨折远端用力向下按压，扩大向掌侧成角，然后两示指将骨折近端向上顶起，使腕关节掌屈尺偏，尺偏时利用示指桡侧的扣力推逼以纠正远折端的桡侧移位。

（2）屈曲型骨折：患者取坐位，肘关节屈曲 90°，前臂中立位或旋后位，两助手拔伸牵引 2～3 分钟，待嵌入或重叠移位矫正后，术者两手拇指将骨折远端由掌侧向背侧推挤，同时示、中、环指将近折端由背侧向掌侧按压，与此同时助手将腕关节背伸、尺偏，使骨折复位。

2. 固定方法

（1）夹板固定：小夹板 4 块。掌背侧板与前臂等宽，背侧板较掌侧板长，桡侧板较尺侧板长。纸压垫 2 个，长 6～7cm，宽 1.5～2cm，厚 0.3cm。复位后，在维持牵引下，局部可外敷中药膏。在骨折近段掌侧和远端背侧各放一平压垫，掌屈位放置 4 块夹板。桡背侧夹板应超腕关节固定，以限制手腕的桡偏和背伸活动。掌侧与尺侧夹板远端与腕关节对齐。然后用 3～4 条布带分段结扎固定，中立位悬吊胸前（图 6-48）。4 周后摄片复查骨折愈合后去除外固定。

（2）石膏固定：裂纹、无移位的骨折，可采用简单的短臂石膏托固定。有移位的骨折，用石膏托宽度 7.5～10cm，从掌指关节起，循前臂背侧绕过肘后，再由前臂掌侧至掌横纹处。前臂旋

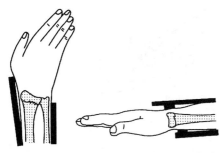

图6-48　科雷骨折夹板和固定垫放置部位

前，腕呈20°掌屈，稍向尺侧偏斜，保留拇指和其他手指的活动功能。3周后更换短臂石膏托固定2周。

3. 手术疗法

（1）适应证：对于关节外骨折，闭合复位后早期出现再移位的骨折，以及一些能闭合复位但无法靠外固定维持位置的关节内骨折，可选择性运用。对伴有桡骨远端向背侧反向成角≥20°或桡骨远端10mm的关节内粉碎骨折；经闭合整复后再发生移位者；双侧桡骨远端伸直型骨折，全身多发伤合并桡骨远端骨折及严重的开放性骨折，可选择性运用。对特别严重的关节内骨折，闭合复位不能重建正常的关节；不稳定的开放性骨折；青壮年陈旧性骨折畸形愈合，或同时有神经受压症状，可选择性运用。

（2）手术选择：可采用经皮克氏针固定、桥接或非桥接外支架固定、切开复位钢板螺钉内固定，其各有优缺点。

1）克氏针固定：特点是适用于桡骨远端两部分或三部分骨折；微创切口；操作简单；骨折愈合后便可取出；不存在内固定存留的风险。禁忌证：骨质疏松骨折；严重移位粉碎的关节内骨折。

2）接骨板固定：优点是起到支架作用，便于复位、固定；对骨质疏松仍有良好的把持力；可以对小碎骨块进行固定；允许早期活动。缺点是并发症较多。

3）外支架固定：优点是治疗桡骨远端粉碎性不稳定性骨折的便捷有效的方法，允许早期功能锻炼；为固定欠稳定的、复杂、难复位性骨折切开复位内固定提供方便，术后可调整复位，有效避免并发症；骨折局部皮肤损伤或皮肤质量差者为最佳适应证。但在使用中仍然预防如下并发症：钉道感染、伸肌腱刺激、桡神经浅支损伤等。

4. 药物治疗

按骨折三期辨证论治。桡骨远端骨折多见于老年患者，当肿胀开始消退时，即应注意补益肝肾药物的使用，以促进骨折尽快修复。后期可应用药物熏洗，如海桐皮汤等。

5. 功能锻炼

骨折整复固定后，即可开始握拳、伸指，肘的屈伸和肩部各个方向的活动，以改善腕部血液循环，促进骨折修复。外固定去除后，即应进行前臂的旋转、腕的环转、屈伸运动。运动范围由小到大，运动量逐渐增加，以尽早恢复前臂和手的功能。

【预后与调护】

关节外骨折得到良好复位，则愈合较快。但涉及关节面骨折，易出现创伤性关节炎。固定期间，应避免前臂的旋后运动，加强手指屈伸功能锻炼，以利消肿。复位固定后应观察手部血液循环，随时调整夹板松紧度；注意将患肢保持在旋后150°或中立位，纠正骨折再移位倾向；伸直型骨折固定期间应避免腕关节向桡偏与背伸活动。

十二、腕舟骨骨折

腕舟骨骨折在腕骨骨折中最常见，约占腕骨骨折的71.2%。本病多见于青壮年，儿童罕见。

【病因病机】

本病主要为间接暴力所致。多因跌倒时，掌心着地，腕部背伸，舟骨被锐利的桡骨关节面的背侧缘或茎突缘撞切，而引起骨折。骨折可分三型（图6-49）：腰部骨折、近端骨折、结节骨折，其中以腰部骨折最常见。

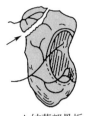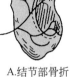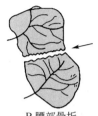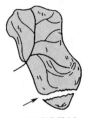

A.结节部骨折　　B.腰部骨折　　C.近端骨折

图 6-49　腕舟骨的供血及骨折类型

【临床表现】

伤后腕部外侧疼痛，鼻烟窝处肿胀，凹陷消失，且有明显压痛。用力握拳受限，背伸或桡偏时疼痛加重。叩击第 2、3 掌骨头和被动伸拇、示指时，可引起"鼻烟窝"附近疼痛。舟骨骨折伴有明显脱位者，在桡骨茎突远端可触及移位骨块。

【诊断要点】

1. 病史

手部着地或暴力直接作用于腕部的外伤史。

2. 症状

局部轻度疼痛、肿胀，腕关节活动受限。桡偏腕关节或叩击第 2 掌骨头时剧痛。

3. 体征

鼻烟窝压痛、肿胀，局部纵轴叩击痛。

4. 辅助检查

腕部正位、侧位和尺偏斜位片可协助诊断。临床高度怀疑有舟骨骨折，如 X 线片仍未能显示骨折线者，可先按骨折进行处理，待 2～3 周后重新进行 X 线检查或采用 CT 以明确诊断。

【治疗】

1. 整复方法

无移位的舟骨骨折不需整复。有移位的舟骨骨折整复时，将患腕保持中立位，拇指向上。术者一手握住手背轻度牵引并尺偏腕关节，一手拇指在鼻烟窝部向尺侧按压舟骨结节，即可复位。在复位过程中常可感到细小的骨擦音，表明骨折端已相互嵌合。再以拇指在鼻烟窝周围行揉、摩等手法，以理顺筋络。

2. 固定方法

（1）短臂石膏管型外固定：石膏管型固定的范围应从肘下至手掌远侧掌横纹，在拇指则需越过掌指关节。拇指对掌位固定，完全限制腕关节各方向的活动。根据骨折线的走向，将患肢固定在背伸尺偏、桡偏或中立位。

（2）塑形硬纸壳固定：取 1～1.5 mm 厚的硬纸板片，按手掌背侧和腕部轮廓剪好，另剪直径 7～8 mm 左右的小圆形硬纸块 3～5 块，包以棉花以作压垫用。固定前先将其用水浸泡，放置于腕及手的掌背侧。如为移位性骨折，压垫放置鼻烟窝内，趁湿将其以绷带包绕。待纸板干燥后，恢复原有硬度，根据骨折类型进行塑形和固定。

3. 手术疗法

（1）适应证：合并有腕部不稳定及腕骨脱位，陈旧性骨折不愈合，断端硬化、囊性变时，明显移位的新鲜骨折及骨折不愈合，且有创伤性关节炎者，均应考虑手术治疗。

（2）手术选择：可采用经皮克氏针固定术、加压螺丝钉固定术。已发生骨不连接或缺血性坏死者，可根据具体情况采用髂骨植骨术、带血管骨瓣植骨或桡骨茎突切除术等。腕关节有严重创伤性关节炎者可做近排腕骨切除术或腕关节融合术。

4. 药物治疗

按骨折三期辨证论治。

5. 功能锻炼

除拇指外，应早期活动各指关节。

【预后与调护】

固定后应立即鼓励患者做握拳锻炼。舟骨血运脆弱，骨折后易发生骨不连及骨坏死，故固定 3 周内，应 3~4 天复查一次固定情况。如固定过松应及时进行加固或更换，保证骨折端的稳定。3 周后每星期检查一次，特别是对塑形硬纸壳固定尤应如此。对手术治疗患者，应用抗生素预防感染。定期复查 X 线片，以了解骨折愈合情况，确定固定时间。

十三、掌 骨 骨 折

掌骨骨折为手部常见骨折，多见于成年人，男多于女。第 1 掌骨短而粗，活动性较大，骨折多发生于基底部，且可合并腕掌关节脱位。第 2、3 掌骨细长，握拳击物时，暴力常落在第 2、3 掌骨上，故容易骨折。第 4、5 掌骨短而细，其中以第 5 掌骨易受直接暴力而发生掌骨颈骨折。

【病因病机】

由直接暴力引起者，多为横断或粉碎性骨折；由间接暴力引起者，多为斜形或螺旋形骨折。

（1）第 1 掌骨基底部骨折：骨折多位于第 1 掌骨基底 1cm 处，横断及粉碎性骨折多见，骨折远端受拇收肌牵拉，近端受拇长展肌牵拉，骨折总是形成向背、桡侧的成角畸形。

当骨折线由掌骨基底部呈斜形进入第 1 掌腕关节，第 1 掌骨基底部内侧的三角形骨块，因有掌侧韧带相连，仍留在原位，而骨折远端从大多角骨关节面上脱位至背侧及桡侧，形成第 1 掌骨基底部骨折脱位（Bennett 骨折脱位）。

（2）掌骨颈骨折：多见于第 5 掌骨。由于肌肉牵拉，骨折远端向背侧成角畸形，手指越伸直，畸形越明显。

（3）掌骨干骨折：为单根骨折或多根骨折。因骨间肌及屈指肌牵拉，骨折均以背侧成角多见。

【临床表现】

掌骨全长均可在皮下摸到，骨折后局部肿胀、疼痛、压痛明显，纵向或叩击掌骨头则疼痛加剧。如骨折移位明显，可触及异常活动及骨擦音，并可见掌骨短缩，掌骨头凹陷，手部功能障碍。

第 1 掌骨基底部骨折或骨折脱位、疼痛及肿胀位于第 1 掌骨近端，局部向桡背侧高凸。压痛位于鼻烟窝的最远侧，拇指背伸、外展功能严重受限，握力减弱。

掌骨颈和掌骨干骨折，由于位置比较表浅，常可扪及骨折端及骨擦音，掌指关节屈伸活动障碍。如掌骨干骨折重叠移位明显，则可见掌骨头向近侧凹陷，掌骨颈骨折后，掌骨头向掌侧塌陷畸形。

【诊断要点】

1. 病史

手掌着地或暴力直接作用于手部的外伤史。

2. 症状

手掌局部疼痛，畸形伴功能障碍。

3. 体征

局部压痛、肿胀、骨擦音和纵轴叩击痛。

4. 辅助检查

X 线检查可明确骨折的部位及类型。

【治疗】

掌骨骨折应尽量恢复掌骨解剖形态和手的功能，力求恢复关节的正常对位，纠正旋转及成角畸形。以第 1 掌骨基底部骨折脱位为例，其余类型以此为参照。

1. 整复方法

在局麻下，术者一手握腕，将拇指放在骨折断端的背面，另一手握掌关节做对抗牵引并使掌骨逐渐外展，同时一手的拇指按压成角畸形的突出部以完成复位（图 6-50）。在持续牵引下同时晃动整个拇指，使骨折达到正确复位，关节面平整。复位时采用远折端对近折端的方法，关键在于外展远折端来对抗移位肌力，使骨折复位并纠正成角。

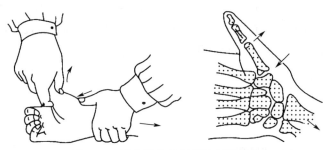

图 6-50　拇指掌骨基底部骨折整复法

2. 固定方法

用弧形外展夹板或石膏塑形固定固定于拇指外展位 3～4 周。第 1 掌骨基底部骨折脱位属不稳定骨折，复位后容易再次移位，可采用细钢针经皮肤做闭合穿针固定。亦可在局部加压短臂石膏管形外固定的同时加用拇指牵引 3～4 周。

3. 手术疗法

（1）适应证：合并有复位后不稳定的第 1 掌骨基底部骨折或骨折脱位、不稳定的掌骨干骨折和多发掌骨干骨折、掌骨颈骨折掌侧骨皮质碎片多且屈曲畸形严重、闭合复位困难或复位后其他方法不能维持复位及陈旧性骨折及骨折畸形愈合等，可考虑手术治疗。

（2）手术选择：可采用微创疗法，如经皮穿针固定和切开复位钢板内固定等法。

4. 药物治疗

内服药按骨折三期辨证论治。外固定解除后，可使用活血化瘀、祛风除湿中药熏洗，以改善掌部血液循环，解轻疼痛，松解粘连。

5. 功能锻炼

骨折固定期间，非固定关节可自由活动。固定解除后，逐渐进行腕掌部的屈伸、旋转、握拳及伸指等活动。

【预后与调护】

掌骨骨折较少出现迟缓愈合及骨不连等情况。复位固定后，应注意夹板或石膏的松紧度，尤其应经常检查棉垫的位置是否移动，预防压迫性溃疡的发生。牵引固定时，应及时观察患指末节血循环，以免指坏死。切开复位或经皮穿针内固定时，应用抗生素预防感染。定期复查骨折对位情况，及时调整和更换外固定。

十四、指骨骨折

指骨骨折为手部最常见的骨折。指骨近节、中节或远节均可发生骨折，可单发或多发。多见于成年人。治疗时不可轻视，处理不当可发生骨折畸形愈合、关节囊挛缩、肌腱粘连，导致关节功能障碍，甚至关节僵直，严重影响手的功能。

【病因病机】

指骨骨折多由直接暴力所致，易引起开放性骨折。有横断、斜行、螺旋、粉碎或波及关节的骨折。骨折可发生于近节、中节或末节，而以近节骨干骨折最多见。

【临床表现】

伤后局部肿胀、疼痛，局部压痛明显。手指伸屈活动受限，被动伸屈手指可引起剧烈疼痛。骨折移位明显时，手指可呈现成角畸形，并可触及骨擦音及异常活动。远节指骨骨折时，甲下可看出黑色血肿，如系远节指骨基底部撕脱骨折，可出现锤状指畸形。

【诊断要点】

1. 病史

手部明显外伤史。

2. 症状

手指局部疼痛，畸形伴功能障碍。

3. 体征

局部压痛、肿胀、骨擦音和纵轴叩击痛。

4. 辅助检查

X线检查可以明确诊断，并区分骨折部位及骨折类型。

【治疗】

指骨骨折应力求早期正确对位，尽量做到骨折解剖复位，避免成角、旋转、重叠移位，以便更好更快地恢复手部功能。对闭合性骨折，首选手法复位，夹板外固定；对开放性骨折，在彻底清创后，直视下进行整复内固定，亦可行手法复位夹板外固定。

1. 整复方法

（1）近节指骨整复方法：术者一手拇指及示指捏住骨折远端手指，另一手握住患指近端，其拇指顶住骨折掌侧成角处作为支点，牵引下屈曲指间关节，拇指轻轻用力向背侧挤压骨折部，即可矫正成角。如有侧方移位，则在牵引下，捏住近端的拇示指对捏断端，即可矫正侧方移位。

（2）中节指骨整复方法：术者一手拇指和示指捏住骨折近段固定患指，另手拇、示指扣住患指末节，在对抗牵引下，使患者近指关节过伸，拇指按于骨折部背侧作为支点，轻轻按压使之复位。如有侧方移位，拇、示指改为对捏骨折端，可纠正侧方移位。

（3）远节指骨整复方法：远节指骨骨折即使粉碎性骨折，也多无明显移位，往往不需要复位。

2. 固定方法

应用石膏、小夹板或铝板等维持固定。掌侧成角骨折宜伸直位固定，背侧者反之。

3. 手术疗法

（1）适应证：对严重粉碎性骨折或由于挫灭伤而造成的复杂骨折，近、中节不稳定骨折或复位后固定不稳定，关节面破坏且合并脱位及陈旧性骨折不愈合或畸形愈合等，应考虑手术治疗。

（2）手术选择：可采用外固定器疗法、经皮穿针内固定、切开复位内固定等。

4. 药物治疗

内服药按骨折三期辨证论治。外固定解除后，可使用活血化瘀、祛风除湿中药熏洗，以改善手部血液循环，解轻疼痛，松解粘连。

5. 功能锻炼

骨折固定期间，除患指外，其他关节均可自由活动。固定解除后，逐渐进行患指的屈伸、旋转、对掌及握拳等活动。

【预后与调护】

指骨骨折预后较好。复位固定后，应经常检查外固定有无松动，特别应注意防止出现旋转畸形。定期复查 X 线片，如出现旋转畸形必须彻底纠正。严密观察患指血运及肿胀程度，若出现指端明显肿胀、剧烈疼痛、皮肤青紫或苍白，应立即放松或解除外固定。在不影响患指固定的情况下，其余未固定手指应及早活动，防止发生手指功能障碍。手术治疗患者应注意抗感染治疗。指骨骨折一般固定 3～4 周。解除外固定或拔除钢针后，在中药熏洗或理疗下，积极进行患指功能锻炼。

第四节　下肢骨折

下肢的主要功能是负重和行走，故需要一个良好的稳定结构，两下肢要等长。因此，骨折的整复要求有良好的对位和对线。若患肢成角畸形，将会影响肢体的承重力；若患肢短缩在 2cm 以上，则会出现跛行。下肢肌肉发达，骨折整复后，单纯夹板固定难以保持断端整复后的位置，尤其是股骨干骨折及不稳定的胫腓骨骨折，常需配合持续牵引，固定时间也应相对长些，以防止过早负重而发生畸形或再骨折。

一、股骨颈骨折

由股骨头下至股骨颈基底部之间的骨折称股骨颈骨折，是老年常见的骨折之一，尤以老年女性多见。由于老年人股骨颈骨质疏松，所以只需很小的旋转外力，就能引起骨折。老年人的股骨颈骨折几乎全由间接暴力引起，主要为外旋暴力，如平地跌倒时，下肢突然扭转等皆可引起骨折。少数青壮年的股骨颈骨折，则由强大的直接暴力导致，如车辆撞击或高处坠落伤，同时常伴有多发性损伤。

【病因病机】

股骨颈骨折最为常见，大多发生于老年人，平均年龄在 60 岁以上，以 60～70 岁居多。由于老年人骨质疏松，股骨颈脆弱，故轻微的直接或间接外力，如平地跌倒、床上跌下或下肢突然扭转等，即可引起骨折。而青壮年股骨颈骨折，往往由于强大的直接暴力导致，如车辆撞击或高处坠落等。

【临床表现】

老年人跌倒后诉髋部疼痛，不敢站立和走路，应首先想到股骨颈骨折的可能。有移位的骨折，患肢多有轻度屈髋屈膝及外旋畸形。由于远端受肌群牵引而向上移位，因而患肢变短。

髋部除有疼痛外，活动患肢时疼痛较明显。在患肢足跟部或大粗隆叩击时，髋部也感疼痛。在腹股沟韧带中点的下方常有压痛。股骨颈骨折多系囊内骨折，骨折后出血不多，又有关节囊和丰厚肌群的包围，因此，外观上局部不易看到肿胀。移位骨折患者在伤后不能坐起或站立，但也有一些无移位的线状骨折或嵌插骨折患者，在伤后仍能走路或骑自行车。对这些患者要特别注意，不要因遗漏诊断而使无移位的稳定骨折变为移位的不稳定骨折。

【诊断要点】

1. 病史

患者有明显外伤史。

2. 症状

髋部疼痛，髋部活动后均可引起疼痛加重，有时疼痛沿大腿内侧向膝部放射。囊内骨折局部肿胀和瘀斑不明显，囊外骨折则肿胀和瘀斑比较明显。髋部功能障碍，不能站立行走，但有部分患者可以站立行走或跛行。

3. 体征

腹股沟中点有明显压痛，患肢有纵轴叩击痛。有移位骨折伤肢会出现外旋、短缩，髋、膝轻度屈曲畸形。

4. 辅助检查

髋关节正侧位 X 线照片能明确骨折类型、部位和移位情况，对治疗方法的选择有帮助。对可疑骨折，可采用 CT 检查，或加照健侧片对比或 2 周后再照片检查。

【治疗】

在选择治疗方法之前，首先要了解伤者的全身情况，特别是老年人要注意全面检查，血压；心、肺、肝、肾等主要脏器功能，结合骨折全面考虑。新鲜无移位骨折或嵌插骨折不需复位，但患肢应制动；如移位骨折，应该尽早给予复位和固定。儿童股骨颈骨折复位后采用钢针或直径较细的空心加压螺钉固定，钉头尽量不要穿过骺板。

1. 整复方法

患者平卧，助手按住两侧髂嵴以固定，术者立于伤侧，面对患者，用肘弯套住患肢腘窝部，另一只手握患肢踝部，使之屈髋屈膝90°，顺势拔伸牵引（图6-51A）。远端牵下后，伸髋至135°左右，将患肢内旋（使骨折端扣紧），并适当外展后伸直（图6-51B）。骨折远端仍有后移者，可令助手固定骨盆，另一助手握小腿牵引患肢并稍外旋，术者以宽布带套在自己颈上并绕过患者大腿根部，做挺腰伸颈动作（图6-51C），纠正移位，再令助手内旋患肢。骨折处仍有向前成角者，两助手维持牵引下，术者一手扣住大粗隆后侧向前端提，一手按股骨颈前方向后压（图6-51D），

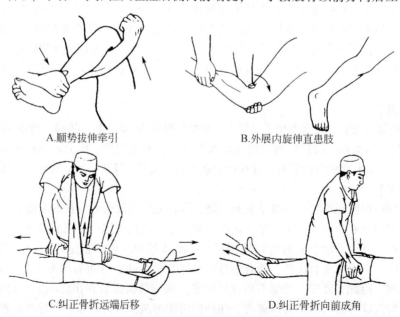

A.顺势拔伸牵引   B.外展内旋伸直患肢

C.纠正骨折远端后移   D.纠正骨折向前成角

图6-51　股骨颈骨折复位手法

并令助手将患肢内旋，向前成角可纠正。检查复位成功与否：将患肢置于平台上或术者手掌平托患足，患肢无外旋者即为成功。

2. 固定方法

对于无移位或嵌插骨折者，一般多采用患肢牵引或"丁字鞋"维持 8~12 周，以防止患肢外旋和内收，需 3~4 个月愈合。但若骨折不稳定，则在早期仍存在移位的可能，一般主张采用内固定为妥。至于石膏外固定已很少应用，仅限于较小的儿童。

3. 手术疗法

（1）适应证：青壮年及小于 60 岁的头下型及部分经颈型骨折；闭合复位失败者；大于 65 岁的头下型骨折；经颈型骨折或粉碎而有移位的骨折；陈旧性股骨颈骨折等。

（2）手术选择：目前治疗股骨颈骨折的手术方法较多，对于中青年患者可采取闭合复位空心加压钉固定术，而近年来所采取的切开复位空心加压钉固定并股方肌蒂骨移植术能明显降低股骨颈骨折的不愈合率。针对老年患者可采用闭合复位内固定术，这种方法具有创伤小、手术时间短、骨折愈合后髋关节功能好等优点，但具有不愈合率较高、卧床时间长从而增加了并发症的概率。而人工股骨头置换术和人工全髋关节置换术因可以避免上述缺点，患者术后可以早期下床，减少了患者长期卧床、并发症发生的概率和精神压力，近年来被广泛应用于临床。

4. 药物治疗

本病的药物治疗甚为重要，因初期瘀血滞留影响骨痂生长和会师，故以破瘀生新为主，如活血祛瘀汤加三七粉，以活泼血运，增强股骨头的血液供应；中后期除用大量接骨丹外，还必须注意补肾壮骨，益肝续筋，故宜予骨质增生丸或健步虎潜丸。若长期卧床而并发胸腹胀闷、饮食少思者，乃肝脾气伤之故，用六君子汤加柴胡、当归、川芎、丹皮、山栀；食少不寐者，为脾气郁结，用加味归脾汤；喘咳痰多者，系肝火侮肺，用小柴胡汤加青皮、山栀清之；如大便不通、喘咳吐血，乃瘀血停滞为患，用当归导滞散通之。

5. 功能锻炼

卧床期间应加强全身锻炼，鼓励患者每天做深呼吸，主动拍背咳嗽排痰，臀部垫气圈或泡沫海绵垫，预防长期卧床并发症；同时应积极进行患肢股四头肌舒缩活动、踝关节和足趾屈伸功能锻炼，以防肌肉萎缩、关节僵直的发生。无移位骨折 3 个月后可扶拐步行锻炼，但不可负重太早，应根据 X 线照片显示骨折愈合的情况，再考虑患肢逐步负重锻炼。

【预后与调护】

股骨颈骨折愈合较慢，平均需 5~6 个月，而且骨折不愈合率较高，约为 15% 左右。如发现有迟缓愈合现象，应限制患肢活动，延长固定时间，辨证施治，骨折仍有愈合的可能。如果骨折不愈合，可采用股骨颈重建术或人工关节置换术。无论骨折是否愈合，均可能发生股骨头缺血性坏死，坏死率一般在 20%~35%。如果出现了股骨头坏死，早期可以采用扶拐减轻负重或不负重、内服中药治疗；中期可以采用保髋手术治疗；晚期可以采用人工关节置换术治疗。固定期间应注意预防并发症，预防褥疮和坠积性肺炎等，鼓励患者咳嗽、排痰，加强护理。伤后疼痛减轻时，鼓励患者功能锻炼。

二、股骨粗隆间骨折

股骨粗隆间骨折，又叫股骨转子间骨折，即发生在股骨大小转子间部位的骨折。此病是老年人常见损伤，患者平均年龄为 70 岁，比股骨颈骨折患者高 5~6 岁，由于粗隆部血运丰富，骨折后极少不愈合，但容易发生髋内翻，高龄患者长期卧床引起的并发症较多，病死率为 15%~20%。

【病因病机】

本病的发病原因及受伤机制与股骨颈骨折相同。因转子部骨质松脆，故多为粉碎型骨折。根据骨折线的方向和位置，临床上可分为三型：顺转子间粉碎型、反转子间型、转子下型（图6-52）。

（1）顺转子间骨折：骨折线自大转子顶点开始，斜向内下方行走，达小转子部。根据暴力的情况不同，小转子或保持完整，或成为游离骨片，但股骨上端内侧的骨支柱保持完整，骨的支撑作用还比较好，髋内翻不严重，移位较少，远端因下肢重量而轻度外旋。粉碎型则小转子变为游离骨块，大转子及其内侧骨支柱亦破碎，髋内翻严重，远端明显上移，患肢呈外旋短缩畸形。

（2）反转子间骨折：骨折线自大粗隆下方斜向内上方行走，达小转子的上方。骨折线的走向与转子间线或转子间嵴大致垂直。骨折近端因外展肌与外旋肌的收缩而外展、外旋；远端因内收肌与髂腰肌的牵引而向内、向上移位。

（3）转子下骨折：骨折线经过大小转子的下方。

顺转子间粉碎型骨折、反转子间骨折和转子下骨折均属不稳定性骨折，髋内翻的发生率较高。

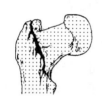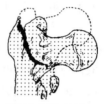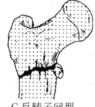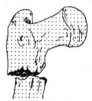

A.顺转子间粉碎型(1)　B.顺转子间粉碎型(2)　　C.反转子间型　　　D.转子下型

图6-52　股骨转子间骨折的类型

【临床表现】

股骨转子间骨折和股骨颈骨折一样，多见于老年人，患者多有明显外伤史，伤后髋部疼痛、肿胀较严重，瘀斑明显，患者不能坐起、站立或行走，髋关节任何方向的主动和被动活动都受限，并可诱发疼痛加剧。骨折移位明显者，局部剧痛，下肢呈短缩、内收、外旋畸形明显。无移位骨折或嵌插骨折，上述症状较轻。检查时，可见患侧大粗隆升高，局部压痛叩击痛明显，叩击患侧足跟部常在髋部引起剧烈疼痛。股骨转子间骨折和股骨颈骨折的受伤姿势、临床表现大致相同，两者容易混淆，应注意鉴别诊断。一般来说，转子间骨折因局部血运丰富，肿胀、瘀斑明显，疼痛亦较剧烈，都比股骨颈骨折严重；前者的压痛点多在大转子部，后者的压痛点多在腹股沟韧带中点的外下方。有的单凭临床检查难以与股骨颈骨折鉴别时，应拍摄髋关节的正侧位X线片以协助鉴别诊断。

【诊断要点】

1. 病史

患者有明显外伤史。

2. 症状

老年人跌倒后诉髋部疼痛，髋部任何方向的活动均可引起疼痛加重，有时疼痛沿大腿内侧向膝部放射；局部可见肿胀和瘀斑。伤后髋部功能丧失，不能站立行走。

3. 体征

患肢大粗隆有明显压痛，叩击足跟部常引起患处剧烈疼痛。患肢明显缩短、外旋畸形，无移位的嵌插骨折或移位较少的稳定骨折，上述症状比较轻微。

4. 辅助检查

髋关节正侧位 X 线照片能明确骨折类型和移位情况。

【治疗】

1. 整复方法

无移位的骨折无须整复，有移位的骨折着重纠正患肢缩短和髋内翻。应采用手法整复（与股骨颈骨折同）；也可行骨牵引，待 3～4 天缩短畸形矫正后，用手法将患肢外展内旋，矫正髋内翻和外旋畸形。

2. 固定方法

无移位的骨折采用丁字鞋固定，有移位的骨折应采用持续牵引与外展夹板固定结合。常用胫骨结节牵引，牵引重量要足够，约为体重的 1/7，否则不足以克服髋内翻畸形。一旦髋内翻纠正后，不可减重过多，须保持占体重的 1/7～1/10，以防止髋内翻畸形复发。牵引应维持 8～12 周，骨折愈合初步坚实后去除牵引。牵引后膝关节长期处于伸直位，容易发生关节僵直，需要良好的康复以恢复膝关节屈伸活动。

3. 手术治疗

（1）适应证：少数不稳定性骨折，因年老不宜长期卧床，或经手法复位而不理想者，可做内固定。年轻患者，为争取良好复位，也可选用手术治疗。

（2）手术选择：粗隆间骨折手术方法繁多，如股骨近端钢板或髓内针固定术、人工股骨头置换术及外固定架外固定术等。目前，在股骨近端髓内针方面，PFNA 术已经成为治疗老年性股骨粗隆间骨折的"金标准"，具有手术时间短、创伤小、中心固定等优点，适合各个类型的粗隆间骨折和股骨近端骨折，更加适合耐受力较差的老年骨质疏松患者。

4. 药物治疗

药物治疗与股骨颈骨折相仿，但早期尤应注意采用活血祛瘀、消肿止痛之品。老人体衰、气血虚弱，不宜重用桃仁、红花，应用三七、丹参等，祛瘀而不伤新血。后期宜补气血、壮筋骨，可内服八珍汤、健步虎潜丸等。局部瘀肿明显者，可外敷消肿止痛药膏，肿胀消退后，则外敷接骨续筋药膏。

5. 功能锻炼

固定期间，应鼓励患者早期在床上进行全身锻炼，嘱患者积极行患肢股四头肌舒缩活动，以及踝关节和足趾关节的屈伸功能锻炼，以防止肌肉萎缩和关节僵硬。解除固定和牵引后，逐渐加强患肢髋、膝关节的屈伸活动，并可扶双拐不负重下床活动。以后每 1～2 个月拍 X 线照片复查一次，至骨折愈合后可逐渐负重行走，一般需半年左右。

【预后与调护】

粗隆部血运良好，极少出现骨折不愈合。早期护理重点在于预防心力衰竭、脑血管意外、静脉血栓及肺梗死，故应及时观察生命体征的变化。不稳定骨折较易发生髋内翻畸形，故牵引时注意保持外展位，同时避免患肢过早负重。固定期间应注意预防长期卧床并发症，加强护理，防止发生褥疮、尿路感染，并经常拍背，鼓励患者咳嗽排痰，以防发生坠积性肺炎。伤后数天疼痛减轻后，应行患肢屈伸活动，但要防止盘腿、侧卧及负重。

三、股骨干骨折

股骨干骨折是指股骨小粗隆下 5cm 和髁以上 5cm 的股骨骨折，一般又分上、中、下 1/3 骨折，约占全身骨折的 6%，青壮年多见，男性多于女性，高能量损伤所致粉碎性骨折占 60%～70%。

【病因病机】

多由直接暴力所造成，间接暴力所产生的杠杆作用、扭转作用亦能引起骨折。直接暴力引起者多为横断或粉碎性骨折；间接暴力引起者多为斜形或螺旋形骨折，此骨折均属不稳定性骨折。青枝型骨折仅见于小儿。股骨干骨折多由强大暴力所造成，骨折后断端移位明显，软组织损伤常较重。骨折移位的方向，除受外力和肢体重心的影响外，主要是肌肉牵拉所致。

（1）股骨干上 1/3 骨折：骨折近端因受髂腰肌、臀中肌、臀小肌及其他外旋肌群的牵拉而产生屈曲、外展、外旋移位；骨折远段由于内收肌群的作用而向后、向上、向内移位（图 6-53A）。

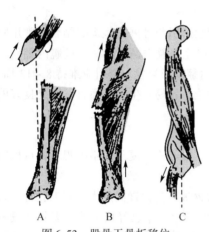

图 6-53　股骨干骨折移位

（2）股骨干中 1/3 骨折：两骨折段除有重叠畸形外，移位方向依暴力而定，但多数骨折近段呈外展屈曲倾向，远端因内收肌的作用，其下端向内上方移位。无重叠畸形的骨折，因受内收肌收缩的影响有向外成角的倾向（图 6-53B）。

（3）股骨干下 1/3 骨折：因膝后方关节囊及腓肠肌的牵拉，骨折远端往往向后移位。严重者，骨折端有损伤腘动、静脉及坐骨神经的危险（图 6-53C）。

【临床表现】

有明显外伤史，伤后局部肿胀、疼痛，出现短缩、成角或旋转畸形，有异常活动，可扪及骨擦音。严重移位的股骨下 1/3 骨折，在腘窝部有巨大的血肿，小腿感觉和运动障碍，足背、胫后动脉搏动减弱或消失，末梢血循环障碍，应考虑有血管、神经的损伤。损伤严重者，由于剧痛和出血，早期可合并创伤性休克。严重挤压伤、粉碎性骨折或多发性骨折，还可并发脂肪栓塞。

【诊断要点】

1. 病史

有明显外伤史。

2. 症状

伤后骨折局部肿胀及疼痛明显，功能丧失。

3. 体征

出现缩短、成角和旋转畸形，局部压痛，可扪及骨擦音、异常活动。

4. 辅助检查

股骨干 X 线检查可显示骨折部位、类型及移位情况。

【治疗】

处理股骨干骨折，应注意患者的全身情况，积极防治创伤性休克，重视对骨折的急救处理，应用简单而有效的方法给予临时固定，急速送往医院。股骨干骨折的治疗采用非手术疗法，多能获得良好的效果。但因大腿的解剖特点是肌肉丰厚，拉力较强，骨折移位的倾向力大，在采用手法复位、夹板固定的同时需配合短期的持续牵引治疗。必要时，还需切开复位内固定。

1. 整复方法

患者取仰卧位，一助手固定骨盆，另一助手用双手握小腿上段，顺势拔伸，并徐徐将患肢屈髋 90°，屈膝 90°，沿股骨纵轴方向用力牵引，矫正重叠移位后，再按骨折不同的部位分别采用下列手法。

（1）上 1/3 骨折：将患肢外展，并略加外旋，然后由助手握近端向后挤按，术者握住远端由后向前端提。

（2）中1/3骨折：将患肢外展，同时以双手自断端的外侧向内挤压，然后以双手在断端前后、内外夹挤。

（3）下1/3骨折：在维持牵引下，使膝关节徐徐屈曲，并以紧挤在腘窝内的两手作支点将骨折远端向近端推迫。

若股骨干骨折重叠移位较多，手法牵引未能完全矫正时，可用返折手法矫正。若斜行、螺旋形骨折背向移位，可用回旋手法矫正，往往断端间的软组织嵌顿也随之解脱。若有侧方移位可用两手掌指合抱或两前臂相对挤压，施行端提捺正手法。

2. 固定方法

对儿童、老年人及肌肉薄弱者，且骨折稳定者，可单纯采用夹板固定，否则应配合牵引进行固定。

（1）夹板固定：复位后根据上、中、下1/3骨折不同的部位放置压垫，上1/3骨折放在近端的前方和外侧，中1/3骨折放在断端的外侧和前方，下1/3骨折放在近端的前方，再放置夹板，内侧板由腹股沟至股骨内髁，外侧板由股骨大转子至股骨外髁，前侧板由腹股沟至髌骨上缘，后侧板由臀横纹至腘窝上缘，然后用布带捆扎（图6-54）。

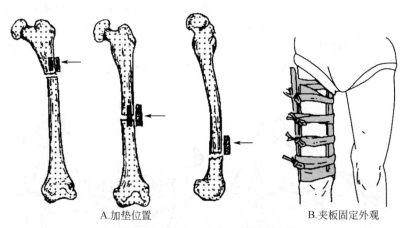

A.加垫位置　　　　　　　　B.夹板固定外观

图6-54　加垫方法和夹板固定外观

（2）垂直悬吊皮肤牵引：用于4～5岁以下的儿童。将双下肢用皮肤牵引向上悬吊，重量为1～2kg，要保持臀部离开床面，利用体重作对抗牵引（图6-55）。3～4周经X线照片有骨痂形成后，去掉牵引，开始在床上活动患肢，5～6周后负重。对儿童股骨干骨折要求对线良好，对位要求达功能复位即可，不强求解剖复位。如成角不超过10°，重叠不超过2cm，以后功能一般不受影响。

（3）水平持续皮肤牵引法：适用于5～12岁的儿童及老年患者。在膝下放软枕使膝部屈曲，用宽布带在腘窝部向上牵引，同时小腿行皮肤牵引，使两个方向的合力与股骨干纵轴成一直线，合力的牵引力为牵引重力的2倍。有时亦可将患肢放在托马架上，进行滑动牵引。牵引前可行手法复位，或利用牵引复位。

3. 手术疗法

（1）适应证：股骨干骨折经过非手术治疗，一般都能获得满意的效果。但有以下情况者，可考虑手术

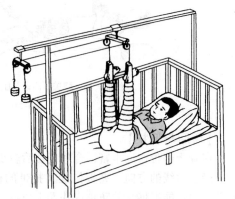

图6-55　垂直悬吊皮肤牵引法

切开复位内固定：①严重开放性骨折早期就诊者；②合并有神经血管损伤，需手术探查及修复者；③多发性损伤，为了减少治疗中的矛盾，便于治疗者；④骨折断端间嵌夹有软组织者。

（2）手术选择：常用的手术方法有接骨板固定和髓内针固定两大类，上、中1/3骨折，多采用髓内针，下1/3骨折多采用接骨板。无论采用何种手术方式，股骨干骨折手术的基本原则不会改变，那就是良好的复位、牢靠的固定和早期功能锻炼。另外，开放性股骨干骨折可以用外固定支架做临时固定，为二期手术创造条件。

4. 药物治疗

股骨干骨折骨髓腔内出血较多。出血过多而发热不退，脉洪大而虚，重按无力者，属血虚发热，用当归补血汤或大剂独参汤频服。待症状逐渐好转，则按骨折三期分治原则进行辨证施治。

5. 功能锻炼

年龄较大的儿童、成人患者的功能锻炼应从复位后第2天起，开始练习股四头肌舒缩及踝关节、跖趾关节屈伸活动。如小腿及足部出现肿胀可适当配合按摩。从第3周开始，直坐床上，用健足蹬床，以两手扶床练习抬臀使身体离开床面，以达到使髋、膝关节开始活动的目的。从第5周开始，两手拉吊杆，健足踩在床上支撑，收腹、抬臀，臀部完全离开床面，使身体、大腿与小腿成一水平线，以加大髋、膝关节活动范围。经拍片，骨折端无移位者，可从第7周开始扶床架练习站立活动（图6-56）。解除牵引后，在床上活动1周即可扶双拐下地做患肢不负重的步行锻炼。当骨折端有连续性骨痂时，患肢可循序渐进地增加负重。经观察证实骨折端稳定，可改用单拐。1～2周后可弃拐行走，这时再拍X线片检查，若骨折端无变化，且愈合较好，方可解除夹板固定。

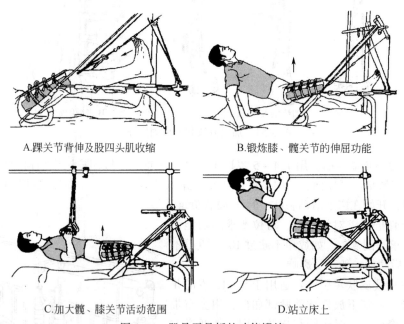

A.踝关节背伸及股四头肌收缩　　　　　　B.锻炼膝、髋关节的伸屈功能

C.加大髋、膝关节活动范围　　　　　　　D.站立床上

图6-56　股骨干骨折的功能锻炼

【预后与调护】

股骨干部位血运丰富，合理复位后较少出现不愈合。骨折持续牵引时，要注意牵引重量的调整、牵引力线的方向、夹板位置及扎带的松紧度。患肢放置在牵引架上，要注意股四头肌和踝、趾关节的功能锻炼，并防止皮肤发生压疮。

四、股骨髁上骨折

股骨髁上骨折，也叫末躯骨下骨折，是临床常见骨折。股骨髁上骨折为发生于骨股自腓肠肌起始点上 2～4cm 范围内的骨折。多发生于青壮年。

【病因病机】

本病多因从高处跌下、足部或膝部着地的传导暴力引起，直接暴力的打击或扭转外伤亦能造成。另外如膝关节僵直的患者，因废用性骨质疏松及膝部的杠杆作用增加，亦易发生股骨髁上骨折。

股骨髁上骨折可分为屈曲和伸直两型，屈曲型比较多见。所谓屈曲型股骨髁上骨折，即骨折远断端向后侧移位，骨折呈横断或斜面。如为斜面骨折，其骨折线是从后上斜向前下，骨折远断端因受腓肠肌的牵拉和关节囊的紧缩，向后（或屈侧）移位，其锋锐的骨折端有刺伤腘动脉的危险；同时，其骨折近端向前突出，可刺破髌上囊及其附近的皮肤。所谓伸直型股骨髁上骨折，即骨折远段向前（或背侧）移位，骨折呈横断或斜面。如为斜面骨折，其骨折线是从前上斜向后下，骨折远、近端前后重叠。

【临床表现】

伤处有明显的疼痛和压痛，大腿中下段高度肿胀，患肢短缩，有异常活动和骨擦音。单纯髁上骨折，髌上囊无破裂损伤时膝关节内无明显积液，肿胀不显。严重移位的骨折因腓肠肌牵拉，远侧骨片向后旋转移位，可压迫损伤腘窝部血管神经。应仔细检查足趾末梢血运和活动，若腘窝部血肿严重和足背动脉搏动消失，可能有腘动脉损伤，如有腘动脉损伤须及时处理。

【诊断要点】

1. 病史

有明确的外伤史。

2. 症状

局部疼痛、肿胀，功能障碍，不能站立行走。

3. 体征

移位骨折，患肢可出现缩短、成角和旋转畸形，局部压痛，可扪及骨擦音或异常活动。若局部出现较大血肿，且胫后动脉、足背动脉脉搏减弱或消失时，应考虑为腘动脉损伤。

4. 辅助检查

膝关节正侧位 X 线照片可以显示骨折的类型及移位情况。

【治疗】

对青枝骨折或无移位的骨折，应将膝关节内的积血抽吸干净，然后用夹板固定。有移位的骨折可采用手法复位并进行骨牵引维持。若用上述方法仍不能复位或合并神经血管损伤者，可考虑手术切开复位内固定。

1. 整复方法

（1）手法复位：患者取仰卧位，一助手固定骨盆，另一助手用双手握小腿上段，顺势拔伸，并徐徐将患肢屈髋90°，屈膝90°，沿股骨纵轴方向用力牵引，以端提等手法矫正重叠、侧方移位后，在维持牵引下，并以推挤在腘窝内的两手作支点将骨折远端向近端推压对位（图6-57）。

（2）骨牵引复位：有移位的屈曲型骨折可采用股骨髁部冰钳或细钢针牵引，伸直型骨折则采用胫骨结节牵引。骨牵

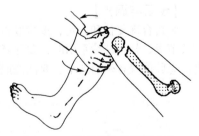

图 6-57　股骨髁上骨折复位法

引后配合手法整复即可复位，整复时要注意保护腘窝神经、血管，用力不宜过猛；复位困难者，可加大牵引重量后再整复。骨折对位后局部用夹板固定，两侧板的下端呈叉状，骑在冰钳或细钢针上（图6-58）。

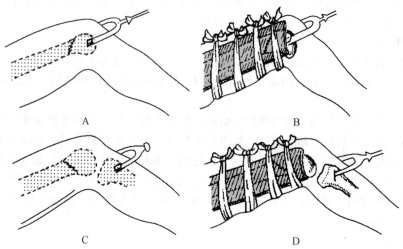

图6-58　股骨髁上骨折牵引法（A、B）胫骨结节骨牵引法（C、D）

2. 固定方法

固定适用于无移位骨折及儿童青枝骨折。

（1）夹板外固定：前侧板下端至髌骨上缘，后侧板的下缘至腘窝中部，两侧板以带轴活动夹板超膝关节固定，小腿部的固定方法与小腿骨折相同，膝上以四根布带固定，膝下亦以四根布带固定。

（2）石膏外固定：用长腿石膏管型屈膝20°，固定6周后摄片检查骨折愈合情况。

3. 手术疗法

（1）适应证：严重移位，不稳定或关节内移位的骨折或早期功能活动的需要，宜采用内固定治疗。

（2）手术选择：根据不同的类型，可选用动力髁螺钉（DCS）、逆行髓内钉、股骨髁支持接骨板和股骨远端锁定钢板系统（LISS）等器材进行固定。

4. 药物治疗

按骨折三期辨证施治。由于股骨下端骨折邻近膝关节，为了防止关节僵硬，解除夹板固定后应用中药熏洗并结合按摩。

5. 功能锻炼

因骨折靠近膝关节，故骨折愈合后常遗留膝关节主动或被动伸屈功能的部分障碍，故解除固定后应行理筋按摩，以加强膝关节功能康复。

【预后与调护】

骨折合理复位和固定，多能取得良好的治疗效果。复位不良则易导致膝关节功能障碍或创伤性关节炎。骨折持续牵引时，要注意牵引重量的调整、牵引力线的方向、夹板位置及扎带的松紧度。患肢放置在牵引架上，要注意股四头肌和踝、趾关节的功能锻炼，并防止皮肤发生压疮。

五、髌骨骨折

髌骨是人体最大的籽骨，髌骨骨折造成的重要影响为伸膝装置连续性丧失及潜在髌股关节失配。髌骨骨折多见于 30～50 岁的成年人，儿童极为少见。

【病因病机】

髌骨骨折可由直接暴力或间接暴力造成，以后者多见。直接暴力所致者，是由于外力直接打击在髌骨上而引起，如撞伤、踢伤等，多呈粉碎性骨折，髌骨两侧的股四头肌筋膜及关节囊一般尚完整，对伸膝功能影响较少；间接暴力所致者，是由于膝关节在半屈曲位时跌倒，为了避免倒地，股四头肌强力收缩，髌骨与股骨滑车顶点密切接触成为支点，髌骨受到肌肉强力牵拉而骨折，骨折线多呈横行。髌骨两旁的股四头肌筋膜和关节囊破裂，两骨块分离移位，伸膝装置受到破坏，如不正确治疗，可影响伸膝功能（图 6-59）。

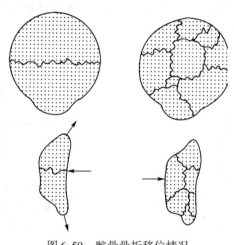

图 6-59 髌骨骨折移位情况

【临床表现】

患者多有明显外伤史，伤后觉膝部疼痛、乏力，不能伸直膝关节，无法站立。髌骨骨折系关节内骨折，故膝关节内有大量积血，肿胀严重，血肿迅速渗于皮下疏松结缔组织中，形成局部瘀斑，由于髌骨位置表浅，可触及骨折端，移位明显时，其上下骨折端间可触及一凹沟，有时可触及骨擦音。

【诊断要点】

1. 病史

有明确外伤史。

2. 症状

患膝疼痛、肿胀。多数患者伤后不能站立行走。

3. 体征

常见皮下瘀斑及膝部皮肤擦伤，髌骨压痛；骨折有分离移位时，可有骨擦音或异常活动；移位明显者，可触及骨折端及畸形；浮髌试验阳性。

4. 辅助检查

X 线检查可明确骨折类型及移位情况，如为纵裂或边缘骨折，需拍摄轴位片，自髌骨的纵轴方向投照才能显示骨折。

【治疗】

治疗髌骨骨折时，要求恢复伸膝装置的功能，并保持关节面的完整光滑，防止创伤性关节炎的发生。无移位的髌骨骨折、移位不大的横断骨折，可单纯采用抱膝圈固定膝关节于伸直位；横断骨折若移位在 1cm 以内者，可采用手法整复，抱膝圈固定膝关节于伸直位；如移位较大的髌骨骨折，手法整复有困难者，可采用内固定治疗。

1. 整复方法

患者平卧，先在无菌操作下抽吸关节腔及骨折断端间的血肿后，注入1%普鲁卡因溶液10～20ml做局麻，患肢置于伸直位，术者以一手拇指及中指先捏挤远端向上推，并固定之，另一手拇指及中指捏挤近端上缘的内外两角，向下推挤，使骨折近端向远端对位。

2. 固定方法

无移位的髌骨骨折，其关节面仍保持光滑完整，筋膜扩张部及关节囊亦无损伤者，在患肢后侧（由臀横纹至足跟部）用单夹板固定膝关节于伸直位，亦可用长腿石膏托或管型固定患肢于伸直位4～6周；有轻度分离移位的骨折经手法整复后可用抱膝环固定（图6-60）或采用弹性抱膝兜固定（图6-61），后侧用长夹板将膝关节固定在伸直位4周。

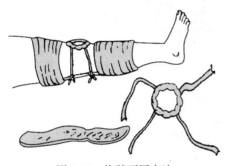

图6-60　抱膝环固定法

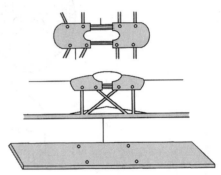

图6-61　弹性抱膝兜固定法

3. 手术疗法

（1）适应证：骨折移位明显，手法复位失败，骨折端有软组织嵌入，或多块骨折者；严重粉碎性骨折，难以复位者。

（2）手术选择：切开复位，钢丝、张力带或螺钉等内固定；髌骨部分切除术或全切除术。传统或改良的克氏针钢丝张力带固定术具有固定强度大、手术费用低、患者可以早期功能锻炼等优点，依然是目前主要的手术治疗方法。而聚髌器和髌骨环的应用使手术过程更加简便，但手术费用较高。

4. 药物治疗

髌骨骨折早期瘀肿非常明显，应重用活血祛瘀、利水消肿药物；中期应用接骨续筋通利关节之品；后期服补肝肾、壮筋骨的药物，解除固定后应用中药熏洗。

5. 功能锻炼

术后的功能锻炼应根据具体伤情和骨折固定的稳定程度而分别对待。一般在骨折固定可靠的条件下，可即刻进行肌肉的等长收缩运动和肢体的不负重活动。早期（术后3天左右，伤口无炎性反应和疼痛）应用关节持续被动运动（CPM）辅助锻炼，可防止股四头肌挛缩，减轻局部肿胀，促进软骨修复，保存关节功能。经X线检查证实骨折初步愈合后，可开始有限的负重（扶拐）锻炼，直到骨愈合（2～3个月）。然后增加负重和抗阻力练习以尽早实现骨折的牢固愈合（4～6个月）。在骨牵引条件下，要鼓励早期关节一定范围内的功能锻炼。伴有膝关节创伤（韧带损伤）者，在支具保护下也应早期进行一定范围的肢体主动活动。

【预后与调护】

髌骨骨折属于关节内骨折，要求解剖复位。如果髌骨关节面复位不佳，不平滑，愈合后易发生髌股关节炎；外固定时间长，关节内可发生粘连，导致关节僵硬。注意调整抱膝圈扎带的松紧度，松则不能有效地维持对位，紧则抱膝圈影响肢体的血循环。解除固定后，进行膝关节屈伸锻炼，并配合中药熏洗。

六、胫骨平台骨折

胫骨平台骨折，又称为胫骨髁骨折，是常见的关节内骨折。由于胫骨髁由海绵状骨构成，所以受到外力挤压或撞击时容易造成骨折或塌陷，产生不同程度的膝内外翻畸形，严重者还可合并半月板或韧带损伤，引起膝关节功能严重障碍。男性多于女性，好发于青壮年。

【病因病机】

胫骨平台骨折多由严重暴力所引起，临床以间接暴力引起多见。直接暴力引起的胫骨平台骨折多为粉碎性，对骨折的固定及预后影响较大。间接暴力引起的骨折可分为外翻型骨折、内翻型骨折和垂直压缩型骨折。当站立时膝部外侧受暴力打击，外翻暴力造成外髁骨折；从高处跌下时，胫骨髁受到垂直压缩暴力，股骨髁向下冲击胫骨平台，则引起胫骨内、外髁同时骨折；单纯的胫骨内髁骨折较罕见。临床上根据骨折损伤部位分为内髁骨折、外髁骨折、双髁骨折（图6-62）。胫骨双髁的压缩乃至粉碎性骨折，常合并有韧带的损伤。

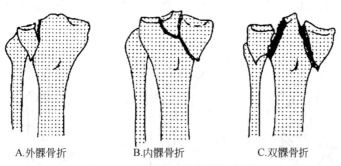

A.外髁骨折　　　　B.内髁骨折　　　　C.双髁骨折

图6-62　胫骨平台骨折损伤类型

【临床表现】

伤后膝关节明显肿胀、疼痛、功能障碍。因属于关节内骨折，均有关节内积血，应注意询问受伤史，是外翻或垂直暴力损伤，可有膝内、外翻畸形。严重的胫骨内髁或外髁骨折，则浮髌试验多呈阳性；若侧副韧带断裂，则侧向试验阳性。若交叉韧带断裂，则抽屉试验阳性。若有半月板损伤，麦氏征可阳性。

【诊断要点】

1. 病史

有明确外伤史，注意详细询问受伤过程、姿势及着力点，分清膝部是内翻或外翻损伤，还是纵向冲击伤。

2. 症状

伤后可引起膝部疼痛，疼痛程度根据骨折类型不同而异。一般膝部肿胀和瘀斑明显。伤后患肢不能站立和行走。

3. 体征

局部压痛明显，患肢纵轴叩击痛阳性。可有浮髌试验阳性，侧翻试验、抽屉试验可阳性。

4. 辅助检查

X线正侧位片，可明确骨折类型和移位程度。结合CT及MRI分析可判断骨折及软组织损伤情况。

【治疗】

胫骨平台骨折由于波及关节面，引起关节面的不平整；肢体对线的改变及关节的不稳定，可造成关节的疼痛和功能障碍。其治疗的原则是恢复关节面的平整，纠正膝外或内翻畸形，避免创伤性关节炎的发生。无移位的骨折，先在无菌操作下，抽吸干净关节内的积血或积液，超关节固定4~6周。有移位的骨折，则视具体情况，确定复位手法及固定方式，并在有效的固定下，进行适当的功能锻炼。

1. 整复方法

在麻醉配合下，患者仰卧，膝部屈曲20°~30°。对移位不多，关节面无塌陷或塌陷不严重的骨折，以胫骨外髁骨折为例（图6-63），助手一手按于股骨下段向外侧推，同时另一助手握小腿下段牵拉并向内扳拉，使膝呈内翻位，并扩大膝关节外侧间隙，有利于骨折复位。当膝关节外翻被矫正时，膝关节囊即紧张，可以将骨折块拉回原处。在助手牵拉的同时，术者用拇指推压骨块向上、向内，以进一步纠正残余移位。对骨折移位较多的单髁骨折，一助手握大腿下段，另一助手握小腿下段进行对抗牵引，在保持牵引下，远端助手略内收小腿使膝内翻，在外侧关节囊（若未破裂）被拉紧的同时，将骨折块拉向近、内侧。术者站于患侧，用两手拇指按压骨折片向上、向内复位。对于双髁骨折，手法复位时，两助手分别握大腿下段及小腿下段对抗牵引，在牵引下，术者以两手掌合抱，用大鱼际部置于胫骨内、外髁上端之两侧对向挤压，迫使骨折块复位。复位后应加用持续牵引。

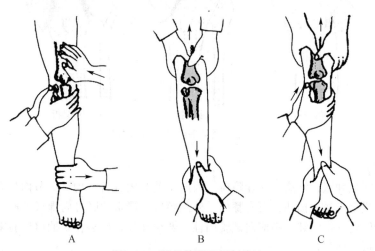

图6-63　胫骨外髁骨折复位法

2. 固定方法

无移位骨折及有移位骨折在整复后，经X线照片复位良好者，可用超膝关节夹板固定4~6周。外髁骨折，在外髁的前下方放好固定垫，注意勿压迫腓总神经；双髁骨折则在内、外髁前下方各置一固定垫。放好固定垫后，可用夹板做固定。若骨折块移位较多的单髁骨折或双髁骨折，整复后骨折块仍有移位趋势，可加胫骨下端或跟骨牵引；亦可选加小腿皮肤牵引，以增强骨折复位固定的稳定性，减少继续移位。牵引时间一般为4周左右，重量为3~5kg，夹板固定一般为6~8周。

3. 手术疗法

（1）适应证：①胫骨外侧平台向外倾斜>5°，或关节面塌陷>3mm，或平台增宽>5mm；②外侧平台倾斜的双髁骨折；③内侧倾斜的双髁骨折；④除裂纹骨折外的所有纵向压缩性骨折；⑤合并韧带断裂者，早期做韧带修补术或晚期做重建术。

（2）手术选择：坚强的内固定和早期功能锻炼是胫骨平台骨折的治疗原则，相比其他部位的骨干骨折，胫骨平台骨折对解剖复位、恢复膝关节的力线要求更高。切开复位钢板螺钉内固定术依然是治疗该型骨折的主要手术方法，对于伴有胫骨平台塌陷的患者，手术使塌陷复位后常需要植骨填充下方空腔。关节镜治疗可以修复骨折常伴的半月板、交叉韧带和软骨等软组织损伤，具有创伤小、术后并发症低等优点，值得临床进一步推广应用。

4. 药物治疗

按骨折三期辨证用药。无皮肤损伤者，可同时辨证使用外用药物外敷、熏洗等，以促进肿胀消退，功能康复，关节功能恢复。

5. 功能锻炼

早期功能锻炼尤其重要，主动的肌肉收缩，可促进血液循环，消除肿胀，减少膝关节的粘连僵硬，还可增加关节软骨的营养代谢，促进软骨愈合；还可改善骨折端的血供，并使断端产生一定的应力促进骨痂的生长。术后早期即可行 CMP 功能锻炼，这样既可早期功能锻炼又可减少膝关节活动时对髌韧带产生的张力，以求在维持关节面的吻合及对线基础上，尽量恢复膝关节最大限度的屈伸活动。同时为尽快恢复肌力，术后正确指导患者进行股四头肌的功能锻炼及其他肌肉收缩，这也是防止膝关节僵硬的有效办法。

【预后与调护】

胫骨平台骨折在得到良好的复位和合理的固定治疗后，都有较好的预后。骨折复位不良，容易导致创伤性关节炎。制动时间过长，容易使膝关节僵硬，活动受限。综合考虑整体情况，制订并实施合适的治疗方案，强调早期活动，晚期负重的功能锻炼原则是取得满意预后的关键。

七、胫腓骨干骨折

胫腓骨干骨折是指胫骨结节、腓骨小头以下至内、外踝以上的骨折，各种年龄均可发病，在全身长骨骨折中发生率较高，以青壮年为多。

【病因病机】

直接暴力或间接暴力均可造成胫腓骨干骨折。

（1）直接暴力：由重物打击，踢伤、撞伤或车轮挤压伤等所造成。暴力多来自小腿的外前侧，以横断型、短斜型骨折最多，亦可造成粉碎性骨折。两骨骨折线多在同一平面，且常在暴力作用侧有一三角形碎骨片。因胫骨位于皮下，穿破皮肤的可能性大，肌肉被挫伤的机会较多，除上 1/3 发生骨折外，血管神经同时受伤的较少（图 6-64）。

（2）间接暴力：由高处落下，扭伤或滑倒所致，多为斜形或螺旋形骨折。特点为腓骨的骨折线较胫骨的骨折线为高，软组织损伤少，偶尔因骨折移位，骨尖穿破皮肤。在儿童胫腓骨双折，可同时为绿枝骨折（图 6-65）。

直接或间接暴力，均可造成两骨折段重叠、成角或旋转畸形，暴力的方向及小腿本身的重力，是造成畸形的主要原因。因小腿外侧受暴力的机会较多，使骨折段向内成角，而小腿重力使骨折段向后侧倾斜成角，足的重力可使骨折远段向外旋转。肌肉的收缩可使两骨折端重叠。

【临床表现】

患肢肿胀、疼痛和功能障碍，可有骨擦音和异常活动。有移位骨折者，可有肢体缩短、成角及足外旋畸形。损伤严重者，在小腿前、外、后侧间隔区单独或同时出现极度肿胀，扪之硬实，肌肉紧张无力，有压痛和被动牵拉痛。严重挤压伤、开放性骨折应注意早期创伤性休克的可能。胫骨上 1/3 骨折者，检查时应注意腘动脉的损伤。腓骨上端骨折时应注意腓总神经的损伤。小腿肿胀明显，皮肤感觉减退或消失伴有剧痛应警惕骨筋膜室综合征。小儿青枝骨折或裂纹骨折，临床症状可能很轻，但患儿拒绝站立或行走，局部有轻微肿胀及压痛。

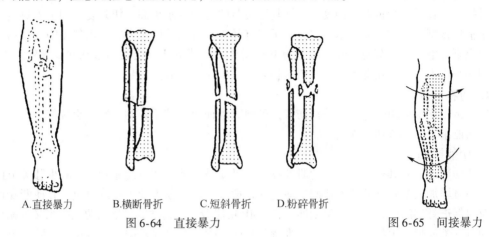

A.直接暴力　　B.横断骨折　　C.短斜骨折　　D.粉碎骨折

图 6-64　直接暴力　　　　　　　图 6-65　间接暴力

【诊断要点】

1. 病史

有明显外伤史。

2. 症状

伤后小腿疼痛剧烈，以骨折部位明显，任何活动都会加重疼痛。损伤严重者，小腿可出现极度肿胀，瘀斑较明显。伤后患肢不能站立和行走。但单纯腓骨骨折可行走。

3. 体征

骨折端可有环形压痛，并有纵轴叩击痛。若损伤严重，骨折移位明显者，患肢可会有短缩、成角及旋转畸形。

4. 辅助检查

正侧位 X 线检查可以明确骨折类型、部位及移位方向。因胫骨和腓骨骨折处可以不在同一平面，故 X 线照片应包括胫腓骨全长。

【治疗】

胫腓骨骨折的治疗原则主要是恢复小腿的长度和负重功能。因此，应重点处理胫骨骨折。对骨折端的成角和旋转移位，应予纠正。无移位骨折只需用夹板固定，有移位的稳定性骨折，可用手法整复、夹板固定；不稳定性骨折，可用手法整复、夹板固定，同时配合跟骨牵引，或选用内固定。

开放性骨折应彻底清创，尽快闭合伤口，将开放性骨折变为闭合性骨折。合并筋膜室综合征者应切开减压。

1. 整复方法

（1）牵引：患者平卧位，膝关节屈曲呈 150°～160°，一助手站于患肢外上侧，用肘关节套住患膝腘窝部。另一助手站在患肢足部，一手握住前足，一手把握足跟部、沿胫骨长轴做对抗牵引 3～5 分钟，矫正重叠及成角畸形。

（2）矫正前后侧移位（端提法）：以中 1/3 骨折为例，一般骨折近端易向前内移位。术者两手拇指放在远段前侧，其余四指环抱小腿后侧。在维持牵引下，近端牵引之助手将近端向后按压，术者两手四指端提远段向前，使之对位。如仍有左右侧移位，可同时推近端向外拉远端向内，一般即可对位。

（3）分骨挤按：经过上述方法，一般骨折即可达到满意对位。有些类型骨折，如螺旋形、斜形，远段易向外侧残余移位，可用此法整复。以左侧为例，术者站于患者外侧，右手拇指（与左手拇指协同）置于远段前外方，挤压骨间隙，将远段向内侧推挤，右手四指置于近段的内侧，向外用力提拉，并嘱把持足部牵引的助手，将远端稍稍内旋，可使完全对位。

（4）摇摆：术者两手握握住骨折端，在维持牵引下，嘱把持足部牵引的助手，徐徐向前后摇摆骨折远段，或术者向内外做轻轻摇摆，使骨折端紧密相接。然后以拇指及示指沿胫骨前嵴及内侧面来回触摸骨折部，是否平整，对线是否良好，最后用木板、纸压垫或石膏固定（图6-66）。

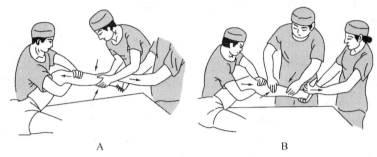

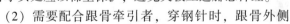

图 6-66　胫腓骨干骨折复位法

2. 固定方法

（1）夹板固定：根据骨折断端移位的方向及其倾向性而放置适当的压力垫（图6-67）。

1）上1/3部骨折时，膝关节置于屈曲40°～80°位，夹板下达内、外踝上4cm，内、外侧夹板上端超过膝关节10cm，胫骨前嵴两侧放置两块前侧板，前外侧板正压在分骨垫上。两块前侧板上端平胫骨内、外两髁，后侧板的上端超过腘窝部，在股骨下端做超膝关节固定。

2）中1/3部骨折时，外侧板下平外踝，上达胫骨外髁上缘；内侧板下平内踝，上达胫骨内髁上缘；后侧板下抵跟骨结节上缘，上达腘窝下2cm，以不妨碍膝关节屈曲90°为宜；两前侧板下达踝上，上平胫骨结节。

3）下1/3部骨折时，内、外侧板上达胫骨内、外髁平面，下平齐足底；后侧板上达腘窝跟骨结节上缘；两前侧板与中1/3骨折固定方法相同。

将夹板按部位放好后，横扎3～4道布带。下1/3骨折的内外侧板在足跟下方做超踝关节捆扎固定；上1/3骨折内、外侧板在股骨下端做超膝关节捆扎固定，腓骨小头处应以棉垫保护，避免夹板压迫腓总神经。

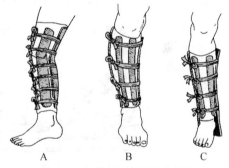

图 6-67　胫腓骨干骨折夹板固定

（2）需要配合跟骨牵引者，穿钢针时，跟骨外侧要比内侧高1cm（相当于15°斜角），牵引时足跟便轻度内翻，恢复了小腿的生理弧度，使骨折对位更稳定。牵引重量一般为3～5kg，牵引后在48小时内拍摄X线片检查骨折对位情况，如果患肢严重肿胀或有大量水疱，则不宜采用夹板固定，以免造成压疮、感染，暂时单用跟骨牵引，待消肿后再用夹板固定。若骨折对位良好，则4～6周后拍摄X线片复查，如有骨痂生长，则可解除牵引。

3. 手术疗法

（1）适应证：对不稳定性骨折、开放性骨折或合并神经血管损伤者，骨折畸形、延迟愈合或不愈合者，可采用手术治疗。

（2）手术选择：可选用螺丝钉固定系统、钢板螺钉系统、髓内钉固定系统、截骨术和植骨术等。胫骨干骨折是较常见的骨折之一，手术方法一般采用切开复位接骨板内固定术、外固定架术和带锁髓内针固定术，一般术后预后良好，但由于胫腓骨干中下 1/3 段血运较差，也是不愈合和延迟愈合的高发部位，故此段骨折应尽量减少术中损伤。腓骨干骨折一般不需手术也能自然愈合，但是出于腓骨远端下 1/3 处时便有可能会引起踝关节不稳，可行手术固定。

4. 药物治疗

按骨折三期辨证施治。胫骨中、下 1/3 骨折后期应着重补气血、益肝肾、壮筋骨。陈旧骨折实行手法折骨或切开复位、植骨术后，亦应及早使用补法。

5. 功能锻炼

整复固定后，即可做踝、足部关节屈伸活动及股四头肌舒缩活动（图 6-68）。采用跟骨牵引者，可用健腿和两手支持体重抬起臀部。稳定性骨折从第 2 周开始进行抬腿及膝关节活动，从第 4 周开始扶双拐做不负重步行锻炼。不稳定性骨折则解除牵引后仍需在床上锻炼 5～8 天后，才可扶双拐做不负重步行锻炼。足底要放平，不要用足尖着地，锻炼后骨折部若无疼痛，自觉有力，即可改用单拐逐渐负重锻炼。解除跟骨牵引后，若胫骨轻度向前成角者，可使用两枕法纠正；胫骨有轻度向内成角者，可让患者屈膝 90°，髋关节屈曲外旋，将患肢的足部放于健肢的小腿上，呈盘腿姿势，利用肢体本身的重力来恢复胫骨的生理弧度。8～10 周根据 X 线照片及临床检查，达到临床愈合标准，即可去除外固定。

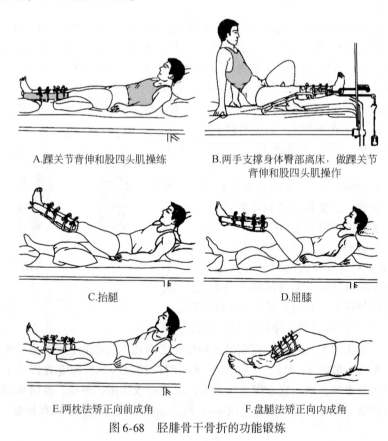

A.踝关节背伸和股四头肌操练　　B.两手支撑身体臀部离床，做踝关节背伸和股四头肌操作

C.抬腿　　D.屈膝

E.两枕法矫正向前成角　　F.盘腿法矫正向内成角

图 6-68　胫腓骨干骨折的功能锻炼

【预后与调护】

胫腓骨干中下 1/3 部位的血运较薄弱，骨折修复能力较差，有可能出现骨折迟缓愈合或不愈合，治疗时应注意。如果患肢严重肿胀或有大量水疱，则不宜采用夹板固定，以免造成压疮、感染。运用夹板固定时，要注意松紧度适当。既要防止消肿后外固定松动而致骨折重新移位，也要

防止夹缚过紧妨碍血运造成压疮，注意抬高患肢，下肢在中立位置，膝关节屈曲20°~30°。

八、踝 部 骨 折

踝关节骨折是一种常见的关节内骨折，加上该处的韧带损伤，占全身损伤的4%~5%。多见于青壮年。

【病因病机】

踝部损伤原因复杂，类型很多。韧带损伤、骨折和脱位可单独或同时发生。根据受伤姿势可分为内翻、外翻、外旋、纵向挤压、侧方挤压、跖屈和背伸等多种，其中以内翻损伤最多见，外翻损伤次之。

（1）内翻损伤：从高处跌下，足底外缘着地；或步行在平路上，足底内侧踏在凸处，使足突然内翻。骨折时，内踝多为斜形骨折，外踝多为横形骨折；严重时可合并后踝骨折、距骨脱位。

（2）外翻损伤：从高处跌下，足底内缘着地，或外踝受暴力打击，可引起踝关节强度外翻。骨折时，外踝多为斜形骨折，内踝多为横形骨折；严重时可合并后踝骨折、距骨脱位。

根据骨折脱位的程度，损伤又可分为三度：单踝骨折为一度；双踝骨折、距骨轻度脱位为二度；三踝骨折、距骨脱位为三度。

【临床表现】

伤后踝部剧烈疼痛，迅速肿胀，出现瘀斑，严重时局部起小疱，不能站立走路，功能丧失，踝部明显畸形。内翻骨折时，足呈内翻畸形，可能触及到向内移位的内踝骨折块。外翻骨折时，足呈外翻畸形，内踝部略凹陷，外踝骨折块在踝尖上方。外旋骨折时，足外翻畸形并有畸形。

【诊断要点】

1. 病史

有明确的外伤史。

2. 症状

伤后踝部迅速肿胀、疼痛、活动受限。

3. 体征

畸形，内外踝及关节间隙压痛，常可检出踝部骨擦音；内外踝的正常关系出现改变；将足外翻或内翻及旋转时，则受伤部的疼痛剧增。

4. 辅助检查

X线片可明确骨折类型和移位程度，必要时做内翻、外翻位摄片，以协助鉴别有无合并韧带损伤及距骨移位。

【治疗】

无移位的骨折仅将踝关节固定在90°背伸位3周即可；有移位的骨折脱位应予以整复。

1. 整复方法

患者平卧屈膝，助手抱住其大腿，术者握其足跟和足背做顺势拔伸，外翻损伤使踝部内翻，内翻损伤使踝部外翻。如有胫腓联合分离，可在内外两踝部加以挤压；如后踝骨折合并距骨后脱位，可用一手握胫骨下段向后推，另一手握前足向前提并徐徐将踝关节背伸。利用紧张的关节囊将后踝拉下，或利用长袜套套住整个下肢，下端超过足尖20cm，用绳结扎，做悬吊滑动牵引，使后踝逐渐复位（图6-69）。总之，要根据受伤机制和损伤类型并分析X线照片，以酌定其整复手法。

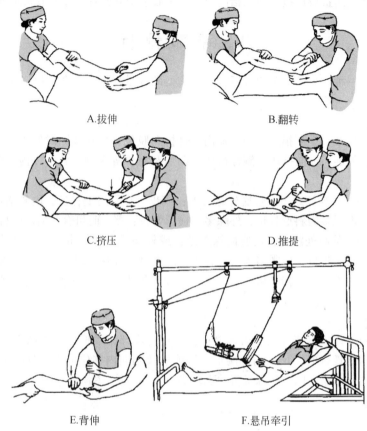

A.拔伸　　　　　　　　　　B.翻转

C.挤压　　　　　　　　　　D.推提

E.背伸　　　　　　　　　F.悬吊牵引

图 6-69　踝关节骨折的复位方法

2. 固定方法

（1）夹板固定：先在内、外踝的上方各放一塔形垫，下方各放一梯形垫，或放置一个空心垫，防止夹板直接压在两踝骨突处，用五块夹板进行固定（图 6-70）。其中内、外、后侧板上自小腿上 1/3，下平足跟，前内侧及前外侧板较窄，其长度上起胫骨结节，下至踝关节上方。夹板必须塑形，使内翻骨折固定在外翻位，外翻骨折固定在内翻位。最后可加用踝关节活动夹板，将踝关节固定于 90°位置 4～6 周。兼有胫骨后唇骨折者，还应固定踝关节于稍背伸位；胫骨前唇骨折者，则固定在跖屈位，并抬高患肢，以利消肿。

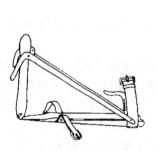
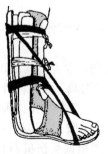
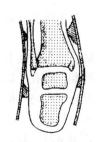

A.踝关节活动夹板　　　B.内翻损伤外翻固定　　　C.外翻损伤内翻固定

图 6-70　踝关节骨折的夹板固定

（2）石膏固定：压垫及固定位置同上，在石膏尚未定型以前保持踝部于需要的位置，并用手鱼际部对踝部、足部石膏进行塑形，足趾要外露，以便观察血运及活动。

3. 手术疗法

（1）适应证：对于手法整复失败、开放性骨折脱位、陈旧性骨折脱位；复位不满意，或疑有软组织嵌夹于骨折端时，或踝穴宽度未恢复正常，后踝骨折块超过关节面的1/3难于复位时，应考虑手术治疗。对于畸形愈合、假关节形成者，也应尽早手术治疗。

（2）手术选择：常采用切开复位内固定、切开复位植骨术或关节融合术等。由于踝关节骨折属于关节内骨折，手术治疗要求严格的解剖复位、稳定的内固定和修复关节韧带损伤。一般外踝骨折常采用腓骨远端接骨板固定，内踝及后踝骨折应用松质骨螺钉固定。近年来微创踝关节手术也得到了发展和应用。

4. 药物治疗

在按骨折三期辨证用药的基础上，中期应注意舒筋活络、通利关节；后期若局部肿胀难消，宜行气活血、健脾利湿；关节融合术后则须补肾壮骨，促进愈合。

5. 功能锻炼

整复固定后，鼓励患者活动足趾和踝部背伸活动。从第2周起，可在保持夹板固定的情况下加大踝关节的主动活动范围，并辅以被动活动。3周后可将外固定打开，对踝关节周围的软组织（尤其是肌腱经过处）进行按摩，理顺经络，点按商丘、解溪、丘墟、昆仑、太溪等穴，并配合中药熏洗。在袜套悬吊牵引期间亦应多做踝关节的伸屈活动，并逐渐负重行走。

【预后与调护】

预后好坏，取决于骨折的损伤程度及复位情况。解剖对位者，一般预后良好，如骨折有移位，或移位较大，关节面破坏严重，容易导致创伤性关节炎。骨折手法整复固定后，早期应卧床休息，抬高患肢，以促进患踝血液回流，减轻瘀肿，同时常规检查外固定松紧度，如患踝出现进行性加重的疼痛、肿胀，局部麻木，趾端皮肤苍白，常提示局部压迫过紧，应及时予以松解。踝部肿胀一般于固定4～6天后逐渐消退，此时应及时缩紧扎带，以免松脱，使骨折移位。

九、距 骨 骨 折

距骨骨折临床少见，占足部骨折的3%～6%，远期距骨缺血性坏死和踝关节创伤性关节炎发生率较高。根据骨折部位一般分为三种类型：距骨颈骨折、距骨体骨折、距骨头骨折。

【病因病机】

距骨颈骨折约占距骨骨折的50%，青壮年男性多见。足强力背伸时，距骨颈抵于胫骨下端前缘，所产生的剪切力达到一定强度时即导致距骨颈骨折。由于该部是血管进入距骨的重要部位，所以骨折后缺血性坏死的可能性较大。距骨头骨折占距骨骨折的5%～10%。骨折可为踝关节过度跖屈时发生距骨头压缩骨折，或为足内翻产生剪力导致距骨头骨折。足背伸或跖屈时因受内翻应力旋转，距骨滑车内外侧关节面分别撞击内外踝关节面而引起距骨滑车内侧或外侧面骨软骨骨折。距骨后侧突骨折中以后外侧结节骨折多见，多发生于足强力跖屈时胫骨下缘撞击后外侧结节引起骨折，也可因足过度背伸后距腓韧带牵拉所致撕脱性骨折。距骨后内侧结节骨折少见，该骨折常发生于踝背伸和旋后时被胫距后韧带撕脱所致。内翻的足强力背屈时纵向压缩和剪切应力综合作用可致距骨外侧突发生骨折，距下关节外侧脱位亦可剪下距骨外侧突。距骨体剪力骨折损伤的机制类似于距骨颈骨折，骨折线更靠后。距骨体压缩粉碎性骨折常由严重压砸暴力引起（图6-71）。

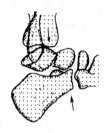
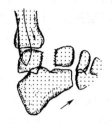
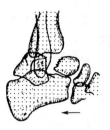

A.距骨颈骨折　　　　　B.合并距下关节脱位　　　　C.合并距骨体后脱位

图 6-71　距骨骨折的类型

【临床表现】

伤后主要表现为踝关节肿胀、剧痛、皮下瘀血，不能站立行走，踝关节活动明显受限，骨折明显移位者可伴有关节严重畸形，并可触及骨擦感，少数患者可能伴有患足局部麻木等神经损害的表现。

【诊断要点】

1. 病史

患者有明显的外伤史，如自高处坠落或严重扭伤。

2. 症状

伤后局部肿胀、疼痛，伤后不能站立行走。伴有骨折脱位者，踝部可出现明显的畸形，在踝关节的前外方或后内方，可触及脱位的距骨体，此处皮肤由于紧张变得苍白或发暗，严重时距骨将皮肤撑破脱出体外。

3. 体征

骨折明显移位则出现畸形，压痛，骨擦感。

4. 辅助检查

踝部与跗骨正侧位 X 线片，可以明确骨折类型及有无合并脱位。必要时可行 CT 及 MRI 检查以明确骨折及局部软组织损伤的情况。

【治疗】

1. 整复方法

单纯距骨颈骨折时，患肢膝关节屈至90°，助手握住小腿，术者一手握住前足，轻度外翻后，向下、向后推压，另一手握住胫骨下端后侧向前端提，使距骨头与距骨体两骨折块对合；合并距骨体后脱位时，应先增加畸形，即将踝关节极度背伸、稍向外翻，以解除载距突与距骨体的交锁，并将距骨体向前上方推压，使其复入踝穴，然后用拇指向前顶住距骨体，稍跖屈踝关节，使两骨折块对合；距骨后唇骨折伴有距骨前脱位时，先将踝关节极度跖屈内翻，用拇指压住距骨体的外上方，用力向内后方将其推入踝穴。距骨脱位复位后，往往其后唇骨折片亦随之复位。

2. 固定方法

距骨颈骨折整复后，应将踝关节固定在跖屈稍外翻位8周；距骨后唇骨折伴有距骨前脱位者，应固定在功能位4～6周。切开整复内固定或关节融合术者，应用管形石膏固定踝关节在功能位3个月。

3. 手术疗法

（1）适应证：对于新鲜骨折手法整复失败者，可切开整复。对于距骨体缺血性坏死、距骨粉碎性骨折、距骨体陈旧性脱位或并发踝关节严重创伤性关节炎者，应行手术治疗。

（2）手术选择：常采用手术切开复位并以螺钉内固定、关节融合术等。距骨骨折由于解剖位置复杂、关节面多、血供较差等原因，手术较为复杂，预后较差，坏死率高。所以距骨骨折的手术治疗应根据骨折类型和软组织损伤程度选取合理的手术入路和固定方法，尽量保护血供，使骨折达到解剖复位。

4. 药物治疗

中药治疗早期宜接骨续筋，后期宜坚骨壮筋，因距骨骨折易发生缺血性坏死，故治疗中后期内服药应重用补气血、养肝肾、壮筋骨的药物，以促进骨折愈合，若后期功能受限，可用散瘀和伤汤熏伤患处。

5. 功能锻炼

固定期间应做足趾、膝关节屈伸锻炼，在固定期间不宜早期负重。解除固定后应施行局部按摩，配合中药熏洗，并进行踝关节屈伸、内翻、外翻活动锻炼，开始扶拐做逐渐负重步行锻炼。

【预后与调护】

同踝部骨折，但骨折早期还需防止足下垂，同时每2~4天检查一次固定情况，密切注意有无骨折再移位，必要时进行X线检查，不可过早把足放在跖屈位。

十、跟 骨 骨 折

跟骨骨折为跗骨骨折中最常见的，约占跗骨骨折的60%，其中60%~70%为关节内骨折，多见于青壮年。

【病因病机】

跟骨骨折多由传达暴力造成。从高处坠下或跳下时，足跟先着地，身体重力从距骨下传至跟骨，地面的反作用力从跟骨负重点上传至跟骨体，使跟骨被压缩或劈开；亦有少数因跟腱牵拉而致撕脱骨折。跟骨骨折后常有足纵弓塌陷，结节关节角减小，甚至变成负角，从而减弱了跖屈的力量和足纵弓的弹簧作用。

根据骨折线的走向可分为不波及跟距关节面骨折（图6-72A～图6-72C）和波及跟距关节面骨折两类（图6-72D、图6-72E）。前者预后较好，后者预后较差。

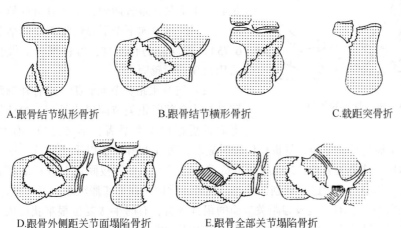

A.跟骨结节纵形骨折　　B.跟骨结节横形骨折　　C.载距突骨折

D.跟骨外侧距关节面塌陷骨折　　E.跟骨全部关节塌陷骨折

图6-72　跟骨骨折

【临床表现】

高处跌落或急骤起跳后，跟部剧烈疼痛，不能以后足负重，行走时疼痛明显加重。检查跟部肿胀、压痛或挤压痛，常见瘀斑，严重挤压者可见跟部变宽或增厚、高度降低，压痛点与骨折具体部位及其严重程度有关。从高处坠下时，若冲力强大，足跟部先着地，继而臀部着地，脊柱前屈，可并发脊椎压缩性骨折或脱位，甚至冲力沿脊柱上传，引起颅底骨折和颅脑损伤，所以诊断跟骨骨折时，应常规询问和检查脊柱和颅脑的情况。

【诊断要点】

1. 病史

有明确外伤史。

2. 症状

伤后跟部疼痛明显、肿胀、瘀斑，不能行走。

3. 体征

伤后足跟部横径增宽，严重者足弓变平，局部压痛明显。

4. 辅助检查

跟骨 X 线侧位、轴位片可明确骨折类型、程度和移位方向。轴位片还能显示距骨下关节和载距突。

【治疗】

跟骨骨折治疗应注意恢复距下关节后关节面的外形、高度、宽度及结节关节角。根据骨折的类型和移位情况选择治疗方案：无移位或移位很小的骨折应制动，避免负重；不涉及关节面的简单骨折用克氏针撬拨复位固定；涉及关节面的骨折及不稳定性骨折可选择牵引、撬拨复位或切开复位内固定。

1. 整复方法

（1）不波及跟距关节面骨折：跟骨结节横形骨折是一种跟腱撕脱骨折。若撕脱骨块移位不大，可外固定患肢于跖屈位 4 周即可。若骨折块较大，且向上移位者，可在适当麻醉下，患者取俯卧位，屈膝，助手尽量使足跖屈，术者以两拇指在跟腱两侧用力向下推挤骨折块，使其复位。复位后外固定患肢于屈膝、足跖屈 30°位 4～6 周。

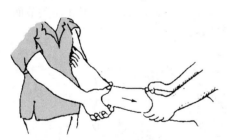

图 6-73　跟骨骨折的整复方法

骨折线不通过关节面的跟骨体骨折，可在适当麻醉下，屈膝 90°，一助手固定其小腿，术者两手指相叉于足底，手掌紧扣跟骨两侧，矫正骨折的侧方和跟骨体的增宽，同时尽量向下牵引以恢复正常的结节关节角（图 6-73）。若复位仍有困难，可在跟骨上做骨牵引，复位后用长腿石膏靴固定。

（2）波及跟距关节面骨折：跟骨外侧跟距关节面塌陷骨折或全部跟距关节面塌陷骨折，治疗较为困难。年老而骨折移位不明显者，不必复位，仅做适当固定，6～8 周后逐渐下地负重。年轻而骨折移位较明显者，可在麻醉下予以手法复位，尽可能地矫正跟骨体的增宽和恢复结节关节角，2 周后做不负重步行锻炼，在夹板固定下进行足部活动，以恢复部分关节功能。陈旧性骨折已形成创伤性关节炎者，常疼痛而步履艰难，可考虑行关节融合术。

（3）撬拨复位法：对于波及跟距关节面的跟骨骨折，有时手法复位很难获得成功，则可在 X 线监视下，用克氏针撬拨复位。如为中部的压缩塌陷，则可用骨圆针穿入其塌陷下方撬起，将骨折块与距骨贯穿固定；如骨折块连于后部，则自后方沿跟骨纵轴穿针，利用杠杆作用将骨折块抬起，并向跟骨前部做贯穿固定。

2. 固定方法

无移位骨折一般不做固定。对有移位的跟骨结节横形骨折，接近跟距关节骨折及波及跟距关节面未用钢针固定者，可用夹板固定。即在夹板两侧各置一棒形压垫，用小腿两侧弧形夹板做超踝关节固定，前面用一弓形夹板维持患足于跖屈位，小腿后侧弓形板下端抵于跟骨结节上缘，足底放一平足垫，一般固定6~8周。

3. 手术疗法

（1）适应证：①有明显距下关节紊乱；②跟骨体部骨块旋转可能影响足部生物力学；③关节压缩性骨折、严重移位的跟骨关节外骨折和后距下关节面移位大于2mm的跟骨关节内骨折，应考虑手术切开复位内固定。

（2）手术选择：可使用跟骨钢板进行固定，骨缺损较大者应同时植骨。跟骨骨折手术要求纠正跟骨各关节面平整度和Bohler角，以减少创伤性关节炎及扁平足的发生率。

4. 药物治疗

按照骨折三期辨证。骨折早期瘀肿、疼痛较重者可用消肿止痛膏，内服复元活血汤加减或接骨七厘片；中、后期内服健步虎潜丸、八厘散或接骨丹；后期加强中药熏洗。

5. 功能锻炼

骨折经复位固定后，即可做膝及足趾屈伸活动，待肿胀稍消减后，可扶双拐下地不负重行走。并在夹板固定下进行足部活动，关节面可自行模造而恢复部分关节功能，6~8周后逐渐下地负重。

【预后与调护】

骨折复位不良，易导致创伤性关节炎，应注意避免。应用外固定治疗者，应防止骨突部位的软组织压疮形成。骨折整复固定后，早期主动活动足趾与小腿肌肉，拆除固定后，再用弹力绷带包扎，并循序渐进地增加活动量。累及跟距关节者，外固定拆除早期不可做过量的足背伸活动，后期以锻炼时无锐痛、活动后无不适为度。

十一、跖骨骨折

跖骨骨折，是足部最常见的骨折，多发生于成年人。

【病因病机】

跖骨骨折多由直接暴力，如压砸或重物打击而引起，以第2~4跖骨较多见，可几块跖骨同时骨折；间接暴力如扭伤等，亦可引起跖骨骨折。骨折的部位可发生于基底部、骨干及颈部。

按骨折线可分为横断、斜形及粉碎性骨折。因跖骨相互支持，骨折移位多不明显。按骨折的原因和解剖部位，临床上跖骨骨折可分为下列三种类型（图6-74）。

（1）跖骨干骨折：多由重物压伤足背所致，常为开放性、多发性，有时还合并跖跗关节脱位。且足部皮肤血供较差，容易引起伤口边缘坏死或感染。

（2）第5跖骨基底部撕脱骨折：因足内翻损伤时附着于其上的腓骨短肌或第三腓骨肌的猛烈收缩所致，一般骨折片的移位不严重。

（3）跖骨颈疲劳骨折：因腓骨肌的猛烈收缩所致，好发于长途行军的战士，故又名行军骨折，多发于第2、3跖骨。由于肌肉过度疲劳，足弓下陷，负重积累超过骨皮质及骨小梁的负担能力，即逐渐发生骨折，同时骨膜产生新骨。

【临床表现】

伤后局部疼痛、压痛、肿胀，功能活动障碍，有纵轴叩击痛。跖骨颈疲劳骨折最初为前足痛，劳累后加剧，休息后减轻，2~3周后在局部可触摸到有骨隆凸。由于没有明显的暴力外伤病史，常被延误。辅助检查早期可能为阴性，2~3周后可见跖骨颈部有球形骨痂，骨折线多不清楚，不要误认为是肿瘤。

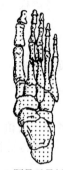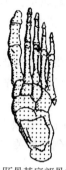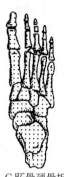

A.跖骨干骨折　　　　B.跖骨基底部骨折　　　　C.跖骨颈骨折

图 6-74　跖骨骨折的类型

【诊断要点】

（1）病史：有明确外伤史。

（2）症状：伤后局部疼痛、肿胀，功能活动障碍。

（3）体征：局部压痛明显，有纵轴叩击痛。

（4）辅助检查：前足正、斜位 X 线片可断定骨折类型及移位情况，从而明确诊断。

【治疗】

跖骨是足弓重要的组成部分，治疗中应尽量恢复足弓的生理弧度。不管是保守还是手术治疗，应尽量纠正骨折移位。此外，第 1 跖骨最短，同时也是最坚固，是支持体重的重要组织，如有骨折，应力求恢复解剖轴线，使其恢复负重功能。

1. 整复方法

骨折移位或多发性骨折，可采用手法整复。适当麻醉下，先牵引骨折部位对应的足趾，以矫正其重叠及成角畸形，以另一手的拇指从足底部推压断端，使其复位。如仍有残留的侧方移位，在牵引下，从跖骨之间用拇、示二指夹挤分骨法迫使其复位（图 6-75）。最后用分骨垫放置于背侧跖骨间隙之间，上方再以压力加压包扎于足托板上。跖骨骨折上下重叠移位或向足底突起成角必须矫正，否则会妨碍将来足的行走功能，而侧方移位则对功能妨碍较小。

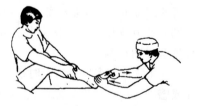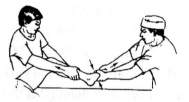

A.矫正重叠及侧成角　　　　　　　　　　B.矫正侧移位

图 6-75　跖骨骨折的整复方法

2. 固定方法

第 1 跖骨基底骨折、行军骨折或无移位的骨干骨折可应用局部敷药，外用硬纸壳或跖骨夹板或石膏托固定 4 ~ 6 周。有移位的跖骨骨折，经手法整复持续牵引下，敷以药膏，包扎绷带，顺跖骨间隙放置分骨垫，用粘胶固定 1 道，足背放扇面薄板垫，再扎绷带，然后穿上木板鞋固定 6 ~ 8 周。

3. 手术疗法

（1）适应证：对于跖骨开放性骨折，多发跖骨骨折且移位明显，或手法复位失败或陈旧性的跖骨骨折，应采用手术治疗。

（2）手术选择：可采用克氏针内固定、微型加压钢板内固定等法。

4. 药物治疗

按骨折三期辨证用药，早期内服活血化瘀、消肿止痛方剂，如桃红四物汤加牛膝、独活、木瓜等下肢引经药；中期内服新伤续断汤或正骨紫金丹；后期解除固定后，用中草药熏洗患部。

【预后与预防】

跖骨骨折，一般4～6周可临床愈合，而且不留后遗症。常见的愈合较慢的原因为过早负重，虽然X线摄片显示骨折端有骨痂生长，但骨折线往往长期不消失，走路时疼痛，所以下地走路不宜过早。

十二、趾 骨 骨 折

趾骨骨折，又称脚趾骨骨折，在足部骨折中排第2位，多见于成年人。

【病因病机】

趾骨骨折的发生率占足部骨折的第2位，多因重物砸伤或踢碰硬物所致。前者多为粉碎或纵裂骨折，后者多为横断或斜形骨折，且常合并有皮肤或甲床的损伤。第5趾骨由于踢碰外伤的机会多，因此骨折较常见，第2～4趾骨骨折较少发生，第1趾骨较粗大，其功能也较重要，第1趾骨近端骨折亦较常见，远端多为粉碎性骨折。

【临床表现】

伤后患趾疼痛剧烈，肿胀，活动受限，不能下地行走，有时出现畸形，局部压痛，纵向触击痛，触诊可有骨擦音和异常活动。

【诊断要点】

1. 病史

有明确外伤史。

2. 症状

伤趾疼痛、肿胀、有青紫瘀斑。有移位者外观可有畸形。

3. 体征

局部压痛明显，有纵轴挤压痛。

4. 辅助检查

正、斜位X线片可明确骨折类型及移位方向，从而明确诊断。

【治疗】

对无移位的趾骨骨折，可用消肿接骨中药外敷，3～4周即可治愈，并鼓励患者早期进行功能锻炼。趾骨开放性骨折，应清创缝合，预防感染；甲下血肿严重者，可放血或拔甲，骨折移位者予整复。

1. 整复方法

在局麻下，患者仰卧，足部垫高，患趾以纱布包裹保护，术者两手拇、示指分别握住骨折远近端，先行拔伸牵引，然后将骨折远端屈曲以矫正向跖侧成角畸形。若有侧方移位，术者一手拇、示指捏住伤趾末节拔伸，另一手拇、示指捏挤方法使骨折端对位。

2. 固定方法

整复后，患趾用两块夹板置于趾骨背侧和跖侧固定或采用邻趾固定法。

3. 手术疗法

（1）适应证：若复位不稳定，或拌有趾骨脱位，可行手术切开复位；对于开放性趾骨骨折，特别是第 1 趾骨骨折，应考虑手术治疗。

（2）手术选择：常用小钢针内固定、克氏针内固定等法。

4. 药物治疗

可参照跖骨骨折中药治疗方法。

5. 功能锻炼

整复固定后，可练习足趾屈伸活动，3～4 周后解除固定，便可下地行走。

【预后与预防】

多因重物打伤或误踢硬物引起，前者多为粉碎性骨折，后者多为横断或斜形骨折。常有皮肤及趾甲损伤。如有伤口，应清洁伤口，防止感染。如无移位，局部包扎固定。如有移位应手法复位，固定患趾于趾屈位。

第五节　骨骺损伤

骨骺损伤是涉及儿童骨骼纵向生长机制损伤的总称。它包括骺、骺生长板、骺生长板周围环、与生长相关的关节软骨及干骺端损伤。

【病因病机】

骨骺板是儿童期骨骺与干骺端间的软骨组织，有生长骨骼的功能，机械强度远远小于关节囊或韧带，所以当骨骺遭遇外伤，肌肉过度收缩时容易损伤。骨骺损伤好发部位依次为：桡骨远端、肱骨内上髁、肱骨外上髁、肱骨上端。按部位分依次是：肘关节、腕关节。

【临床表现】

有明确的外伤史，伤后患肢疼痛剧烈，肿胀，活动受限，有时出现畸形，局部压痛，纵向触击痛，触诊可有骨擦音和异常活动。但有些隐匿性骨骺损伤症状并不明显。

【诊断要点】

1. 病史

有明确外伤史。

2. 症状

伤肢疼痛、肿胀、有青紫瘀斑。有移位者外观可有畸形。

3. 体征

局部压痛明显，有纵轴挤压痛。

4. 辅助检查

正、斜位 X 线片可明确损伤类型及移位方向，从而明确诊断。

【治疗】

1. 治疗原则

Ⅰ、Ⅱ型损伤主要为闭合复位，仅个别不稳定性骨折或因软组织嵌入断端而致复位失败者需要手术治疗。儿童骨骼的塑形能力强，不必强求解剖复位，随着生长发育大多数能自发矫正。Ⅲ、Ⅳ型损伤为关节内骨折，要求恢复关节面平整和骺板对位，常需手术治疗。原始移位较轻的Ⅲ型损伤可试行手法复位，骨折稳定则不手术。Ⅴ型损伤早期诊断困难，对可疑病例应局部制动 3～4 周，患肢免负重 1～2 个月。

2. 整复方法

闭合复位应在全麻下进行，使肌肉完全放松，重叠骨端得以充分牵开。复位手法要轻柔，忌用暴力挤压骺板复位，以免造成医源性骺板创伤，对难以完全克服的断端重叠移位应采用"折顶"方法复位。

3. 固定方法

手法复位后根据不同部位可给予小夹板或石膏固定，局部制动 3 周。

4. 手术疗法

（1）适应证：若复位不佳，或关节内骨折，应考虑手术治疗。

（2）手术选择：内固定用克氏针为宜，尽量垂直骺板插入，切莫横向穿越骺板。螺丝钉只能用于固定干骺端或体积较大的二次骨化中心，不应穿过骺板，否则取钉后局部腔隙可形成骨桥，遏制局部骨增长。骨愈合后应及时取出内固定物。

5. 药物治疗

可参考骨折三期辨证用药，早期内服活血化瘀、消肿止痛方剂，如桃红四物汤加牛膝、独活、木瓜等下肢引经药；中期内服新伤续断汤或正骨紫金丹；后期解除固定后，用中草药熏洗患部。

6. 功能锻炼

整复固定后，可练习远端关节屈伸活动，3 周后解除固定，练习屈伸活动，下肢骨折去除固定后先练习关节活动，负重适当延后。

【预后与预防】

5%～10% 的骨骺损伤患者出现功能障碍，治疗医师应告诫患儿家属此损伤可能导致骨骼生长障碍，最后结果需 1～2 年后才能下结论，应加强患者的长期随访。

第七章 脱 位

第一节 概 论

脱位，古称脱骱，又名脱臼。凡构成关节的骨关节面脱离了正常位置，发生关节功能障碍者称为脱位。脱位多发生于活动范围较大、活动较频繁的关节，如肩关节、肘关节、髋关节及颞颌关节等。临床上以肩、肘、髋及颞颌关节脱位较为常见。

历代有脱臼、出臼、脱骱、脱髎、骨错等多种称谓。晋·葛洪《肘后救卒方》记载了颞颌关节脱位口内整复方法，是世界上最早的颞颌关节脱位整复手法。唐·蔺道人《仙授理伤续断秘方》首次描述了髋关节脱位，将其分为"从档内出"（前脱位）和"从臀上出"（后脱位）两种类型，利用手牵足蹬法进行复位，并介绍了"肩胛骨出"（肩关节脱位）的椅背复位法。元·危亦林《世医得效方》提出"凡脚手各有六出臼"，还详细描述了"整顿"（整复）手法。这些记述对后世医家产生了深远影响。

【病因病机】

1. 外因

损伤性脱位多由直接或间接暴力作用所致。其中间接暴力（传达、杠杆、扭转暴力等）引起者较多见。如患者在肩关节外展、外旋和后伸位跌倒时，不论是手掌或肘部着地，地面的反作用力都可向上传导，引起肩关节前脱位。当髋关节屈曲90°时，如果过度地内收、内旋股骨干并遭受前方暴力作用时，则可造成后脱位。不论跌仆、挤压、扭转、冲撞、坠堕等损伤，只要外力达到一定程度，超过关节所能承受的应力，就能破坏关节的正常结构，使组成关节的骨端运动超过正常范围而引起脱位。

2. 内因

（1）生理特点：主要与年龄、性别、体质、局部解剖结构特点等有关。如儿童因体重轻、关节软骨富有弹性、缓冲作用大、关节周围韧带和关节囊柔软而不易撕裂，虽遭受暴力机会多，但不易脱位（小儿桡骨头半脱位例外）。

（2）病理因素：先天性关节发育不良，体质虚弱，关节囊和关节周围韧带松弛，较易发生脱位，如先天性髋关节脱位。过度膝外翻及股骨外髁发育不良等，是髌骨习惯性脱位的病理基础。关节内病变，或近关节的病变，可引起骨端或关节面损坏，引起病理性关节脱位。如化脓性关节炎、骨髓炎、骨关节结核等疾病的中、后期，可并发关节脱位。习惯性脱位因关节囊和关节周围其他装置的损坏未得到修复，而变得薄弱，受轻微外力，即可发生关节脱位。

【分类】

按脱位的性质和特点主要有下列分类方法：

（1）按产生脱位的病因分类

1）外伤性脱位：正常关节因遭受暴力而引起脱位者，临床上最常见。

2）病理性脱位：关节结构被病变破坏而产生脱位者。

3）习惯性脱位：反复多次脱位者。大多数第一次脱位时皆有明显外伤史，但以后的每次脱位，其外力甚为轻微，或不是因外伤所致，而是在关节活动时，由于肌肉收缩使原来已不稳定的关节突然发生脱位，这种脱位最常见于肩关节和髌骨。

4）先天性脱位：因胚胎发育异常，导致先天性骨关节发育不良而发生脱位者。如先天性髋关节脱位、先天性髌骨脱位及先天性膝关节脱位。

（2）按脱位的方向分类：分为前脱位、后脱位、上脱位、下脱位及中心性脱位。

（3）按脱位的时间分类：分为新鲜脱位和陈旧性脱位。一般来说，脱位在 2~3 周以内者为新鲜脱位，发生在 2~3 周以上者，称为陈旧性脱位。

（4）按脱位的程度分类

1）完全脱位：组成关节的各骨端关节面完全脱出，互不接触。

2）不完全脱位：又称半脱位，即组成关节的各骨端关节部分脱出，部分仍互相接触。

3）单纯性脱位：指无合并症的脱位。

4）复杂性脱位：脱位合并骨折，或血管、神经、内脏损伤者。

（5）按脱位是否有创口与外界相通分类：分为开放性脱位和闭合性脱位。

【临床表现】

1. 一般症状

（1）疼痛和压痛：关节局部出现不同程度的疼痛，活动时疼痛加剧。单纯性关节脱位的压痛一般较广泛，不像骨折的压痛点明显。

（2）肿胀：单纯性关节脱位，肿胀多不严重，且较局部。合并骨折时，多有严重肿胀，伴有皮下瘀斑，甚至出现张力性水疱。

（3）功能障碍：任何已脱位的关节，都将完全丧失或大部丧失其运动功能，包括主动运动和被动运动，有时可影响到协同关节的运动，如踝关节脱位后，会影响距下关节的运动。

2. 特殊体征

（1）关节畸形：关节脱位后，骨关节面脱离了正常位置出现畸形。如肩关节的方肩畸形，肘关节的靴样畸形。

（2）关节盂空虚：构成关节的一侧骨端部分，完全脱离了关节盂，造成关节盂空虚，表浅关节比较容易触摸辨别。如肩关节脱位后，肱骨头完全离开关节盂，肩峰下出现凹陷，触摸时有空虚感。

（3）弹性固定：由于关节周围肌肉痉挛、收缩，可使脱位后的关节保持在特殊位置上，被动活动脱位关节时，存在弹性阻力，去除外力后，脱位的关节又回复到原来的特殊位置。

（4）脱出骨端：关节脱位后往往可以触扪到脱位的骨端，如肩关节前脱位，在喙突或锁骨下可扪及肱骨头；髋关节后脱位，在臀部可触到股骨头。

3. 辅助检查

对于关节脱位，复位前后都应拍 X 线片以观察脱位的程度和方向，指导正确的手法复位，同时可以观察有无合并骨折，并可以判断关节复位和骨折复位的情况。

【并发症】

组成关节的骨端移位可引起其他组织损伤，有早期并发症和晚期并发症两种。

1. 早期并发症

（1）骨折：脱位并发骨折可由以下因素引起。骨端的相互撞击，如髋关节后脱位并发髋臼后上缘骨折；肌肉强力收缩产生的撕裂性骨折，如肩关节脱位并发肱骨大结节撕脱性骨折。大多数骨折块不大，脱位整复成功后，骨折亦可随之复位。

（2）神经损伤：多因暴力引起，系由脱位的骨端牵拉或压迫神经干而造成。如肩关节脱位时腋神经损伤；髋关节后脱位时，坐骨神经被股骨头压迫或牵拉等。脱位并发神经干损伤多为挫伤，极少数造成神经断裂。通常观察 3 个月左右，如神经功能无恢复迹象，应施行神经探查术。

（3）血管损伤：系由脱位的骨端压迫、牵拉关节周围的重要血管引起。多为血管挫伤，亦可发生血管撕裂伤。如肩关节前脱位合并腋动脉损伤；肘关节后脱位，肱动脉受压的损伤；膝关节脱位，腘动脉遭到挤压而致的血运受阻等。这类血管损伤，多能随着关节的复位而逐渐恢复。复位成功后，肢体血运仍无改善，或发生大血管破裂者，应做急症处理，施行手术修补、端端吻合或结扎血管。

（4）感染：多见于开放性关节脱位未及时清创或清创不彻底所致。在清创以前，应做创口细菌培养和抗生素敏感试验。为了保护关节软骨，要严密缝合关节囊，关节腔内不放引流。

2. 晚期并发症

（1）关节僵硬：关节内、外的血肿机化后，形成关节内滑膜反折等处粘连，以及关节囊及其周围的韧带、肌腱、肌肉等组织牵缩，而发生关节僵硬。

（2）骨化性肌炎：脱位时损伤了关节附近的骨膜并与周围血肿相沟通，随着血肿机化和骨样组织形成，可引起骨化性肌炎，好发于肘、膝、肩等处。

（3）骨的缺血性坏死：因暴力致关节囊和关节内、外的韧带损伤，并且使这些组织内的血管遭到损伤，致骨的血液循环受到破坏，发生骨缺血性坏死。其好发部位有股骨头、腕舟骨、月骨、距骨等。

（4）创伤性关节炎：由于关节软骨面被损伤，造成关节面不平整，或整复操作不当，关节之间的关系未完全复原，日久导致部分关节面磨损，活动时引起疼痛。后期可发生关节退行性变和骨端边缘骨质增生。尤以膝关节多见。

【治疗】

脱位治疗的目的，是恢复脱位关节的正常解剖关系及功能。早期、正确、无损伤的手法复位可最大可能地恢复关节的活动功能，若是延误了时机或手法不得当，往往治疗效果较差。手法复位时，应根据脱位的方向和位置，逆损伤机制将脱位的骨端轻巧地回纳原位，并结合理筋手法，理顺筋络。手法复位不能成功时，应找出阻碍复位的原因，如撕脱或游离的骨折块、关节囊或肌腱被夹在关节之间阻碍复位，此时勿用暴力强行复位，以免加重关节囊、肌腱或韧带的损伤，甚至发生骨折、血管神经损伤，必要时采用麻醉配合复位，如仍不成功则需考虑手术切开复位。

1. 整复方法

手法整复：根据脱位的方向选用适当手法。手法操作时术者与助手应熟悉脱位的机制和手法操作步骤，密切配合，动作宜缓慢、轻柔、持续，可择情选择欲合先离、原路返回、杠杆作用等机制来整复关节，避免粗暴、反复的手法整复。

2. 固定方法

脱位整复后必须将肢体固定在功能位或关节稳定的位置上，有利于损伤组织的修复，预防脱位复发和骨化性肌炎。固定脱位的器材常用的有牵引带、胶布、绷带、托板、三角巾、石膏等。关节脱位一般应固定 2～3 周，不宜过长，否则易发生组织粘连、关节僵硬，影响疗效。

3. 手术疗法

对于多次手法复位失败者或合并严重神经、血管损伤者，需行切开复位。

4. 药物治疗

早期：脱位后 2 周内，筋脉受损、气滞血瘀、经络闭阻，治以活血化瘀、行气止痛为主。内服活血止痛散、七厘散、云南白药等，外用伤科灵、奇正消痛贴、活血散等。中期：脱位后 2～3 周，局部疼痛、肿胀消失，瘀血渐散，筋骨尚未复原，治以和营生新、续筋接骨为主。内服养血荣筋丸、跌打养营汤，外用正骨水、舒筋活络药膏等。后期：脱位3周后，筋骨愈合尚未坚固，肢体失用、失养，治以补肝肾、强筋骨为主。内服补肾壮筋汤，外用具有舒筋活络之功效的中药熏洗患处，如海桐皮汤、五加皮汤等。

5. 功能锻炼

练功可促进血液循环，加快损伤组织的修复，预防肌肉萎缩、骨质疏松及关节僵硬等并发症的发生。关节复位后其他未固定的关节应即刻开始做主动活动锻炼，受伤关节附近的肌肉也应做主动的舒缩活动。解除固定之后，可逐步锻炼受伤关节的活动。练功活动既要不失时机，活动范围由小到大，循序渐进，持之以恒，但又要防止活动过猛，尤其要避免粗暴的被动活动，并可配合适当按摩，使关节周围损伤的软组织愈合与关节功能活动恢复同时并进。

第二节 寰枢关节脱位

寰枢关节脱位，或称为寰、枢椎脱位，为上段颈椎常见病变，是第一、二节颈椎失去正常的位置关系，属颅颈交界区失稳的病理改变。如未能及时准确治疗，其病变常呈进行性加重，严重者可压迫高位脊髓而致四肢瘫痪，甚至危及患者生命。早期的病理状态下，寰枢关节失去正常的对合关系，有时在头颈直立位照片上无明显脱位征象，但屈、伸位照片上见到寰椎有显著的前后移位，有时在某些体位（如颈部仰伸时）寰枢关节还可以复位，此种情况应称为寰枢椎不稳。病史较长，怎样变换体位寰枢关节也无法复位，此种情况就称为寰枢关节脱位。

【病因病机】

寰枢关节由寰枢外侧关节、寰枢正中关节构成。寰枢外侧关节由寰椎下关节凹和枢椎上关节突构成。寰枢正中关节由枢椎齿突与寰椎前弓后面的后关节面和寰椎横韧带之间构成。寰枢关节的稳定主要靠齿突尖韧带，翼状韧带，寰椎十字韧带，覆膜，关节囊及前、后纵韧带等维持。旋转寰枢关节的肌肉主要作用于颅骨、寰椎横突和枢椎棘突，它们主要有头后大直肌、头后下斜肌和一侧的头夹肌，以及对侧的胸锁乳突肌。

当上述结构的完整性受到破坏，或者某些原因造成其失用，就可能造成寰枢关节不稳定或脱位。其病因很多，如外伤造成的陈旧齿状突骨折、齿状突的先天畸形、感染或炎症破坏了横韧带或侧块关节，甚至结核或肿瘤侵犯寰枢关节，都可以造成寰枢关节不稳定或脱位。临床最常见的病因为颈部外伤、先天畸形、颈部及上呼吸道感染。

（1）颈部外伤：虽然颈部较大的创伤如车祸、高处跌落、暴力直接撞击颈部均可造成齿突骨折、寰椎裂开骨折等而致寰枢椎脱位。但值得注意的是，有些是医源性造成的，如颈椎复位手法不当而致寰枢椎脱位。

（2）先天畸形：齿突发育不全或缺损，横韧带与翼状韧带发育缺陷者，所有这些先天发育缺陷者均可造成寰枢椎间不稳定，从而在轻微损伤及外力作用下均可发生脱位。

（3）颈部及上呼吸道感染：①炎症使颈部肌肉痉挛而易使之脱位；②骨周围软组织炎症造成骨之充血脱钙，从而使横韧带附着处松脱，齿状突不稳定而易发生脱位；③炎症引起邻近组织水肿，关节突关节内积液而使关节囊扩大并松弛，发生脱位。

【临床表现】

主要表现为颈部疼痛、僵硬不适，头颈部歪斜，头晕，颈部活动受限等症状。

脱位后多数患者呈慢性起病，反复发作，间歇期逐渐缩短并逐渐加重，部分患者在轻微的外伤后亦明显加重。临床表现主要取决于横韧带损伤的严重程度、寰椎前脱位的程度及是否对脊髓造成压迫。典型的临床症状包括：颈部疼痛、僵直、活动受限，尤其是头颈部的旋转活动受限、头枕部疼痛等。合并脊髓损伤的严重患者可出现如四肢无力、走路不稳、手不灵活、二便异常等，还包括躯干、四肢的麻木、针刺感，甚至烧灼感等。呼吸功能障碍一般出现在严重或晚期病例。其他症状如合并颅底凹陷、小脑扁桃体下疝或脊髓空洞，影响延髓、脑干时，还可以出现吞咽困难、构音障碍（口齿不清）、视物不清、眩晕、耳鸣等低位颅神经症状。

【诊断要点】

1. 病史

有颈部外伤史及颈椎病病史。

2. 症状

枕颈交界处有胀痛不适感、僵硬，头颈部歪斜，头晕，恶心，颈部活动受限等表现。

3. 体征

触诊可摸到侧偏之寰枢关节（即两风池穴不对称）局部有压痛。检查 C_3 以上头颈活动时的反应，若左右旋转、侧偏及前屈后伸等引发出眩晕、头痛或眼花、恶心等症状，或上述病症明显加重，均为阳性体征。桡动脉试验阳性。

4. 辅助检查

（1）颈椎开口正位 X 线片：观察寰椎侧块、枢椎齿突与两侧寰椎侧块的距离、两侧寰枢关节间隙等结构，也可以通过观察下一椎体的棘突位置来判断寰枢关节是否脱位。

（2）颈椎侧位 X 线片：以寰齿间距（ADI）为常用，即侧位片上寰椎前弓后缘与齿状突前缘之间的距离。

（3）颈椎过伸过屈侧位 X 线片：可以显示 ADI 异常增大，更好地观察齿状突前间隙。

【治疗】

1. 整复方法

患者端坐矮凳上，全身放松，术者站于其后。以棘突偏向左侧者为例，术者用右手拇指扶按棘突之左侧，患者将头微向前屈，以前上颈椎处的皮肤有拉紧感为度，再俯身用胸部压住患者头部，使其保持于此角度。术者左手屈肘，用肘弯勾托患者下颌部，用前臂及手抱住患者头面部，即将患者头部用胸部、肘弯、前臂及手固定，以便协调、控制头部，使之在保持一定前屈角度下做旋转活动。嘱患者身体不动，头颈放松，并随术者之带动而转向左侧，当转至最大限度时，术者再用一巧劲，使患者头部继续向左超限转动，同时用右手拇指向右侧推拨棘突，即可感到颈椎被推动和发出响声，再将头颈部复回中立位，检查复位效果，若复位不完全，可再用手法纠正复位；若已复位，则做颈部按摩，放松软组织，使其恢复。棘突向右偏时，操作方法同上，方向相反。手法复位成功后可予理疗、热敷等治疗。

2. 手术疗法

（1）适应证：陈旧性及慢性进行性脱位，虽行持续大重量牵引亦常不能整复，可行枕骨颈椎融合术以保护脊髓。

（2）手术选择：通常采用在颅骨牵引下施行寰枢椎固定术，其方法主要有以下几种：①Gallie法，即经后路将寰椎后弓与枢椎棘突用钢丝扎紧并植骨融合；②Brook 法，经寰椎后弓两侧各绕钢丝，并循经枢椎椎板下穿越，每侧各植一骨块扎紧钢丝。

3. 药物治疗

西医主要以缓解急性疼痛为主，主要以水杨酸盐为主。中医根据辨证可选用活血化瘀、舒筋通络类中药，辨证加减。

4. 功能锻炼

肌肉不平衡可引起异常大的应力集中于关节的一侧，大大加重了关节的退变过程。制订分级的功能锻炼，以改善和平衡肌肉在关节上的作用力。

【预后与调护】

本病复位后易反复，一定要避免长时间低头看书及伏案工作，告知患者坐位时应后背伸直，头平视前方；睡眠时应注意调整枕头的高低；注意检查牵引是否在对称体位下进行，去除牵引带时应给予局部按摩以促进血液循环，缓解肌肉紧张；指导患者进行项背肌功能锻炼；防治颈部外伤和感染。

第三节　颞颌关节脱位

颞颌关节脱位，又称下颌关节脱位，多发于老年人及体质虚弱者。根据发病的时间、部位及不同的原因分为新鲜性、陈旧性和习惯性脱位；单侧脱位和双侧脱位；前脱位和后脱位等。临床上多为前脱位，后脱位很少见。

【病因病机】

当颞颌关节大幅度运动或受外力作用，使髁状突过度移动，超出了关节的正常运动范围，而脱离下颌窝，滑至关节结节前方时可发生嚼肌的反射性痉挛和颞下颌韧带紧张，使髁状突上移而嵌顿在关节的前方，关节盘被夹在髁状突与关节之间以致不能自行复位，此即为颞颌关节前脱位。脱位后关节囊常被拉长，偶尔也可被撕裂（图7-1）。

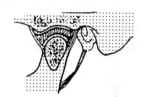 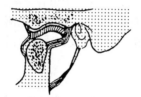 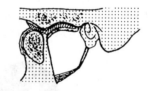

A.正常闭口状态(髁状　　　　B.大开口状态(髁状突与关节　　C.髁状突脱至关节结节前方，关节盘
突位于下颌窝内)　　　　　　盘滑至关节结节之下)　　　　被夹在髁状突和关节结节之间

图7-1　颞颌关节前脱位的机制和病理

（1）过度张口：如大笑、打呵欠、拔牙等时，髁状突向前滑到关节结节的前方，交锁于关节结节前颧弓的凹内，即可引起该关节一侧或双侧前脱位。

（2）暴力打击：下颌部遭受到侧方暴力打击时，外力向前下方作用于下颌角或颊部，关节囊的侧壁韧带不能抗御外来暴力，则可形成单侧或双侧颞颌关节前脱位。

（3）杠杆作用：在单侧上下臼齿之间咬食较大硬物时，以硬物为支点，肌力拉动下颌体向前下滑动，多形成单侧前脱位。

（4）肝肾亏虚：老年人和久病体质虚弱者，因其气血不足，肝肾亏损，血不荣筋，韧带松弛，容易发生脱位。

【临床表现】

脱位后下颌关节区疼痛，口呈现半开合状，不能主动闭合或张开，语言不清，咬食不便，吞咽困难，流涎等。双侧前脱位者，下颌骨下垂，向前方突出下颏部，上下齿列不能咬合，下齿列突于上齿列之前，双侧咬肌痉挛，呈块状隆起，面颊变成扁平状，双侧颧弓下方可触及下颌骨髁状突，骨屏前方（下前穴处）可触及一明显凹陷，且有空虚感。单侧前脱位者，患者有明显口角㖞斜，下颌骨向前突出，并向健侧倾斜，患侧低于健侧。患侧颧弓下方可触及下颌骨髁状突，在患侧耳屏前方（下关穴处）可触及一凹陷。后脱位比较少见，关节凹区有空虚感，在乳突前方可触到关节突，表现为前牙闭颌后牙开颌的典型特殊体征。

【诊断要点】

1. 病史

有过度张口，或暴力打击等外伤史，或有习惯性颞颌关节脱位史。

2. 症状

脱位关节区疼痛，呈现半开合状，不能主动闭合或张开，语言不清，咬食不便，流涎等。

3. 体征

不同脱位呈现出的特有体征。摸诊时在双侧耳屏前方可触及下颌关节凹陷，颧弓下方可触及下颌髁状突。

4. 辅助检查

X 线可协助诊断。

【治疗】

1. 整复方法

（1）口腔内复位法

1）双侧脱位口腔内复位法：术者将双手拇指伸入到患者口腔内，指尖尽量置于两侧最后一个下臼齿的嚼面上，其余手指放于两侧下颌骨下缘，两拇指将臼齿向下按压，伺下颌骨移动时再向后推，余指协调地将下颌骨向上端送，听到滑入的响声，说明脱位已复入。与此同时，术者拇指迅速向两旁颊侧滑开，随即从口腔内退出。

2）单侧脱位口腔内复位法：患者坐位，术者位于患者旁侧，一手掌部按住健侧耳屏前方。将头部抱住固定，另一手拇指用纱布包缠好插入口内，按置于患侧下臼齿，其余二至四指托住下颌。操作时，二至四指斜行上提，同时拇指用力向下推按，感觉有滑动响声即已复位（图7-2）。

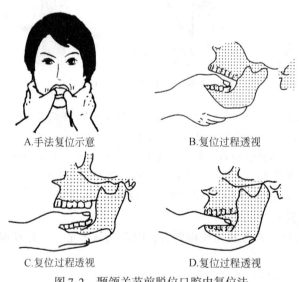

A.手法复位示意　　　B.复位过程透视

C.复位过程透视　　　D.复位过程透视

图 7-2　颞颌关节前脱位口腔内复位法

（2）口腔外复位法：术者站在患者前方，双手拇指分别置于患者两侧下颌体与下颌支前缘交界处，其余四指托住下颌体，然后双手拇指由轻而重向下按压，余指同时用力将下颌向后方推送，听到滑入关节之响声，说明脱位已整复。此法适用于年老齿落的习惯性脱位患者。

（3）软木复位法：如脱位 3 周后仍未整复者，为陈旧性脱位。因其周围的软组织已有程度不同的纤维性变，用上述方法整复比较困难者，可用此法。在局麻下将高 2cm×2cm 的软木块置于两侧下臼齿咬面上，然后上抬颏部，由于杠杆作用，可将髁状突向下方牵拉而滑入下颌窝内。

2. 固定方法

复位成功后，托住颏部，维持闭口位，用四头带兜住患者下颌部，其余四头分别在头顶和枕部打结即可。固定时，绷带不宜过紧，只要防止张口不超过1cm即可。绷带的力量应向上方，不能将下颌骨推向后下方。固定时间为1~2周。习惯性颞颌关节脱位固定时间为2~3周。其目的是维持复位后的位置，使被拉松、拉长的关节囊和韧带得到良好修复，防止再脱位（图7-3）。

3. 手术疗法

（1）适应证：对于陈旧性脱位手法复位较为困难，若关节周围粘连严重，手法复位失败后，可考虑手术治疗。

（2）手术选择：常行切开复位或髁状突切除术。

4. 药物治疗

按脱位三期辨证论治。

5. 功能锻炼

固定期间嘱患者做咬合动作，解除固定后每天进行数次叩齿动作，使嚼肌得到运动，增强肌肉张力，以维持增强下颌关节的稳定性。

【预后与调护】

每天进行数次叩齿动作，使嚼肌得到运动，增强肌肉张力，以

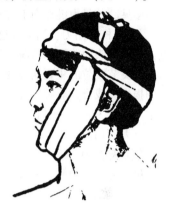

图7-3　四头绷带固定

维持增强下颌关节的稳定性。在固定期间，患者不应用力张口、大声讲话，宜吃软食，避免咬嚼硬食，四头带或绷带不宜捆扎过紧，应允许张口超过1cm。

第四节　上肢脱位

一、肩关节脱位

肩关节脱位，亦称盂肱关节脱位，是指肱骨头与肩胛盂发生分离移位者，古称"肩胛骨出"、"肩髆骨出臼"或"肩骨脱臼"。肩关节是全身脱位关节中常见的部位，好发于20~50岁男性。根据脱位的时间长短和次数多少，可分为新鲜性、陈旧性和习惯性脱位三种。根据脱位后肱骨头所在的部位，又可分为前脱位和后脱位两种，而前脱位又可分为喙突下、盂下、锁骨下脱位，其中喙突下脱位最多见（图7-4）。

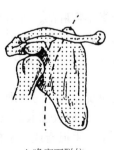
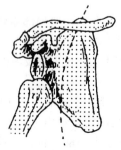
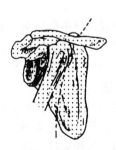

A.喙突下脱位　　　　B.盂下脱位　　　　C.锁骨下脱位

图7-4　肩关节前脱位的类型

【病因病机】

（1）直接暴力：多因打击或冲撞等外力直接作用于肩关节而引起，但极少见。临床常见的是向后跌倒时，以肩部着地，或因来自后方的冲击力，使肱骨头向前脱位。

（2）间接暴力：可分为传达暴力与杠杆作用力两种，临床最多见。

1）传达暴力：患者侧向跌倒，上肢外展外旋，手掌向下撑地，暴力由掌面沿肱骨纵轴向上传达到肱骨头。肱骨头可能冲破较薄弱的肩关节囊前壁，向前滑出至喙突下间隙，形成喙突下脱位，较为多见。若暴力继续向上传达，肱骨头可能被推至锁骨下部成为锁骨下前脱位，较为少见。

2）杠杆作用力：当上肢过度高举、外旋、外展向下跌倒，肱骨颈受到肩峰冲击，成为杠杆支点，使肱骨头向前下部滑脱，先呈盂下脱位，后可滑至肩前成喙突下脱位。

肩关节脱位的主要病理变化为关节囊撕裂及肱骨头移位，肩关节周围的软组织可发生不同程度的损伤，或合并肩胛盂边缘骨折、肱骨头骨折与肱骨大结节骨折等，其中以肱骨大结节骨折最为常见，有 30%～40% 的患者合并有大结节撕脱骨折。偶见腋神经损伤，故复位前后应注意检查神经有无损伤。

【临床表现】

患肩疼痛、肿胀、畸形，关节活动障碍。若伴有骨折，则疼痛、肿胀更甚。

（1）前脱位：患者常以健手扶持患肢前臂，头倾向患侧以减轻肩部疼痛，上臂处轻度外展、前屈位，"方肩"畸形。肩关节弹性固定于外展 20°～30°位。肩峰突出，肩峰下空虚，常可在喙突下、腋窝处或锁骨下触到脱位的肱骨头。搭肩试验阳性，直尺试验阳性。

（2）后脱位：没有前脱位时那样明显的"方肩"畸形及肩关节弹性交锁现象。主要表现为喙突突出明显，肩前部塌陷扁平，可在肩胛冈下触到突出的肱骨头，上臂呈现轻度外展及明显内旋畸形。

【诊断要点】

1. 病史

多有摔伤、肩关节撞击伤病史。

2. 症状

肩关节肿胀、疼痛及功能障碍。若伴有骨折，则疼痛、肿胀更甚。

3. 体征

前脱位者，患肩呈现"方肩"畸形，搭肩试验阳性，局部肿胀、压痛，肩峰突出，肩峰下空虚，肱骨头移位，直尺试验阳性。后脱位者，喙突突出明显，肩前部塌陷扁平，可在肩胛冈下触及突出的肱骨头，上臂呈现轻度外展内旋畸形。

4. 辅助检查

肩部正位和穿胸侧位 X 线摄片，可明确诊断及其类型，并可以明确是否合并有骨折等情况。

【治疗】

新鲜肩关节脱位应争取早期行手法复位，一般局部症状轻微不需麻醉，可给予止痛剂后施加手法，易于复位。陈旧性脱位在 1 个月左右，关节内外若无钙化影，可给予麻醉后配合按摩手法以松解痉挛的肌肉后施加复位手法。若手法复位失败及习惯性肩关节脱位者，应考虑手术治疗。

1. 整复方法

（1）牵引推拿法：患者仰卧，用布带绕过胸部，一助手向健侧牵拉，另一助手用布带绕过腋下向上向外牵引，第三助手紧握患肢腕部向下牵引，向外旋转，并内收患肢。三助手同时徐缓、持续不断地牵引，可使肱骨头自动复位。若不能复位，术者可用一手拇指或手掌根部由前上向外下，将肱骨头推入关节盂内。第三助手在牵引时，应多做旋转活动，一般均可复位（图7-5）。

（2）手牵足蹬法：患者取仰卧位，以右肩为例，术者立于患侧，双手握住患肢腕部，右膝伸直用足蹬于患者腋下，顺势用力牵拉伤肢，持续 1 ~ 3 分钟，先外展、外旋，后内收、内旋，伤处有滑动感，即表明复位成功（图 7-6）。

（3）悬吊复位法：患者俯卧床上，患肢悬垂于床边，根据患者肌肉发达的程度，在患肢腕部系布带并悬挂 2 ~ 5kg 重物（不要以手提重物），依其自然位持续牵引 15 分钟左右，多可自动复位。有时术者需内收患肩或以双手自腋窝向外上方轻推肱骨头，或轻旋转上臂，肱骨头即可复位。此方法安全有效，对于老年患者尤为适宜（图 7-7）。

2. 固定方法

肩关节脱位可用胸壁绷带固定法。将患侧上臂保持在内收内旋位，肘关节屈曲 60° ~ 90°，前臂依附胸前，用纱布棉垫放于腋下和肘内侧，防止胸壁与上臂内侧皮肤长期接触发生糜烂。将上臂用绷带包扎固定于胸壁，前壁用颈腕带或三角巾悬托于胸前，固定时间为 2 ~ 3 周（图 7-8）。

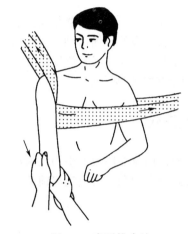

图 7-5　牵引推拿法

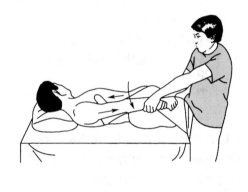

图 7-6　手牵足蹬法

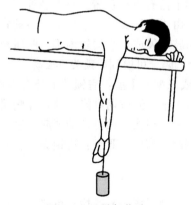

图 7-7　悬吊复位法

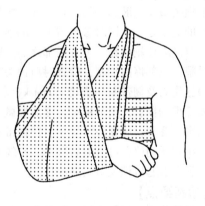

图 7-8　肩关节脱位整复后固定法

3. 手术疗法

（1）适应证：合并肱二头肌长头腱向后滑脱、肱骨外科颈骨折、关节盂大块骨折、肱骨大结节骨折等，手法复位不能成功者；或脱位合并血管、神经损伤，临床症状明显者；陈旧性脱位 6 个月以内的青壮年患者，或陈旧性脱位时间虽短，但合并有肱骨大结节骨折、肱骨颈骨折、腋部神经损伤及闭合复位不成功的患者；对部分肌肉软组织挛缩严重，关节软骨已变性剥脱者，应考虑手术治疗。

（2）手术选择：可采用切开复位、肩关节融合等法。

4. 药物治疗

按脱位三期辨证论治。习惯性脱位，应内服补肝肾、壮筋骨的药物，如补肾壮筋汤、健步虎潜丸等。对于各种合并症，有骨折者，按骨折三期辨证用药；有合并神经损伤者，应加强祛风通络，用地龙、僵蚕、全蝎等；有合并血管损伤者，应加强活血祛瘀通络，可合用当归四逆汤加减。

5. 功能锻炼

固定期间鼓励患者练习手腕和手指活动。1 周后去除将上臂固定于胸壁的绷带，仅留悬托前臂的三角巾，此时可开始练习肩关节屈伸活动。解除固定后，应逐步做肩关节各方向的主动活动锻炼，如左右开弓、双手托天、手拉滑车、手指爬墙等，并配合按摩推拿、针灸、理疗，以防止肩关节软组织粘连与挛缩。禁止做强力的被动牵伸活动，以免软组织损伤及并发损伤性骨化。

【预后与调护】

新鲜肩关节脱位整复效果佳，预后好。固定期间注意腋窝、前臂与胸壁相互接触部位皮肤的清洁护理。制动期间可行肘、腕、手的功能锻炼，以及上肢肌肉的舒缩活动。去除固定后，开始练习肩关节功能锻炼。6 周内禁止做强力外旋动作。对青少年患者，当脱位复位后，应接受严格制动 3～4 周，并按一定康复要求进行功能锻炼，不要过早参加剧烈活动。

二、肩锁关节脱位

肩锁关节脱位并非少见，可有局部疼痛、肿胀及压痛，伤肢外展或上举均较困难，前屈和后伸运动亦受限，局部疼痛加剧，检查时肩锁关节处可摸到一个凹陷，可摸到肩锁关节松动。手法复位后制动较为困难，因而手术率较高。

【病因病机】

此脱位均有外伤史。

【临床表现】

肩锁关节是上肢运动的支点，在肩胛带功能和动力学上占有重要位置，是上肢外展、上举不可缺少的关节之一，同时参与肩关节的前屈和后伸运动。由于肩锁关节位于皮下，易被看出局部高起，双侧对比较明显，可有局部疼痛、肿胀及压痛；伤肢外展或上举均较困难，前屈和后伸运动亦受限，局部疼痛加剧，检查时肩锁关节处可摸到一个凹陷，可摸到肩锁关节松动。

根据伤力及韧带断裂程度、Zlotsky 等将其分为三级或三型。Ⅰ型：肩锁关节处有少许韧带、关节囊纤维的撕裂，关节稳定，疼痛轻微。X 线照片显示正常，但后期可能在锁骨外侧端有骨膜钙化阴影。Ⅱ型：肩锁关节囊、肩锁韧带有撕裂，喙锁韧带无损伤，锁骨外端翘起，呈半脱位状态，按压有浮动感，可有前后移动。X 线片显示锁骨外端高于肩峰。Ⅲ型：肩锁韧带、喙锁韧带同时撕裂，引起肩锁关节明显脱位。

【诊断要点】

根据外伤史，局部疼痛、肿胀及压痛；肩前屈、后伸活动受限；X 线检查可确诊，X 线检查可明显显示锁骨外端向上移位，肩锁关节半脱位，其向上移位轻及肿胀不明显，诊断较困难，有时需同时向下牵引两上肢摄两侧肩锁关节 X 线片，或使患者站位两手提重物拍摄两肩锁关节正位 X 线片对比检查，方可明确诊断。

【治疗】

1. 保守疗法

Ⅰ型肩锁关节脱位者，休息并用三角巾悬吊 1～2 周即可。Ⅱ型脱位者，可采用背带固定。方法为患者立位，两上肢高举，先上石膏围腰，上缘齐乳头平面，下缘至髂前上棘稍下部，围腰前后各装一铁扣，待石膏干透后，用厚毡一块置锁骨外端隆起部（勿放肩峰上），另用宽 3~5cm 的皮带式帆布带，越过患肩放置的厚毡，将带的两端系于石膏围腰前后的铁扣上，适当用力拴紧，使分离的锁骨外侧端压迫复位。拍片证实复位，用三角巾兜起伤肢，固定 4~6 周。亦可在局麻下复位，从锁骨远端经肩锁关节与肩峰做克氏针交叉固定。术后悬吊患肢，6 周后拔出钢针，行肩关节功能锻炼。

2. 手术疗法

肩锁关节全脱位，即Ⅲ型损伤的患者，因其关节囊及肩锁韧带、喙锁韧带均已断裂，使肩锁关节完全失去稳定，上述外固定效果不满意，对年龄小于 45 岁者，应手术修复。常用的手术方法有肩锁关节切开复位内固定术、喙锁韧带重建或固定术、锁骨外端切除术、肌肉动力重建术等。

（1）肩锁关节切开复位克氏针固定术：适用于Ⅱ型脱位患者。

（2）锁骨外端切除、喙锁韧带移位术。

（3）陈旧性肩锁关节脱位、肩锁关节半脱位，一般无临床症状，不需要手术治疗。全脱位如有疼痛等症状，可做以下手术：①切除锁骨外 1/3，其外形和功能均能达到满意；②喙肩韧带移位代喙锁韧带，切断喙肩韧带肩胛端，将此端缝入已切除末端的锁骨髓腔内，拉紧结扎；③肌肉动力移位，肩锁关节切开复位克氏针内固定后，将喙突从其底部切断，连同其上的肌腱向上内移植于锁骨，用螺丝钉固定。利用附着于喙突肌肉的拉力保持锁骨整复后的位置。

【预后与调护】

视类型、就诊时间而治疗方法选择不同，疗效差别较大。Ⅰ、Ⅱ型患者大多疗效佳，Ⅲ型中部分患者留有局部后遗症，以疼痛及活动受限为多见。

三、肘关节脱位

肘关节脱位系指肱骨与桡尺骨近端发生的分离移位，是常见的脱位，多发生于青壮年，儿童与老年人少见。根据桡尺近侧关节与肱骨远端所处的位置可分为后脱位、前脱位、侧方脱位及骨折脱位等。按发病时间至整复时间，可分为新鲜及陈旧脱位。

【病因病机】

肘关节后脱位多由间接暴力（传达暴力或杠杆作用）所造成。患者跌倒时肘关节伸直位，手掌着地，外力沿前臂传导到肘部，由于肱骨滑车关节面是向外侧倾斜，且在手掌撑地时前臂多处于旋后位，传导外力使肘关节过伸，以致鹰嘴尖端急骤撞击肱骨下端的鹰嘴窝，在肱尺关节处形成杠杆作用，滑车切迹自肱骨下端滑车部脱出，使止于尺骨粗隆上的肱肌及肘关节囊的前壁被撕裂，在肘关节前方无任何软组织阻挡的情况下，肱骨下端向前移位，使尺骨鹰嘴向后上移位，尺骨冠突和桡骨头同时滑向后方，而形成肘关节后脱位。由于环状韧带和骨间膜将尺、桡骨比较牢固地束缚在一起，所以后脱位时尺、桡骨多同时向背侧移位。

在引起肘关节后脱位的同时，由于暴力作用不同，可沿尺侧或桡侧向上传达，出现肘内翻或肘外翻，引起肘关节的尺、桡侧副韧带撕脱或断裂，但环状韧带仍保持完整，所以尺骨鹰嘴和桡骨头除向后移位外，还同时向尺侧或桡侧移位，形成后内侧或后外侧脱位，骨端向桡侧严重移位者，可引起尺神经牵拉伤。

肘关节前脱位极少见，通常与尺骨鹰嘴骨折同时发生。

【临床表现】

1. 肘关节后脱位

伤后肘关节肿胀、疼痛、压痛，特有畸形，呈弹性固定。肘关节功能活动障碍。尺骨鹰嘴向

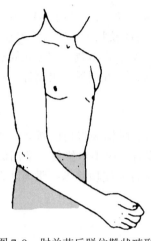

图 7-9　肘关节后脱位靴状畸形

后突出，肘后三点关系失常，鹰嘴上方凹陷或有空虚感。肘窝可能触及扁圆形光滑的肱骨下端，肘关节后外侧可触及脱出的桡骨小头。肘关节呈半屈曲弹性固定，靴状畸形姿势不能改变（图 7-9）。

2. 肘关节侧后方脱位

肘关节内侧或外侧副韧带、关节囊和软组织损伤严重，肘部内外径增宽，内侧脱位时肱骨外髁明显突出，尺骨鹰嘴和桡骨小头向内侧移位；外侧脱位时，前臂呈旋前位，肱骨内髁明显突出，鹰嘴位于外髁外方，桡骨头突出。肘部呈严重的内翻或外翻畸形。

3. 肘关节前脱位

肘后部空虚，肘后三点关系失常，前臂较健侧变长，肘前可触到尺骨鹰嘴，前臂可有不同程度的旋前或旋后畸形。

【诊断要点】

1. 病史

有明显的外伤史。

2. 症状

肘部疼痛、肿胀、功能障碍。

3. 体征

靴状畸形，弹性固定，肘后三角关系发生改变，前臂长度改变，在肘部可触及突出的骨端。

4. 辅助检查

肘关节正侧位 X 线摄片，可明确诊断及其类型。

【治疗】

新鲜肘关节脱位应以手法整复为主，宜早期复位及固定。并发骨折者，应先整复脱位，然后处理骨折。麻醉的选择，原则上应使复位手法在肌肉高度松弛及无疼痛感觉下进行。陈旧性脱位，应力争手法复位，若复位失败，可根据实际情况考虑用手术治疗。

1. 整复方法

新鲜肘关节脱位应及时手法复位。合并骨折者，应先整复脱位，然后处理骨折。陈旧性脱位，力争手法复位，若复位失败，可考虑手术治疗。

（1）拔屈伸肘法：患者取坐位，助手立于患者背侧，以双手握其上臂，术者站在患者前面，以双手握住腕部，置前臂于旋后位，与助手相对牵引，3～5 分钟后，术者以一手握腕部保持牵引，另一手的拇指抵住肱骨下端向后推按，其余四指置于鹰嘴处，向前端提，并缓慢地将肘关节屈曲，若闻及入臼声，则说明脱位已整复（图 7-10A、图 7-10B）。或卧位，患肢上臂靠床边，术者一手按其下段，另一手握住患肢前臂顺势拔伸，有入臼声后，屈曲肘关节（图 7-10C、图 7-10D）。

（2）膝顶复位法：患者取坐位，术者立于患侧前面，一手握其前臂，一手握住腕部，同时一足踏在凳面上，以膝顶在患侧肘窝内，先顺势拔伸，然后逐渐屈肘，有入臼声音，患侧手指可摸到同侧肩部，即为复位成功。

2. 固定方法

复位后，一般用绷带做肘关节"8"字固定；1 周后采用肘屈曲 90°前臂中立位，三角巾悬吊或直角夹板固定，将前臂横放胸前，2 周后去固定。合并骨折，可加用夹板固定。亦可采用长臂石膏后托在功能位制动 3 周（图 7-11）。

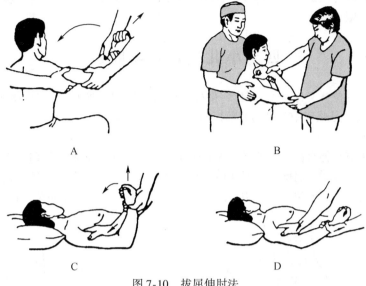

A B

C D

图 7-10　拔屈伸肘法

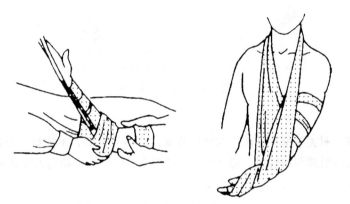

图 7-11　肘关节前脱位复位后固定法

3. 手术疗法

（1）适应证：适用于闭合复位不成功者或伤后已数月且无骨化肌炎和明显骨萎缩者；对于脱位时间长，关节僵在非功能位、有明显功能障碍，而患者又要求有活动的肘关节，应考虑手术治疗。

（2）手术选择：治疗根据不同的病理变化可采用不同疗法，如手术切开复位、关节切除或成形术、后外侧关节囊及侧副韧带紧缩术等。

4. 药物治疗

复位后，可按损伤三期辨证施治进行治疗。

5. 功能锻炼

固定期间可做肩、腕及掌指等关节活动，去除固定后，逐渐开始肘关节主动活动，以屈肘为主。必须避免肘关节的粗暴被动活动，以防发生骨化性肌炎。

【预后与调护】

新鲜肘关节脱位复位效果佳，预后好。合并关节内骨折者，如果骨折对合良好，其预后也好。治疗不当后期容易产生骨化性肌炎、创伤性关节炎、肘关节僵硬等。固定期间，可做肩、腕及掌指关节的活动；去除外固定后，做肘关节自动伸屈活动，如屈肘挎篮、旋肘拗腕，防止关节僵硬和功能活动范围受限。

四、小儿桡骨头半脱位

小儿桡骨头半脱位，又称"牵拉肘"，俗称"肘错环"、"肘脱环"。多发生于 5 岁以下幼儿，1～3 岁发病率最高，是临床中常见的肘部损伤，左侧比右侧多见。

【病因病机】

多因患儿肘关节在伸直位，腕部受到纵向牵拉，肘关节囊前部及环状韧带松弛，肱桡关节间隙加大，关节内负压骤增，肘前关节囊及环状韧带被吸入关节内而发生嵌顿所致。当穿衣或行走时跌倒，幼儿的前臂在旋前位被成人用力向上提拉，即可造成桡骨头半脱位（图7-12）。

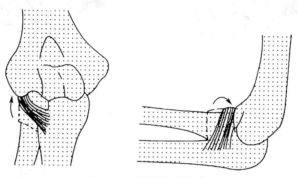

图 7-12　桡骨头半脱位

【临床表现】

患侧肘部疼痛，肘关节呈半屈曲、前臂呈旋前位，不敢旋后，不能抬举与取物，肘关节不能自由活动。触及伤肢肘部和前臂时，患儿哭叫，桡骨小头处压痛，局部无明显肿胀或畸形。

【诊断要点】

1. 病史

有患肢被牵拉的损伤病史。

2. 症状

患儿因疼痛而啼哭，并拒绝使用患肢和别人触动。

3. 体征

肘关节呈半屈曲、前臂旋前位，桡骨小头处压痛，肘关节活动受限。

4. 辅助检查

X 线不能显示病变形态。

【治疗】

1. 整复方法

家长抱患儿正坐，术者与患儿相对。以右侧为例，术者左手托住右肘，拇指轻顶桡骨头外侧，右手握其腕上部，慢慢地将前臂旋后，一般半脱位在旋后过程中常可复位。若不能复位，则右手稍加牵引至肘关节伸直旋后位，左手拇指加压于桡骨头处，然后屈曲肘关节，常可听到或感到轻微的复位声或复位感。或可屈肘90°，向旋后方向来回旋转前臂，也可复位（图7-13）。

2. 固定方法

复位后，一般不需要制动，可用颈腕吊带悬挂于屈肘位 2～3 天。

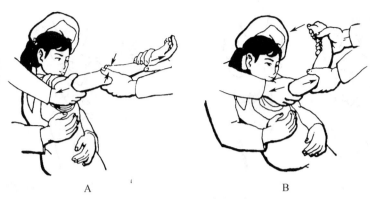

图 7-13　桡骨头半脱位整复法

3. 药物治疗

如无明显肿胀，一般不用外敷药物。

【预后与调护】

一般手法复位均能成功，预后良好。护理上嘱其家长避免用力牵拉伤臂，孩子走路及为小儿穿脱衣服时应多加注意，以防反复发生而形成习惯性脱位。

五、月 骨 脱 位

月骨脱位指月骨与周围腕骨及桡骨下端的关系发生改变。腕骨脱位，古称"手腕骨脱"、"手腕出臼"，在腕骨脱位中以月骨脱位最为常见。

【病因病机】

月骨脱位多由于间接暴力所造成，患者跌倒，手掌着地，腕部极度背伸，头状骨与桡骨相对挤压，关节囊破裂，产生月骨掌侧脱位，又称月骨前脱位。

【临床表现】

腕部疼痛、肿胀、腕掌侧隆起，局部压痛明显，腕关节各方向活动均受限。如月骨向掌侧突出，压迫屈指肌腱，则肌腱张力加大，腕关节呈屈曲位，中指不能完全伸直，握拳时第 3 掌骨头明显塌陷，叩击该掌骨头时有纵向叩击痛。若脱位的月骨压迫正中神经，则拇、示、中指感觉障碍与屈伸受限。

【诊断要点】

1. 病史

有明确的腕背伸位手掌着地外伤史。

2. 症状

腕部疼痛、肿胀，腕关节各方向活动均受限。

3. 体征

腕掌侧隆起，局部压痛明显。手指呈半屈曲位，不能完全伸直。若脱位的月骨压迫正中神经，则拇、示、中指感觉障碍与屈伸受限。

4. 辅助检查

腕关节正位 X 线片示月骨由正常的四方形变成三角形，月骨凸面转向头骨；侧位片月骨脱离正常位置位于其他腕骨的掌侧，头骨可轻度向近侧移位，位于月骨的背侧（图 7-14、图 7-15）。

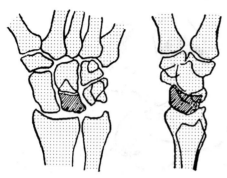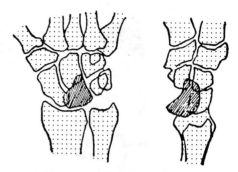

图 7-14　正常月骨正侧位 X 线　　　　　图 7-15　月骨脱位正侧位 X 线

【治疗】

新鲜脱位用手法复位，一般均可成功。少数手法复位不成功者或陈旧性脱位者，可用钢针撬拨复位或切开复位。

1. 整复方法

（1）拇指整复法：取坐位，肘关节屈曲 90°，两助手分别握肘部与手指对抗牵引，3～5 分钟后，在拔伸牵引下前臂逐渐旋后，腕部极度背伸，使桡骨与头状骨之间的关节间隙加宽，术者四指握住腕部，用拇指推压月骨凹面的远端，迫使月骨进入桡骨与头状骨间隙，然后逐渐使腕关节掌屈，术者指下有滑动感（图 7-16）。

（2）针拨复位法：麻醉后，在严密消毒及 X 线透视下，用细的克氏针进行撬拨复位（图 7-17）。

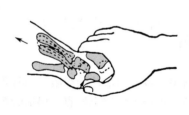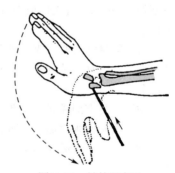

图 7-16　月骨脱位拇指整复法　　　　图 7-17　针拨整复法

2. 固定方法

复位后，用塑型夹板或石膏托将腕关节固定于掌屈 30°～40°位。1 周后改为中立位，再固定 2 周（图 7-18）。

3. 手术疗法

（1）适应证：若手法复位失败，桡月前后韧带均已断裂或合并创伤性关节炎者，可考虑手术治疗。

（2）手法选择：手术方法可采用切开复位、月骨切除等。

4. 药物治疗

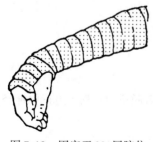

图 7-18　固定于 30°屈腕位

内服中药按骨折三期辨证用药，若无其他兼证，可在肿消后，尽早补益肝肾，内服壮筋养血汤、补肾壮筋汤等。拆除外固定后，加强中药熏洗，促进腕关节功能恢复。

5. 功能锻炼

固定期间鼓励患者做掌指关节及指间关节伸屈活动；解除固定后，开始做腕关节主动伸屈活动。月骨切除后，固定1周即可开始腕关节功能锻炼，一般日后对腕关节功能的影响不大。

【预后与调护】

复位固定后，早期功能锻炼应避免做过度腕背伸动作，应逐步加大活动度，以防重新脱出。

六、掌指关节及指间关节脱位

掌指关节脱位是指第1节指骨基底部与掌骨头发生移位。以拇指掌指关节脱位常见，示指掌指关节脱位次之，第3~5掌指关节脱位少见。

指间关节脱位指各指骨间的分离移位。临床颇为多见，各手指的近侧和远侧指间关节均可发生。以背侧或内侧脱位多见，前侧脱位极少见。

【病因病机】

掌指关节遭受过度背伸暴力，掌骨头穿破掌侧关节囊而脱出，故掌指关节脱位多为背侧脱位。掌指关节脱位后，掌骨头向掌侧移位，近节指骨基底部向掌侧移位，屈指肌腱被推向掌骨头尺侧，蚓状肌移向桡侧，掌侧关节囊纤维板移至掌骨头背面，掌骨头掌侧被掌浅横韧带卡住。有时屈肌腱亦可移位于掌骨头和指骨基底之间，造成复位困难。

指间关节脱位多因外力使关节极度过伸、扭转或侧方挤压造成关节囊破裂、侧副韧带撕裂而引起，甚至伴有指骨基底部小骨片撕脱。脱位的方向大多是远节指骨向背侧移位，同时向侧方偏移。向掌侧移位者极少见。

【临床表现】

掌指关节脱位患者患指或手部肿胀，掌指关节过伸、短缩，指间关节屈曲，呈弹性固定，功能丧失，掌指关节掌侧可触及掌骨头，若为侧方脱位，指侧有侧屈畸形，掌指关节前、侧方可触及到掌骨头。X线检查正位片可见关节间隙消失，斜位片可见明显脱位（图7-19）。

指间关节脱位患者手指肿胀、畸形、疼痛、压痛，手指呈背伸或侧弯、弹性固定，功能丧失。

【诊断要点】

1. 病史

手指过度背伸外伤史。

2. 症状

脱位关节疼痛、肿胀、主动屈伸活动障碍。

3. 体征

背伸畸形，呈弹性固定，掌指关节脱位在掌横纹处可触及高突的掌骨头。指间关节脱位伴侧副韧带断裂，则有异常侧方活动，即分离试验为阳性。

4. 辅助检查

X线可明确诊断及脱位类型。

【治疗】

掌指关节脱位一般都可以采用手法复位。拇指掌指关节脱位，会因为肌腱、关节囊壁等软组织卡压，导致手法复位失败，需要切开复位。

1. 整复方法

（1）拇掌指关节脱位手法复位：患者取坐位，术者一手握住患指，并屈曲腕关节和拇指指间关节；另一手握住手腕，用拇指向远端推挤近节指骨基底背侧，同时两手配合逐渐屈曲拇掌指关节，使其复位（图7-20）。

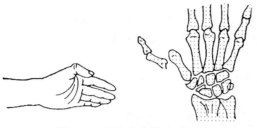

图 7-19　拇指掌指关节脱位

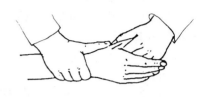

图 7-20　拇指掌指关节脱位手法复位

（2）2～5 掌指关节脱位手法复位：患者取坐位，以右手为例，术者左手握住患腕，右手握患指顺畸形牵引，然后逐渐变成极度背伸位牵引；再用左手拇指向背侧推顶掌骨头，同时用示指将指骨基地部压向掌侧，然后逐渐屈曲其指，即可复位（图 7-21）。

（3）指间关节脱位的治疗：一助手固定前臂，术者一手拉脱位的患指远端，一手持住近端指骨。先顺势牵拉扩大畸形，再推脱出的指骨基底部向掌侧（或侧方）越过近端指骨的头部并屈指间关节即可复位（图 7-22）。复位后以胶布粘贴将指间关节固定在 90° 屈曲位 3 周。

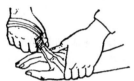

图 7-21　掌指关节脱位手法复位方法

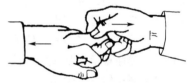

图 7-22　指间关节脱位复位手法

2. 固定方法

拇掌指关节脱位复位后用铝板或石膏条将拇掌指关节固定于轻度屈曲位 3～4 周，其余掌指关节脱位及指间关节脱位复位后将关节屈曲位固定 2 周。术后用背侧石膏托或支具控制掌指关节，防止过伸即可，不需绝对制动，患指关节固定于功能位。

3. 手术疗法

若合并骨折，骨折片明显分离移位，旋转或嵌入关节间隙，导致手法复位失败，或复位后不能维持对位者，需要切开复位细钢针内固定。若合并侧副韧带断裂者，则需手术修补侧副韧带。陈旧性指间关节脱位可行关节融合术。

4. 药物治疗

按脱位三期辨证论治。早期应内服活血祛瘀、消肿止痛之剂，可选用舒筋活血汤加减。去除固定后，应重用舒筋活络类中药熏洗患手，如上肢损伤洗方，并可配合轻手法按摩，以理顺筋络。

5. 功能锻炼

掌指关节及指间关节脱位后早期需要重视脱位关节以外手部关节的功能锻炼。去除固定后，可做患指的掌指关节和指间关节的主动屈伸活动，活动范围由小到大，逐渐进行。

【预后与调护】

掌指关节脱位整复固定后，可用中药外洗，加强未固定关节部的功能锻炼。指间关节脱位复位容易，往往伤后患者自行拉复，未能给予及时固定，或按伤筋处理给予手法按摩，过早活动可使脱位的关节产生增粗、僵硬、屈伸活动受限等后遗症，故应早期明确诊断，及时处理，防止关节不稳、粘连或并发创伤性关节炎。

第五节　下　肢　脱　位

一、髋关节脱位

髋关节脱位是指股骨头与髋臼窝所构成的关节发生分离移位的一种损伤，约占全身各关节脱位的5%。常为强大暴力造成，多数同时并发髋臼骨折，多发生于活动力强的青壮年男性。《灵枢·经脉篇》称髋关节脱位为"胯骨出"。临床根据股骨头脱位后股骨头与髋臼的相对位置，分为后脱位、前脱位和中心性脱位三种类型。以髋关节后脱位最常见。

【病因病机】

1. 髋关节后脱位

多因撞车、塌方等严重暴力而受伤。如发生撞车事件时，患者腰骶部被椅背挡住固定，膝前方因撞击力，使力量往股骨传递至髋关节；或患者弯腰跪地工作时发生塌方，下腰部或骨盆部被重物砸击。由于髋关节处于屈曲、内收、内旋位，此时股骨头部分已越出髋臼后缘，并绷紧关节的后壁，股骨颈的内缘与髋臼的前缘形成杠杆的支点。如此时膝前暴力沿股骨干纵轴上传冲击髋关节或下腰部遭受外力通过传导冲击髋关节，均会引起股骨头的杠杆支撬力冲破髋关节囊后壁的薄弱点（髂股韧带与坐股韧带之间的间隙，部分为闭孔外肌覆盖）而脱出（图7-23A）。

2. 髋关节前脱位

临床较少见，多为从高处坠落，中途大腿内侧被横杆阻挡，或骑马跌落等骑跨伤而致脱位。当髋关节急骤强力外展外旋时，大粗隆与髋臼上缘相撞形成支点，由于杠杆支撬力作用迫使股骨头向前下方薄弱处（髂股韧带与耻股韧带之间的间隙）冲破关节囊而脱出（图7-23B）。

3. 髋关节中心性脱位

多由传导暴力所致，如车撞、砸伤、侧方挤压暴力等。当暴力撞击大粗隆外侧或髋关节轻度外展外旋位，膝前方受暴力打击，暴力上传导致股骨头撞击髋臼底造成髋臼骨折，如暴力较大可致股骨头冲破髋臼底，连同骨折片部分或完全进入盆腔，形成髋关节中心性脱位（图7-23C）。

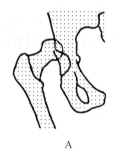 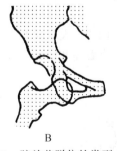 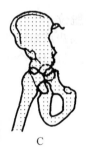

A　　　　　　　　B　　　　　　　　C

图7-23　髋关节脱位的类型

【临床表现】

髋关节脱位均有明显的强力外伤史，伤后髋部疼痛、肿胀，关节畸形，活动功能障碍，不能站立行走。严重者还可发生骨折及神经血管损伤等并发症。

1. 后脱位

患肢呈屈曲、内收、内旋、短缩畸形，不能主动活动，在做外展、外旋动作时呈弹性固定，粘膝征阳性［即患侧膝关节亦轻度屈曲，置于健侧膝上部（图7-24）］。X线检查显示，股骨头位于髋臼后上方，股骨内收，小粗隆变小或消失，股骨颈变短（图7-25）。

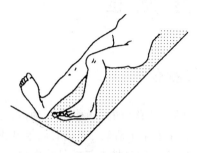

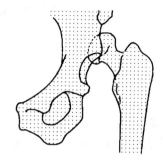

图7-24　髋关节后脱位畸形　　　　　　图7-25　髋关节后脱位X线表现

2. 前脱位

患肢呈外展、外旋和轻度屈曲畸形，弹性固定，并较健侧下肢稍长（图7-26）。可在闭孔附近或腹股沟韧带附近扪及股骨头。如果脱位的股骨头压迫闭孔神经，可出现大腿内侧半皮肤感觉障碍及内收肌群麻痹；如果压迫股动、静脉，可出现下肢苍白、发凉或青紫血循环障碍，足背动脉搏动减弱或消失。X线检查显示，股骨干呈外展位，股骨头在髋臼下方，与闭孔或耻骨坐骨重叠（图7-27）。

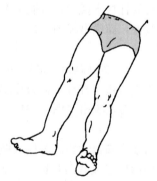

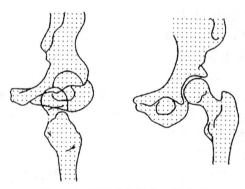

图7-26　髋关节前脱位畸形　　　　　　图7-27　髋关节前脱位X线表现

3. 中心性脱位

中心性脱位者患肢缩短，大转子内移，大粗隆及患肢纵轴叩击痛。若髋臼骨折形成血肿，患侧下腹部有压痛，肛门指检常在患侧有触痛和触到包块。X线检查可见股骨头突破髋臼进入骨盆（图7-28）。

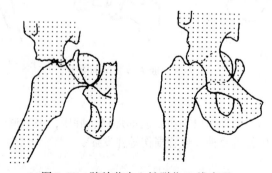

图7-28　髋关节中心性脱位X线表现

【诊断要点】

1. 病史

有明显的强力外伤史。

2. 症状

髋部疼痛、肿胀，活动障碍，不能站立行走。

3. 体征

髋关节呈弹性固定，后脱位患肢呈屈曲、内收、内旋、短缩畸形，粘膝征阳性；前脱位患肢呈外展、外旋及轻度屈曲畸形，患肢外形较健侧增长，粘膝征阴性，在闭孔或腹股沟附近可触到股骨头；中心性脱位患肢缩短及大粗隆内移。

4. 辅助检查

X线检查可明确脱位的类型及是否合并骨折。

【治疗】

新鲜脱位，以手法复位为主；脱位合并髋臼缘骨折，一般随脱位的整复，骨折亦随之复位。陈旧性脱位，在牵引、配合手法松解关节的基础上，力争手法复位，若有困难，可考虑切开复位。手法复位前为解除患者疼痛和肌肉痉挛，可选用麻醉。

1. 整复方法

（1）屈髋拔伸法：患者仰卧于地面木板上，然后用宽布带固定骨盆，并令助手按压两侧髂嵴部，使对抗牵引的力量确实有效；术者面对患者，骑跨于髋、膝关节各屈曲90°的患肢小腿上；然后术者用一手的肘窝套住患肢腘窝部，另一手拖住肘后部，沿股骨干纵轴拔伸（使股骨头接近髋臼及关节囊的破裂口，术者可同时下坐，以增加牵引力）；在维持牵引下，慢慢内外旋转患肢，以解脱关节囊对股骨头的嵌顿，促使股骨头撑开关节囊的破裂口（必要时可令助手向前、下、内方推挤大粗隆），即可将股骨头纳入髋臼内，此时可闻及弹响声；最后慢慢将患肢外展伸直（图7-29）。前脱位者，另一助手屈曲其膝关节并握住患肢小腿，在髋外展、外旋位渐渐向上拔伸牵引至屈髋90°位，与此同时，术者双手环抱大腿根部，将大腿根部向后外方按压，股骨头即可纳入髋臼（图7-30）。

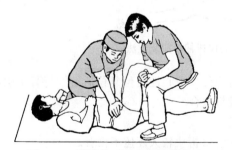
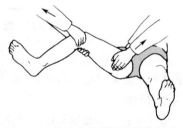

图7-29　髋关节后脱位屈髋拔伸法　　　　图7-30　髋关节前脱位屈髋拔伸法

（2）回旋法：患者仰卧，助手以双手按压双侧髂前上棘固定骨盆，术者立于患侧，一手握住患肢踝部，另一手以肘窝提托其腘窝部，在向上提拉的基础上，将大腿内收、内旋，髋关节极度屈曲，使膝部贴近腹壁，然后将患肢外展、外旋、伸直，在此过程中，髋关节有响声者，复位即告成功（图7-31）。前脱位者复位步骤则相反（图7-32）。

（3）复位困难或中心性脱位的患者，可采用拔伸扳拉（图7-33）或牵引复位法。

2. 固定方法

髋关节后脱位复位后，如为单纯性脱位可采用皮牵引、支架托、沙袋等制动患肢于外展中立位3~4周。合并髋臼骨折者，应加用外展板，以便将骨折片顶住固定，时间为5~6周。前脱位

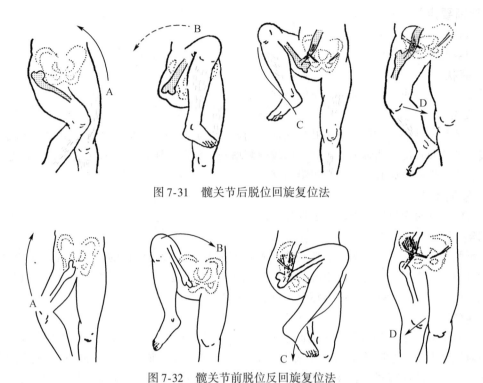

图 7-31　髋关节后脱位回旋复位法

图 7-32　髋关节前脱位反回旋复位法

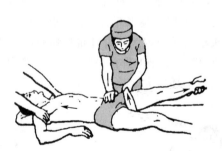

图 7-33　髋关节中心性脱位拔伸扳拉复位法

应将患肢固定于内收内旋位，方法及固定时间同后脱位。中心性脱位复位后继续行骨牵引维持其位置，重量可减为 4～6kg，时间 8～10 周，直至骨折愈合。

3. 手术疗法

（1）适应证：手法复位失败，或合并髋臼骨折、骨折块较大复位不良者。

（2）手法选择：手术切开复位内固定，螺钉或钢板固定。

4. 药物疗法

损伤早期，以活血化瘀为主。患处肿胀，疼痛较甚，方选活血舒肝汤；腹胀、大便秘结、口干舌燥苔黄者，宜加通腑泄热药如厚朴、枳实、芒硝等。中期理气活血、调理脾胃，兼补肝肾，以四物汤加续断、五加皮、牛膝、陈皮、茯苓等；后期补气血、养肝肾、壮筋骨、利关节，方选健步虎潜丸或六味地黄丸。外用药，早期可敷消肿散，后期以海桐皮汤或下肢损伤洗方熏洗。

5. 功能锻炼

固定期间可行股四头肌及踝关节功能锻炼，解除固定后，可先在床上做屈髋、屈膝及内收、外展、内旋、外旋活动，随后可扶拐下地不负重行走。3 个月后，经 X 线检查，未见股骨头坏死征象者，可逐步下地活动及行走。中心性脱位应在牵引下早期活动髋关节，而负重锻炼则应相对推后，以减少创伤性关节炎及股骨头坏死的发生。

【预后与调护】

髋关节脱位经及时复位后，一般预后良好，但脱位不可避免地会发生关节囊撕裂和韧带断裂，有可能影响股骨头血运，约有 10% 的病例发生股骨头缺血性坏死。中心性脱位如髋臼骨折复位不良或关节软骨面受损严重，后期发生创伤性关节炎的可能性大。

二、膝关节脱位

膝关节脱位是指股骨下端与胫骨平台之间发生的分离移位。膝关节内外有坚强的韧带结构维护其稳定性，故只有在遭受强大暴力而造成脱位时，才会并发韧带、半月板损伤，而且可发生骨折乃至神经、血管损伤。临床上极为少见，常合并韧带、半月板、血管、神经损伤。现交通伤增加，年龄特点不明显。

【病因病机】

膝关节脱位多由强大的直接暴力引起，如从高处跌下、车祸、塌方等直接撞击股骨下端或胫骨上端，造成不同方向的脱位。根据胫骨上端在股骨下端的脱位方向，分为膝关节前脱位、后脱位、内侧脱位、外侧脱位及旋转脱位五种类型（图 7-34）。旋转脱位又分为前内、前外、后内和后外侧脱位。临床上膝关节前脱位最常见。

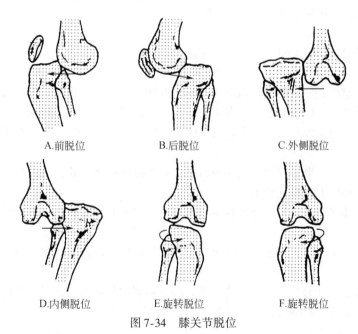

A.前脱位　　　　　B.后脱位　　　　　C.外侧脱位

D.内侧脱位　　　　E.旋转脱位　　　　F.旋转脱位

图 7-34　膝关节脱位

【临床表现】

1. 前脱位

膝关节肿胀严重，疼痛剧烈，功能障碍。前后径增大，髌骨下陷，膝关节处于微屈曲位，圆形、弹性固定，触摸髌骨处空虚，腘窝部丰满，并可触及股骨髁突起于后侧，髌腱两侧可触及向前移位的股骨平台前缘。

2. 后脱位

膝关节肿胀严重，疼痛剧烈，功能障碍。膝关节前后径增大，似过伸位，胫骨上端下陷，皮肤有皱褶，畸形明显，呈弹性固定，触摸髌骨下空虚，腘窝处可触及胫骨平台后缘向后突起，髌腱两侧能触到向前突起的股骨髁。

3. 侧方脱位

因筋伤严重，肿胀甚剧，局部青紫瘀斑，功能丧失，疼痛明显，有明显的侧方异常活动。在膝关节侧方能触到脱出的胫骨平台。

4. 旋转脱位

伤后膝关节肿胀、剧痛、屈伸功能丧失。膝部出现明显畸形。患部出现明显畸形。患侧小腿呈现内旋或外旋位，膝内侧关节间隙处有皮肤凹陷及皱褶，腘部后外侧可有骨性隆起。

若出现神经、血管损伤，则出现相应的症状。腓总神经损伤，胫前肌麻痹，小腿与足背前外侧皮肤感觉减弱或消失；腘动脉损伤，出现小腿与足趾苍白、发凉或膝部严重肿胀、发绀，腘窝部有明显出血或血肿，足背动脉和胫后动脉搏动减弱或消失等。

【诊断要点】

1. 病史

有明显的膝关节外伤史。

2. 症状

膝关节疼痛、肿胀，功能障碍，不能站立行走。

3. 体征

膝关节畸形明显、肿胀，下肢缩短，压痛明显，弹性固定。

4. 辅助检查

X线检查可明确脱位的类型及是否合并骨折。

【治疗】

膝关节脱位属急症，一旦确诊，即应，防止继发性神经、血管损伤行手法复位。有血管损伤征象，复位后未见恢复，应及时进行手术探查，以免贻误时机。神经损伤多为牵拉性损伤，复位后多可自动恢复，可暂不做处理，严密观察。韧带断裂，如情况允许，亦应早期修补。

1. 整复方法

一般在麻醉下进行。患者取仰卧位，一助手用双手握住患肢大腿，另一助手握住患肢踝部及小腿在膝关节半屈伸位上做对抗牵引。

（1）前脱位：术者一手托股骨下端向前，另一手推按胫骨上端向后，如闻及弹响声则提示已复位（图7-35）。

（2）后脱位：术者一手托胫骨上端向前，一手推按股骨下端向后，闻及弹响声则提示已复位（图7-36）。

（3）侧方脱位：对于外侧脱位，术者一手将股骨内髁向外侧扳拉，另一手将胫骨外髁向内侧推挤，同时，使膝关节呈外翻位，闻及弹响声则提示已复位（图7-37）。

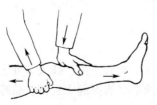

图7-35　膝关节前脱位整复方法

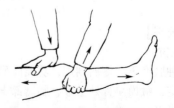

图7-36　膝关节后脱位整复方法

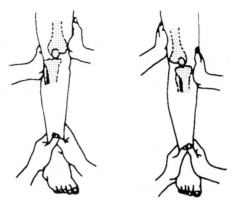

图 7-37　膝关节侧方脱位整复方法

复位后，将膝关节轻柔屈伸数次，检查关节间是否完全吻合，并可理顺被卷入关节间的关节囊及韧带和移位的半月板。一般均不主张在过伸位直接按压胫骨上端向后，以免加重腘动、静脉损伤。

2. 固定方法

前、后及旋转脱位复位后应以长腿石膏托或前后石膏夹固定，保持患膝屈曲 20°～30°位，腘窝部应加软垫，并严密观察患肢远端的血液循环。侧方脱位复位后，宜用内、外侧长石膏夹或长夹板固定。于脱出部位和上下端各加一块棉垫保持三点加压，将患膝固定于内翻或外翻位。固定时间一般为 4～8 周。可抬高患肢，以利消肿。有血循环障碍征象者，采用小重量（1～kg）的皮肤牵引，密切观察直至血运稳定后，再改用夹板固定。

3. 手术疗法

（1）血管损伤处理：膝关节脱位并发血管损伤，应通过 Doppler 超声检查或动脉造影检查，明确血管损伤后立即进行手术探查腘部。近年来利用隐静脉倒置移植修复腘动脉，大多数肢体可得以挽救，损伤的腘静脉也应做相应处理。近年来血管外科进步很大，许多过去需要切开手术的可以通过血管造影结合血管支架得以完成，采用覆膜支架的效果甚至优于传统的搭桥手术。所有行腘动脉修复者，均必须同时行筋膜切开术。神经损伤不急于立即处理，在血运改善后神经也随之改善者显然可以继续观察。肯定为神经本身损伤者，可以在病情稳定后再做进一步诊治。单纯切除动脉内的血栓几乎不起任何作用，动脉结扎虽有少数病例得以保存肢体，但是造成截止的机会更多，因此动脉结扎术已逐渐被摈弃。

（2）韧带损伤处理：全脱位的韧带损伤是在所有膝关节损伤中最广泛、最严重者，必须予以修复或重建。近年来文献反映出手术修复者的治愈率明显高于保守治疗者。全面修复手术损伤较大，只有在肯定无血管合并伤的患者中才可以在急性期进行。凡有血管损伤或血运障碍者，即使在闭合复位后血运有所改善，也不可以在急性期进行韧带修复。由于损伤范围很广，因而修复术需要有限度，急性期修复不应附加增强术式。在急性期不能进行修复者，或者病情稳定后，伤后 2～3 周再行重建，或索性保守治疗石膏固定 6 周，经充分康复后再根据当时存在的不稳定情况，进行有针对性的重建。韧带损伤伴有撕脱骨折者，应同时原位修复，不进行重建，更不能做增强术，否则更易形成关节的严重粘连。

4. 药物疗法

按脱位三期辨证论治。初期以活血化瘀、消肿止痛为主，方用桃红四物汤加牛膝、延胡索、川楝子、泽泻、茯苓或跌打丸等；中后期选用强筋壮骨的正骨紫金丹或健步虎潜丸。脱位整复后，早期可外敷消肿止痛膏以消肿止痛；中期可用消肿活血汤外洗以活血舒筋；后期可用苏木煎水熏洗以利关节。

5. 功能锻炼

患膝关节制动 3~4 周时，可按摩髌骨，使其上下、左右方向被动活动，以减轻由于关节内血肿引起的粘连。4 周后，应积极做股四头肌的舒缩及踝关节、趾关节的屈伸活动。6 周后在膝关节保护下扶双拐不完全负重做步行锻炼。8 周后解除固定，练习膝关节屈伸活动，待股四头肌肌力恢复后及膝关节屈伸活动较稳定的情况下，才能负重行走。

【预后与调护】

膝关节脱位复位后，应密切观察患肢的血液循环情况，触摸胫后动脉和足背动脉，足部虽温暖但无脉则标志着血供不足。膝关节脱位通常伴随韧带损伤，复位后应仔细检查韧带损伤情况，一旦确诊，应立即手术修复。复位后，如有膝关节明显不稳，应继续延长固定时间，预防创伤性关节炎的发生。

三、习惯性髌骨脱位

习惯性髌骨脱位多见于儿童，女性多于男性，多数无外伤史，大都具有股四头肌萎缩，每次屈膝过程皆可引起髌骨脱位。

【病因病机】

习惯性髌骨脱位多为先天性膝发育缺陷引起的继发病损，外伤是诱因。由于韧带松弛、膝外翻、胫股关节旋转变位而使伸膝装置力线改变，骨外侧肌、髂胫束和髌骨外侧支持带挛缩与止点改变而致使髌骨内外侧受力不平衡是诱发脱位的重要原因，股内侧肌松弛和肌力减弱为继发性改变。高位髌骨和髌骨发育异常，也是髌骨习惯性脱位的原因之一。

【临床表现】

膝关节无明显的外伤，膝关节下蹲或股四头肌强烈收缩，即可引起脱位。患者屈膝时髌骨脱于股骨外髁外侧，伸膝时可自然复位。

查体可见股四头肌发育较差，常伴有小腿外旋或膝外翻。髌骨发育较小，伸膝无力。伸膝位髌骨位置可正常，屈膝时慢慢外移甚至脱出，蹲位脱出最明显。若施力抗阻髌骨外移，则屈膝受限。

【诊断要点】

1. 病史

习惯性髌骨脱位多为先天性膝发育缺陷引起的继发病损，外伤是诱因。

2. 症状

膝关节疼痛、肿胀，功能障碍，不能站立行走。

3. 体征

伸膝位髌骨位置可正常，屈膝时慢慢外移甚至脱出，蹲位脱出最明显。若施力抗阻髌骨外移，则屈膝受限。

4. 辅助检查

本病的检查方法主要是 X 线检查与关节镜检查。

（1）X 线检查：膝关节正、侧位片主要观察髌骨的位置和大小，可以发现高位髌骨和外移的髌骨。髌骨轴位片可观察异常的股骨滑车和髌骨脱位的程度。

（2）关节镜检查：主要评估髌股关节软骨损害的程度，根据软骨损伤的程度决定手术方式。软骨损伤分为四级：Ⅰ级，软骨变软；Ⅱ级，软骨表面有龟裂或毛糙；Ⅲ级，软骨层的部分损伤；Ⅳ级，软骨全层损伤，软骨下骨暴露。

【治疗】

习惯性髌骨脱位，一般都要手术治疗。根据不同的原因，采取不同的综合手术方式。一般原则是骨骺未成熟的患者，选择软组织手术为主；骨骺发育成熟的患者，可考虑骨性手术。

最基本的手术是髌骨外侧挛缩组织的彻底松解，然后根据具体情况，再选择以下两种或三种手术方式，以调整伸膝装置力线或重建内侧髌股韧带。

（1）软组织手术：①髌骨内侧支持带和内侧髌股韧带的紧缩缝合术，可在关节镜下完成；②股四头肌内侧头外下移位术；③股四头肌外侧头向上移位术。

（2）髌韧带移位术：将髌韧带下止点外侧半切断翻转内移缝合。

（3）胫骨结节移位术：将胫骨结节切下，向内侧和前方移位。

（4）截骨矫形术：对于存在明显股骨旋转和膝外翻的患者，可考虑截骨矫正。

（5）髌股关节成形术：修整髌骨外形，垫高股骨滑车外髁，加深股骨滑车沟。

（6）内侧髌股韧带重建术：利用其他腱性组织，重建松弛或断裂的内侧髌股韧带。

【预后与调护】

由于复发性髌骨脱位的病因众多，个体差异明显，涉及关节周围软组织情况、髌股关节骨性解剖及髌骨活动度，目前尚无一种统一的手术方式。文献报道，外侧松解、内侧紧缩术是治疗复发性髌骨脱位的基本术式，近年来关节镜及微创技术得到明显提高，疗效确切，值得广泛推广。不论采用何种术式，术后膝关节屈膝至90°过程中髌骨都不应向外滑脱，且膝关节屈曲范围不受限制。术式的选择还需根据患者个体情况如年龄、髌骨稳定程度及不同病理因素等进一步确定，旨在改善髌骨力线和重建伸膝装置。

四、跖跗关节脱位

跖跗关节脱位指跖骨与跗骨之间发生的分离移位。临床上以第1跖骨向内脱位，第2~5跖骨向外、向背侧脱位最常见，可两者单独发生或同时发生。直接暴力打击、辗压等则多为开放性骨折脱位。

【病因病机】

跖跗关节脱位较常见，多因直接暴力所致，如高处坠下、重物压砸、车轮辗轧等均可引起（图7-38）；亦可因扭转暴力造成，若前足受到扭、旋外力时亦可发生跖跗关节脱位。由于外力作用方向不同，跖骨基底部可向内、外、背、跖侧任一方向脱位。脱位的跖骨可为一个或数个，临床中可见到第1跖骨向内侧脱位合并第1跖骨基底外侧骨折，第2~5跖骨向外侧脱位，或两者同时存在。尤以第2~5跖骨一并向外、背侧脱位者多见（图7-39）。跖跗关节脱位时足背动脉易受损伤。开放性骨折多由重物直接砸压于足前部或车轮辗压前足时发生。在造成脱位的同时，常伴有严重的足背软组织损伤及其他跗骨与跖骨骨折，关节多为半脱位。

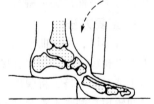

图7-38 直接暴力导致
跖跗关节脱位

【临床表现】

伤后足前部肿胀、疼痛，不能行走，挤压痛明显，前足部向内或外突出，足弓塌陷扁平及足部变宽等畸形。触诊时，常可在足内侧或外侧触及突出的骨端。直接暴力所致者，常伴有较严重的软组织挫裂伤，甚至波及足背动脉，导致前足部分缺血坏死，前足变冷、苍白。

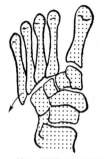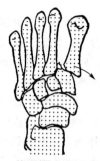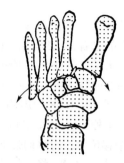

A.第2~5跖骨向外侧脱位　　B.第1跖骨向内侧脱位　　C.第1跖骨向内侧脱位伴第2~5
　　　　　　　　　　　　　　伴第1跖骨基底骨折　　　跖骨向外侧脱位,同时存在
　　　　　　　　　　　　　　　　　　　　　　　　　　第1跖骨基底骨折

图 7-39　跖跗关节脱位的类型

【诊断要点】

1. 病史

患者多有前足部明显的压砸或扭、旋外伤史。

2. 症状

局部疼痛、肿胀,不能下地行走。

3. 体征

压痛,畸形,在足背及内侧或外侧可触及高出的跖骨底。分离性脱位者,足呈外旋、外展畸形,足宽度增大,足弓塌陷。开放性骨折脱位者软组织损伤严重,可有骨端外露或骨擦音。有血管损伤时前足变冷、苍白。

4. 辅助检查

足正、侧、斜位 X 片可明确脱位类型、跖骨移位方向及是否伴有骨折。

【治疗】

各跖骨基底参差不齐,脱位后需要及时准确复位,以免肿胀加剧而加大复位难度,并可防止发生血循环障碍。多次手法整复失败者或复位后不稳定者及开放性脱位,应切开复位。陈旧性跖跗关节损伤多遗留有明显的外翻平足畸形,足内侧有明显的骨性突起,前足关节僵硬并伴有疼痛症状,可考虑跖跗关节融合术。

1. 整复方法

患者仰卧,膝屈曲90°,一助手握踝部,另一助手握前足做对抗牵引,术者站于患侧,按脱位类型以相反方向,用手直接推压跖骨基底部使之回复。如第 1 跖骨向内,第 2~5 跖骨向外,则用两手掌对向夹挤,将脱出分离的跖骨推回原位,然后行按摩理筋手法,舒展筋络。通常患者受伤时间较短,肿胀不重及足部软组织张力不大时,可试行闭合复位(图 7-40)。

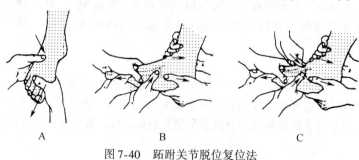

A　　　　　　　　　　B　　　　　　　　　　C

图 7-40　跖跗关节脱位复位法

2. 固定方法

脱位整复后容易发生再移位，因而有效的固定是治疗的关键。固定时在足背及其两侧骨突移位处放好薄棉垫，取两块瓦形硬纸壳内外相扣覆盖，用扎带扎缚两道（图7-41A）。如不稳定且有足弓塌陷者，采用一直角足底后腿托板，连脚固定踝关节背伸90°中立位，足弓处加厚棉垫托顶，以维持足弓；在足背处或足两侧脱出跖骨头处加压力垫，然后上面加一大小与足背相等的弧形纸板，用绷带加压将纸板连足底托板一齐包扎固定3～4周（图7-41B）。整复后，应密切注意前足血运，调整扎带的松紧度，并抬高患肢。亦可根据骨折脱位后的稳定程度，采用石膏托或石膏夹固定，固定时间一般为4～6周。

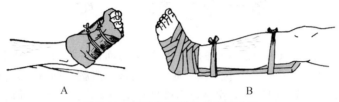

图7-41 跖跗关节脱位的固定方法

3. 手术疗法

当手法复位失败时应切开复位，无论何种复位至少应达到第1、2跖骨基底间隙和内、中楔骨间隙应在2cm内，跖跗骨轴线不应超过15°，跖骨在跗及背侧无移位。但对功能要求高者，应尽可能达到解剖复位。克氏针固定较方便，对关节软骨损伤小，但维持复位的能力不如螺钉。如保留针尾在皮肤外，因固定时间较长，针易滑动且易感染。螺钉控制复位能力强，但对技术的要求较高，也有可能对关节面软骨造成一定损伤。晚至6周的陈旧性损伤，如条件许可，仍可切开复位、内固定，可取得较好的疗效。但更晚的损伤多遗留明显的外翻平足畸形，足内侧有明显的骨性突起，前足僵硬并伴有疼痛。由于足底软组织挛缩及骨关节本身的改变，再行复位已不可能，为减轻疼痛及足内侧骨性突起的压迫和摩擦，可考虑采取以下措施：跖跗关节融合术、足内侧骨性突起切除术、应用足弓垫。

4. 药物治疗

按脱位三期辨证论治。开放性者，早期应用清热解毒药物，如银花、连翘、蒲公英等。

5. 功能锻炼

整复固定后，可做踝关节的屈伸练功活动。4周后解除固定，加强熏洗及踝部背伸、跖屈锻炼，逐步练习不负重活动，8周后方可逐步用有足弓垫的鞋练习负重活动。

【预后与调护】

跖跗关节脱位复位后多不稳定，须经常检查复位和固定情况，加以调整以免松动，造成再脱位。跖跗关节脱位复位后要早日开始功能活动，不论是否合并骨折，从固定一开始，即需做足趾的活动，休息时抬高患肢，可扶拐下床活动，但患肢不负重。解除固定后，患者应穿硬底鞋保护。

第八章 筋 伤

第一节 概 论

各种暴力或慢性劳损等原因所造成筋的损伤，统称为筋伤，相当于现代医学的软组织损伤。筋的范围是比较广泛的，主要是指皮下组织、筋膜、肌肉、肌腱、韧带、关节囊、关节软骨盘、椎间盘、腱鞘、神经、血管等组织。筋伤是骨伤科最常见的疾病，骨骼与筋两者之间的关系十分密切，而且是相互影响的。"伤筋动骨"说明筋伤会影响骨骼，筋伤不一定伴有骨折、脱位，但是骨折、脱位一般均伴有不同程度的筋伤。

【病因病机】

1. 内因

内因是指受人体内部因素影响而致筋伤的因素。筋伤常与身体素质、生理特点和病理因素有十分密切的关系。体质强壮，气血旺盛，肝肾充实，筋骨则强盛，承受外界的暴力和风寒湿邪侵袭的能力就强，因此也就不易发生筋伤；而体弱多病，气血虚弱，肝肾不足，筋骨则痿软，承受外界暴力和风寒湿邪侵袭的能力就弱，则易发生筋伤。不同的年龄，筋伤的好发部位和发生率不一样，儿童筋骨发育不全，易发生扭伤，例如，小儿好发髋关节暂时性滑膜炎等；青壮年活动和运动多，易造成筋的扭挫伤、撕裂伤等；中老年易出现劳损性、退行性疾病，如颈椎病、腰椎病、肩周炎等。人体组织的病变与筋伤的发生亦有密切的关系，内分泌代谢功能障碍、骨关节疾病等，均可引起筋的病变。

2. 外因

外因包括直接暴力、间接暴力和慢性劳损，是筋伤的主要致病因素。

（1）直接暴力打击、冲撞或碾挫机体，引起受损部位的皮下组织、筋膜、肌肉、肌腱、韧带或关节软骨等结构的急性损伤。这类损伤往往造成筋的部分或完全断裂，气血瘀阻或血溢脉外，局部有离经之血停滞，血肿形成，经络阻塞，引起疼痛和功能障碍。

（2）间接暴力造成的伤筋发生于远离外力作用的部位，如踝关节内翻位足底外侧缘着地受伤，可造成踝关节外侧副韧带的损伤。

（3）慢性劳损指不良的体位和工作姿势、长期反复的工作或生活动作等作用于人体的某些筋肉，反复牵拉和过度活动形成积累应力，导致筋的过劳与损伤，如网球肘和腱鞘炎。慢性劳损多见于活动频繁及负重大的关节和部位，如颈椎、腰椎、手部和膝关节。

除上述直接暴力、间接暴力和慢性劳损外，风寒湿邪侵袭在伤筋的发生中也起着一定的作用。

【分类】

1. 根据筋伤的病程分类

（1）急性筋伤：亦称新伤，系由突然暴力所引起的，不超过 2 周的新鲜的筋损伤。急性筋伤的特点是，一般有明显的外伤史，局部疼痛、肿胀、血肿及瘀血斑、功能障碍等症状较明显。若患者体质素健，治疗及时，可不致进入慢性阶段。

（2）慢性筋伤：亦称陈伤，系由急性筋伤失治或治疗不当、不彻底，超过2周的筋的损伤。若筋伤断裂，系老弱患者，或劳损性筋伤，日久可出现肌肉僵凝、肌力柔弱、局部苍白浮肿等慢性筋伤的症状。

2. 根据不同的暴力形式分类

（1）扭伤：系指间接暴力使肢体和关节突然发生超出正常生理范围的活动，外力远离损伤部位，发病却在关节周围，其关节及关节周围的筋膜、肌肉、肌腱、韧带、软骨盘等过度扭曲、牵拉，引起的损伤、撕裂、断裂或错位。

（2）挫伤：系指直接暴力打击或跌仆撞击、重物挤压等作用于人体，引起该处皮下、筋膜、肌肉、肌腱等组织损伤。挫伤症状以直接受损部位皮下或深部组织损伤为主，轻则局部血肿、瘀血，重则肌肉、肌腱断裂，关节错位或神经、血管的严重损伤。

（3）碾压伤：系指由于钝性物体的推移或旋转挤压肢体，造成以皮下及深部组织为主的严重损伤，往往形成皮下组织、筋膜、肌腱、肌肉组织与神经、血管俱伤，且易造成局部的感染和坏死。

（4）切割伤：皮肤、皮下组织或深层组织受到刀片、玻璃片等锐器的划割而发生破损裂伤，称为切割伤。伤口比较整齐、裂开小、出血多，严重者可切断肌肉、肌腱、血管、神经等。

3. 根据筋伤的病理变化分类

（1）瘀血凝滞：系指外力作用于肢体，造成筋膜、肌肉、韧带的络脉受伤，血离脉道，瘀血凝结、停滞，但无筋膜、肌肉、韧带的断裂，或虽有微小的撕裂，但不至于引起严重的功能障碍。

（2）筋位异常：系指外力作用于肢体，造成筋歪、筋翻、错缝等，局部或可有瘀肿，仔细地触摸可发现肌腱、韧带等位置有改变。

（3）断裂伤：系指外力作用于肢体，造成肌肉、肌腱、韧带的断裂，伤后导致肢体严重的功能障碍和明显的局部疼痛、肿胀、瘀血斑、畸形等临床表现。

4. 其他分类方法

按损伤的部位可分为颈项部筋伤、腰骶部筋伤、肩部筋伤、肘部筋伤、腕部筋伤、手部筋伤、髋部筋伤、膝部筋伤、踝部筋伤、足部筋伤等；按损伤程度可分为轻度筋伤和重度筋伤；按损伤后皮肤、黏膜的完整性是否受到破坏可分为开放性筋伤和闭合性筋伤等。

【临床表现】

筋伤的主要症状是疼痛、瘀肿和功能障碍。急性损伤疼痛较剧，慢性损伤疼痛多与活动牵涉有关，或仅有轻微酸痛。压痛点往往就是病变的所在，所以找压痛点在诊断上具有特殊意义。

【并发症】

筋伤除了可产生局部症状外，在早期或晚期常会引起各种并发症。常见的并发症有以下几种：

（1）撕脱性骨折：多由间接暴力所造成，由于附丽于关节骨突的肌腱骤然强烈收缩，而发生骨质的撕脱骨折。

（2）骨化性肌炎：多因关节部严重的扭挫伤，损伤了关节附近的骨膜，软组织内血肿与骨膜下血肿互相沟通，若治疗不当，手法粗暴等，致使血肿吸收差，通过血肿机化、骨膜下化骨、关节周围组织的钙化、骨化的病理过程，导致关节功能障碍。X线摄片显示不均匀的骨化阴影，多见于肘关节。

（3）关节内游离体：关节内的软骨损伤，软骨脱落、钙化而形成游离体，常随关节的伸屈活动而发生位置的改变，亦称"关节鼠"，多发生于膝关节。

【诊断要点】

1. 病史

急性伤筋多有明确的外伤史，慢性伤筋也有致伤因素存在，如生活劳损。

2. 症状

疼痛、功能受限，急性损伤可能有明显的肿胀瘀斑，开放性损伤合并皮肤破损。

3. 体征

压痛点对伤筋的诊断非常重要，某些伤筋可能有一些特殊的阳性体征，如腰椎间盘突出症的直腿抬高试验阳性、桡骨茎突狭窄性腱鞘炎的握拳尺偏试验阳性。

4. 辅助检查

一方面能确定伤筋的程度、性质，另一方面能明确有无骨折、脱位或其他疾病。如膝交叉韧带损伤 MRI 检查见交叉韧带信号的中断、腰椎管狭窄症椎管造影检查显示的硬膜囊充盈缺缺，是诊断确立的重要依据。

【治疗】

根据伤筋的类型、损伤程度、病程和部位等选择治疗方法，常用的治疗方法有理筋手法、固定、牵引、理疗、药物、针灸、水针、针刀、功能锻炼和手术等。因为筋伤后的病情、病程及预后的差异很大，所以临床上多采用综合的治疗方法，以达到提高疗效、缩短疗程的目的。在伤筋的治疗中要始终贯彻动静结合的原则，急性伤筋，既要适当限制损伤局部的活动，以免加重损伤，又要进行必要的功能锻炼。功能锻炼具有活血化瘀、消肿定痛、防治筋肉萎缩和避免关节粘连等功效，可以促进关节或肢体功能的恢复，避免关节强直，减少伤残。主动与被动功能锻炼相结合，能促进功能恢复。常用的方法有八段锦，上肢的大云手、小云手，肩关节的爬墙运动，腰部的飞燕式后伸锻炼等。

【预后与调护】

伤筋治疗得当，多可完全恢复，不影响肢体的功能和形态。部分伤筋如颈椎病、腰椎管狭窄症等，容易反复发作甚至逐渐加重。筋伤的致病因素，有内因和外因两个方面。要预防筋伤疾病的发生，首先要重视这两个方面的致病因素。

急性伤筋后要适当进行伤肢的休息制动，病情进入恢复期后逐渐进行功能锻炼，并要注意损伤部位的保护，防止再次受伤。适当锻炼，增强体质，增加关节的柔韧度与肌肉的协调性，工作和运动过程中采取适当的防护措施，充分热身，可减少受伤的机会。

第二节　躯干筋伤

一、躯干扭挫伤

躯干扭挫伤包括颈项部扭挫伤、胸部挫伤和腰骶部扭挫伤。颈部活动频繁，活动方向较广，故颈部扭挫伤是常见的颈部筋伤。各种暴力引起的颈部扭挫伤，除了筋伤外，还可能兼有骨折、脱位，严重者伤及颈髓，危及生命。临证时须仔细加以区别，以免误诊。由于暴力撞击胸壁，软组织受到损伤者，称为胸部挫伤，又称胸壁挫伤。胸部挫伤是以胸胁部疼痛、胀满，伴随胸廓运动而症状加重的软组织损伤性疾病，是人们在日常生活、出行和工作中常见的损伤。腰骶部扭挫伤是指腰部筋膜、肌肉、韧带、椎间小关节、腰骶关节的急性损伤，俗称"闪腰"、"岔气"，多发于青壮年和体力劳动者。

【病因病机】

躯干扭挫伤可分为扭伤与挫伤两大类。

颈部扭挫伤主要为颈部因突然扭转或前屈、后伸而受伤。如在高速车上突然减速或突然停止时，头部猛烈前冲；打篮球投篮时头部突然后仰；嬉闹扭斗时颈部过度扭转或头部受到暴力冲击，均可引起颈项部扭挫伤。钝器直接打击颈部引起的挫伤较扭伤少见。

胸部挫伤主要为胸壁直接受到暴力撞击或挤压，未足以使肋骨骨折，或由于搬重物时双手用力不协调而引起胸壁肌肉、筋膜、肋间神经、血管等牵拉受损而引起局部肿胀、疼痛等。损伤范围直接与伤道有关，早期诊断较容易；器官组织裂伤所致的进行性血胸是伤情进展快、患者死亡的主要原因。

腰部扭伤多因突然遭受间接暴力致腰肌筋膜、腰部韧带损伤和小关节错缝。如当脊柱屈曲时，两侧骶棘肌收缩，以抵抗体重和维持躯干的位置，此时若负重过大或用力过猛，致使腰部肌肉强烈收缩，而引起肌纤维撕裂；当脊柱完全屈曲时，主要靠棘上、棘间、髂腰等韧带来维持躯干的位置，此时若负重过大或用力过猛，而引起韧带损伤；腰部活动范围过大、过猛，弯腰转身突然闪扭，致使脊柱椎间关节受到过度牵拉或扭转，而引起椎间小关节错缝或滑膜嵌顿。腰部挫伤多为直接暴力所致，如车辆撞击、高处坠跌、重物压砸等，致使肌肉挫伤，血脉破损，筋膜损伤，引起瘀血肿胀、疼痛、活动受限等，严重者还可合并肾脏损伤。

【临床表现】

躯干扭挫伤较重时，伤后局部即出现剧烈疼痛，其疼痛为持续性，深呼吸、咳嗽、喷嚏等用力时均可使疼痛加剧，患者为减轻疼痛常以双手撑住受损局部，防止因活动而发生更剧烈的疼痛，休息后疼痛减轻但不消除，遇寒冷加重。脊柱多呈强直位，受损局部僵硬，肌紧张，生理曲度改变，不能挺直，仰俯转侧均感困难，严重者不能坐立、行走或卧床难起。

【诊断要点】

1. 病史

受损部位用力不当或受打击史。

2. 症状

受损部疼痛，活动困难，活动时疼痛加剧。

3. 体征

受损部肌紧张或痉挛，生理曲度改变，各方向活动受限，在竖脊肌、棘突旁、棘间等有明确压痛点，有时可扪及棘突的偏歪。

4. 辅助检查

X 线仅显示生理曲度减少或消失，也可出现侧弯；必要时 CT 或 MRI 检查排除椎间盘突出等病变。

【治疗】

扭伤患者以手法治疗为主，配合药物、固定和练功等治疗。挫伤患者则以药物治疗为主。

1. 理筋手法

理筋手法有消散瘀血、松解肌肉痉挛、通络止痛的作用。常用的手法有点压、按摩、点法、拿捏及提端摇转法、斜扳等。筋伤后颈部、腰部偏歪者，可做颌枕带牵引、腰椎牵引或手法牵引。

（1）舒通筋络：患者俯卧位，嘱其放松肌肉，术者用拇指指腹或掌根自大抒穴起在棘突两侧由上而下按揉肌肉，再点按环跳、承扶、委中、承山、昆仑等穴（图 8-1）。

（2）捏拿腰肌：先推、滚两侧腰肌，着重于痉挛一侧，由周围逐步向痛点推理，在痛点处将骶脊肌向外下方推理至髂后上棘，反复 3 ~ 4 次；然后捏拿腰肌，用力方向与肌腹垂直，着重在骶脊肌和压痛处（图 8-2）。

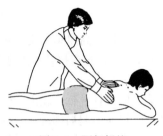
图 8-1　腰部揉按

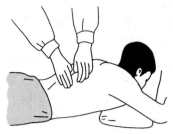
图 8-2　腰部捏拿

（3）按腰扳腿：术者一手按住患者腰部，另一手前臂及肘部托住患者一侧小腿上段，手反扣在大腿下段，双手配合，下按腰部及托提大腿相对用力，有节奏地使下肢起落数次，随后摇晃、拔伸，有时可闻及响声，两侧交替操作（图 8-3）。

（4）斜扳肩腰：对有腰椎小关节错位者，此法可使其复位。患者取患侧在上的侧卧位，患侧髋、膝关节屈曲，健侧下肢伸直。术者立于患者背侧，一手置于其肩部，另一手置于其臀部，两手相对用力，使上身和臀部做反向旋转，当活动到最大程度时再用力做一稳定推扳动作。此刻往往可听到清脆的弹响，腰痛一般随之缓解（图 8-4）。

（5）揉摸舒络：术者用掌根或小鱼际着力，在患者腰骶部揉摸，以患侧痛点为主，使局部有热感为宜（图 8-5）。

2. 固定方法

局部制动是任何创伤组织修复的基本条件，躯干扭伤的损伤范围广，更需要局部制动来促进局部炎症、肿胀的消退，以利于损伤组织的正常愈合。过多的活动不仅延长病程，而且易转为慢性扭伤。严重者应卧床休息 2～3 周，原则上不少于 7～10 天，然后颈托或腰围固定 4 周；轻度者卧床休息 3～7 天，颈托或腰围固定。

3. 药物治疗

（1）内服药：初期治宜活血化瘀、行气止痛，方用桃红四物汤、舒筋活血汤等。后期以补益肝肾、强壮筋骨为主，可选补肾活血汤、补肾壮筋汤等。

（2）外用药：局部瘀肿热者，可用双柏散、消肿止痛膏外敷；如无瘀肿仅有疼痛者，可用伤湿止痛膏、狗皮膏等外贴。

4. 其他疗法

（1）针灸疗法：患者俯卧位，针刺取穴有阿是穴、华佗夹脊等，并可在阿是穴刺络拔罐。

（2）封闭疗法：患者俯卧位，取病变棘突下缘旁开 1～1.5cm，先做皮丘标志，以 20 号长针垂直刺入皮肤，边进针边做小量注射，直到针尖触及小关节囊为止。回抽无血和脑脊液，则将全部药液向关节内及周围慢慢注入（图 8-6）。注射液可选 2% 利多卡因 5ml 加曲安奈德 40mg。

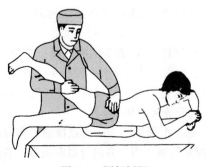
图 8-3　腰部扳腿

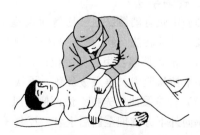
图 8-4　肩腰斜扳

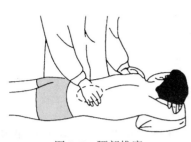

图 8-5 腰部推摩

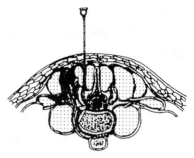

图 8-6 腰椎关节突关节封闭法

（3）物理疗法：1 周后可行石蜡、红外线、超短波、磁疗、中药离子导入等，以减轻疼痛，促进恢复。

5. 功能锻炼

疼痛缓解后，宜做腰部背伸功能锻炼，以促进气血循环，防止粘连，增强肌力，下地活动时应用颈托、腰围或宽布带保护。

【预后与调护】

躯干扭挫伤强调以预防为主，发生后积极治疗多可痊愈。劳动或运动前做好充分的准备活动，应量力而行，不可强力负重，以免发生意外，平时要经常锻炼，弯腰搬物姿势要正确。对于肌力弱者或劳动活动强度大时，使用防护保护，增强胸腰部承受负荷的能力。适当的运动锻炼，可减少本病的发生。

二、落 枕

落枕是颈部常见的筋伤之一，又称失枕，是指睡眠后出现肩颈部疼痛、屈伸或转动不利等临床表现者。多见于青壮年，男多于女，冬春两季多发。

【病因病机】

多由睡眠时姿势不良，头颈过度偏转，或睡眠时枕头过高、过低或过硬，颈肩部的肌肉长时间处于牵拉紧张状态，持续牵拉而发生静力性损伤。常见受累的肌肉有胸锁乳突肌、颈前斜角肌、颈长肌或肩胛提肌、斜方肌等，并可出现颈肩部或一侧上肢的反射性疼痛。

中医认为落枕常因平素缺乏锻炼，身体虚弱，气血循行不畅，舒缩活动失调，遭受风寒侵袭，致经络不舒，气血凝滞而痹阻不通，不通则痛。

【临床表现】

多急性起病，晨起突感颈项强痛，头部被逼迫于强制体位，颈部歪斜，头歪向患侧，不能做点头、仰头、转头活动，转头时常与上身同时转动，以腰部代偿颈部的旋转活动，疼痛可向肩背部放射。病变累及颈肌时，可出现局部肌肉痉挛、僵硬，触之有条索状，有明显压痛，压痛点可出现在肌肉起止点，颈部前屈或向健侧旋转可牵拉受损肌肉疼痛加重；累及副神经时，沿着神经分布区有压痛与放射痛；累及关节突关节时，在棘突旁压痛或触及棘突、横突偏移，或有棘突间隙的改变。

【诊断要点】

1. 病史

晨起或睡醒后出现症状。

2. 症状

颈部疼痛、活动受限，以头颈部旋转受限为明显。

3. 体征

颈部肌肉痉挛、压痛，颈部主动与被动活动均受限。

4. 辅助检查

X 线检查一般没有特异性征象。

【治疗】

落枕以手法、药物治疗为主，可配合针灸、理疗等。

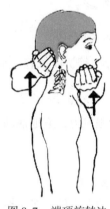

图 8-7　端项旋转法

1. 手法治疗

（1）理筋手法：患者端坐位，术者站于背后，一手扶住患者头部，一手用拇指揉捏颈部痉挛处，然后按压风池、风府、天柱、肩井等穴。术者再用鱼际或掌根推揉、提捏斜方肌。用手捏拿颈部肌肉，使其放松，并逐渐按压头部使其屈曲，以放松颈后肌肉。如属副神经痛者，则沿该神经行走方向行轻揉顺按手法，反复 2 ~ 3 次。有棘突偏歪者行手法复位。

（2）旋转手法：两手托住患者头部，做颈项牵引，慢慢旋转、屈伸，使颈部肌肉放松，然后旋转至肌肉感到最紧张时，趁患者不备，稍稍加速摇转，增加旋转度 10° ~ 15°，可放松牵拉紧张的肌肉（图 8-7）。但动作要轻柔、正确，绝对不能用暴力硬摇，以免加重损伤引起不良后果。

2. 药物治疗

治宜祛风散寒、解痉止痛，可选葛根汤、桂枝汤等。对于伴有头痛、恶寒、身酸痛等表证者，可用羌活胜湿汤加减。同时可外用坎离砂、伤湿止痛膏。西药可选用非甾体类消炎止痛药。

3. 针灸治疗

根据症状表现特点，以局部取穴为主，如大椎、风池、外关等穴，配以肢体远端穴位。疼痛集中在颈部，不能屈伸者，多与督脉和手、足太阳经有关；颈痛及肩、头颈强直弯曲向患侧偏斜者，多与督脉和手、足少阳经有关。

4. 物理疗法

可选用电疗、磁疗、超声波等，以达局部透热，缓解肌肉痉挛等作用。

5. 功能锻炼

可做头颈的前屈后伸、左右旋转动作，以舒筋活络。

【预后与调护】

落枕一般起病较快，病程较短，2 ~3 天内多可缓解，1 周内多能痊愈。睡觉时选择合适的枕头，保持良好的睡姿，使头颈部处于比较放松而又平衡的姿势，尽量不要斜靠在沙发、桌面上睡觉，有助于预防落枕的发生。睡眠时不要贪凉，以免受风寒侵袭。

三、颈 椎 病

颈椎病是由于颈椎间盘组织的退行性改变及其继发性病理变化累及其周围组织结构，如颈神经根、颈脊髓、椎动脉和交感神经等，而出现的一系列临床症状和体征的综合征。本病好发于 50 岁以上中老年人，并随年龄增长而增多。男性高于女性，男女之比为 3∶1。

【病因病机】

颈椎病的发生主要与年龄、颈部退变有关，也有部分患者有颈部的外伤史，颈椎管狭窄是椎间盘突出和骨赘压迫脊髓或神经的前置因素，多见于 50 岁以上的中老年人。颈部生理活动度大，活动频繁，而颈椎骨体积小，随着各种负荷或外伤及慢性劳损，如不当的工作姿势及不适当的体育锻炼等，逐渐出现退行性病变，这是颈椎病的主要发生原因。椎间盘的退变是颈椎病的基础病变，椎间盘的退变引发椎间隙变窄、骨质增生、椎间关节松动等继发性改变，累及颈神经根、颈脊髓、交感神经及椎动脉等组织结构时，即可造成相关的临床症状和体征。伴有发育性颈椎椎管狭窄，或长期从事伏案工作者等更易患病。颈椎病按累及的组织结构及相应的临床表现分为不同的类型，其中神经根型、脊髓型、椎动脉型和交感神经型最常见。

（1）神经根型：也称痹痛型，发病率最高，占50%～60%。颈椎间盘的膨隆或突出、小关节突或钩椎关节的肥大或创伤性关节炎及椎间关节的松动或位移等均可对脊神经根造成刺激与压迫，造成局部继发性水肿，产生与受累脊神经分布区相一致的根性痛及皮肤感觉减退，病久可出现该神经支配的肌群萎缩、反射减弱或消失。

（2）脊髓型：也称瘫痪型，起病缓慢，以行走困难、步态不稳或四肢的慢性进行性瘫痪为特征，主要病理改变是颈脊髓的损害。来自椎管前后方的致压物如突出的椎间盘、椎体后缘的骨赘、后纵韧带钙化及黄韧带肥厚等均可造成椎管的继发性狭窄而使脊髓受压；若有发育性颈椎管狭窄，则更易产生对脊髓的刺激或压迫而发病。

（3）椎动脉型：也称眩晕型，椎动脉的第2段和第3段走行于颈椎的横突孔和活动度较大的寰枕段，易受到增生钩椎关节的刺激或压迫，以及在颈椎退变，椎间不稳时受头颈部异常活动的牵拉刺激，而出现体位性眩晕、头痛等症状。老年人由于椎间盘退变，椎间隙狭窄，造成椎动脉多处扭曲，以及椎动脉本身的病变，如血管动力学异常、动脉硬化和血管变异等，更易引起椎动脉不同程度的供血障碍。

（4）交感神经型：颈椎间盘的退变及其继发性改变，刺激交感神经可引起多种广泛、复杂的交感神经综合征，如心悸、恶心呕吐等。由于椎动脉壁上有丰富的交感神经纤维分布，故交感神经型颈椎病也可出现某些椎动脉型颈椎病的症状。

【临床表现】

1. 神经根型

无外伤史，发病缓慢。颈部出现局限性疼痛，逐渐加重，并向一侧肩背或上肢放射，严重者出现手指麻木或疼痛，颈部后伸或侧弯及咳嗽时疼痛可加重，病久可出现患侧手部持物无力及握力减退。头颈部活动受限，枕下部、颈后部及肩胛部有压痛点，受累神经根分布区的皮肤感觉减退，腱反射及肌力减弱，严重者大、小鱼际或骨间肌萎缩。病变在颈5～6节段时，累及颈6神经根引起患侧拇指和示指皮肤感觉减退；颈6～7节段病变时，累及颈7神经根引起患侧中指感觉减退。

2. 脊髓型

早期下肢无力、双腿发紧及抬步沉重感，逐渐出现行走踏棉花或走沙滩的感觉，甚至呈痉挛性瘫痪。部分患者伴有腰部束带感、肢体麻木和大小便功能障碍。腱反射亢进、髌阵挛和踝阵挛阳性、肌张力增高等锥体束征。

3. 椎动脉型

本型表现为一侧颞部或枕部的阵发性疼痛、体位性眩晕或猝倒的椎-基底动脉供血不足的症状，常因头颈旋转活动至某一体位时而诱发或加重。有些患者还表现为视力减退或模糊、记忆力下降。主要体征有颈后部压痛、转颈试验阳性等。

4. 交感神经型

由于交感神经兴奋或激惹，引起头疼、头晕、心动过速、心律不齐、肢体发凉、视物不清、眼球胀痛、耳鸣或听力下降，或心动过缓、血压偏低、胃肠蠕动加强、流泪、鼻塞等症状。这些症状在颈部转动或按压颈部时加重。部分患者还同时出现椎动脉型颈椎病的表现。

【诊断要点】

1. 神经根型

（1）病史：有颈椎劳累史。

（2）症状：大多数患者逐渐感到颈部单侧局限性痛，颈根部呈电击样向肩、上臂、前臂乃至手指放射，且有麻木感，或以疼痛为主，或以麻木为主。疼痛呈酸痛、灼痛或电击样痛，颈部后伸、咳嗽，甚至增加腹压时疼痛可加重。部分患者可有头晕、耳鸣、耳痛、握力减弱及肌肉萎缩，此类患者的颈部常无疼痛感觉。

（3）体征：颈部压痛，臂丛神经牵拉试验阳性，椎间孔挤压（压顶）试验阳性，受累神经支配的皮肤感觉减退或肌力下降。

（4）辅助检查：X线检查无特异性，可见有椎体骨质增生、钩突变尖、椎间隙狭窄、颈椎生理曲度变直、消失甚至反张、颈节段不稳、韧带钙化和椎间孔变小等改变。CT或MR可显示髓核突出、脊神经根受累，且影像学改变与临床表现相符。

2. 脊髓型

（1）病史：渐进加重，部分患者外伤后加重。

（2）症状：缓慢进行性双下肢麻木、发冷、疼痛、走路欠灵、无力、打软腿、易绊倒，不能跨越障碍物。休息时症状缓解，紧张、劳累时加重，时缓时剧逐步加重。晚期下肢或四肢瘫痪，二便失禁或尿潴留。

（3）体征：下肢肌力降低，肌张力增高，病理征阳性，皮肤感觉减退，或伴有上肢麻木无力，霍夫曼（Hoffmann）征阳性。

（4）辅助检查：X线摄片显示颈椎生理曲度改变，病变椎间隙狭窄，椎体后缘唇样骨赘，椎间孔变小。CT或MR检查显示椎管狭窄、椎体后缘骨赘、椎间盘突出、脊髓受压。

3. 椎动脉型

（1）病史：可有长期伏案工作史。

（2）症状：单侧颈枕部或枕顶部发作性头痛、视力减弱、耳鸣、听力下降、眩晕，可见猝倒发作。常因头部活动到某一位置时诱发或加重，头颈旋转时引起眩晕发作是本病的最大特点。

（3）体征：颈椎生理曲度改变、转颈试验阳性。

（4）辅助检查：X线显示颈椎不稳、退变等。X线或CT等检查主要表现为椎间盘退变、椎间不稳、生理曲度改变等，有些患者可在MRA显示椎动脉狭窄或迂曲等征象。

4. 交感神经型

（1）病史：无明显外伤史。

（2）症状：表现多样，头疼、头晕、心动过速、肢体发凉、视物不清、眼球胀痛、耳鸣或听力下降、或心动过缓、血压偏低等交感神经刺激症状，转动或按压颈部时症状加重。

（3）体征：颈部压痛，可能没有特异性体征。

（4）辅助检查：X线、CT等检查可能有颈椎间盘变性、突出，节段不稳。

【治疗】

治疗原则是缓解症状，减轻或消除神经、脊髓或血管等的压迫。治疗方法根据分型、病情轻重、病程长短及患者的健康状况选择。急性期患者可使用颈围或颈托适当制动，减少颈部活动。病情严重可选择手术治疗。

1. 理筋手法

理筋手法是治疗颈椎病的主要方法，能使部分患者较快地缓解症状。先在颈项部用点压、拿捏、弹拨、滚法、按摩等舒筋活血、和络止痛的手法，放松紧张痉挛的肌肉；然后用颈项旋扳法（图8-8），患者取稍低坐位，术者站于患者的侧后，以同侧肘弯托住患者下颌，另一手托其后枕部，嘱患者颈部放松，术者将患者头部向头顶方向牵引，同时向患侧旋转头部，此时往往可闻及轻微的关节弹响声。患者仰卧时，肩后用枕垫高。医生立于床头，右手紧托患者枕部，左手托住颏部，将患者头部自枕上拉起，使颈与水平面呈45°，牵引持续1～2分钟。然后轻轻将头向左右旋转和前后摆动，此时往往可听到整复时的弹响声。此手法必须在颈部肌肉充分放松、始终保持头部的上提力量下旋扳，不可用暴力，旋扳手法若使用不当有一定危险，故宜慎用，脊髓型颈椎病禁用，以免发生危险；最后用放松手法，缓解治疗手法引起的疼痛不适感。

2. 固定方法

固定用具包括围领、颈托、支架等。围领制动范围小，但可以自由拆卸，容易携带。颈托的活动度较围领小，制动效果好，颈椎牵引是制动效果较好的一种方法，可根据患者情况决定，病情轻者，用塑料颈围领即可；病情重，术后患者宜牵引，以保证较好的制动效果。

3. 药物治疗

（1）内服药：根据分型进行辨证论治。治宜补肝肾、祛风寒、活络止痛，可内服补肾壮筋汤、补肾壮筋丸或颈痛灵、颈复康、根痛平冲剂等中成药；麻木明显者，可内服全蝎粉，早晚各1.5g，开水调服；眩晕明显者，可服愈风宁心片，亦可静脉滴注丹参注射液；急性发作，颈臂痛较重者，治宜活血舒筋，可内服舒筋汤。

（2）外用药：外敷药膏、膏药和药散如三色敷药、损伤风湿膏、舒筋活血膏和坎离砂等。

疼痛症状较严重，影响睡眠，或眩晕症状重的患者，可选用中药注射剂如丹参注射液等，并可配合非甾体抗炎药、脱水药物如甘露醇、神经营养剂和改善微循环的药物。

4. 牵引治疗

牵引治疗多采用枕颌带牵引。患者取坐位或仰卧位（图8-9）。要注意牵引的角度、体位、时间和重量。头适度前倾，呈10°～15°。牵引的重量从轻重量（2～3kg）开始，可逐渐增加重量。牵引多配合药物、理疗和手法治疗；也可使用气囊或充气式支架牵引。

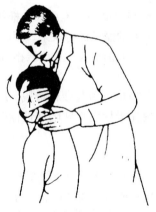 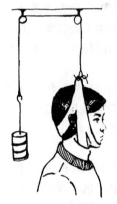

图 8-8 颈椎旋转复位法　　　　图 8-9 颈椎坐位牵引示意图

5. 手术治疗

（1）适应证：对于颈椎病发展至出现明显的脊髓、神经根、椎动脉损害，经非手术治疗无效者；原有颈椎病患者，由于外伤或其他原因作用下突然加重者；伴有颈椎间盘突出症经非手术治疗无效者；颈椎病患者出现颈椎某一节段明显不稳，颈痛明显，经正规非手术治疗无效，即使无四肢的感觉运动障碍，亦应考虑手术治疗。

（2）手术选择：对于脊髓型、神经根型颈椎病，常用颈椎间盘前路切除、椎体间植骨融合术；对于椎间盘突出引起的神经根型颈椎病，常用后路椎间盘突出切除术；对于钩椎关节增生引起的椎动脉压迫症、神经根压迫症，或同时伴有脊髓压迫症者，常用前路钩椎关节切除、椎间孔切开及椎体间融合术。

6. 功能锻炼

急性期患者症状较重者宜适当休息，慢性期患者多做功能活动，尤其长期伏案工作者更应注意工间休息，做颈部锻炼，如前屈、后伸、左右旋转、左右侧屈等。肌肉有萎缩时，应通过仪器及物理检查确定每一块肌肉的潜能，在有潜力的情况下应进行锻炼，以期恢复相应的肌力和耐力，尤其着重恢复手部肌力。此外还可做体操、太极拳、练气功等。

【预后与调护】

多数神经根型、椎动脉型和交感神经型颈椎病经过治疗可取得满意疗效，预后良好。部分患者因病久或病变严重，可能会反复发作。脊髓型颈椎病可能持续进展，预后较差。

合理用枕，选择合适的高度与硬度，保持良好的睡眠体位。长期伏案工作者，应注意经常做颈项部的功能活动，以避免颈项部长时间处于某一低头姿势而发生慢性劳损。急性发作期应注意休息，以静为主，以动为辅，也可用颈围或颈托固定1~2周。慢性期以活动锻炼为主。颈椎病病程较长，非手术治疗症状易反复，患者往往有悲观心理和急躁情绪。因此要注意心理调护，以科学的态度向患者做宣传和解释，帮助患者树立信心，配合治疗，早日康复。

四、腰椎峡部崩裂和腰椎滑脱

腰椎峡部系指上、下关节突之间的狭窄部分，此处骨质结构相对薄弱。正常腰椎有生理前凸，骶椎呈生理后凸，腰、骶椎交界处成为转折点。上方腰椎向前倾斜，下方的骶骨则向后倾斜，因此，腰骶椎的负重力自然形成向前的分力，使腰5有向前滑移的倾向。正常情况下，腰5下关节突和周围关节囊、韧带的力量可限制此滑移倾向，从而使腰5峡部处于两种力量的交点，因此峡部容易发生崩裂，这也是腰5峡部崩裂最多的理由。

峡部崩裂以后，椎弓分为两部分，上部为上关节突、横突、椎弓根、椎体，仍与上方的脊柱保持正常联系；下部为下关节突、椎板、棘突，与下方的骶椎保持联系。两部之间失去骨性联结，上部因失去限制而向前移位，表现为椎体在下方椎体上向前滑移，称为腰椎滑脱。

【病因病机】

腰椎滑脱的原因包括先天性腰椎滑脱，外伤和劳损也可引起腰椎滑脱。腰椎峡部崩裂的真正原因仍不能肯定。多年来人们进行了大量研究，发现先天性发育缺陷和慢性劳损或应力性损伤是两个可能的重要原因。

【临床表现】

早期腰椎峡部崩裂和腰椎滑脱者不一定有症状。部分患者可有下腰部酸痛，其程度大多较轻，往往在劳累以后加剧，也可因轻度外伤开始。适当休息或服止痛药以后多有好转，故病史多较长。腰痛初为间歇性，以后则可呈持续性，严重者影响正常生活，休息也不能缓解。疼痛可同时向骶尾部、臀部或大腿后方放射。若合并腰椎间盘突出症，则可表现为坐骨神经痛症状。通常体征不多，单纯峡部崩裂而无滑脱者可无任何异常发现。体检时仅在棘突、棘间或棘突旁略有压痛。腰部活动可无限制或略受限。骶尾部及臀部其他检查多无异常客观体征。伴有腰椎滑脱者可出现腰向前凸、臀向后凸、腹部下垂及腰部变短的特殊外观，此时病椎的棘突后突，而其上方的棘突移向前方，两者不在一个平面上。局部可有凹陷感，骶骨后突增加。腰骶棘突间压痛，背伸肌多呈紧张状态。腰部活动均不同程度受限，下肢运动、感觉功能及腱反射多无异常。

【辅助检查】

(1) X线片表现：本病的诊断及程度判定主要依据X线平片检查。凡疑诊本病者均应常规拍摄正位、侧位及左、右斜位片。

（2）CT、MRI 检查：可以明确脊髓或神经根受压情况，协助鉴别诊断。在必须与其他疾病鉴别诊断或合并有神经症状者，仍是必不可少的诊断方法。

【诊断要点】

1. 病史

可有或无外伤史。

2. 症状

部分患者可有下腰部酸痛，其程度大多较轻，往往在劳累以后加剧，也可因轻度外伤开始。

3. 体征

部分患者可有下腰部酸痛，其程度大多较轻，往往在劳累以后加剧，也可因轻度外伤开始。

4. 辅助检查

本病的诊断及程度判定主要依据 X 线平片检查。

【治疗】

1. 非手术治疗

对Ⅰ度以内的滑脱大多数情况下非手术治疗是有效的，包括非甾体消炎止痛药、短期卧床休息、避免搬重物及剧烈活动、佩戴支具、腰背肌及腹肌锻炼。经过 6～8 周治疗，症状可得到改善，对发育未成熟的青少年尤其适合。并不是每一个腰椎峡部裂或脊椎滑脱患者都需要治疗，有相当一部分峡部崩裂及Ⅰ度腰椎滑脱患者并无症状，不需要治疗。

2. 手术治疗

对腰痛症状持续，或反复发作非手术治疗无效，患者为青年及中年均可行手术治疗，伴有椎间盘突出者，同时摘除突出的椎间盘髓核。

（1）峡部崩裂的手术治疗：峡部不连局部植骨术：对腰椎峡部不连患者，施行峡部不连处局部植骨，即切除峡部不连处纤维骨痂后，做病椎的横突跨过峡部裂隙至椎板的植骨术，不融合关节。也可采用螺钉内固定相结合固定。

（2）腰椎滑脱的手术治疗：手术包括①对马尾或神经根压迫的解除，应探查峡部纤维骨痂增生有无压迫或切除椎弓彻底减压；②滑脱复位，切除其下椎间盘使复位更容易；③融合，椎体间植骨融合或横突间（后侧方）植骨融合。

【预后与调护】

无周围神经麻痹的腰椎椎弓崩裂，其治疗效果都比较满意。

五、腰 肌 劳 损

腰部劳损系指腰部肌肉、筋膜、韧带、骨与关节等组织的慢性积劳性损伤，是腰部慢性疼痛的常见原因。其疼痛特点是一种较深部的弥漫性疼痛，以钝痛为主的酸胀不适感觉。多因长期弯腰工作，腰背肌经常负重、过度疲劳，工作时姿势不正确，或原有腰部解剖结构缺陷等所致，也可因腰部急性损伤治疗不当，或反复受伤后迁延不愈而成慢性腰痛者。多见于青壮年体力劳动者和坐位工作人员。本病往往无明显的外伤史，常在不知不觉中出现腰痛，发病无明显职业特点。

【病因病机】

（1）腰部长期过度负重或姿势不良：如搬运工腰背部经常过度负重、过度疲劳，长期伏案工作者姿势不良，弯腰持续工作时间太长等，使腰部肌肉、韧带持久处于紧张状态，导致肌肉、韧带慢性撕裂，出现炎性反应，以致腰痛持久不愈。

（2）急性腰扭伤后失治、误治：急性腰扭伤后，局部肌肉、韧带等组织受损，若失治误治，损伤未能恢复，迁延成为慢性。反复多次腰肌轻微损伤亦可导致慢性腰肌劳损。

（3）先天性畸形或脊柱损伤后：腰椎先天性畸形的解剖缺陷，如腰椎骶化、骶椎腰化、椎弓根裂等，以及后天性损伤，如腰椎压缩性骨折、脱位和腰椎间盘突出、腰椎滑脱等，这些都可造成腰部肌肉、韧带的平衡失调，而引起慢性腰肌劳损。

【临床表现】

有腰部急性损伤迁延或慢性劳损病史。腰部隐痛反复发作，范围较广，劳累后加重，休息后缓解。腰部肌肉僵硬，弯腰困难，持久弯腰时疼痛加剧，适当活动或经常变换体位后腰痛可减轻。睡觉时用小枕垫于腰部能减轻症状，常喜用两手捶腰，可使腰部感觉舒服并减轻疼痛。腰部生理前曲可变小。单纯性腰肌劳损的压痛点，常位于棘突两旁的竖脊肌、髂嵴后部或骶骨后面的竖脊肌附着点处。若伴有棘间、棘上韧带损伤，压痛点则位于棘间、棘突上。腰部活动功能多无障碍，严重者可稍有受限。直腿抬高试验阴性，神经系统检查一般无异常。

【诊断要点】

1. 病史

腰部急性损伤迁延或慢性劳损病史。

2. 症状

腰部酸痛，肌肉僵硬，弯腰困难，持久弯腰时疼痛加剧，有沉重感，受寒湿加重，休息减轻，有时可有下肢放射痛、腰部肌肉僵硬。

3. 体征

压痛点，常位于棘突两旁的竖脊肌、髂嵴后部或骶骨后面的竖脊肌附着点处。若伴有棘间、棘上韧带损伤，压痛点则位于棘间、棘突上（图8-10）。直腿抬高试验阴性，偶可阳性，但加强试验为阴性。

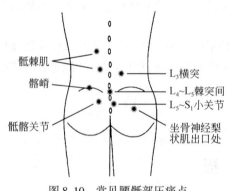

图8-10　常见腰骶部压痛点

骶棘肌　　　　　　　L₃横突
髂嵴　　　　　　　　L₄～L₅棘突间
　　　　　　　　　　L₅～S₁小关节
骶髂关节　　　　　　坐骨神经梨状肌出口处

4. 辅助检查

X线摄片多无异常，或可有脊柱腰段生理性弯曲改变，或有轻度侧弯。有时可发现先天性异常，如第5腰椎骶化、第1骶椎腰化、隐性骶裂，或可见有骨质增生现象等。

【治疗】

症状重者，卧硬板床休息，待病情缓解后，在腰围保护下活动，并配合手法、练功、药物等方法治疗。

1. 理筋手法

揉拿腰背肌法，患者俯卧位，以单手或双手拇指与余四指指腹对合，着力于腰背肌，一松一紧，一揉一拿地反复操作，着力由浅逐渐加深，以通筋活络，活血化瘀，消除疲劳，增进肌力；推按腰背法，俯卧位，医者双手交叉横置于脊柱两侧同时反方向用力推而按之，边推边移动，从上至下，顺序推按，以理气和血，开导闭塞，镇痛化滞。肩髋推拉法，患者侧卧位，医者一手示指与拇指横置叩按于腰部脊椎两侧，另手自患者股大腿1/3下处穿于对侧，将双腿拢锁，施以导引摇转，使双腿同时旋转而腰部随之摇摆。待腰部充分摇摆后，拢紧双腿，拔伸上提，并以扶腰手按之，拢腿臂同时将双腿戳之，以捺正理筋，消肿散瘀，强腰壮骨。提拿足三阳法，点按八髎、秩边，以疏通经络，强健腰膝。提踝抖腰法以通利腰脊，舒展肌筋，活血散瘀。手法宜轻快柔和、灵活稳妥，忌用暴力，以免加重损伤。

2. 药物治疗

（1）内服药：寒湿证治宜祛风散寒，宣痹除湿，温经通络，可选羌活胜湿汤或独活寄生汤；湿热证治宜清热化湿，可选二妙汤；瘀滞证治宜活血化瘀，行气止痛，可选地龙散。

（2）外用药：可选海桐皮汤熏洗腰部，外擦正骨水或外贴伤湿止痛膏、狗皮膏等。

3. 其他疗法

（1）针灸治疗：常用针刺取穴，有阿是穴、腰段华佗夹脊、命门、腰阳关、十七椎下、关元俞、八髎、肾俞、气海俞、大肠俞、小肠俞、志室、腰眼、委中等穴，针刺后可加艾灸、火罐等。

（2）局部封闭疗法：对腰肌上出现固定、压痛明显的压痛点可使用封闭注射治疗。但对压痛点不固定，疼痛呈弥漫性，压痛不明显者或只感有压酸略带疼痛者不宜采用封闭治疗。

（3）物理疗法：可采用红外线、超短波、频谱仪或中药离子导入等法。

4. 功能锻炼

应避免长时间过度弯腰工作，同时增强腰背肌的功能锻炼，如仰卧位的"五点式"、"拱桥式"，俯卧位的"飞燕式"锻炼。

【预后与调护】

腰部劳损经积极治疗多能缓解症状，但较容易复发。平时应注意避感风寒，并加强腰背肌功能锻炼，应注意坐姿并经常变换腰部体位。腰痛加剧时应卧床休息。

六、腰椎间盘突出症

腰椎间盘突出症，又称腰椎间盘纤维环破裂髓核突出症，是指腰椎间盘退变后，在外力的作用下，使纤维环破裂、髓核突出，刺激或压迫神经根而引起腰痛及下肢坐骨神经放射痛等症状为特征的腰腿痛疾患。亦是临床最常见的腰腿痛疾患之一。好发于 30 ~ 50 岁青壮年，男性多于女性，男女之比约为 20：1。发病部位以第 4 ~ 5 腰椎最为多见，腰 5 骶 1 次之。

【病因病机】

随着年龄的增长，以及在日常生活工作中，椎间盘不断遭受脊柱纵轴的挤压力、牵拉力和扭转力等外力作用，使椎间盘不断发生退行性变，髓核含水量逐渐减少，而失去弹性，继之使椎间隙变窄，周围韧带松弛，或产生裂隙，是形成腰椎间盘突出的内因；急性或慢性损伤是发生腰椎间盘突出的外因，当腰椎间盘突然或连续受到不平衡外力作用时，如弯腰提取重物时，姿势不当或准备欠充分的情况下搬动或抬举重物，或长时间弯腰后猛然伸腰，使椎间盘后部压力增加，甚至由于腰部的轻微扭动，如弯腰洗脸时、打喷嚏或咳嗽后，发生纤维环破裂、髓核向后侧或后外侧突出。少数患者无明显外伤史，只有受凉史而发病，多为纤维环过于薄弱，肝肾功能失调，风寒湿邪乘虚而入，腰部着凉后，引起腰肌痉挛，促使已有退行性变的椎间盘突出（图 8-11）。

椎间盘突出后，以刺激压迫腰 4、腰 5 或骶 1 神经根为主，因而多表现为坐骨神经痛。后外侧突出型者多为单侧发病；中央型突出，髓核位于椎管前方，压迫马尾神经，严重者同时压迫两侧神经根。纤维环破裂髓核突出后，椎间关节位置多有改变，可继发椎间隙变窄、椎间韧带松弛及小关节错缝等病变，久之则加重腰椎的退行性变，使腰腿痛加剧。

【临床表现】

发病前多有不同程度的腰部外伤史，少数有腰部受凉史。

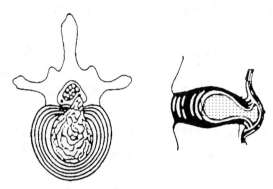

图 8-11　腰椎间盘突出症示意图

1. 主要症状

腰痛和下肢坐骨神经放射痛。腰腿疼痛可因咳嗽、打喷嚏、用力排便等腹腔内压升高时加剧，步行、弯腰、伸膝起坐等牵拉神经根的动作也使疼痛加剧，腰前屈活动受限，屈髋屈膝、卧床休息可使疼痛减轻。重者卧床不起，翻身极感困难。病程较长者，其下肢放射痛部位感觉麻木、冷感、无力。中央型突出造成马尾神经压迫症状为会阴部麻木、刺痛、二便功能障碍、阳痿或双下肢不全瘫痪。少数病例的起始症状是腿痛，而腰痛不甚明显。

2. 主要体征

（1）腰部畸形：腰肌紧张、痉挛，腰椎生理前凸减少或消失，甚至出现后凸畸形。有不同程度的脊柱侧弯，突出物压迫神经根内下方时（腋下型），脊柱向患侧弯曲，突出物压迫神经根外上方（肩上型），则脊柱向健侧弯曲（图 8-12）。

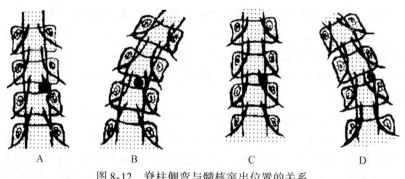

图 8-12　脊柱侧弯与髓核突出位置的关系

（2）腰部压痛和叩痛：突出的椎间隙棘突旁有压痛和叩击痛，并沿患侧的大腿后侧向下放射至小腿外侧、足跟部或足背外侧。沿坐骨神经走行有压痛。

（3）腰部活动受限：急性发作期腰部活动可完全受限，绝大多数患者腰部伸屈和左右侧弯功能活动呈不对称性受限。

（4）皮肤感觉障碍：受累神经根所支配区域的皮肤感觉异常，早期多为皮肤过敏，渐而出现麻木、刺痛和感觉减退。腰 3、4 椎间盘突出，压迫腰 4 神经根，引起小腿前内侧皮肤感觉异常；腰 4、5 椎间盘突出，压迫腰 5 神经根，引起小腿前外侧、足背前内侧和足底皮肤感觉异常；腰 5 骶 1 椎间盘突出，压迫骶 1 神经根，引起小腿后外侧、足背外侧皮肤感觉异常；中央型突出则表现为马鞍区麻木，膀胱、肛门括约肌功能障碍。

（5）肌力减退或肌萎缩：受压神经根所支配的肌肉可出现肌力减退、肌萎缩。腰 4 神经根受压，引起股四头肌（股神经支配）肌力减退、肌肉萎缩；腰 5 神经根受压，引起伸拇肌力减退；

骶 1 神经根受压，引起踝跖屈和立位单腿翘足跟力减弱。

（6）腱反射减弱或消失：腰 4 神经根受压，引起膝反射减弱或消失；骶 1 神经根受压，引起跟腱反射减弱或消失。

（7）腰 4～5 及腰 5～骶 1 椎间盘突出者，直腿抬高试验阳性，加强试验阳性；腰 3～4 椎间盘突出者，股神经牵拉试验阳性，屈颈试验可为阳性。

【诊断要点】

1. 病史

有外伤、积累性损伤和受寒湿病史。

2. 症状

腰痛伴有一侧或双侧下肢放射痛，腰椎活动受限。腰部活动、屈颈、咳嗽、打喷嚏使疼痛加重。

3. 体征

腰肌紧张、脊柱侧弯、棘突旁压痛可伴有放射痛。患肢肌肉萎缩、受累神经根区的皮肤感觉减退或迟钝，踝及拇趾背伸力减弱，腱反射减弱或消失。直腿抬高及加强试验阳性。股神经牵拉试验、屈颈试验可阳性。

4. 辅助检查

腰椎 X 线可显示腰椎侧弯、病变间隙狭窄。CT 或 MR 检查可显示突出的椎间盘压迫神经或硬膜囊征象。

【治疗】

腰椎间盘突出症大多数非手术治疗有效。以手法治疗为主，配合牵引、药物、卧床及练功等治疗，必要时行手术治疗。

1. 手法治疗

（1）理顺筋脉：患者俯卧，先用按摩法，术者用两手拇指或掌部自上而下按摩腰背部两侧膀胱经，至患肢环跳、承扶穴处改用揉捏法，直到殷门、委中、承山穴等；再用推压法，术者两手交叉，右手在上，左手在下，手掌向下用力推压腰背部，从胸椎至骶椎；最后用滚法，从背、腰至臀腿部，着重于腰部，缓解、调理腰臀部的肌肉痉挛。

（2）拔伸按压法：助手 2～3 人分别抱双腋窝及双踝部做腰部拔伸，同时术者用掌根按压病变腰椎棘突部（图 8-13）。

（3）推腰扳腿法：患者侧卧，患侧在上，术者站于患者背后，以一侧手臂托起患侧之大腿，另一手掌推顶住患侧腰部，先转动髋关节 2～3 圈后顺势将髋关节在外展 30°位置下向后过伸活动 3 次，变换体位扳健腿（图 8-14）。

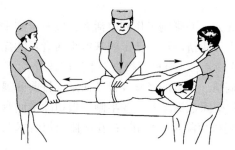

图 8-13　拔伸按压法

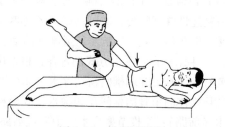

图 8-14　推腰扳腿法

（4）托腿运腰法：患者俯卧，术者一手压住腰部，另一手臂将双下肢托起摇动 2～3 圈，然后做腰过伸活动 3 次（图 8-15）。

（5）斜扳法：取侧卧位，其上侧的下肢屈曲，下侧的下肢伸直，术者一手按其髂骨后外缘，一手推其肩前，两手同时向相反方向用力斜扳，使腰部扭转，有时可听到或感觉到"咔嗒"响声，接着换另一侧同法操作（图8-16）。

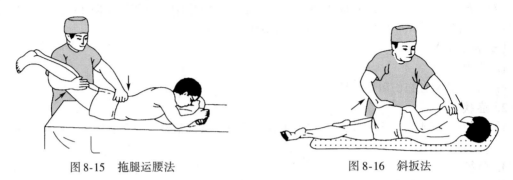

图8-15　拖腿运腰法　　　　　　　　　　　　　　图8-16　斜扳法

（6）直腿抬高法：患者仰卧，术者将患肢做直腿抬高动作，并在能抬至的最高位置用力将踝关节背伸3~5次，健肢同法操作3~5次（图8-17）。

（7）牵抖法：患者俯卧，两手抓住床头，术者双手握住患者两踝，用力上下抖动下肢，带动腰部，操作3次（图8-18）。

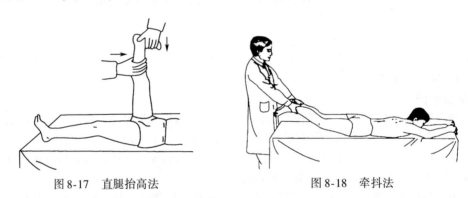

图8-17　直腿抬高法　　　　　　　　　　　　　　图8-18　牵抖法

2. 固定方法

恰当地使用腰围固定，可维持脊柱的稳定，起到保护腰椎的作用，但应避免长期依赖，以免产生腰背肌肉的萎缩，宜同时加强腰背肌和腹肌的功能锻炼。其中以石膏腰围最佳，次为皮腰围或帆布腰围。

3. 手术疗法

（1）适应证：①诊断明确，经正规非手术疗法无效，并影响工作和生活者，应及早施术，以防继发粘连性蛛网膜炎；②以马尾神经受累症状为主，病情严重，已影响基本生活者；③症状虽不严重，但久治无效、影响步行或剧烈活动、诊断明确者；④有椎管探查手术适应证者。

（2）手术选择：手术方式的选择，根据患者的病情、术者的经验及设备而定。目前开展较多的主要有：①经皮穿刺椎间盘切除术；②全椎板切除椎间盘摘除术；③半侧椎板切除椎间盘摘除术；④伴椎体间植骨的椎间盘切除术；⑤经椎间隙髓核切除术（前路）；⑥椎体间植骨术及髓核切除术（前路）；⑦椎节融合术（前路或后路）。

4. 药物治疗

（1）内服药：急性期或初期治宜活血舒筋，可选舒筋活血汤；慢性期或病程久者，治宜补益肝肾、宣痹活络，可选补肾壮筋汤、大活络丹等。

（2）外用药：气滞血瘀者，可选消瘀止痛膏外敷；寒湿者，可选温经通络膏。

5. 其他疗法

（1）牵引治疗：多采用骨盆牵引法，适用于初次发作或反复发作的急性期患者。患者仰卧，在腰胯部缚好骨盆牵引带后，每侧各用 10～15kg 重量做牵引，并抬高床尾增加对抗牵引力量。

（2）针灸治疗：取大肠俞、秩边、次髎、环跳、承扶、委中、阳陵泉、承山、悬钟、足三里、三阴交、昆仑、阿是穴等，可配合火罐、理疗、电针。

6. 功能锻炼

腰腿痛症状减轻后，应积极进行腰背肌的功能锻炼，可采用飞燕点水、五点支撑练功，经常后伸、旋转腰部，直腿抬高或压腿等动作，以增强腰腿部肌力，有利于腰椎的平衡稳定。

【预后与调护】

腰椎间盘突出症的疗效较好，但容易复发。急性期应卧硬板床休息，理筋手法治疗后也应卧床休息，使损伤组织修复。疼痛减轻后，应注意加强锻炼腰背肌，以巩固疗效。久坐或久站时可佩戴腰围保护腰部，避免腰部过度屈曲、劳累或感受风寒。应用正确的弯腰姿势搬重物等，避免腰部扭伤。

七、腰椎管狭窄症

腰椎椎管狭窄症，又称腰椎椎管狭窄综合征，是指腰椎椎管、神经根管及椎间孔变形或狭窄并引起马尾及神经根受压而产生相应的临床症状者。多发于 50 岁以上的中年人。好发部位为腰4、5，其次为腰 5 骶 1，男性较女性多见，体力劳动者多见。

【病因病机】

腰椎椎管狭窄症的病因主要分为原发性和继发性两种。

原发性多为先天性所致，是椎管本身由于先天性或发育性因素而致的腰椎椎管狭窄，表现为腰椎管的前后径和横径均匀一致性狭窄。此类型临床较为少见。

继发性多为后天性所致。其中退行性变是主要发病原因，中年以后腰椎发生退行性改变，如腰椎骨质增生、黄韧带及椎板肥厚、小关节突增生或肥大、关节突关节松动、椎体间失稳等均可使腰椎椎管内径缩小，椎管容积变小，达到一定程度后可引起脊神经根或马尾神经受挤压而发病。

原发性和继发性两种因素常常相互联系，相互影响。即在先天发育不良，椎管较为狭小的基础上再发生各种退变性因素，使椎管容积进一步狭小而导致本病。这种混合型的腰椎椎管狭窄症临床比较多见。

此外，还有其他因素导致的椎管狭窄，如腰椎间盘突出、脊椎滑脱、腰椎骨折脱位复位不良、脊柱融合术后或椎板切除术后等也可引起腰椎管狭窄。

腰椎椎管狭窄症属中医"腰腿痛"范畴。中医认为本病发生的主要内因是先天肾气不足，后天肾气虚衰，以及劳役伤肾等。而反复外伤、慢性劳损和风寒湿邪的侵袭则为其常见外因。其主要病理机制是肾虚不固，邪阻经络，气滞血瘀，营卫不和。

【临床表现】

主要症状为逐渐发生持续性下腰痛和腿痛，间歇性跛行。腰痛在下腰部、骶部，腿痛多为双侧，可左、右交替出现，或一侧轻一侧重。疼痛性质为酸痛、刺痛或灼痛。间歇性跛行是其特征性症状，即当站立和行走时，出现腰腿痛或麻木无力，跛行逐渐加重，甚至不能继续行走，下蹲休息后缓解，若继续行走其症状又出现，骑自行车无妨碍。

临床检查可见腰部后伸受限，背伸试验阳性，可引起后背与小腿疼痛，这是本病的一个重要体征。部分患者可出现下肢肌肉萎缩，以胫前肌及拇伸肌最明显，足趾背伸无力。小腿外侧痛觉减退或消失，跟腱反射减弱或消失。直腿抬高试验可出现阳性。但部分患者可没有任何阳性体征，其症状和体征的不一致是本病的特点之一。病情严重者，可出现尿频尿急或排尿困难，两下肢不完全瘫痪，马鞍区麻木，肛门括约肌松弛、无力或阳痿。

【诊断要点】

1. 病史

有慢性腰腿痛病史。

2. 症状

间歇性跛行和腰后伸受限为特征性症状，可伴有腿痛或下肢无力、大小便困难、阳痿甚至两下肢不全瘫痪等症状。

3. 体征

临床症状重而体征较少是腰椎椎管狭窄症的另一特征。腰过伸试验阳性。重症患者下肢肌肉萎缩无力，皮肤感觉减退，跟腱反射减弱或消失。部分患者可没有任何阳性体征，其症状和体征不一致。

4. 辅助检查

X 线检查显示腰椎退变。CT 和 MR 检查有助于明确诊断及量化标准。X 线平片测量横径小于 18mm，矢状径小于 13mm 即可考虑为椎管狭窄；CT 检查软组织窗矢状径、横径分别小于 11.5mm、16.5mm 或骨窗分别小于 13mm、17mm 时为中央管狭窄。

【治疗】

病情轻者采用手法、中药、练功等综合方法治疗。非手术治疗无效，影像学显示腰椎管严重狭窄者，应考虑手术治疗。治疗需与功能锻炼、康复训练相结合应用。

1. 理筋手法

常用的理筋手法有：①搓运夹脊法，点按肾俞、脾俞、腰阳关，以补益肾气，补益气血，强壮腰脊，疏松肌筋；②揉拿腰背肌法，以通经活络，消除疲劳，增进肌力；③提拿足三阳、足三阴法，点按委中、阳陵泉、阴陵泉、足三里、太溪，以补中益气，培补肾气，强健筋骨，通利腰脊，祛风散寒，活血舒筋，温通经络；④运运颤颤法，点按中极、关元、气海，以温补下元，通调冲任，益气固涩，通利小溲；⑤拢腿运腰法，以顺理肌筋，通经活络，强腰壮脊；⑥提拿双筋法，以疏通经络，祛风散寒，消除痉挛，缓解疼痛，补益肾气，理气活血。

2. 药物治疗

（1）内服药：中药治疗此病立足于辨证论治。肾虚者，治宜壮腰补肾，可选右归丸、左归丸等；寒湿腰痛者，治宜祛风除湿、温经通络，可选独活寄生汤等。

（2）外用药：外贴伤湿止痛膏、狗皮膏等。

3. 手术治疗

（1）适应证：经上述治疗无明显效果，或典型的严重病例，如疼痛剧烈、下肢肌无力和肌萎缩、行走或站立时间不断缩短，影响日常生活者应手术治疗。

（2）手术选择：常用的手术方式为椎板切除、神经根减压，以解除椎管内、神经根管内或椎间孔内的神经组织和血管的压迫。

4. 其他疗法

（1）针灸治疗：针刺与艾灸相结合，局部取穴与循经取穴配合，取肾俞、志室、命门、腰阳关等。

（2）硬膜外腔注药治疗：适用于急性或顽固性腰腿痛、神经根粘连的患者。

5. 功能锻炼

腰腿痛症状减轻后，应积极进行腰背肌的功能锻炼，可采用飞燕点水、五点支撑练功，以增强腰部肌力；练习行走、下坐、蹬空、侧卧外摆等动作，以增强腿部肌力。

【预后与调护】

经合理治疗，多数病例症状可缓解，但病情可能反复发作并逐渐加重。

急性期应卧床休息 2~3 周。症状严重者可佩带腰围，以固定腰部，减少后伸活动。腰部勿受风寒、勿劳累。后期要行腰背肌、腰肌及腰屈曲功能锻炼，以增强腰椎稳定性，改善症状。行手术治疗者，术后卧床休息 1~2 个月，若行植骨融合术者，应待植骨愈合，然后行腰部功能锻炼，以巩固疗效。

八、第三腰椎横突综合征

第三腰椎横突综合征是腰痛或腰腿痛患者常见的一种疾病，好发于青壮年体力劳动者。由于第三腰椎横突特别长，且水平位伸出，附近有血管、神经束经过，有较多的肌筋膜附着。在正位上第三腰椎处于腰椎生理前凸弧度的顶点，为承受力学传递的重要部位，因此易受外力作用的影响，容易受损伤而引起该处附着肌肉撕裂、出血、瘢痕粘连、筋膜增厚挛缩，使血管神经束受摩擦、刺激和压迫而产生症状。

【病因病机】

（1）第三腰椎横突比其他腰椎的后伸曲度大，向侧方延伸最长，位于腰椎中部，两侧腰椎横突连线形成以第三腰椎横突尖为顶点的纵长菱形。

（2）腰椎横突末端附着不少与躯干活动有密切关系的肌肉及筋膜，主要有腹横肌、腰方肌、腰大肌、骶棘肌及腰背筋膜。坚强的腰背筋膜深层附着于腰椎横突末端、季肋及髂嵴，腹横肌移行于腰背筋膜而附着于横突。腹内压的变化可通过腹横肌而影响到横突末端的组织。

（3）第三腰椎位于腰前凸曲线之顶点，背阔肌的髂腰部分纤维止于第三腰椎横突，腰大肌的部分肌纤维也止于此处，骶棘肌的一部分肌纤维也止于此，因此，第三腰椎成了腰椎的活动中心，由于第三腰椎横突较长，以致附着于此处的肌肉、筋膜、韧带能有效地保持脊柱的稳定性及正常的活动。较长的横突又能增强肌肉的杠杆作用，肌肉收缩牵拉机会多，拉力最大，当这些组织异常收缩时，横突末端首当其冲。这种解剖特点构成末端易受损伤的基础。

【临床表现】

多见于从事体力劳动的青壮年，男性多发，常诉有轻重不等的腰部外伤史。本证主要症状为腰部疼痛，疼痛因人而异，有的疼痛非常剧烈，有的则呈持续性钝痛。疼痛的性质一般是牵扯样的，也有呈酸痛状的。疼痛往往在久坐、久站或早晨起床以后加重。症状重者疼痛还可沿大腿向下放射，至膝以上，极少数病例疼痛可延及小腿的外侧，但并不因腹压增高（如咳嗽、喷嚏等）而加重。于第三腰椎横突尖端有明显的局部压痛，定位固定，是本综合征的特点，有的病例可及第三腰椎横突较长，其尖端处可触及活动的肌肉痉挛结节，在臀大肌的前缘可触及紧张痉挛的臀中肌，局部压痛明显。

【诊断要点】

1. 病史

可无明显的外伤史。

2. 症状

腰三横突周围疼痛，腰部活动时疼痛加重。

3. 体征

于第三腰椎横突尖端有明显的局部压痛，定位固定。

4. 辅助检查

多无明显异常。

【治疗】

症状较轻者，封闭疗法、理疗、外敷药物及口服消炎镇痛药物均有效。

经保守疗法无效时，对于反复再发或长期不能治愈者，可考虑手术切除过长的横突尖及周围的炎性组织，术中可同时松解受压的股外侧皮神经，该方法现今仍有争议。

【预后与调护】

（1）对于腰部急性损伤要及时医治。

（2）注意纠正不良姿势。

（3）腰部可束腰带以资护腰，宜睡硬板床。

（4）保暖，避免疲劳。

九、梨状肌综合征

梨状肌综合征是指由于梨状肌损伤、炎症，刺激压迫坐骨神经引起的以臀腿痛为主的病证，以臀部及大腿后侧疼痛、麻木为主要症状。多见于中青年人。

【病因病机】

梨状肌综合征多由间接外力所致，如闪、扭、跨越、反复下蹲等动作，以及慢性劳损，感受风寒侵袭等，均可使梨状肌遭受损伤。有坐骨神经走行变异者更易发生。梨状肌的损伤可能为肌膜破裂或部分肌束断裂，导致局部充血、水肿，肌肉痉挛，肥大或挛缩，常可压迫、刺激坐骨神经而引起臀部及大腿后外侧疼痛、麻痹。久之可引起臀大肌、臀中肌萎缩。

【临床表现】

臀部疼痛，可向小腹部、大腿后侧及小腿外侧放射。疼痛多发生于一侧臀腿部，髋内旋内收活动时疼痛加重。严重者自觉臀部有"刀割样"或"烧灼样"疼痛，大、小便或大声咳嗽等引起腹内压增高时可使疼痛加剧，睡卧不宁，甚至走路跛行。偶有会阴部不适，小腿外侧麻木。患者腰部无明显压痛和畸形，活动不受限。局部封闭治疗，疼痛可缓解或消失。

【诊断要点】

1. 病史

可有髋部扭闪外伤史。

2. 症状

臀部疼痛、酸胀，大腿后侧及小腿外侧有放射性疼痛。

3. 体征

梨状肌投影点压痛，直腿抬高试验可阳性但加强试验阴性。

4. 辅助检查

多无明显异常。

【治疗】

1. 理筋手法

患者俯卧位，术者先按摩臀部痛点，使局部略有发热的舒适感，然后术者以双拇指相重叠，触摸钝厚变硬的梨状肌，用力深压并用弹拨法来回拨动梨状肌，弹拨方向应与肌纤维相垂直，对较肥胖患者力度不够时，可用肘尖部深压弹拨。弹拨 10～20 次后，再做痛点按压。最后由外侧向内侧顺梨状肌纤维走行方向做推按捋顺，两手握住患肢踝部牵抖下肢而结束。手法每周 2～3 次，连续 2～3 周。

2. 药物治疗

急性期筋膜扭伤，气滞血瘀，疼痛剧烈，动作困难，治宜化瘀生新、活络止痛，可用桃红四物汤加减；慢性期病久体亏，经络不通，痛点固定，臀肌萎缩，治宜补养气血、舒筋止痛，可用健步虎潜丸加减；兼有风寒湿痹，可选用独活寄生汤、祛风胜湿汤、宣痹汤等加减。

3. 其他疗法

（1）针灸治疗：取阿是穴、环跳、殷门、承扶、阳陵泉、足三里等穴，针刺与艾灸结合。

（2）封闭疗法：从臀部梨状肌体表投影位局部封闭可缓解疼痛，阻断疼痛与局部循环障碍的恶性循环，并可作为诊断性治疗以排除其他疾病。一般每周 1 次，共 4 次。

4. 功能锻炼

急性期疼痛严重者应尽量休息，减少下肢负重及活动，尤其是避免髋关节极度内收内旋活动，症状缓解后逐渐进行髋关节屈伸及旋转锻炼，并逐渐下地活动，以减少肌肉萎缩，促进血液循环。

【预后与调护】

预后较好。急性期应卧床休息，保持患肢在外展、外旋位，避免髋关节旋转运动，使梨状肌处于松弛状态。疼痛缓解后应加强髋关节及腰部功能锻炼。

第三节　上肢筋伤

一、上肢扭挫伤

（一）肩部扭挫伤

肩部受到外力打击或扭捩致伤者为肩部扭挫伤。本病可发生于任何年龄，损伤的部位多见于肩部的上方或外上方，以闭合伤为常见，注意与肩部骨折作鉴别。

【病因病机】

多因跌挫、扭转、打击等因素造成。肩关节过度扭转，可引起肩关节囊、筋膜的损伤或撕裂。重物直接打击肩部，可引起肌肉或脉络的损伤或撕裂，致使瘀肿疼痛，功能障碍。当上肢突然外展或已外展的上肢受外力使之突然下降时，均可使冈上肌腱部分或全部断裂。如损伤严重，筋膜大片受伤，肿痛剧烈，往往导致瘀肿难以消除，疼痛不易全消，而形成慢性过程，继发肩关节周围炎等。

【临床表现】

外伤后肩部疼痛、肿胀、压痛，肩关节活动受限，其受限多为暂时性。如肩部肿痛范围较大者，要查出肿痛的中心点，根据压病最敏感的部位，判定受伤的准确位置。

冈上肌腱断裂时，冈上肌肌力消失，无力外展上臂。如果帮助患肢外展至 60°以上后，就能自动抬举上臂。

应注意除外肱骨外科颈嵌入性骨折、肱骨大结节撕脱性骨折外，注意与肩关节脱位及肩锁关节脱位相鉴别。如外伤暴力不大，但引起严重肿痛者，应排除骨囊肿、骨结核等病变。必要时拍摄 X 线片，可进一步明确诊断。

【诊断要点】

1. 病史

有明显外伤史。

2. 症状

肩部疼痛、肿胀、压痛。

3. 体征

肩关节活动受限，多为暂时性。

4. 辅助检查

必要时拍摄 X 线片、MRI，排除骨折、脱位及韧带断裂。

【治疗】

以手法治疗为主，配合固定、练功、药物、理疗等治疗。

1. 理筋手法

患者正坐，术者立于患侧，嘱尽量放松上肢肌肉，一手握住患侧手腕，一手以虎口贴患处，并徐徐自肩部向下抚摩至肘部，重复 5~6 次。接着术者一手托患肘，一手握患腕，将患肢缓缓向上提升，又缓缓下降，可重复数次。最后术者双手握患侧手腕，肩外展 60°，肘关节伸直，做连续不断的抖动 0.5~1 分钟，可使伤处有轻快感（图 8-1）。

2. 药物治疗

损伤初、中期以散瘀消肿、生新止痛为主，内服舒筋活血汤，疼痛难忍时加服云南白药，外敷消瘀止痛药膏或三色敷药；后期以活血舒筋为主，可内服舒筋丸，并配合熏洗。

3. 固定方法

扭挫伤较重者，伤后应用肩"人"字绷带包扎，再用三角巾将患肢屈肘 90°悬挂胸前，以限制患肩活动 2~3 周。

4. 练功活动

肿痛减轻后，应做肩关节前伸后屈、内外运旋、叉手托上及自动耸肩等锻炼，使其尽早恢复活动功能。

【预后与调护】

肩部扭挫伤的初期，出现瘀肿时忌热敷，可用冷水、冰块、冰袋或冰冻手巾贴敷，以减轻疼痛和抑制患部出血。由于肩部急性筋伤易于迁延成慢性筋伤，因此在治疗过程中自始至终要注意动静结合，制动时间不宜过长，要早期练功，争取及早恢复功能，尽量预防转变为慢性筋伤。

（二）肘关节扭挫伤

肘关节扭挫伤是常见的肘关节闭合性损伤，凡使肘关节发生超过正常活动范围的运动，均可引起关节内、外的筋伤。

【病因病机】

多因跌挫、扭转等外力引起。如跌仆滑倒、手掌撑地时，肘关节处于过度外展、伸直或半屈位，均可致肘关节扭伤。由于关节的稳定性主要依靠关节囊和韧带的约束，而侧副韧带又有防止肘关节侧移的作用，所以肘关节扭挫伤常可损伤侧副韧带、环状韧带、关节囊和肌腱，造成肘关节尺、桡侧副韧带，关节囊及肘部肌肉和筋膜的撕裂。

【临床表现】

有明显外伤史，伤后肘关节处于半屈曲位，呈弥漫性肿胀、疼痛，肘关节活动受限，有的可出现瘀斑。压痛点往往在肘关节的内后方和内侧副韧带附丽部。

严重的扭挫伤要注意与骨折相区别，环状韧带的断裂常使桡骨头脱位合并尺骨上段骨折。在成人，通过 X 线摄片易确定有无合并骨折，在儿童骨骺损伤时较难区别，可与健侧同时拍片对比，避免漏诊。

部分严重的肘部扭挫伤，有可能是肘关节错缝后已自动复位，只有关节明显肿胀，已无脱位征，易误认为单纯扭伤。在后期可出现血肿钙化，并影响肘关节的伸屈功能。

【诊断要点】

1. 病史

有明显外伤史。

2. 症状

伤后肘关节处于半屈曲位，呈弥漫性肿胀、疼痛，肘关节活动受限。

3. 体征

肘部或有瘀斑。肘关节的内后方和内侧副韧带附丽部有压痛点。

4. 辅助检查

X线摄片排除合并骨折。

【治疗】

1. 理筋手法

伤后即来诊治者，宜将肘关节做一次 0°～140° 的被动伸屈，这对于微细的关节错位可起到整复的作用。在触摸到压痛点后，以两手掌环握肘部，轻轻按压 1～2 分钟，有减轻疼痛的作用。然后用轻按摩拿捏手法，以患者有舒适感为度。但不宜反复做，尤其在恢复期，更不能做猛烈的被动伸屈，这样虽能拉开粘连，但同时又引起血肿，以后粘连更加严重，甚至引起血肿的钙化。

2. 药物治疗

（1）内服药：初期治宜散瘀消肿，可内服七厘散或活血止痛胶囊；后期治宜消肿活络，可内服补筋丸或舒筋丸。

（2）外用药：初期外敷三色敷药或清营退肿膏；后期局部损伤用中药熏洗。

3. 固定方法

初期患肢用三角巾悬吊，肘关节置于屈曲 90° 的功能位，以限制肘关节的伸屈活动，并督促患者多做手指伸屈、握拳活动，以利消肿。

4. 练功活动

肿痛减轻后，可逐步练习肘关节的屈伸功能，使粘连机化逐步松解，以恢复正常。如做被动屈伸活动，必须是轻柔的、不引起明显疼痛的活动，禁止做被动粗暴的屈伸活动。

【预后与调护】

严重的肘关节扭挫伤，治疗不及时或治疗不当，或因进行不适当的反复按摩，都可造成关节周围组织的钙化、骨化，形成骨化性肌炎。因此肘关节损伤后功能恢复是不能操之过急的，否则常遗留关节强直的后患。

（三）腕部扭挫伤

腕部扭挫伤是指外力作用造成的腕关节部的韧带、筋膜等筋伤。

【病因病机】

由于跌仆时手掌或手背着地，或用力过猛，迫使腕部过度背伸、掌屈及旋转活动，超出腕关节正常活动范围，引起腕部韧带、筋膜、关节囊的扭伤或撕裂。直接暴力打击可致腕部挫伤。

【临床表现】

有明显的外伤史，伤后腕部肿胀、疼痛，活动时加剧，局部压痛，腕关节活动受限。

由于受力的部位与方向不同，可在相应或相反的部位发生肿胀、疼痛和压痛。桡骨茎突疼痛和压痛，多为桡侧副韧带损伤；尺骨茎突疼痛和压痛，多为尺侧副韧带损伤；腕部掌屈时疼痛，多为腕背侧韧带损伤；腕部背伸时疼痛，多为腕掌侧韧带损伤；腕部酸痛无力，尺骨小头异常突起，按之有松动感，多为下尺桡关节韧带损伤，腕关节 X 线正位片可显示下尺桡关节间隙明显增宽，必要时需与健侧片比较。若伤情严重，腕部各个方向活动均有疼痛及功能障碍时，可能为韧带肌腱的复合伤或有骨折及半脱位的存在。

腕部的挫伤要与无移位的桡骨远端骨折、腕舟骨骨折相鉴别。无移位的桡骨远端骨折肿胀多不明显，压痛局限在桡骨远端；腕舟骨骨折时，肿胀和压痛点局限在阳溪穴部位。拍摄腕关节 X 线片可加以鉴别。

【诊断要点】

1. 病史

有明显外伤史。

2. 症状

腕部肿胀、疼痛，活动时加剧。

3. 体征

局部压痛，腕关节活动受限。

4. 辅助检查

X 线摄片排除韧带肌腱的复合伤或有骨折及半脱位损伤。

【治疗】

1. 理筋手法

患者正坐，术者先在腕部肿痛部位做抚摩、揉、捏等手法，然后拿住拇指及第 1 掌骨，自外向里摇晃 6~7 次，再拔伸、屈腕。按上法依次拔伸 2~5 指，最后将腕关节背伸。术毕再依肌腱走行方向理顺筋络数次。

2. 药物治疗

（1）内服药：初期治宜祛瘀消肿止痛，可内服七厘散、活血止痛胶囊；后期治宜消肿和络，内服补筋丸。

（2）外用药：初期外敷三色敷药或双柏散；后期用损伤洗方中药熏洗。

3. 固定方法

对损伤较重者，可用两块夹板将腕关节固定于功能位 2 周。去除固定后，可用弹力护腕保护。

【预后与调护】

伤后早期宜冷敷，有韧带撕裂者需予以固定。腕部扭挫伤后期容易发生腕部的韧带挛缩，出现腕部关节、掌指关节的僵硬，应主动进行活动，如揉转金属球、核桃，以锻炼手腕部屈、伸和桡、尺侧偏斜及环转。

（四）指间关节扭挫伤

指间关节扭挫伤多见于青壮年，当手指受到撞击、压轧、过度背伸、掌屈或扭转时，致使指间关节超出正常活动范围而受伤。

【病因病机】

手指在伸直位最易受伤，手指伸直时，指间关节两侧副韧带紧张，无外展、内收活动，此时手指受到骤然猛烈的外力，可使手指过度伸屈或侧偏，则可发生关节伸屈肌腱、侧副韧带或关节软骨损伤。重者可致韧带断裂、骨折、脱位、半脱位。

【临床表现】

有明显的外伤史。指间关节扭挫伤可发生于各手指的远、近侧指间关节，以远侧较多见。受伤后，指间关节迅速肿胀、剧烈疼痛，强直于几乎伸直位置，严重者手指不能伸屈，病程往往较长。

检查患指关节有明显压痛，做被动侧向活动时疼痛加重。如侧副韧带断裂或关节囊撕裂，则指间关节不稳，有侧向异常活动，并可见手指偏斜畸形。并发脱位，则畸形更明显，半脱位则有软骨面塌陷。应行 X 线摄片检查以排除关节边缘的撕脱骨折。

【诊断要点】

1. 病史

有明显的外伤史。

2. 症状

患手指间关节肿胀、疼痛，手指不能伸屈。

3. 体征

指关节有明显压痛，做被动侧向活动时疼痛加重。

4. 辅助检查

X 线摄片检查以排除撕脱骨折。

【治疗】

1. 理筋手法

术者左手托住患手，右手拇、示指握住患指末节向远端牵引，使关节间隙拉宽，将卷曲的筋膜舒顺，而后将伤处轻揉伸屈、微微旋转，以滑利关节。侧副韧带断裂者，顺韧带的方向轻轻推压，将分离的组织推回原位，使其续接，并轻轻按压片刻以镇定，再在局部做推揉按摩，以局部舒适轻松为度。

2. 药物治疗

（1）内服药：初期宜活血祛瘀，消肿止痛，内服七厘散。

（2）外用药：解除固定后，用海桐皮汤熏洗。

3. 固定治疗

带有撕脱小骨片者，可用铝板、夹板，将患指近侧指间关节尽量屈曲、远侧指间关节过伸位固定 4~6 周，当骨片愈合时，末节指骨无力背伸的症状即可消失。若伸指肌腱断裂，可行手术缝合。

4. 练功活动

解除固定后即开始锻炼手指屈伸功能，练功前可先做局部的热敷或熏洗，锻炼应循序渐进，以不引起疼痛为限，禁止做被动猛烈的屈伸活动。

【预后与调护】

指间关节扭挫后，往往需要较长的时间才能痊愈，伤后肿痛期应以制动为主，肿痛减轻后再进行活动，不要操之过急。

二、上肢肌腱、腱鞘炎及腱鞘囊肿

（一）冈上肌腱炎

冈上肌腱是肩旋转袖的组成部分，位于旋转袖的顶部。冈上肌起于肩胛骨冈上窝，肌腱从肩峰和喙肩韧带下、盂肱关节囊上通过，止于肱骨大结节。主要作为支点使三角肌上举上臂。它还启动上臂外展，其主动活动随外展进行而逐渐加强。

【病因病机】

当肩外展时冈上肌腱必然受到喙突肩峰韧带和肩峰的挤压和摩擦，日久形成劳损。中年以后肝肾渐亏，气血不足，血不荣筋，冈上肌退行性变更易发生，成为本病。少数患者的冈上肌腱可渐趋粗糙、钙化或部分断裂。现代医学认为，由于肩峰的前下 1/3 和喙肩韧带下方为冈上肌腱最常磨损部位，Neer（1972）指出损伤是机械撞击（mechanical impingement）的结果。据此将肩峰分成三种类型：平坦（Ⅰ型肩峰）、弧形（Ⅱ型肩峰）、钩状（Ⅲ型肩峰）。Ⅲ型肩峰向肩峰下挤压，因此最常伴有冈上肌腱和旋转袖病变。肩峰的大小、形状和倾斜度影响着机械性撞击的程度。所以在西医文献中，多将冈上肌腱炎归类于"肩峰下撞击综合征"（subacromial impingement syndrome）。另一个可能的病因是局部血供因素，冈上肌止点内侧1cm为相对缺血区（骨和韧带血供的交汇部位），并随着年龄的增长而恶化；此处最常发生退行性撕裂。此外，退变在冈上肌腱炎的发生发展中也起重要作用。伴随增龄，旋转袖的病理变化可能导致原发性肌腱炎，反复的炎症和肩关节的失稳，导致肩峰和喙肱韧带承受过多应力，从而继发性地改变肩峰形态。

【临床表现】

本病好发于中老年，40岁以下的患者极为少见。可有轻微的外伤史或受凉史。疼痛主要局限在肩关节外侧大结节处。放射痛很常见，通常在三角肌的止点。但一般不会向颈部和前臂放射。有时夜间痛非常明显，可影响睡眠。

体查见肩关节活动受限，存在所谓的"疼痛弧"，即当肩关节外展至70°~120°时，可引起明显疼痛甚至活动限制；但外展超过120°时，疼痛缓解。因为旋转袖此时的张力最大，并与肩峰和喙肩韧带位置最近。

撞击试验（包括Neer征和Hawkins征）通常呈阳性。疼痛通常局限在肩关节的前方，也可能放射到三角肌的止点。在冈上肌止点大结节处常有压痛，并随肱骨头的旋转而移动。肩峰下利多卡因局部封闭可使疼痛立刻消失，有助于诊断。

【诊断要点】

1. 病史

年龄在40岁以上或有过度过头活动史。

2. 症状

肩关节疼痛或并发上臂疼痛。

3. 体征

大结节压痛。Neer征和Hawkins征阳性，或存在疼痛弧。

4. 辅助检查

X线见肩峰呈弧形或钩状改变，可见冈上肌腱钙化。MRI示冈上肌腱信号不均匀增强，肩峰下间隙变窄，肩锁韧带信号改变。

【治疗】

1. 非手术治疗

轻度疼痛患者通过改变活动方式、休息和避免过度运动等方式一般可得到有效缓解。中等和严重疼痛患者可应用非甾体抗炎药物（NSAIDs），用药过程中要严密观察药物的副作用，疗程2~3周即可。中医在急性期治则以舒筋活血、行气通络为主，方用舒筋活血汤加减；慢性期可服舒筋丸。局部疼痛、畏寒者可服用活络丸或活血汤；体弱血虚者可服当归鸡血藤汤。

物理治疗如冰敷、热疗和理疗等也是有效方法，急性期肿痛较重时，外敷消肿止痛膏，或以中药熏洗、热熨患处。但需注意，不同疾病时期选择的方法不同，如急性期和做康复运动时应选用冰敷，热疗和理疗多用于慢性期患者。

非手术治疗还应包括肢体伸展和肌力增强训练等运动治疗。应在无痛范围内活动肩关节，外展活动至引起疼痛为限。

2. 手术治疗

一般选择年龄大于40岁，合适保守治疗1年后症状仍不缓解的患者。关节镜下施行该手术是发展趋势，但关节镜技术要求高并需长时间训练。一般来说，95%的患者可以获得满意的效果。

由于术后肩峰下瘢痕形成可影响疗效，故术后应尽早开始康复活动。

【预后与调护】

绝大多数患者保守治疗后，疼痛可得到有效的控制。肩关节活动范围可不同程度受限。病情迁延，可合并肩周炎。所以疼痛一旦缓解，可积极开始肩关节功能锻炼。

（二）肩峰下滑囊炎

肩峰下滑囊，又称三角肌下滑囊，是全身最大的滑囊之一，位于肩峰、喙肩韧带和三角肌深面筋膜的下方，肩袖和肱骨大结节的上方。因肩部的急慢性损伤，炎症刺激肩峰下滑囊，从而引起肩部疼痛和活动受限为主症的一种病证，称为肩峰下滑囊炎。

【病因病机】

可因直接或间接外伤、冈上肌腱损伤或退行性变、长期挤压和刺激所致。

【临床表现】

1. 一般症状

疼痛、运动受限和局限性压痛是肩峰下滑囊炎的主要症状。疼痛为逐渐加重，夜间痛较著，运动时疼痛加重，尤其是在外展和外旋时（挤压滑囊）。疼痛一般位于肩部深处，涉及三角肌的止点等部位，亦可向肩胛部、颈部和手等处放射。

2. 局部症状

肩关节、肩峰下、大结节等处有压痛点，可随肱骨的旋转而移位。当滑囊肿胀积液时，整个肩关节区域和三角肌部均有压痛。为减轻疼痛，患者常使肩关节处于内收和内旋位，以减轻对滑囊的挤压刺激。随着滑囊壁的增厚和粘连，肩关节的活动范围逐渐缩小以致完全消失。晚期可见肩胛带肌肉萎缩。

【诊断要点】

根据症状表现及 X 线摄片结果，一般诊断无困难。X 线摄片可发现冈上肌的钙盐沉着。

【治疗】

首先查明原发病因，施以针对性的处理。急性期治疗包括休息、给予消炎镇痛药、物理治疗、针灸和将患肢置于外展外旋位，类固醇激素局部注射有较好的效果。慢性期除了上述疗法外，要强调不增加疼痛的康复治疗，主要恢复肩关节在三个轴上的运动功能。对经保守治疗无效者，可考虑手术治疗，包括滑囊切除术、冈上肌腱钙化灶刮除术、肩峰和喙肩韧带切除等成形手术等。

【预后与调护】

经治疗后，一般预后良好。

（三）肱二头肌长头腱鞘炎

肱二头肌长头腱经肱骨结节间沟后进入肩峰下间隙前部，止于肩胛骨的盂上粗隆。该肌腱在肱骨结节间沟内滑动是被动的，即当肩关节内收、内旋及后伸时肌腱滑向上方，而外展、外旋、屈曲时肌腱滑向下方。肱二头肌长头腱鞘炎是这一部分肌腱在肩关节活动时长期遭受磨损而发生退变、粘连，使肌腱滑动功能发生障碍的病变。本病好发于 40 岁以上的患者。主要临床特征是肱骨结节间沟部疼痛，肩关节活动受限。若不及时治疗，可发展成冻结肩。

【病因病机】

本病可因外伤或劳损后急性发病，但大多是由于肌腱长期遭受磨损而发生退行性变的结果。

【临床表现】

1. 一般症状

本病多见于中年人，是肩部疼痛的常见原因之一。主要表现为肩痛，夜间更明显，肩部活动后加重，休息后减轻。疼痛主要局限在肱二头肌腱附近，亦可牵涉至上臂前侧。凡是能使此肌腱紧张、滑动或受到牵拉的动作，均能使疼痛加重。

2. 局部症状与特征

检查时肱骨结间沟或肌腱上有压痛。在前臂旋后位抗阻力屈肘时，在结节间沟处出现疼痛，称 Yergason 征，是诊断的主要依据。在急性期，可致肩关节主动和被动活动受限，三角肌可出现保护性痉挛。在病程较久者，或合并肩周炎或其他疾病者，可见肩关节僵硬和肌肉萎缩。

【诊断要点】

根据病史；临床表现的一般症状；局部症状与特征，如 Yergason 征（+）即可成立诊断。肩部后前位 X 线片常无明显异常。疑为本病时应常规摄肱骨结节间沟切线位 X 线片。部分患者可见结节间沟变窄、变浅、沟底或沟边有骨刺形成。

【治疗】

1. 非手术疗法

非手术疗法多可奏效，如减少手部活动外涂中药红花油等活血消肿药物，贴敷膏药，口服非甾体消炎药。必要时可做局部封闭治疗，将利多卡因与醋酸曲安奈德混悬液注射于腱鞘之内，早期者 1 针即可见效，顽固者可每周 1 次，不超过 4 次。

2. 手术疗法

手术治疗适于个别顽固的病例。方法是在结节间沟下方将肱二头肌的长头肌腱切断，远侧断端与肱二头肌短头腱缝合，或固定于肱骨上，消除肌腱的摩擦，解除症状。

【预后与调护】

经治疗后，一般预后良好。

（四）肱骨外上髁炎

肱骨外上髁炎是以肱骨外上髁部局限性疼痛，并影响伸腕和前臂旋转功能为特征的慢性劳损性疾病，又称肱桡关节滑囊炎、肱骨外髁骨膜炎，因网球运动员较常见，故又称网球肘。多见于手、腕部活动较多的职业工作者及中年妇女。

【病因病机】

多因慢性劳损致肱骨外上髁处形成急、慢性炎症所引起。肱骨外上髁是前臂腕伸肌的起点，由于肘、腕关节的频繁活动，长期劳累，使腕伸肌的起点反复受到牵拉刺激，引起部分撕裂和慢性炎症或局部的滑膜增厚、滑囊炎等变化。多见于特殊工种，如砖瓦工、木工、网球运动员等。

【临床表现】

起病缓慢，初期仅劳累后疼痛。随着病情的加重，扫地、提物、拧毛巾等轻微用力即可诱发疼痛，并有沿前臂伸肌群走行向前臂放射性疼痛及麻木等异常感觉。前臂无力，甚至持物落地。体检一部分患者自觉肘外部有肿胀感，但极少数患者可见到外观局部轻度肿胀，并有微热。在伸肌总腱于肱骨外上髁起始部有确定的压痛点（图 8-19）。重者按压时疼痛可向前臂外侧放射。

【诊断要点】

1. 病史

多有上肢经常用力活动史。

2. 症状

肘关节外侧持续酸胀不适、疼痛，疼痛可放射至前臂。

3. 体征

肱骨外上髁处有局限性压痛点，腕伸肌紧张试验（Mills 征）阳性。将患侧肘伸直，腕部屈曲，做前臂旋前时，外上髁处出现疼痛（图 8-20）。

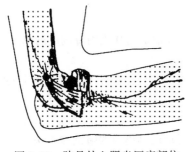

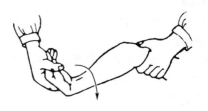

图 8-19 肱骨外上髁炎压痛部位　　　　图 8-20 Mills 试验阳性

4. 辅助检查

X 线摄片检查多属阴性，偶见肱骨外上髁处骨质密度增高的钙化阴影或骨膜肥厚影像。

【治疗】

本病是一种自限性疾病，非手术治疗多可收到很好的效果。仅有极少数病程长、疼痛剧烈、严重影响上肢活动功能，经多种保守治疗无效者才考虑手术治疗。

1. 理筋手法

患者坐位，医者先用拇指在肱骨外上髁及前臂桡侧痛点处做弹拨、分筋（图 8-21）；然后术者一手由背侧握住腕部，另一手掌心顶托肘后部，拇指按压在肱桡关节处，握腕部之手使桡腕关节掌屈，并使肘关节做屈、伸的交替动作，同时另一手于肘关节由屈曲变伸直时在肘后部向前顶推，使肘关节过伸，肱桡关节间隙加大，如有粘连时，可撕开桡侧腕伸肌的粘连（图 8-22）。

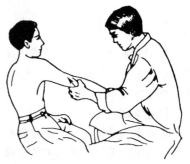

图 8-21 肘部拨筋法

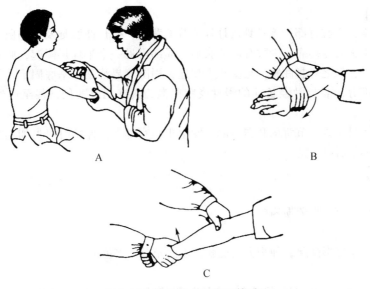

图 8-22 肱骨外上髁炎理筋手法

2. 固定方法

必要时可做适当固定，可选择三角巾悬吊或前臂石膏固定 3 周左右，待疼痛明显缓解后，解除固定并逐渐开始肘关节功能活动。

3. 药物治疗

治宜养血荣经，舒筋活络，内服活血汤、舒筋汤等。外敷定痛膏或用海桐皮汤熏洗。

4. 手术治疗

适用于经保守治疗无效的疼痛顽固存在的极少数患者。常用的手术有桡肱滑囊切除、滑膜缘切除、环状韧带部分切除等。

5. 其他疗法

（1）针刀治疗：用三角针从压痛点进针刺入，行纵行疏通剥离及瘢痕刮除刀法。

（2）封闭疗法：如果症状超过 3 个月并且压痛中度至重度，建议用可的松局部注射，须慎重使用，一般不超过 3 次，因可增加伸肌腱脆性，增加突然断裂的危险。

（3）物理疗法：可采用超短波、磁疗、蜡疗、光疗、中药离子透入疗法等，以减轻疼痛、促进炎症吸收。

【预后与调护】

本病有复发倾向，生活中注意避免引起本病的动作，如网球运动等。

（五）腱鞘囊肿

腱鞘囊肿是发生在关节或腱鞘内的囊性肿物，内含有无色透明或微呈白色、淡黄色的浓稠冻状黏液，古称"腕筋结"、"腕筋瘤"、"筋聚"、"筋结"等。任何年龄均可发病，以青壮年和中年多见，女性多于男性。

【病因病机】

本病多为劳损所致。形成囊肿的原因与关节囊、韧带、腱鞘中的结缔组织营养不良，发生退行性变有关。腱鞘囊肿与关节囊或腱鞘密切相连，但并不一定与关节腔或腱鞘的滑膜腔相通。囊壁外层由致密纤维组织构成，内层为光滑的白色膜遮盖，囊腔多为单房，但也有多房者，囊内为无色透明胶冻样黏液。

【临床表现】

腱鞘囊肿最常见于腕背部，腕舟骨及月骨关节的背侧，拇长伸肌腱及指伸肌腱之间。起势较快，增长缓慢，多无自觉疼痛，少数有局部胀痛。局部可见一个半球形隆起，肿物突出皮肤，表面光滑，皮色不变，触之有囊性感，与皮肤不相连，周围境界清楚，基底固定或推之可动，压痛轻微或无压痛。部分患者囊肿经长期的慢性炎症刺激，囊壁肥厚变硬，甚至达到与软骨相似的程度。

腱鞘囊肿还可见于踝关节背部和腘窝部。发生于腘窝部者，伸膝时可见如鸡蛋大的肿物，屈膝时则在深处，不易触摸清楚。

【诊断要点】

1. 病史

无明显外伤史，有腕部劳损病史。

2. 症状

腕背部见一个半球形隆起，肿物突出皮肤，表面光滑，皮色不变。

3. 体征

肿物触之有囊性感，与皮肤不相连，周围境界清楚，基底固定或推之可动，压痛轻微或无压痛。

4. 辅助检查

必要时可做 MRI 明确诊断。

【治疗】

1. 理筋手法

对于发病时间短，囊壁较薄，囊性感明显者，可用按压法压破囊肿。将腕关节掌屈，使囊肿固定和高凸，术者用双手拇指压住囊肿，并加大压力挤压囊肿，使囊壁破裂。捏破后局部按摩，以便囊内液体充分流出，散于皮下，逐渐减少或消失。

2. 药物治疗

囊壁已破，囊肿变小，局部仍较肥厚者，可搽擦茴香酒或展筋丹，亦可贴万应膏，并用绷带加压包扎 2～3 天，使肿块进一步消散。

3. 针灸治疗

对囊壁厚，囊内容物张力不大，压不破者，可加针刺治疗。患处消毒后，用三棱针垂直刺入囊肿内。起针后在肿块四周加以挤压，可使囊肿内容物挤入皮下，部分胶状黏液可从针孔中挤出，然后用消毒敷料加压包扎，以减少复发。

4. 手术治疗

对于反复发作者，可手术切除。仔细分离并完整切除囊壁，如囊壁与关节相通者，应用细针线，缝合关节囊，再将筋膜下左右两侧组织重叠缝合，术毕加压包扎。

【预后与调护】

囊壁挤破后，在患部放置半弧形压片（如纽扣等），适当加压保持 1～2 周，以使囊壁间紧密接触，形成粘连，避免复发。患部的活动应掌握适当，避免使用不适当的按摩手法，以免增加滑液渗出，使囊肿增大。

（六）桡骨茎突狭窄性腱鞘炎

发生于桡骨茎突纤维鞘管处，拇长展肌腱和拇短伸肌腱在桡骨茎突部位的腱鞘内过度摩擦或反复损伤，以致该部位发生无菌性炎症，引起腱鞘管壁增厚、粘连或狭窄而出现的症状，称为桡骨茎突腱鞘炎。

【病因病机】

本病多见于手工劳动者、家庭妇女、文字誊写员等手腕部长期过度劳累者，为慢性积累性损伤所致。拇长展肌及拇短伸肌的肌腱在桡骨茎突部共同的纤维骨性腱鞘内通过，肌腱出鞘管后向远端折成一定角度，分别止于第 1 掌骨及拇指近节指骨基底。当拇指及腕活动过度频繁，日久劳损，即可使腱鞘发生损伤性炎症，造成肌腱滑膜炎，纤维管的充血、水肿，进而腱鞘增厚、管腔变窄，肌腱局部变粗，肌腱在管腔内滑动困难而产生相应的症状。

中医认为本病与体弱血虚，血不荣筋有关。

【临床表现】

大多数患者有长期手工劳动史，少数患者有腕部的抻、扭伤史。发病缓慢，腕部桡侧疼痛，早期部分患者有局部的微红、微肿、微热，疼痛可放射至手部。提物乏力，尤其不能做提壶倒水等动作。桡骨茎突的外侧部及茎突下部隆起，压痛阳性，或可有结节，在桡骨茎突及第一掌骨基底部之间有压痛，局部可触及硬结及摩擦感。握拳试验阳性（图 8-23）。

【诊断要点】

1. 病史

发病缓慢，中年女性多见。

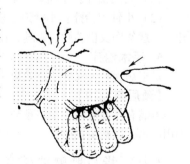

图 8-23　握拳试验

2. 症状

桡骨茎突处疼痛，持重物时疼痛加重，部分患者疼痛向手或前臂部放散。

3. 体征

桡骨茎突处结节状突起，压痛明显，握拳尺偏试验阳性。

4. 辅助检查

X 线检查无阳性发现。

【治疗】

适当休息，以手法治疗为主，配合药物、小针刀和水针疗法等治疗，必要时行手术松解。

1. 理筋手法

术者一手托住患手，另一手于腕部做局部按摩、揉捏，使筋腱放松；找到拇长展肌和拇短伸肌腱的走行，并在疼痛处及其周围做上下来回的按摩、揉捏，再适当放松；然后按压手三里、阳溪、合谷等穴，并弹拨肌腱 4～5 次；再用左手拇指固定阳溪穴部，右手示指及中指挟持患肢拇指，余指握住患者其余四指，并向下牵引，同时向尺侧极度屈曲，然后医者用拇指捏紧桡骨茎突部，用力向掌侧推压挤按，同时右手将患腕掌屈（图 8-24）；最后用右手拇、示二指捏住患手拇指末节，向远心端拉伸，起舒筋解粘、疏通狭窄的作用，结束前再按摩患处一次。理筋手法每日或隔日一次。

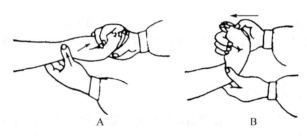

图 8-24　桡骨茎突狭窄性腱鞘炎理筋手法

2. 固定方法

疼痛严重时，可用夹板或硬纸板将腕关节固定于桡偏、拇指伸展位 3～4 周，以限制活动，缓解症状。

3. 药物治疗

治宜调养气血、舒筋活络为主，可用桂枝汤加当归、首乌、灵仙等。外用海桐皮汤熏洗。

4. 其他疗法

（1）针灸治疗：取阳溪为主穴，配合谷、曲池、手三里、列缺、外关等，得气后留针 15 分钟，隔日一次。

（2）封闭治疗：于痛点注射局麻药及激素有一段时间的效果。

（3）小针刀治疗：小针刀于桡骨茎突远端肌腱出口处，与肌腱平行进入腱鞘，将腱鞘纵行切开。注意勿伤及桡动脉、肌腱、血管。

5. 手术治疗

对于病程长，保守治疗效果不明显，疼痛严重者可考虑行腱鞘松解术。

【预后与调护】

本病有复发倾向，重在预防。患者平时做手部动作要缓慢，尽量脱离手腕部过度活动的工作，少用凉水，以减少刺激。

（七）指屈肌腱腱鞘炎

指屈肌腱腱鞘炎，又称"弹响指"、"扳机指"，是以手指屈伸时疼痛，并出现弹跳动作为主要症状的伤筋。各手指屈肌腱鞘均可发病，但好发于拇指，亦有单发于示指和中指，少数患者为多个手指同时发病。以手工作业的中年人多见。

【病因病机】

指屈肌腱腱鞘是掌骨颈和掌指关节掌侧的浅沟与鞘状韧带组成骨性纤维管，拇屈长肌腱和指深、浅屈肌腱分别从各相应的管内通过，进入拇指和各个手指。当局部劳作过度，积劳伤筋，或受寒凉，气血凝滞，气血不能濡养经筋而发病。病变多发生在掌骨头、颈相对应之指屈肌腱纤维鞘之起始处。手指频繁的伸屈活动，使屈肌腱与骨性纤维管反复摩擦、挤压；长期用力握持硬物，使骨性纤维管受硬物与掌骨头的挤压，致骨性纤维管发生局部充血、水肿，继之纤维管变性，使管腔狭窄。指屈肌腱在狭窄的管腔内受压而变细，两端膨大呈葫芦状。屈指时，膨大的肌腱部分通过腱鞘狭口受到阻碍，使屈伸活动受限，勉强用力伸屈患指或被动伸屈时，便出现扳机样的弹跳动作，并伴有弹响声。

【临床表现】

初起时患指疼痛，尤其是用力屈伸手指时疼痛加重，症状较重者出现弹跳动作，甚至患指屈曲后不能自行伸直，需健手帮助伸直，晨起、用凉水后症状较重，活动、热敷后症状减轻。掌指关节的掌侧面明显压痛，可触到黄豆大的结节，该结节在手指屈伸时上下滑动。压住此结节，主动或扳动患指，有明显疼痛，并感到弹响。严重者患指屈曲后不能自行伸直，需健手帮助伸直。

【诊断要点】

1. 病史

多见于手工劳动者，起病缓慢。

2. 症状

患指疼痛、屈伸困难、弹响。

3. 体征

手指掌侧面、掌骨头部有压痛并可触及小结节，随手指屈伸滑动，可有弹跳感。狭窄严重者手指固定于伸直位不能屈曲，或固定于屈曲位不能伸直，出现扳机样动作或弹响。

4. 辅助检查

X 线无异常发现。

【治疗】

以手法治疗为主，配合药物、小针刀和水针疗法等治疗，必要时行松解术。

1. 理筋手法

患者先主动屈曲指间关节，术者左手托住患侧手腕，右拇指在结节部做按揉弹拨、横向推动、纵向拨筋等动作，最后握住患指末节向远端迅速拉开，再伸直指间关节重复上述动作 3~5 次。

2. 药物治疗

瘀滞型治以活血祛瘀、散结止痛，方选复元活血汤加乳香、没药、威灵仙。虚寒型治以温经散寒、通络止痛，方选小活络丹。急性期用活血止痛散水煎熏洗。病程长，硬结明显者可外贴化坚膏、消瘀止痛膏，也可在痛点贴中药磁疗贴。

3. 其他疗法

（1）针灸治疗：取结节部及周围痛点针刺，隔日一次。

（2）水针治疗：可行腱鞘管内注射。

（3）小针刀治疗：小针刀治疗可松解腱鞘。

（4）物理疗法：选择热敷、蜡疗、磁疗等方法，可以起到舒筋活血之效，每日 1~2 次。

4. 手术治疗

保守治疗无效，手指交锁长时间不缓解者应考虑手术切除屈拇长肌腱鞘。

【预后与调护】

本病有复发倾向。尽量避免手部单一、长时间的动作，防止过劳，少用凉水，减少局部刺激。经常握持硬物工作者应戴手套保护。对发病时间短、疼痛严重的患者更要充分休息，有利于损伤筋腱的恢复。施用理筋手法要适当，对晚期硬结明显者尽量不用，以免适得其反。

三、肩关节周围炎

肩关节周围炎，是肩关节囊及其周围韧带、肌腱和滑膜囊的慢性非特异性炎症，简称肩周炎。因睡眠时肩部受凉引起的又称"漏肩风"或"露肩风"；因肩部活动明显受限，形同冻结而称"冻结肩"；因该病多发于 50 岁左右的患者，又称"五十肩"；此外，还称"肩凝风"、"肩凝症"等。女性多于男性，病程较长。

【病因病机】

肩周炎的病因至今不清，一般认为本病主要是由于肩关节周围的软组织发生的一种范围较广的慢性无菌性炎症反应，引起软组织的广泛性粘连，限制了肩关节的运动所致。临床上多与肩关节周围组织的退变，上肢的骨折、脱位、创伤及慢性劳损，感受风寒湿邪等因素有关。上肢创伤后固定时间太长或在固定期间不注意肩关节的功能锻炼亦可诱发肩周炎。

中医认为中老年人因肝肾亏虚，气血不足，筋骨失健，加之外伤劳损、风寒湿邪乘虚侵袭，痹阻经脉，致筋结肩凝，肩关节疼痛、活动不利，久则气血运行不畅，筋肉失养，致肩部肌肉萎缩。另外，本病亦常见于肩部外伤后的患者，局部瘀血内阻，经行不畅，致经脉痹阻而致本病。

图 8-5 固定肩胛骨检查肩肱关节

【临床表现】

肩周炎多见于中老年人，多数患者呈慢性发病，少数有外伤史。初时肩周微有疼痛，常不引起注意。1～2 周后，疼痛逐渐加重，肩部酸痛，夜间尤甚，肩关节外展、外旋活动开始受限，逐步发展成肩关节活动广泛受限。外伤诱发者，外伤后肩关节外展功能迟迟不恢复，且肩周疼痛持续不愈，甚至加重。

检查肩部肿胀不明显，肩前、后、外侧均可有压痛，病程长者可见肩臂肌肉萎缩，尤以三角肌为明显。肩外展试验阳性，即肩外展功能受限，继续被动外展时，肩部随之高耸。此时一手触摸住肩胛骨下角，一手将患肩继续外展时，可感到肩胛骨随之向外上转动，说明肩关节已有粘连。重者外展、外旋、后伸等各方向功能活动均受到严重限制。

此病病程较长，一般在 1 年以内，长者可达 2 年左右。根据不同病理过程和病情状况，可将本病分为急性疼痛期、粘连僵硬期和缓解恢复期。X 线检查多属阴性，但对鉴别诊断有意义，有时可见骨质疏松、冈上肌腱钙化或大结节处有密度增高的阴影。

肩周炎应与颈椎病相鉴别，颈椎病虽有肩臂放射痛，但在肩臂部往往无明显压痛点，有颈部疼痛和活动障碍，但肩部活动尚可，必要时可加摄颈椎 X 线片鉴别。

【诊断要点】

1. 病史

起病隐匿。

2. 症状

肩痛和肩关节活动受限或僵硬。

3. 体征

肩部可有多个压痛点，肩关节各方向活动受限，甚至肩关节呈僵硬状。

4. 辅助检查

X线检查无异常发现。

【治疗】

早期疼痛较重的患者要适当减少活动，以药物治疗为主；中后期以活动障碍为主的患者可给予理筋手法配合患者的主动功能锻炼。还可配合针灸、热熨、拔火罐等治疗方法。

1. 理筋手法

患者端坐位、侧卧位或仰卧位，术者主要是先运用滚法、揉法、拿捏法作用于肩前、肩后和肩外侧，用右手的拇、示、中三指对握三角肌束，做垂直于肌纤维走行方向的拨法，再拨动痛点附近的冈上肌、胸肌以充分放松肌肉；然后术者左手扶住肩部，右手握患手，做牵拉、抖动和旋转活动；最后帮助患肢做外展、内收、前屈、后伸等动作，解除肌腱粘连，帮助功能活动恢复。手法治疗时，会引起不同程度的疼痛，要注意用力适度，以患者能忍受为度，隔日治疗一次，10次为一个疗程。

2. 药物治疗

治宜补气血、益肝肾、温经络、祛风湿为主，内服独活寄生汤或三痹汤等。体弱血亏较重者，可用八珍汤、当归鸡血藤汤加减。急性期疼痛、触痛敏感，肩关节活动障碍者，可选用海桐皮汤热敷熏洗，外贴伤湿止痛膏等。

3. 其他疗法

（1）水针治疗：压痛点或肩关节腔可行水针治疗。

（2）针灸治疗：针刺、刺络拔罐、耳针、温针、艾灸，可单独应用或与推拿、中药熨洗等配合使用。小针刀治疗多在喙突、肩峰下、冈下肌和小圆肌腱止点，以及压痛明显等处做剥离。

4. 功能锻炼

早期患者肩关节活动减少，主要是由于疼痛和肌肉痉挛所引起，此时可加强患肢的外展、上举、内旋、外旋等功能活动；粘连僵硬期，患者可在早晚反复做外展、上举、内旋、外旋、前屈、后伸、环转等功能活动，如"内外运旋"、"叉手托上"、"手拉滑车"、"手指爬墙"等动作。锻炼必须酌情而行，循序渐进，持之以恒，久之可见效果。否则，操之过急，有损无益。

【预后与调护】

肩周炎有自愈倾向，经过数月乃至数年时间，炎症逐渐消退，症状可缓解，但自然病程长，治愈后有可能复发。因此要鼓励患者树立信心，配合治疗，加强自主练功活动，以增进疗效，缩短病程，加速痊愈。

平时应注意肩部保暖，经常锻炼肩关节，适当进行肩关节运动锻炼，对肩关节的运动损伤要待治愈后再恢复运动。

四、肩袖损伤

肩袖是覆盖于肩关节前、上、后方的肩胛下肌、冈上肌、冈下肌、小圆肌等肌腱组织的总称。位于肩峰和三角肌下方，与关节囊紧密相连。肩袖的功能是上臂外展过程中使肱骨头向关节盂方向拉近，维持肱骨头与关节盂的正常支点关节。肩袖损伤将减弱甚至丧失这一功能，严重影响上肢外展功能。本病常发生在需要肩关节极度外展的反复运动中（如棒球、自由泳、仰泳和蝶泳、举重、球拍运动）。

【病因病机】

（1）创伤：是年轻人肩袖损伤的主要原因，当跌倒时手外展着地或手持重物，肩关节突然外展上举或扭伤而引起。

（2）血供不足：引起肩袖组织退行性变。当肱骨内旋或外旋中立位时，肩袖的这个危险区最易受到肱骨头的压迫、挤压血管而使该区相对缺血，使肌腱发生退行性变。临床上肩袖完全断裂大多发生在这一区域。

（3）肩部慢性撞击损伤：中老年患者其肩袖组织因长期遭受肩峰下撞击、磨损而发生退变。本病常发生在需要肩关节极度外展的反复运动中（如棒球、仰泳和蝶泳、举重、球拍运动）。当上肢前伸时，肱骨头向前撞击肩峰与喙肩韧带，引起冈上肌肌腱损伤。慢性刺激可以引起肩峰下滑囊炎、无菌性炎症和肌腱侵袭。急性的暴力损伤可以导致旋转带断裂。

【临床表现】

本病多见于 40 岁以上的患者，特别是重体力劳动者。伤前肩部无症状，伤后肩部有一时性疼痛，隔日疼痛加剧，持续 4 ~ 7 天。患者不能自动使用患肩，当上臂伸直肩关节内旋、外展时，大结节与肩峰间压痛明显。肩袖完全断裂时，因丧失其对肱骨头的稳定作用，将严重影响肩关节的外展功能。肩袖部分撕裂时，患者仍能外展上臂，但有 60° ~ 120°疼痛弧。

【诊断要点】

1. 病史

有创伤史。

2. 症状

见临床表现。

3. 体征

见临床表现。

4. 辅助检查

（1）X 线检查：对肩峰形态的判断及肩关节骨性结构的改变有帮助。部分肩袖损伤患者肩峰前外侧缘及大结节处有明显骨质增生。

（2）MRI 检查：可帮助确定肌腱损伤部位和严重程度，尤其是 MRI 可以清晰地显示肩袖的部分撕裂，对诊断具有较高的价值。

【治疗】

1. 保守治疗

损伤的肌腱应得到充分的休息，并加强健侧肩部肌肉的锻炼。患者应避免做推压动作，而代之以牵拉活动。局部可使用膏药等外用药物治疗。疼痛较重的可口服非甾体消炎止疼药。

2. 手术治疗

如果损伤较重、肩袖完全撕裂，或经保守治疗 3 ~ 6 个月效果不好，需行手术治疗。

随着关节镜技术的发展，肩袖损伤的手术治疗现在大部分是在关节镜下的微创治疗，效果较好。部分巨大撕裂或条件较差者，可行小切口开放手术修补损伤的肩袖。

【预后与调护】

补充维生素有益于肌腱炎愈合，尤其不要做引起关节扭伤的动作，如无冰袋，可用冷冻蔬菜袋代替。包扎最好用运动绷带包裹于受伤部位。运动前应先充分做好准备活动，尤其是运动员。

五、腕管综合征

腕管综合征是指由于腕管内容积减少或压力增高，使正中神经在腕管中受压而形成的临床病证。表现为桡侧 3 ~ 4 个手指麻木疼痛，大鱼际肌萎缩，拇指外展、对掌无力，正中神经分布区感觉迟钝。以手工作业者多见。

【病因病机】

在腕管内，通过的组织紧密排列，无空余之处，而且构成腕管的组织坚韧，无弹性，任何原因引起的腕管内的压力增高，均可使正中神经受压于腕横韧带的近侧缘，而产生正中神经功能障碍，出现临床症状。

腕部的创伤，包括骨折、脱位、扭挫伤等，引起腕横韧带增厚，或改变腕管的形状，或减少腕管的容积，或腕管内有脂肪瘤、腱鞘囊肿等引起腕管内容物增多，均可导致腕管的相对狭窄，使正中神经受压，发生腕管综合征。部分患者无外伤史，可由慢性劳损等因素引起。此外，风湿或类风湿病、产后或更年期内分泌功能紊乱及胶原性疾病等，亦可诱发腕管综合征。

【临床表现】

腕以下正中神经支配区域内的感觉、运动功能障碍。患者桡侧 3 个半手指麻木、刺痛，可向肘、肩部放射，或伴有手握力减弱，拇指外展、对掌无力。疼痛多在夜间、晨起或劳累后出现或加重，活动或甩手后症状可减轻。寒冷季节患指可有发冷、发绀等改变。病程长者大鱼际萎缩，出汗减少，皮肤干燥脱屑。屈腕压迫试验、叩诊试验（Tinel 征）阳性。

【诊断要点】

1. 病史

无外伤史。

2. 症状

患手桡侧 3 个半手指麻木、疼痛感觉减退，夜间加重。

3. 体征

患手握力减弱，桡侧 3 个半手指皮肤感觉减退，重者大鱼际肌萎缩。叩诊试验（Tinel 征）、屈腕压迫试验阳性。

4. 辅助检查

X 线可见腕管原发骨骼病变。肌电图检查可见正中神经腕部损害征象，电生理检查可有正中神经的感觉神经传导障碍。

【治疗】

1. 理筋手法

先按压、揉摩外关、阳溪、鱼际、合谷、劳宫及痛点等穴，然后将患手在轻度拔伸下，缓缓旋转、屈伸腕关节数次。术者左手握住腕上，右手拇、示指捏住患手拇指末节，向远心端迅速拔伸，以发生弹响为佳，依次拔伸第 2、3、4 指。以上手法可每日做 1 次。注意不宜过重、过多施用手法，以减少已增加的腕管压力。

2. 固定方法

已发生腕管综合征者，施行理筋手法后要固定腕部，可用纸壳夹板。

3. 药物治疗

治宜祛瘀通络为主，可选大活络丹等。外用可选万应膏、八仙逍遥汤等外敷或熏洗。

4. 其他疗法

（1）针灸治疗：取阳溪、外关、合谷、劳宫等穴。

（2）封闭疗法：于腕管内注射局部麻醉药物及激素类药物有时可获得一段时间的缓解。

5. 手术疗法

对于症状严重，经保守治疗无效的患者，可考虑切除腕横韧带以解除神经压迫。

6. 功能锻炼

在急性期应制动腕部，缓解期主要行手指的屈伸、对掌、腕关节屈伸、前臂旋转等运动，可防止肌肉萎缩与关节挛缩。

【预后与调护】

多数患者经过治疗后可解除症状。腕部的创伤要及时、正确地处理，以维持腕管的正常形态。经保守治疗无效者应尽快手术治疗，防止正中神经长时间严重受压而变性。

六、指伸、指屈肌腱断裂

手指肌腱损伤是指屈伸肌腱的损伤，是手部外伤常见病。指伸、指屈肌腱损伤的特点主要是由其解剖特点决定的。指伸肌腱滑动范围较少，伸肌腱越过掌骨头后向两侧扩展，包绕掌骨头和近节指骨背面，形成腱冒，并向远侧发出中央束和两侧束，中央束止于中节指骨底，两侧束合并后止于远节指骨底，主体在远端汇合成一束后止于末节指骨底背侧及关节囊；指深肌腱滑动范围较大，除拇指外各指均有浅、深两条肌腱，指浅屈肌腱在近节指骨处位于指深屈肌腱的掌侧，继而向远侧分成两股。指浅屈肌腱止于中节指骨骨干的掌侧面，主要屈近侧指间关节。深屈肌腱止于末节指骨基底部的掌侧面，主要屈远、近侧指间关节。

【病因病机】

手指肌腱断裂的主要原因是锐器割断和撕脱断裂，前者多为开放损伤，断裂处一般较整齐，可合并血管损伤和指骨骨折；后者多为手指在伸直位时突然受到暴力冲击指端，指伸、屈肌腱强烈收缩造成其断裂，肌腱断端多不整齐，可合并关节囊挫伤或肌腱止点的骨骼撕脱。

【临床表现】

1. 指伸肌腱断裂

指伸肌腱断裂时，手指较应在的位置更屈曲，可出现患者指尖关节屈曲而不能过度伸直。如伤口位于近侧指间关节部位，手指还能做伸直运动，主要是靠蚓状肌和骨间肌的作用；如指伸肌腱的中央束断裂，表现为纽孔样畸形，即近侧指间关节不能伸直，而远侧指间关节反被侧腱束牵拉成过伸畸形；如伤口位于远侧指间关节部位时，可观察到槌状指畸形，即末节手指下垂屈曲畸形，不能主动伸直；如拇长伸肌腱在其任何一点受伤时，控制其掌指关节，则拇指的指间关节不能做独立的伸直动作。

2. 指屈肌腱断裂

指屈肌腱断裂时造成手指较正常的位置伸直一些，检查手指的肌腱张力，方法为：检查者用指尖顺此轻压患者每个手指的指腹，能测量出肌腱的张力，这是检查屈肌腱断裂的较好方法。同时通过指深屈肌试验和指浅屈肌试验可鉴别深浅屈肌腱断裂。指深屈肌试验阳性：检查者可握住患指中节指骨，患者则不能屈远侧指间关节，提示指深屈肌腱断裂。指深屈肌试验阴性：固定除患指外的其他 3 个手指于伸直位，患指近侧指间关节不能屈曲。手指的近端或手掌部有一伤口时，检查者固定其掌指关节，而患者的两指间关节都不能独立屈曲运动，则表示深浅屈肌均已断裂。如患者的远侧指间关节除表现过度伸直外，没有平常的弹性回缩力和独立的屈曲运动，则此手指的指深肌腱断裂。

【诊断要点】

1. 病史

有明确的利器损伤或运动外伤史。

2. 症状

伤后肌腱断裂处肿胀、疼痛明显，无明显骨擦音和异常活动，可见"槌状指"畸形或屈曲伸直异常。

3. 体征

根据伤口的位置和深浅及损失机制，再结合浅、深屈肌腱断裂后的特点可明确鉴别。

4. 辅助检查

指骨间关节正侧位 X 线片，可排除指骨骨折和指间关节脱位。

【治疗】

1. 手术治疗

（1）手术的时机：手术时机的选择对患者手指肌腱的恢复起关键性作用，手术的时机包括：

一期修复：早期肌腱修复是指在受伤后 6 ~ 24 小时内所做的修复。做早期修复的病例应该是污染较轻的新鲜外伤病例，创面清洁整齐，经清创后能一期缝合。单纯的玻璃或利刀切割致外伤属于这类创面。电锯伤、机器轧伤等只要污染不严重，局部皮肤软组织可以一期闭合，同时术者具有较好的修复肌腱的技术和条件时，在清创彻底后，也可做早期修复。

延迟一期修复：是指受伤后 24 小时至 10 天间的肌腱修复。延迟一期修复适用于由于技术原因不能做早期修复；也适用于因创面有污染，虽清创后已在早期缝合创口，在创伤炎症消退后做延迟早期修复。

二期修复：是指伤后 10 ~ 14 天以后根据条件选择适当时期进行肌腱断裂修复。主要是由于早期创面污染严重，或伴有严重粉碎性骨折，严重的神经、血管或关节损伤，又或者创面缺损较大，不能直接缝合，需经皮瓣移植修复者；也可因全身情况不佳等其他原因，丧失一期或延期肌腱修复的时机，都应采取二期手术。必须在创面愈合良好，局部皮肤良好，关节功能佳时，方可做二期手术。

遇到肌腱损伤患者，如果无特殊情况，都应做一期肌腱修复。但在创伤较严重，因局部因素不能一期闭合创面，或合并有全身情况不能对局部损伤做复杂精巧的处理时，则留在延迟一期修复。假如在复杂严重创伤时对肌腱做了一期修复，由于骨折与关节的处理需要术后较长时间的固定，修复的肌腱即使愈合了，但因未能进行及时的康复训练而产生粘连，最终导致失败。

因此对于复杂创伤的肌腱损伤，早期明智的做法是彻底清创，消灭创面，而对肌腱做延迟一期修复或二期处理。不可忽视因技术和创伤条件受限而做质量不高的一期修复，如果早期处理不当，后期处理将相当困难。

（2）手术缝合肌腱的原则：肌腱的端端缝合应遵循以下原则。

1）肌腱的缝合必须在创面能一期愈合的前提下进行。

2）肌腱在无明显张力下进行缝合。

3）保持需缝合的肌腱处于正确的位置，尽可能使缝合端间隙最小。

4）缝合材料必须具备抗拉力强，对肌腱损伤小，在肌腱愈合前不能吸收，并且能承受术后早期锻炼在肌腱上的应力。

5）缝合过程中做到无创操作，充分保护肌腱周围组织，使缝合对肌腱血供和营养干扰最少，并始终保持肌腱湿润。

6）缝合端较光滑、不绞勒肌腱，尽量减少线结露于肌腱表面。

（3）肌腱缝合法：常用的肌腱缝合法为改良 Kesseler 缝合法。自肌腱一侧断端的断面进针，从肌腱表面出针。横行穿针带起肌腱表层的一部分，从另一侧穿出。然后自断面出针穿入另一面断端断面，从肌腱表面出针，同样再进行一次交锁缝合后横穿至肌腱另一侧，再从断面出针，收线对合断面，打结。此缝合法的优点为：线结留在肌腱断面内，缝接点光滑；对肌腱内血供的影响少；缝合处抗张力强，适合行早期功能锻炼。但此法抗断端裂隙作用和牢固程度较 Bunnell 法稍差。

对肌腱做以上核心缝合后，常需追加周边缝合，使肌腱修复的断端平整光滑。常用的肌腱周边缝合方法为连续周边缝合：用 5-0 或 6-0 的肌腱线连续缝合腱外膜一周。

2. 固定方法

对闭合性手指远节伸肌腱全断者，术后可用铝板条或指骨夹板，将患指近侧指骨间关节尽量屈曲，远侧指骨间关节过伸位固定4～6周（带有撕脱小骨片，固定方法相同）。指浅、屈肌腱全断者，术后患指固定于屈曲位4～6周。

3. 药物治疗

（1）初期证为瘀停筋膜，治宜活血祛瘀、消肿止痛，内服七厘散；后期因指节损伤，气血运行不畅或气血凝滞，证为瘀血凝筋，治宜活血舒筋，内服麻桂温经汤。

（2）外用药：后期可用海桐皮汤熏洗。每剂煎液约800ml，置于小脸盆内，手掌部置于脸盆上，先用干毛巾覆盖手部，利用药气熏蒸手掌部，待药液降温至可以擦洗时，即用毛巾蘸药液擦洗手掌部，直至药液变凉。每剂药可加热重复使用1次。

4. 练功活动

解除制动后开始练习手指的屈伸功活动，1周后逐渐加大活动量。

【预后与调护】

指伸、屈肌腱断裂无论手术与否，都应将患手或指固定，固定的体位很重要，它关系到伸指肌腱的两端能否相互贴近。固定的时间也很重要，原则上应达4～6周以上，以保证两断端之间充分黏合。解除外固定后应积极、主动进行活动，尽早恢复功能。

第四节　下肢筋伤

一、膝关节侧副韧带损伤

膝关节的内侧及外侧各有坚强的副韧带附着，是维持膝关节稳定的重要组织。内侧副韧带具有限制膝关节外翻和外旋的作用。外侧副韧带具有限制膝关节内翻的作用。内侧副韧带损伤较外侧副韧带损伤多见，可为完全断裂或部分撕裂。内侧副韧带与前交叉韧带、内侧半月板同时损伤，称为膝关节损伤三联征。多为运动性损伤，青壮年人多见。

【病因病机】

内侧副韧带损伤多由间接暴力引起，当膝关节半屈曲位时，内侧副韧带松弛，小腿突然外展外旋，常使韧带发生撕裂或断裂。膝关节外侧受到直接暴力，使膝关节突然外翻，导致内侧副韧带发生撕裂或断裂。这些损伤多见于运动创伤。

外侧副韧带损伤多由膝关节内翻引起，由于受到对侧下肢及髂胫束的保护，单纯外侧副韧带损伤较少见。一旦内翻暴力强大，致使外侧副韧带断裂时，常合并腓骨头骨折，严重者可合并髂胫束及腓总神经损伤。

【临床表现】

多有明显外伤史。局部肿胀、疼痛、皮下瘀斑及明显压痛。膝关节内侧副韧带损伤后，膝关节稳定性降低，主动或被动活动受限，小腿内收或外展时疼痛加重。若合并半月板损伤，可出现交锁征；合并前交叉韧带损伤，前抽屉试验阳性；出现关节内积血，浮髌试验阳性。晚期可出现关节不稳定、膝关节积液、股四头肌萎缩等。

【诊断要点】

1. 病史

多为运动损伤，或直接打击致伤。

2. 症状

膝部肿胀、瘀斑、疼痛、屈伸功能障碍，行走困难。

3. 体征

膝关节内侧或外侧有局限压痛点，侧向试验阳性，韧带断裂者可触及凹陷。

4. 辅助检查

膝关节于应力外翻或内翻位 X 线检查，可见膝关节内侧或外侧间隙增宽。若有撕脱骨折，可见到关节内骨折块。

【治疗】

一般扭伤或部分撕裂者保守治疗，以手法治疗为主，配合药物、理疗、固定和练功等治疗；完全断裂者，需手术治疗。

1. 理筋手法

侧副韧带部分撕裂者，初诊时先在膝关节侧方痛点部位及其上下施以指揉法、摩法、擦法，再沿侧副韧带走行方向施以顺筋手法，最后扶膝握踝，予以伸屈一次膝关节，以恢复轻微之错缝，并可以舒顺卷曲的筋膜。这种手法不宜多做，否则有可能加重损伤。在后期可做局部按摩，运用手法可以解除粘连，恢复关节功能。

2. 固定方法

侧副韧带有部分断裂者，可用石膏托或超膝关节夹板固定于膝关节功能位 3～4 周。

3. 手术治疗

膝部损伤，若出现内或外侧韧带断裂者，或合并有交叉韧带损伤，或半月板损伤，要进行手术治疗。对断裂的韧带及破损的关节囊进行修补，而半月板损伤可一并处理。如外侧韧带损伤合并腓总神经损伤，出现严重的足下垂畸形，应尽早行手术探查，如胫骨棘撕脱骨折，或韧带附着的髁部有撕脱骨折，要做固定术。

4. 药物治疗

初期宜活血消肿、祛瘀止痛为主，内服桃红四物汤加减。后期治以温经活血、壮筋活络为主，内服小活络丹。外用初期可选消瘀止痛膏或红花油外用；后期可选海桐皮汤熏洗，洗后贴宝珍膏、狗皮膏。

5. 其他疗法

（1）针灸疗法：患者仰卧位，患肢略外展、外旋位，针刺取穴有居髎、曲泉、膝关、阴陵泉、委中等。毫针刺法，留针 20 分钟。阿是穴刺络拔罐，每日 1 次，10 次为 1 个疗程。可配合艾条或隔姜灸。

（2）水针治疗：对陈旧性不全断裂伤，疼痛明显者，可行痛点注射治疗。

6. 功能锻炼

侧副韧带部分断裂的患者，可将膝关节固定于屈曲 10°～20°位 3～4 周，并做股四头肌舒缩锻炼。解除内固定后，可做膝关节屈伸活动及肌力锻炼。损伤轻者在第 2～3 天后鼓励患者做股四头肌的功能锻炼，以防止肌肉萎缩和软组织粘连。膝关节的功能锻炼对于清除关节积液有促进作用。损伤后期或手术后患者，膝关节功能未完全恢复者，可做膝关节屈伸运动及肌力锻炼，如蹬车或下肢导引练功法。

【预后与调护】

膝侧副韧带损伤经过积极治疗大多可以治愈，预后较佳。平时注意保护膝关节，运动前充分热身，必要时佩戴护膝保护膝关节。完全断裂者术后加强股四头肌锻炼，防止再次损伤。

二、膝关节半月板损伤

膝关节半月板损伤是指暴力造成的膝关节半月板撕裂或分层断裂。青壮年人多见，尤其常见于球类运动员、矿工、搬运工等。

【病因病机】

引起半月板破裂的外力因素有撕裂性外力和研磨性外力两种。

撕裂性外力是发生在膝关节半屈曲状态下的旋转动作，当膝关节处于半屈曲位时，半月板向后方移位，此时做内外翻或向内外扭转时，半月板虽紧贴股骨髁部随之活动，而下面与胫骨平台之间形成旋转摩擦剪力最大，当旋转碾挫力超过了半月板所承受的拉力时，就会发生半月板的撕裂损伤。在膝半屈曲外展位，股骨髁骤然内旋牵拉，可致内侧半月板破裂；若膝为半屈曲内收位，股骨髁骤然外旋伸直，可致外侧半月板破裂。

研磨性外力多发生在外侧半月板，因外侧半月板负重较大，长期蹲、跪工作的人，由于半月板长期受关节面的研磨挤压，加快半月板的退变，发生外侧半月板慢性撕裂性损伤，常见为分层破裂。

半月板损伤按部位可分前角撕裂、前1/3撕裂、中1/3撕裂、后1/3撕裂等；按形态可分成纵行撕裂、水平撕裂、斜形撕裂、放射状撕裂和其他类型（瓣状撕裂、完全撕裂、退行性撕裂）等。

【临床表现】

多有膝关节扭伤史。伤后膝关节立即发生剧烈疼痛、关节肿胀、伸屈功能障碍，急性期由于剧痛，难于做详细的检查，故早期确诊比较困难。

慢性期或无明显外伤史的患者，病程漫长，持续不愈，主要症状是膝关节活动痛，以行走和上下坡时明显，部分患者可出现跛行。伸屈膝关节时，膝部有弹响，或出现"交锁征"，即在行走的情况下突发剧痛，膝关节不能伸屈，状如交锁，将患膝稍做晃动，或按摩2~3分钟，即可缓解并恢复行走。检查时见患膝不肿或稍肿，股四头肌较健侧萎缩，尤以内侧头明显。膝关节不能过伸和屈曲。

【诊断要点】

1. 病史

多有膝关节扭伤或膝关节长期劳损史。

2. 症状

膝关节疼痛、肿胀及功能障碍，可伴弹响、活动痛、交锁、打软腿等。

3. 体征

关节间隙压痛，股四头肌萎缩、肌力减退，回旋挤压试验（麦氏征）阳性及研磨试验阳性。

4. 辅助检查

X线平片无异常表现，MRI检查和关节镜检查可确诊。

【治疗】

以手法治疗为主，配合药物、固定和练功治疗，必要时手术治疗。

1. 理筋手法

急性损伤期，可做一次被动的伸屈活动，嘱患者仰卧，放松患肢，术者左拇指按摩痛点，右手握踝部，徐徐屈曲膝关节并内外旋转小腿，然后伸直患膝，可使局部疼痛减轻；慢性损伤期，每日或隔日做一次局部推拿，先用拇指按压关节边缘的痛点，然后在痛点周围做推揉拿捏，促进局部气血流通，使疼痛减轻。

2. 固定方法

急性损伤期疼痛剧烈、关节肿胀、积血，若损伤为边缘撕裂时可行长腿石膏托或夹板将膝关节固定于膝关节功能位（170°）以限制膝部活动，并禁止下床负重。3～4周后拆除外固定。固定期间膝关节疼痛减轻时即可进行股四头肌的主动收缩锻炼，以防止肌肉萎缩。去除固定后可指导进行膝关节的屈伸活动和步行锻炼。

3. 药物治疗

早期治宜活血化瘀、消肿止痛，可选桃红四物汤或舒筋活血汤；后期治宜温经通络止痛，可选健步虎潜丸或补肾壮筋汤。外用早期可外敷三色敷药；后期可用下肢损伤洗方或海桐皮汤熏洗。

4. 其他疗法

（1）针灸治疗：取髀关、伏兔、双膝眼、足三里、阴陵泉、三阴交、解溪等穴，毫针刺法，留针20分钟，每日1次，10次为1个疗程。

（2）物理疗法：在治疗的同时可配合中药离子导入、超短波、磁疗、蜡疗、光疗、热疗等，以温经通络、减轻疼痛、促进恢复。

5. 手术治疗

因半月板之边缘部血运较好，所以损伤在边缘部分者，通过保守治疗，多能获得治愈。对于其他类型的半月板损伤，如迁延不见好转者，可考虑手术治疗，以防止继发创伤性关节炎。手术可在关节镜下完成。

6. 功能锻炼

本病治疗应正确处理膝关节活动与固定的辨证关系，活动可能增加关节积液和继续出血，但适度活动亦可防止肌肉萎缩和关节粘连。肿痛稍减后，应进行股四头肌舒缩功能锻炼，包括直腿抬高和距小腿关节用力背屈，以防止肌肉萎缩。解除固定后，除加强股四头肌锻炼外，还可练习膝关节的伸屈活动和步行锻炼。

【预后与调护】

半月板边缘部损伤预后较好，有可能愈合，其他部位损伤愈合困难，多需行手术治疗。进行剧烈运动时要佩戴护膝以保护膝关节，尽量不做膝部剧烈旋转运动。平时注意加强股四头肌锻炼，增强肌力，预防损伤发生。若施行手术治疗，术后1周开始股四头肌舒缩锻炼，术后2～3周如无关节积液，可下地步行锻炼。若出现积液则应立即停止下地运动，配合理疗及中药治疗等。

三、踝关节扭伤

踝关节由是远端胫骨、腓骨远端和距骨滑车形成的屈戍关节，其周围的韧带在稳定踝关节中起重要作用，主要的韧带有内侧韧带、外侧韧带和下胫腓联合韧带。踝关节扭伤以外侧韧带损伤最为多见，下胫腓韧带单独损伤较为少见，常与踝关节骨折脱位合并存在，是日常生活中最常见的损伤，多见于青壮年人。

【病因病机】

多因行走或跑步时突然踏着不平的地面，或上下楼梯、走坡路不慎踏空；或骑自行车、踢球等运动中不慎跌倒，使足过度内翻或外翻而产生踝关节扭伤。

跖屈内翻损伤时，容易损伤前外侧的距腓前韧带；单纯内翻损伤时，则容易损伤外侧的跟腓韧带。外翻姿势损伤时，由于内侧韧带比较坚强，较少发生损伤，但可引起胫腓韧带撕裂。若为直接暴力打击，除韧带损伤外，多合并骨折和脱位。

【临床表现】

伤后踝部肿胀、疼痛、功能障碍。外踝扭伤时肿胀与疼痛局限于外踝的前下方，可有瘀斑，足被动跖屈内翻时疼痛加重，外翻时则减轻。韧带断裂时，可摸到有凹陷甚至移位的关节面。内踝扭伤常有内踝前下方肿胀、皮下瘀斑、压痛，足被动外翻时疼痛加重。内侧韧带完全断裂时多合并有外踝骨折或腓骨下端骨折，并可伴有下胫腓韧带损伤，出现下胫腓分离。

【诊断要点】

1. 病史

有明显的外伤史。

2. 症状

伤后踝关节骤然出现肿胀、疼痛，不能走路或尚可勉强行走，但疼痛剧烈，功能障碍。

3. 体征

踝部皮下瘀斑、肿胀或畸形、压痛，踝关节被动内翻或外翻活动时疼痛，关节侧方的活动度异常增大，韧带牵提试验阳性。

4. 辅助检查

X线检查在踝关节内翻或外翻应力位可显示受伤侧关节间隙增宽，下胫腓韧带断裂可显示内外踝间距增宽。

【治疗】

以手法治疗为主，严重者外固定，配合药物、练功等治疗，必要时手术治疗。

1. 理筋手法

对单纯韧带扭伤或韧带部分撕裂者，可进行理筋。瘀肿严重者，则不宜重手法。

（1）外踝扭伤：患者仰卧位，助手双手握住患者伤侧小腿下端，固定伤膝，术者双手相对，拿住足部，做踝关节摇法。然后徐徐使足跖屈内翻，牵引下将足背伸、外翻，同时双手拇指向下按压伤处，最后以手拇指在韧带损伤处做捋顺法（图8-25）。

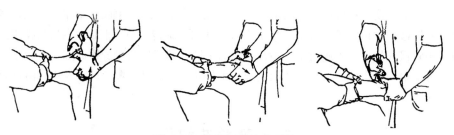

图8-25　外踝扭伤治疗手法

（2）内踝扭伤：患者平卧，医者一手托住足跟，另一手握住足尖部，环旋摇晃踝关节，并做踝关节的背伸、跖屈及内翻、外翻动作（图8-26）。

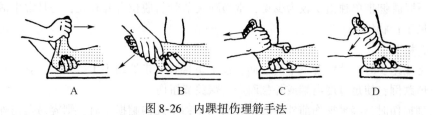

A　　　　　　B　　　　　　C　　　　　　D

图8-26　内踝扭伤理筋手法

2. 固定方法

损伤严重者，根据其损伤程度可选用绷带、胶布或石膏外固定，保持踝关节于受伤韧带松弛的位置。内翻扭伤采用外翻固定，外翻扭伤采用内翻固定，并抬高患肢，以利消肿，暂时限制行走。一般固定 3 周左右。若韧带完全断裂者，固定 4~6 周。

3. 药物治疗

早期治宜活血化瘀、消肿止痛，可选跌打丸或三七片；后期治宜舒筋活络、温经止痛，可选小活络丹。外用初期肿胀明显者，可选正红花油或伤湿止痛膏外用；中、后期肿胀较轻，可选骨科外洗二方、下肢损伤洗方等熏洗。

4. 其他疗法

（1）针灸治疗：腓侧副韧带损伤者，取穴有压痛点、昆仑、申脉、仆参、金门、京骨、解溪、足临泣。胫侧副韧带损伤者，取穴有阿是穴、照海、商丘、中封、解溪等。可用艾条灸，以温通经脉。

（2）封闭治疗：韧带损伤后期，肿胀消退，踝关节局限性疼痛的患者，可用局部封闭治疗。方法是用曲安奈德 40mg 加 2% 利多卡因 3ml 做局部痛点封闭，加速疼痛的消除。

5. 手术治疗

对于伴有下胫腓韧带断裂，距骨倾斜可达 20°，并向外侧移位，踝关节内侧间隙增宽，对踝关节稳定性影响大，临床上需手术进行三角韧带修补，同时用加压螺丝钉固定下胫腓联合，使胫腓骨靠拢，以恢复正常踝穴，再用石膏托外固定。

6. 功能锻炼

早期在外固定保护下，应尽早练习跖趾关节屈伸活动；去除外固定后，行踝关节背伸、跖屈及内翻、外翻功能活动，逐渐负重行走。

【预后与调护】

多数经 10~14 天治疗可恢复正常。治疗不当可后遗关节不稳，容易反复扭伤，日久可继发关节粘连或创伤性关节炎，造成关节功能障碍。

踝部扭挫伤早期，瘀肿严重者可局部冷敷，注意休息，抬高患足，忌行理筋手法，以利于消肿。踝关节陈旧损伤者可经常行踝部热敷或熏洗。踝关节的严重扭伤、韧带撕裂伤，易造成韧带松弛，要注意避免反复扭伤以免形成习惯性踝关节扭伤。

四、髋关节暂时性滑膜炎

髋关节暂时性滑膜炎是一种可自愈的非特异性炎症，是以急性髋关节疼痛、肿胀、跛行为主的病程短暂的疾病，特点是症状可在数周内消失并持久康复。多见于 10 岁以下儿童，男孩较女孩多见。又称为一过性滑膜炎、单纯性滑膜炎、急性短暂性滑膜炎、小儿髋关节扭伤、小儿髋关节半脱位等。

【病因病机】

本病病因未明，多数患儿发病前有轻度的髋部扭伤史，曾做髋部的过度外展、外旋动作，如跳皮筋、跳跃、奔跑、体操等；少数患儿有上呼吸道感染、外感风寒病史，所以有外伤、感染、过敏等学说。

儿童时期，股骨头发育尚未成熟，髋关节活动度比较大，关节囊比较松弛。当髋关节受到外展牵拉时，股骨头从髋臼内被拉出一部分。由于关节腔内负压的作用，可将髋关节内侧松弛的关节滑膜吸入关节腔内。当股骨头恢复原来的位置时，由于部分滑膜嵌顿于关节腔内，使关节不能完全复原；此外，关节内脂肪、关节内韧带也可能被挤压或反皱折在髋臼与股骨头之间，影响股骨头恢复到原来的位置，因而引起髋关节短暂的急性肿痛及渗液的滑膜炎症。为了减轻嵌顿滑膜或脂肪、韧带所受的压迫，骨盆出现代偿性倾斜，使伤肢呈假性变长，患儿不敢放开脚步行走。有时也会出现类似髋关节脱位样外观。

中医学认为是由于正气受损，卫外不固，风寒湿毒乘虚而入，致使关节脉络不通，气血运行受阻而致。

【临床表现】

髋关节疼痛、肿胀、跛行，可伴有同侧大腿内侧及膝关节疼痛。髋关节囊前方及后方均可有压痛，髋关节处于屈曲、内收、内旋位，被动内旋、外展及伸直活动受限，且疼痛加剧，并有不同程度的股内收肌群痉挛。身体摆正后可见骨盆倾斜，两下肢长短不齐，可有患肢比健肢长0.5~2cm。个别病例发热，持续数天，重者类似急性关节感染。

【诊断要点】

1. 病史

多有髋部扭伤史。

2. 症状

髋关节肿胀、疼痛、活动受限、跛行，活动时患髋疼痛加剧。

3. 体征

腹股沟前方及髋关节后方可有压痛，髋活动受限，"4"字试验阳性，骨盆倾斜，双下肢外观可不等长。

4. 辅助检查

X线检查可见关节间隙增宽。髋关节穿刺检查、化验检查多无明显异常。

【治疗】

病程较短，通常3~4天内症状消失，髋关节活动恢复。治疗在于避免负重和限制活动，避免牵引，髋关节伸展及内旋可增加关节囊内压力而危及股骨头血供。本病应以手法治疗为主，配合药物、卧床休息等治疗可获得满意的疗效。

1. 理筋手法

患儿仰卧位，双手交叉枕于头下，一助手扶持两肘；另一助手立于健侧，一手压住健侧膝前，另一手压在健侧髂前上棘部固定骨盆。术者立于患侧，先用拇指轻柔弹拨患髋股内收肌群，以缓解肌肉痉挛；而后一手虎口压在腹股沟处，另一手握住小腿下端，将下肢拔直环绕摇晃髋关节；将患侧踝部挟在腋下，在拔伸牵引下，将伤侧髋关节尽量屈曲，使膝靠近胸部，足跟接近臀部；做屈髋、内收、内旋患肢，同时缓缓将伤肢伸直；若患肢变长，则做屈髋、外展、外旋手法。检查双下肢等长，骨盆不倾斜，症状可立即消失。若仍有残留症状，可再施手法一次。一般患者经手法治疗后一次可愈。复位要防止患肢外展外旋，尽量卧床休息（图8-27）。

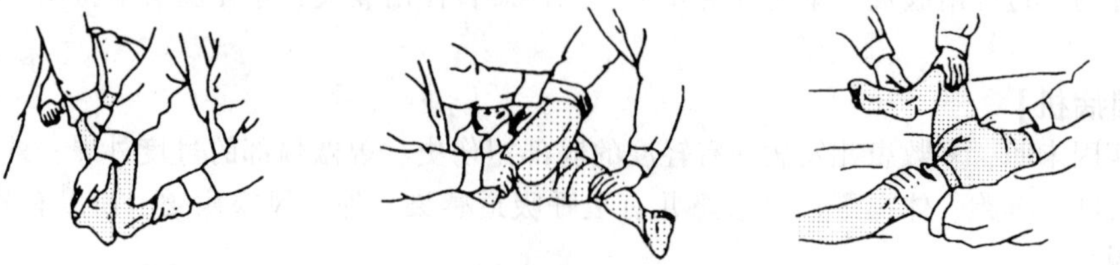

A.双手摇踝　　B.拔伸跖屈内翻　　C.背伸外翻捋按

图8-27　小儿髋关节暂时性滑膜炎治疗手法

2. 固定方法

复位后，应将双下肢并拢，在膝关节上方用三角巾或布带缠绕 3~4 周，不使两腿分开。

3. 药物治疗

一般不必服药，局部疼痛者可在腹股沟部外用活血消肿止痛中药湿热敷。

4. 其他疗法

（1）针灸疗法：急性期患者一般不常使用。患者取侧卧位，患部在上，针刺取穴有居髎、阿是穴、秩边、环跳、风市等。

（2）封闭疗法：用泼尼松龙 0.5ml 加 1% 普鲁卡因 5~10ml 对痛点进行局部注射，5~7 天再封闭 1 次。

（3）物理疗法：可选用间动电、干扰电、微波电及光疗法，配合中药离子透入法、磁疗法、蜡疗法等。

5. 功能锻炼

疼痛缓解后行患髋屈、伸、收、展及轻度内外旋活动。

【预后与调护】

2 周后疼痛症状消失，痊愈，预后良好。如 2 周后症状不缓解应与其他病变鉴别诊断。平时注意避免髋部外伤。发病后注意休息，短期内避免下肢负重与过度活动，局部可适当热敷，以利于滑膜炎症的消退。

五、膝关节创伤性滑膜炎

膝关节的关节囊滑膜层是构成关节内的主要结构之一，膝关节的关节腔除了股骨下端内外侧髁、胫骨平台及髌骨的关节软骨面之外，其余大部分为关节囊滑膜所遮盖。滑膜富有血管，血运丰富。滑膜细胞可分泌滑液，保持关节软骨面的滑润，并能吸收营养，排除代谢产物，增加关节活动的范围。一旦滑膜病变，如不及时、有效地处理，滑膜则发生功能障碍，影响关节活动而成为慢性滑膜炎。

【病因病机】

膝关节创伤性滑膜炎是指膝关节损伤后引起的滑膜无菌性炎症反应，临床上分急性创伤性和慢性劳损性炎症两种。

急性创伤性炎症，多发生于爱好运动的青年人，以出血为主。由于外力打击、扭伤、关节附近骨折或手术创伤等，使滑膜受伤充血，产生大量积液，滑膜损伤破裂则大量血液渗出。积液、渗血可增加关节内压力，阻碍淋巴系统循环。由于关节内酸性代谢产物堆积，可使碱性关节液变成酸性。如不及时清除积液或积血，则关节滑膜在长期慢性刺激和炎性反应下逐渐增厚、纤维化，引起关节粘连，影响关节功能活动。

慢性损伤性滑膜炎，以渗出为主。一般由急性创伤性滑膜炎失治转化而成，或其他慢性劳损所引起。慢性劳损多发于中老年人、身体肥胖者或过用膝关节负重的人。慢性损伤导致滑膜产生炎症渗出、关节积液，多属中医"痹证"范畴。多由风寒湿三气杂合而成，一般夹湿者为多；或肥胖之人，湿气下注于关节而发病。

【临床表现】

（1）急性滑膜炎：膝关节伤后肿胀、疼痛，一般呈膨胀性胀痛或隐痛，尤以伸直及完全屈曲时胀痛难忍。膝关节活动不利，行走跛行。压痛点不定，可在原发损伤处有压痛。肤温可增高，按之有波动感，浮髌试验阳性，关节穿刺可抽出血性液体。

（2）慢性滑膜炎：膝关节肿胀、胀满不适、下蹲困难，或上下楼梯时疼痛，劳累后加重，休息后减轻，肤温正常，浮髌试验阳性。病程久则股四头肌萎缩，滑膜囊壁增厚，摸之可有韧厚感，关节不稳，活动受限。关节穿刺可抽出淡黄色清亮的渗出液，表面无脂肪滴。

【诊断要点】

1. 病史

有膝关节受到打击、碰撞、扭伤或膝关节长期劳损史。

2. 症状

膝关节肿胀、疼痛，一般呈膨胀性胀痛或隐痛，尤以伸直及完全屈曲时胀痛难忍，劳累后加重，休息后减轻。膝关节活动不利，行走跛行。

3. 体征

原发损伤处有压痛，病程久则股四头肌萎缩，滑膜囊壁增厚，摸之可有韧厚感，关节不稳，活动受限。浮髌试验阳性。

4. 辅助检查

X 线片示膝关节结构无明显异常，可见关节肿胀，有的患者可见骨质增生。

【治疗】

1. 理筋手法

急性损伤时，应将膝关节伸屈一次。先伸直膝关节，然后充分屈曲，再自然伸直，可使局部的血肿消散，减轻疼痛。肿胀消退后手法以活血化瘀、消肿止痛、预防粘连为主，患者仰卧位，术者先点按髀关、伏兔、双膝眼、足三里、阴陵泉、三阴交、解溪等穴；然后将患者髋、膝关节屈曲90°，术者一手扶膝部，另一手握踝上，在牵引下摇晃膝关节 6～7 次；再将膝关节充分屈曲，再将其伸直；最后，在膝部周围施以滚法、揉捻法、散法、捋顺法等。动作要轻柔，以防再次损伤滑膜组织。

2. 固定方法

急性期应将膝关节固定于伸直位 2 周制动，卧床休息，抬高患肢，并禁止负重，以减轻症状，但不能长期固定，以免肌肉萎缩。

3. 药物治疗

急性期滑膜损伤，瘀血积滞，治宜散瘀生新为主，内服桃红四物汤加三七粉 3g；慢性期水湿稽留，肌筋弛弱，治宜祛风燥湿、强壮肌筋，内服羌活胜湿汤加减或服健步虎潜丸。外用急性期外敷消瘀止痛膏等；慢性期可外贴万应膏或用熨风散热敷，四肢损伤洗方、海桐皮汤熏洗患处。

4. 其他疗法

抽吸积液：对膝关节积血、积液较多者，可穿刺抽液。抽尽关节内的积血、积液后，用弹性绷带加压包扎，以促进消肿和炎症的吸收，防止纤维化和关节粘连。

5. 功能锻炼

膝关节制动期间进行股肌舒缩锻炼，以防止肌肉萎缩。后期加强膝关节的伸屈锻炼。

【预后与调护】

急性期应卧床休息，及时、正确地治疗，以免转变为慢性滑膜炎。慢性期，关节内有积液较多者，亦应卧床休息，减少关节活动，以利于炎症的吸收、肿胀的消退。平时要注意膝关节的保暖，勿受风寒，勿劳累。

六、髌骨软骨软化症

髌骨软骨软化症，又称髌骨软骨病、髌骨劳损，是髌股关节软骨由于损伤而引起的退行性病变，好发于膝部活动较多的运动员，如田径、登山运动员，舞蹈演员等。

【病因病机】

外伤、积累性劳损；高位、低位髌骨；膝内、外翻畸形或长期感受风寒湿邪等均是本病的致病因素。

膝关节在长期过度伸屈活动中，髌股之间的经常摩擦、互相撞击，致使软骨面被磨损，产生退行性变，软骨表面无光泽、粗糙、软化、纤维化、弹性减弱、碎裂和脱落。软骨下骨质裸露，髌骨软骨损伤面积可逐渐扩大，股骨髁的髌面亦发生同样的病变，同时还可以累及关节滑膜、脂肪垫及髌韧带而产生充血、渗出和肥厚等变化。

【临床表现】

本病起病缓慢，最初感膝部隐痛或酸痛、乏力，继则疼痛加重，髌后疼痛，劳累后加重，上下楼梯困难，休息后减轻或消失。检查膝部无明显肿胀，髌骨压痛，髌周挤压痛，活动髌骨时有粗糙的摩擦音，关节内有时可有积液，股四头肌有轻度萎缩。髌骨研磨试验阳性，挺髌试验阳性，下蹲试验阳性。

【诊断要点】

1. 病史

多有膝部劳损或扭伤史。

2. 症状

初感膝部隐痛或酸痛、乏力，继则疼痛加重，髌后疼痛，劳累后加重，上下楼梯困难，休息后减轻或消失。

3. 体征

髌骨压痛，髌周挤压痛，活动髌骨时有粗糙的摩擦音，关节内有时可有积液，股四头肌有轻度萎缩。髌骨研磨试验、挺髌试验及下蹲试验阳性。

4. 辅助检查

X线检查，早期无明显改变，晚期侧位及切线位片可见到髌骨边缘骨质增生，髌骨关节面粗糙不平、软骨下骨硬化、囊样变，髌股关节间隙变窄等改变。MR可发现早期髌骨软骨改变。

【治疗】

1. 理筋手法

患者仰卧，患肢伸直，股四头肌放松。术者用手掌轻轻按压髌骨体做研磨动作，以不痛为度，每次5～10分钟；然后用拇、示指扣住髌骨的两侧，做上下捋顺动作，以松解髌骨周围组织，减轻髌股之间的压力和刺激；再在膝关节周围施以按法、揉捻法、捋顺法、散法等舒筋手法。

2. 固定方法

疼痛较重时可将膝关节固定于伸直位制动，卧床休息，以减轻症状。

3. 药物治疗

治宜补肝肾、温经通络止痛，可选用健步虎潜丸或补肾壮筋汤。外用海桐皮汤熏洗膝部。

4. 功能锻炼

加强股肌舒缩锻炼和髌周的自我按揉活动。

【预后与调护】

本病发生于青少年，因外伤引起者，预后良好。因退行性病变或先天性髌骨异常引起者，多可发展成骨性关节炎。平时要减少膝关节剧烈的反复屈伸活动动作。症状明显时要减轻劳动强度或减少运动量，膝关节屈伸动作宜缓慢，尤其要避免半蹲位。注意膝部保暖，勿受风寒，勿劳累。

七、跟 腱 断 裂

跟腱是足踝后部人体最强大的肌腱，能承受很大的张力，除个别疾病和特殊的动作外，在日常生活中很难发生断裂。跟腱的功能是负责踝关节的跖屈，对于行走等日常生活动作的完成起重要作用。跟腱断裂发生的高危人群是学生运动员和演员，近年随着群众体育的广泛开展和运动水平的不断提高，跟腱断裂的发病率逐年提高。除少数跟腱原位外伤导致的开放性跟腱断裂外，大部分跟腱断裂是由间接外力引发的。部分跟腱断裂的患者在发生跟腱断裂前都有与跟腱相关的慢性疾病。跟腱断裂亦高发于仅于闲暇日或休息日进行较大运动量体育活动的人。在四季分明的区域跟腱断裂好发于开春及初秋。

【病因病机】

跟腱断裂通常高发于年龄在 30 ~ 50 岁的男性患者。其发病率在发达国家为每年 2 ~ 10/10 万人。在发展中国家和欠发达地区的发病率相对较低。发生断裂患者的平均年龄约为 35 岁，男性患者占绝对比例，男女发病比例约为 4：1 至 20：1。有两类跟腱断裂高发人群应该引起注意，一类是平时生活处于相对静态而有意愿间断性参加高强度体育活动的人；另一类是常年处于低强度长时间体育活动的人，此两类人群是跟腱断裂的高危人群。气候温暖的季节是跟腱高发的时段，而在气候从不适合参加户外体育活动到适合参加户外体育活动的节点处是发病的最高峰，一般为冬春交接和夏秋交接时。

除直接暴力导致的跟腱断裂外，间接暴力导致跟腱断裂的机制是当踝关节处在过伸位时小腿三头肌突然发力引起。当踝关节在背伸 20° ~ 30° 发力跖屈时跟骨结节到踝的轴心半径大，跟腱处于极度紧张状态，此时突然用力踏跳，已紧张的跟腱需要承担超过自身重力几倍的力，跟腱发生断裂。

引起跟腱断裂的其他高危因素还包括激素的使用、喹诺酮类抗生素的使用；痛风、甲状腺功能亢进、肾功能不全、动脉硬化；既往的跟腱损伤或病变；感染、系统性炎性疾病；高血压及肥胖等原因。

【临床表现】

直接外伤引起的开放性跟腱断裂伤处皮肤裂开出血，伤口内可见跟腱组织，易诊断。部分患者因跟腱断裂回缩不易察觉，易漏诊，后多因提踵无力再次就诊。可于伤时进行捏小腿三头肌实验进行诊断。

间接外力导致的跟腱断裂发生于踝关节背伸位进行弹跳或蹬踏动作时。患者常诉有足跟后方有棒击感，随即出现提踵无力，无法完成蹬地、跳跃等动作。表现为行走困难及推进无力并伴有跛行。跟腱处出现凹陷。接下来的几小时或几天内软组织逐渐肿胀。踝关节后方出现延足跟的瘀斑。最易明确诊断的检查方法是通过挤压小腿后方肌肉（Thompson 征）来判断腓肠肌–比目鱼肌复合体的连续性。令患者俯卧双足置于床沿外，手捏小腿三头肌肌腹，正常侧踝于捏肌肉立即跖屈，跟腱完全断裂时捏肌肉踝关节不动。

【诊断要点】

1. 病史

急性跟腱断裂者有明确的运动中损伤病史，大部分患者可清晰回顾受伤时脚踝后方有棒击感及弹响，且损伤常发生于踝关节极度背伸位发力时。

2. 症状与体征

提踵受限、跟腱后方凹陷且伴有肿胀或皮下出血点。后跟部疼痛，于小腿远端跟腱处可扪及凹陷，Thompson 试验阳性。跟骨结节下移。

3. 检查

最有效便捷的检查方法是超声检查，可明确跟腱是否断裂、断裂的位置。后续的 MRI 可进一步检查判断跟腱变性的程度。普通 X 线平片可用于判断是否伴有跟腱附着部位的急性撕脱骨折。

【治疗】

有后足棒击感并伴有后足疼痛跖屈困难的患者应尽快至医院就诊，明确或排除跟腱断裂的诊断，防止演变成陈旧跟腱断裂。根据患者的具体情况进行手术或非手术治疗的选择。跟腱断裂手术的成败在于手术缝合时准确地掌握好缝合的松紧度。非手术治疗不易做到此点。对于一般人来说，保守治疗的效果可达到基本满意的效果，对于运动员和从事需要进行复杂活动的演艺人员，跟腱张力的些许改变即可完全丧失运动或演出寿命。因此对于对功能要求较高的人群，除无条件进行手术或局部皮肤有感染不宜手术的情况下，可采取非手术疗法，其他时候以手术治疗为佳。对于开放伤口的跟腱断裂需要在尽可能短的时间内进行手术防止伤口感染。

1. 非手术治疗

可应用屈膝跖屈位石膏，膝关节屈曲45°，踝关节跖屈，可促使两跟腱断端相互靠近来促进跟腱断端愈合，固定时间一般为6~8周。最初采用过膝关节的长腿支具，将膝关节限制于屈曲状态，而踝关节限制于跖屈状态，以最大程度地降低跟腱张力。4周后将膝关节以上部分石膏锯断，更换为短腿石膏。与手术治疗相比，非手术治疗后跟腱再断裂率较高（1.7%~10%），但无切口愈合不良、切口感染及神经损伤的风险。

2. 手术治疗

手术方式多样，其选择视术中探查所见跟腱损伤的具体情况而定，包括各种肌腱缝合术，以及选择邻近其他腱性组织进行的增加肌腱强度的技术。术后需要进行积极的康复才能保证治疗的效果。手术的治疗方式亦有伤口不愈合、切口感染、神经损伤及效果不佳的风险。

【预后与调护】

根据跟腱断裂的流行病学特点可知，间接外力导致的跟腱断裂的主要原因是跟腱在踝关节背伸状态下小腿三头肌迅猛收缩所致。没有已知的运动项目有此类技术动作。故在从事运动的过程中掌握正确的技术动作是避免跟腱断裂的重要手段。其他已知的与跟腱断裂相关的危险因素包括激素类药物的局部注射、喹诺酮类药物的使用等，都应尽量避免。超强度、超负荷运动引起的疲劳也是导致跟腱断裂的重要因素之一。因而，对于不经常参加体育活动的人群，应逐步增加日常活动量，将周末的集中运动时间分散到一周当中去，且运动前做好热身准备活动，运动时结合自身具体情况，选择适度的运动量，以减少过长的运动时间等，对于预防跟腱断裂的发生均有较大意义。

八、跟　痛　症

跟痛症是指由于外伤、劳损或某些疾病引起的以足跟部疼痛、影响行走为主的病症，常伴有跟骨结节部的前缘骨质增生，好发于40岁以上的中、老年人。

【病因病机】

本病外因和内因共同作用的结果，外因包括风寒湿邪侵犯、外伤、久行久立劳损、局部炎症等；内因则与体质较弱、肝肾气血不足等有关。

根据主要临床特征可分成痹证性跟痛症、足底腱膜炎、跟骨下脂肪垫炎、肾虚性跟痛症、跟骨骨刺等类型。

【临床表现】

痹证性跟痛症跟部肿胀、疼痛，活动稍有跛行，跟部受力时疼痛加重，皮肤色红，皮温稍高，足跟部压痛。

跖腱膜炎站立或行走时足跟下面或足心疼痛，伴胀裂感，疼痛可沿跟骨内侧向前扩散至足底，晨起或休息后刚开始行走时疼痛更明显，稍活动后疼痛反而减轻。跟骨负重点前方局限性压痛。

跟骨下脂肪垫炎站立或行走时足跟下方疼痛，压痛点在足跟负重区，有时可触及皮下的脂肪纤维块。

肾虚性跟痛症表现为行走、站立时感两腿及跟部酸痛乏力，行走时间越长，酸痛越明显，压痛可能不明显。

跟骨骨刺者足跟部疼痛，不负重时症状较轻，下地行走时疼痛较重，行走一段距离后疼痛又减轻，跟骨底有明显压痛。

【诊断要点】

1. 病史

多有长期负重行走史，部分人有足底被硬物顶伤史。

2. 症状

足跟部疼痛，负重行走时加重，休息后减轻。

3. 体征

跟部足底、跟骨结节或附近压痛，外观多无明显改变。

4. 辅助检查

除跟骨骨刺引起的跟痛症可在 X 线检查时发现跟骨骨质增生外，其他类型的跟痛症多无明显检查异常。

【治疗】

1. 理筋手法

患者俯卧位，早期用滚法和按揉法治疗小腿后侧肌群向下到跟腱，放松小腿肌群及跟腱。用拇、示、中三指联动对跟腱从上而下做推与拿复合手法，再按压跟腱两侧自上而下数次。再在跟腱处施滚法和按揉法时，配合踝关节被动背伸，拉松跟腱、减轻痉挛、松解粘连。最后用平推法温透肌里、舒筋活血。中、后期可采用按、捻、拍等手法，以解除粘连，恢复功能。

2. 固定方法

早期为利于损伤的修复可适当制动，如在手法理顺肌筋后采用外固定 1～2 周，或卧床休息。后期可逐步加大活动量，以恢复肢体功能。

3. 药物治疗

治宜祛风除湿、通络止痛，可选独活寄生汤、蠲痹汤等；外用治宜活血通络、祛风止痛，可选苏木合剂、骨科外洗一方等外洗或南星止痛膏、坎离砂等外敷。

4. 其他疗法

（1）针灸疗法：患者俯卧位，取阿是穴、委中、承山、飞扬、跗阳、昆仑、申脉等穴。也可用艾条灸跟腱两侧疼痛处，对局部肿痛亦可用隔姜灸 3～5 壮。

（2）水针治疗：疼痛明显的压痛点可行水针注射。

（3）针刀治疗：对于痛点局限，久治不愈可行针刀治疗。

（4）理疗：局部采用红外线照射、氦氖激光、磁疗等。

5. 功能锻炼

疼痛明显时进行床上的功能锻炼，如膝、踝关节的屈伸锻炼，以增强下肢肌力。疼痛缓解后步行，逐渐增加运动时间，恢复正常行走功能。

【预后与调护】

本病预后较好，经治疗多可恢复，但可能反复。急性期宜休息，并抬高患肢，症状好转后仍宜减少步行，鞋以宽松为宜并在患足鞋内放置海绵垫，以减少足部压力。避风寒，勿走路过多和劳累过度，疼痛期间勿做剧烈运动。

第九章 内 伤

第一节 概 论

凡暴力引起人体内部气血、经络、脏腑受损或功能紊乱，而产生一系列症状者，统称内伤。清·沈金鳌《杂病源流犀烛·跌打闪挫源流》指出"跌打闪挫，卒然身受，由外及内，气血俱伤病也"，"夫至气滞血瘀，则作肿作痛，诸变百出。虽受跌受闪挫者，为一身之皮肉筋骨，而气既滞，血既瘀，其损伤之患，必由外侵内，而经络脏腑并与俱伤"，说明皮肉筋骨的损伤可伤及气血，引起脏腑、经络功能紊乱，出现各种损伤证候。

骨伤科的内伤由外力损伤引起，而中医内科的内伤则是由七情、六欲、劳倦、饮食等原因所致，两者须加以鉴别。

【分类】

1. 根据损伤的病理变化分类

（1）伤气：由于负重用力过度，或举重，屏气闪失，以及跌仆闪挫，击撞胸部等，以致气机运行失常而发生的一系列病症，统称伤气。伤气又分为气机运行不畅而发生的气滞；气机卒然震激壅滞，闭阻不宣的气闭；气机循行失常而向上冲逆的气逆；气伤虚弱，而导致全身或其一脏腑、器官、组织功能不足或衰退的气虚；以及因骤然损伤，正气耗竭而脱的气脱。

（2）伤血：当机体受到跌打冲撞，辗轧挤压等外力作用伤及经脉血络，以致损伤出血，血溢脉外，或离经之血不去导致瘀血内停而产生的一系列症状，即为伤血。包括血液在损伤局部循行不畅，或停积于皮下、肌肤之间，或蓄积于脏腑、体腔之内的瘀血；损伤后离经之血从窍道向外溢出的出血（如咳血、吐血、尿血、便血）及向胸腔、腹腔等大量溢出者；损伤失血过多，或素体虚弱营养不足，久伤不愈而发生的血虚；严重创伤或大量出血而致的血脱；损伤后瘀血郁而化热，或损伤又兼感邪热而发生的血热。

（3）气血两伤：由于气与血的关系极为密切，两者互为依存不可分离，伤血必伤气，伤气必及血，故虽有偏重，但临床气血两伤之证常同时并见。

（4）伤经络：经络为气血的通道，外力作用于人体，可伤及经络导致出现相应部位的证候。

（5）伤脏腑：包括外力直接作用和外力间接作用两个方面。直接作用，指外力由外入内直接引起脏腑器官的实质性伤害，如挫伤、破裂伤等；间接作用，指外力作用于人体发生损伤后，引起人体某些脏腑功能发生病变，如伤后咳喘、伤后呕吐、伤后失眠、伤后癫闭等。

2. 根据受伤部位分类

（1）头部内伤：病变较多，主要有脑震荡、颅内血肿、脑挫裂伤和脑干损伤等。

（2）胸胁部内伤：主要包括胸胁部脏器的挫伤、屏气伤、胸壁破损等。

（3）腰腹部内伤：由于该部为人体多种脏器内居之处，所以不论腹壁挫伤或其他损伤，多可导致脏器的直接损伤或功能障碍而发生严重的内伤病症。

【病因病机】

导致内伤发生、发展的因素，无非内在与外在两个方面。这些因素作用于人体时，便产生一系列病理反应，而出现相应的症状。其中外在因素是致病的主要因素。

1. 外在因素

外在因素是指从外界作用于人体的伤病因素。内伤的产生与外力作用的性质、特点密切相关，外力作用可为直接的或间接的、一时性或持续性的。

外来暴力直接作用于人体而致使遭受暴力的局部产生损伤，常由跌仆、坠堕、撞击、压轧、殴打而致，多为伤血或气血两伤证，其损伤程度决定于作用力的大小和受伤的部位，严重时可造成脏腑器质性损伤，危及患者生命。

外来暴力间接作用于人体而致远离外力接触部位损伤，常由于负重、闪挫或扭捩等引起，易发生在胸胁及腰背等部位。因用力过度屏气而引起的内伤，俗称屏伤；因用力时体位不正，动作不协调而突然闪挫或强力扭捩所引起的内伤，称为扭伤。

过度疲劳或虽较轻微损伤外力但长期作用，致成内伤，如小儿嬉戏跑跳不止；成人长时间劳作后不注意休息，超越机体耐受能力而受伤。

肌肉紧张收缩亦可造成损伤。如老年人强力打喷嚏、咳嗽，以致肋间肌强烈收缩，可引起肋骨骨折，造成胸部的气血两伤；又如人体在毫无准备的情况下，腹肌骤然强力收缩可致腹部伤气，甚至气血两伤。

筋骨皮肉或其他软组织损伤，通过气血、经络等的传转，可以影响脏腑功能。中医有"筋伤内动于肝"、"骨伤内动于肾"之说，都明确地指出了因外伤筋骨皮肉，影响脏腑气血而成内伤。

2. 内在因素

内在因素是指从内部影响于人体的伤病因素。如体质强弱、生理特点、病理因素、职业工种与内伤的发生均有一定的关系。内伤的发生，外因固然重要，但同一外因在不同情况下可引起不同的内伤，体质强壮者伤轻，体质虚弱者则伤重；胸部外伤由于骨骼的保护，内脏不易损伤，而腹部外伤由于腹腔脏器无骨骼保护，则易受损伤；腹部受到外力撞击时，可移动性脏器损伤的机会就较少，而固定的脏器损伤的机会则较多。

内伤的发生与原有病变因素也有很大的关系，在同一外力作用下，正常的脏器与病变脏器损伤之程度、性质可能不同。例如，当右季肋部被拳击损伤时，虽然外力作用完全相同，但肝脏肿大或病变的患者，则易引起肝脏的破裂而危及生命。

内伤的发生与职业工种也有一定的关系，如运动员、舞蹈演员、杂技演员、武打演员容易发生各种运动损伤；经常弯腰负重操作的工人容易发生慢性腰部劳损。

损伤的病因比较复杂，往往是内外因素综合作用的结果。因此，必须正确理解内因与外因这一辨证关系，才能认识内伤疾患的发生与发展规律，更好地掌握内伤的辨证论治方法。

【临床表现】

人体遭受外力作用发生损伤后，由于气血、经络、脏腑受影响而产生病理变化，因而出现一系列临床症状。

1. 一般症状

（1）全身症状：轻微的损伤一般无全身症状。一般内伤，由于气滞血瘀，经络阻滞，脏腑不和，常有神疲纳呆、夜寐不安、便秘、舌紫暗或有瘀斑、脉浮数或弦紧；若气逆血蕴于肺脏，则胸胁满闷、喘咳少气；若亡血过多，则口渴烦躁、小便短少；若瘀血攻心，则昏愦不知人事。严重的内伤还可出现烦躁不安或神志淡漠、面色苍白、肢体厥冷、汗出如油、呼吸低微、尿量减少、血压下降、脉芤或微细甚至消失等厥逆现象。

（2）局部症状

1）疼痛：是内伤临床最常见的症状之一。由于损伤的病因病机不同，故出现不同部位、不同程度的疼痛。气滞者，痛无定处，范围较广，无明显压痛点；血瘀者，痛有定处，范围局限，有明显的压痛点；伤在头颅，则可见头痛、晕厥、烦躁、失眠、神志昏迷等症；伤在胸胁者，除局部压痛、胸胁胀痛、牵掣作痛外，常伴有咳嗽、呼吸不畅等。

2）肿胀青紫：损伤后，因经脉受伤，营血离经，阻塞络道，瘀滞于肌肤腠理，故出现肿胀；若血行之道不得宣通，"离经之血"较多，透过撕裂的肌膜与深筋膜，溢于皮下，一时不能消散，则成青紫瘀斑。但肿胀青紫症状在临床上的表现不尽相似，应细辨。气虚者，青肿不消；气滞血瘀者，肿黯不消；血虚内热者，焮肿胀痛瘀血作胀；气血两虚者，肿不消，青不退。

3）功能障碍：由于损伤后气血阻滞引起剧烈疼痛、肌肉反射性痉挛及组织器官损害，可引起肢体、躯干或组织器官发生不同程度的功能障碍。伤在腰背则俯仰阻抑；伤在手臂则活动受限；伤在下肢则步履无力或行动困难；伤在关节则屈伸不利。

2. 特殊症状

内伤除了一般症状外，尚有特殊临床表现，必辨别清楚，以助诊断。

（1）气血损伤

1）伤气：气滞则疼痛，闷胀；气闭则昏迷不醒，神志失常；气逆则喘咳，呃逆，呕吐，呕血；气虚则头晕目眩，少气懒言，疲倦乏力，自汗；气脱则晕厥，四肢冷冰，口唇发绀。

2）伤血：血瘀则肿胀青紫，疼痛拒按；血热则身热心烦，口渴，甚者可高热昏迷；血虚则面色苍白，唇色淡白，头晕眼花，心悸失眠，手足发麻；亡血则吐血，呕血，衄血，便血，尿血；血脱则面色白，四肢冰冷，汗出如油，神志不清。

（2）经络损伤：不同经络的损伤有不同的临床表现。例如，肾经、膀胱经损伤，可表现为腰背、臀部及下肢疼痛，或小便功能障碍；肺经、肝经损伤，可表现为胸满气促、咳嗽牵掣、胁肋胀痛等。

（3）脏腑损伤：不同的脏腑有不同的功能，不同的脏腑损伤，有不同的特殊症状。

1）脏腑功能病变：如肝伤则胸胁小腹胀痛不适，喘咳，善太息，神情沉默，不欲饮食；心伤则疼痛不止，胸胀气促，心悸自汗，默默不语，或烦躁、心悸、失眠；膀胱伤则小便不利，尿频，尿急，尿痛。

2）脏腑器官实质损伤：临证诊断时，应结合损伤史、损伤处的解剖部位、临床症状及与这些脏器相关的窍道情况，如腹腔内脏破裂时，空腔脏器破裂表现为持续性疼痛、触痛、反跳痛、腹肌紧张等腹膜炎症状；实质脏器破裂，表现以内出血为主，可有进行性贫血、固定性压痛、反跳痛与腹肌紧张，严重者甚至休克。

【治疗】

由于内伤主要是由外力作用所致，病理变化主要是体内气血失调和脏腑受损，治疗内伤应以气血为纲，同时以调理脏腑为基本治疗原则，运用整体观采用辨证施治方法进行以内外药物疗法为主，兼配以针灸、按摩、理疗等治疗。

内伤急救对内伤发展和预后的影响极大，实际上是对损伤的第一步治疗，与其他各种治疗方法有着同等的重要性，故进行及时而有效的急救，应分秒必争。

1. 闭证

闭合性颅脑与严重肢体损伤，往往会产生闭证。闭证属实证，是由于伤后气机不利，闭塞机窍所致，其临床表现主要为伤后立即出现昏迷，牙关紧闭，气粗痰鸣，四肢痉厥，脉弦劲有力。骨伤科内伤的闭证多为气闭，其治疗以开闭通窍为主，一般急救措施如下：

（1）一般处理：患者平卧，保持安静，避免过多搬动；迅速检查伤情，密切监视血压、脉搏、呼吸等生命体征；注意保暖和防暑，维持正常体温。

（2）对症治疗：若呼吸、心脏停搏应立即予以心肺复苏等急救措施。

（3）开窍通关法：若伤员气闭昏迷不醒，可采用取嚏开窍及熏鼻开窍等急救方法，以及急灌服苏合香丸使之苏醒。

（4）针灸疗法：体针选取涌泉、足三里、水沟为主穴，内关、太冲、百会为配穴，昏迷加十宣，呼吸困难加素髎，心律不齐加内关；耳针可选取内分泌、皮质下、肾上腺、神门、肺、心、脑等；艾灸选取百会、关元、气海、神阙等。

2. 脱证

脱证是内伤临床十分危重的一种病证，类似现代医学的休克，是由于机体遭受到强烈袭击后，出现的多种重要功能严重障碍的综合证。机体遭受到严重损伤后，由于大量出血，剧烈疼痛，组织坏死，分解代谢产物的释放和吸收等有害因素，使神经、循环、内分泌、新陈代谢等正常生理功能紊乱而致脱证。脱证的临床特征为：面色苍白、四肢厥冷、呼吸急促、血压下降、脉细欲绝，甚至昏迷不醒。脱证临床可分为亡阳与亡阴。脱证的治疗以回阳固脱、救阴敛阳为主要法则，其治疗措施如下：

（1）一般处理：保持安静，避免过多的搬运，注意保温与防暑，维持正常体温。让病员平卧，头部略微放低，以增加头部气血畅流的速度。头部损伤引起的虚脱伤员则应取头侧偏位，以防舌后坠或呕吐物阻塞呼吸道而致窒息。

（2）对症处理：内出血者，应立即采用有效的止血方法进行止血，必要时手术治疗；对因剧烈疼痛引起的脱证，适当给予止痛剂；虚脱者往往感到寒冷，必须注意适当保温，以免受寒；对因亡血引起的脱证，应及时、快速、足量补充有效循环量；某些系统的功能衰竭常常是脱证的并发症，故在治疗脱证时，应及早考虑到某些功能衰竭的预防和治疗。

（3）针灸治疗：针灸可行气活血，镇痛解痉，回阳固脱，调和阴阳。常用穴位可选择水沟、十宣、涌泉、百会、劳宫、中冲、内关、中脘、足三里、合谷，也可灸百会、关元、神阙、足三里、中脘、气海等穴。

（4）中药内治：气脱宜补气固脱，急用独参汤；血脱宜补血益气固脱，用当归补血汤或人参养荣汤加减；亡阴宜益气养阴，用生脉散合增液汤加减；亡阳宜回阳固脱，用参附汤加减。

总之，闭脱之证，均属危急重证，临证时应予以区分。一般内伤闭证比较多见，脱证比较少见，有时两者兼见。对于闭证、脱证及闭脱互见者，须注意病情的发展与转归，闭证可因失治、误治，正不胜邪，而发展为脱证，使病情进一步加重，也可经过救治，正气渐复，使脱证症状逐渐消失，病情有好转之机。在治疗上，闭证以开闭通关开窍、祛邪治标为主；脱证以扶正固脱治本为主。

【预后与调护】

闭证、脱证属于内伤重证，治疗不当预后不良。发病后应加强护理，绝对卧床，尽量避免移动病员。为了预防休克，应保温并抬高床脚，必要时给氧吸入，随时测量血压、脉搏和呼吸次数，密切观察病情变化。为保持病员安静休息，减少紧张心理，可酌情选用镇静药。要对病员进行必要的心理辅导，使之对内伤有正确的认识，积极配合治疗，包括有序的练功康复。

第二节　头部内伤

头部损伤的发病率仅次于四肢损伤，严重者多会留有不同程度的后遗症，死亡率也较高。头部内伤可发生在头皮无损伤或颅骨完整的患者，按伤势轻重可分为脑震荡和脑损伤（脑挫裂伤、颅内血肿和脑干损伤）。

颅骨内有软脑膜、蛛网膜和硬脑膜三层膜状组织包裹头部内容物。软脑膜紧贴于脑组织表面且随之伸入脑沟内，蛛网膜覆盖于软脑膜表面，但不伸入脑沟内。蛛网膜和软脑膜之间，形成蛛网膜下腔，内充满脑脊液。硬脑膜为一层厚而坚韧的纤维膜，是保护脑组织抵抗外来直接伤害的屏障。硬脑膜与蛛网膜之间为一潜在间隙，称硬脑膜下腔。硬脑膜下积液或血肿即位于此腔，硬脑膜在颅腔内形成隔膜，将颅腔分为若干部分，颅顶部共分为内外两层。

头颅内部主要有三种内容物构成：即脑组织、脑脊液和血液。脑组织是中枢神经系统的主要组成部分，可分为左、右两大脑半球，以大脑纵裂为分界，每一大脑半球分为额叶（主管运动）、颞叶（主管听觉、嗅觉和味觉）、顶叶（主管感觉）和枕叶（主管视觉）。小脑由左右两小脑半球与中间的小脑蚓部所组成，主要是调节和维持身体在各种姿势中的平衡作用，使身体在运动时保持平稳。

脑干是脑部所有重要神经传导束的共同通道，含有除嗅、视两脑神经以外的所有脑神经核，是重要的中枢神经枢纽。它可以分为中脑、脑桥和延髓三部分，延髓支配呼吸、循环、心脏、胃肠道、吞咽、发音等功能，是重要的生命中枢。

一、脑　震　荡

脑震荡亦称"脑气震动"、"脑海震动"，是指头部受到暴力伤害，大脑功能发生一过性功能障碍而产生的临床综合征。

【病因病机】

头部受到外力的震击，脑和脑气必然受损，扰乱静宁之府，出现神不守舍、心乱气越。同时头部脉络受损，血离经隧而渗溢，气滞血瘀，阻于清窍，压迫脑髓，使清阳不得上升，浊阴不能下降，气机逆乱，神明昏蒙，脑的功能发生障碍或紊乱，诸症皆发。

现代医学认为头部被暴力打击后，中枢神经系统遭受过强的刺激，神经细胞震荡而功能障碍，发生超常抑制，但在病理解剖上，无明显形态上的变化和器质性损害。

【临床表现】

（1）意识障碍：损伤后有短暂的神志昏迷，持续时间可数秒或数分钟，一般不超过30分钟，意识清醒后可以恢复正常。

（2）近事遗忘症：清醒后不能回忆受伤之时或受伤前后的情况，但对往事却能清楚回忆，故又称"逆行性遗忘症"。

（3）清醒后可有头痛、头晕、目眩、耳鸣等症状，搬动头部或坐起时症状加重。

（4）神经系统检查无阳性体征，体温、呼吸、脉搏和血压在意识障碍期间可出现变化，清醒后恢复正常，无脑脊液漏，颅骨摄片、颅脑CT、MRI检查均正常。

【诊断要点】

（1）有明确的头部外伤史，常可查到头部受伤处有软组织肿胀、压痛。

（2）受伤后有明确的短暂意识恍惚或丧失。

（3）有明显的逆行性健忘，神经系统检查无阳性体征，血压、脉搏和呼吸正常。

（4）头痛、头晕在受伤后数日内明显，以后可逐渐减轻，可因情绪紧张，或在活动头部、变换体位时加重。

【治疗】

1. 中药治疗

脑震荡中医辨证分为三期：昏迷期、苏醒期和恢复期。

（1）昏迷期：脑震荡昏迷不醒、瘀阻气闭者，以开窍通闭为主，方药可选用苏合香丸灌服。

（2）苏醒期：脑震荡苏醒后，主要症状是头痛、头晕、恶心、时有呕吐、夜寐不宁，治应舒肝活血安神，方药用柴胡细辛汤；头痛较剧者加丹参、川芎、藁本、蔓荆子；头晕较甚加白蒺藜、双钩藤、龙齿、明天麻；恶心呕吐者可加紫丁香、姜竹茹、姜半夏；夜寐不宁者加夜交藤、炒枣仁、炙远志。

（3）恢复期：主要症状基本消失，但尚感头晕、疲惫、精神不振，治应益气补肾健脑，方用可保立苏汤、归脾汤等。

2. 针灸治疗

（1）眩晕：针内关、百会、足三里，配风池、三阴交等穴。

（2）头痛：①偏头痛，针太阳、外关，配风池、四渎；②前头痛，针印堂、合谷，配上星、列缺；③后头痛，针哑门、后溪，配昆仑、风池；④顶头痛，针涌泉，配太冲、百会；⑤全头痛，针印堂、哑门，配足三里、合谷、四渎。

（3）呕吐：针内关，配足三里、天突。

（4）呃逆：针天突，配内关、中脘。

（5）失眠：针足三里、哑门或神门，配内关、三阴交。

【预后与调护】

脑震荡属于功能性疾病，预后良好。除适当的药物治疗和绝对卧床休息外，护理是治疗的重要环节，需要安静的环境和合理的调养，同时要帮助解除伤员对脑震荡的恐惧心理，促使患者早日康复。

二、脑挫裂伤

脑挫裂伤是脑组织的实质性损伤，分为脑挫伤和脑裂伤，因挫伤、裂伤同时存在，故常称为脑挫裂伤。

【病因病机】

头部直接受到暴力作用，或高处坠下，足部、臀部着地等间接暴力损伤，使脑组织在一定范围内发生出血和破坏。

由于脑器质性损害，在损害部位出现神经细胞变性、坏死，脑组织出血、水肿、液化及神经胶质增生继发性病理损害，最后在脑内遗留固定的痕迹，其甚者可出现神经损伤的定位症状。

【临床表现】

患者伤后出现昏迷，伴有颅内压增高与神经损伤定位症状等危重表现。

1. 颅内压增高的症状

颅内压增高的症状主要是患者生命体征的变化，即意识、瞳孔、血压、脉搏、呼吸等方面的变化。当颅内压增高处于代偿期时，患者的意识和瞳孔无多大的改变，仅血压逐渐上升、脉搏减慢、脉缓而无力，呼吸仍可正常；当颅内压继续上升，接近于瘫痪期，则患者意识逐渐昏迷，瞳孔对光反射消失，并开始散大，脉搏渐渐增快，心搏减弱，血压逐步下降，呼吸不规则或出现潮式呼吸，接着自主呼吸停止，称为中枢衰竭危象。

2. 神经损伤的定位症状

脑损害的部位对临床诊断和判定脑损伤的部位是很有意义。

（1）单瘫：即一个肢体（上肢或下肢）的瘫痪，通常是对侧大脑半球额叶损害的结果。

（2）偏瘫：一侧的上下肢都瘫痪，有三种情况：一是损害发生在对侧大脑半球的额叶，偏瘫常为不完全的，且不伴有偏盲与偏感觉障碍；二是损害发生在对侧大脑半球的深部内囊时，表现为较完全的偏瘫、同侧的偏盲及偏感觉障碍，即三偏症；三是损害发生在一侧的中脑的大脑脚处时，表现为交叉性偏瘫，出现较完全的对侧偏瘫及同侧的动眼神经麻痹，表现为瞳孔散大、对光反射消失、眼球外斜、上睑下垂等。

（3）抽搐：可发生在一侧或两侧肢体，这是大脑皮质受到刺激的一种反应。

（4）感觉障碍：大脑半球顶叶损害时，对侧躯体的深、浅感觉均减退。

（5）失语症：伤在大脑半球额下回的后部，常失去讲话能力，为运动性失语；伤在大脑半球颞上回后部及顶叶的缘上回及角回，失去语言理解能力，为感觉性失语。

3. 脑膜刺激征

蛛网膜下腔出血，血液混杂在脑脊液内而引起脑膜刺激征，主要表现为颈项强硬和屈髋屈膝试验阳性。

4. 脑脊液变化

脑挫裂伤者的脑脊液常为血性，其含血量不定，少者每立方毫米含红细胞数百个，多者可达200万～300万个 $[(20～30)×10^9/L]$，色泽可自微红至完全血性。在陈旧的蛛网膜下腔出血中，因红细胞都已溶化，红细胞内的血红素都被释出，因此这时的脑脊液呈黄色至棕褐色。

【诊断要点】

1. 病史

有明显的头部外伤史。

2. 临床症状

轻者神志可无变化，重者意识昏迷，出现颅内压增高的症状。

3. 体征

神经系统检查可发现定位症状、脑膜刺激征阳性。

4. 辅助检查

颅脑 CT、MRI 检查可明确损伤的部位；腰椎穿刺脑脊液检查有助于诊断。

【治疗】

病情轻者，主要是卧床休息和对症治疗。一般需卧床 1～2 周，可参考脑震荡的治疗。病情严重者，按照如下方法处理。

1. 一般处理

保持呼吸道通畅和吸氧，防治脑水肿，穿刺释放血性脑脊液，镇静治疗等。

2. 手术治疗

如脑挫裂伤严重，或合并脑内血肿，颅内压增高明显者应立即手术治疗。重度脑挫裂伤合并脑水肿的手术指征：①意识障碍进行性加重或已有一侧瞳孔散大的脑病表现；②CT 检查发现中线结构明显移位、脑室明显受压；③在脱水等治疗过程中病情恶化者。

3. 中药治疗

（1）昏愦期：瘀阻清窍者，用通窍活血汤加减；湿蒙清窍者，用通脑汤加减；元气外脱者，用独参汤。

（2）清醒期与恢复期：瘀阻脑络者，用血府逐瘀汤加减；痰浊上蒙者，用涤痰汤加减；肝阳上亢者，用镇肝熄风汤加减；心脾两虚者，用归脾汤；肾精不足者，用杞菊地黄丸。

4. 针灸治疗

昏迷者，选用水沟、十宣、涌泉等；呃逆或呕吐者，选用内关、足三里、天突等。

【预后与调护】

严重者，病情变化较快，预后凶险。故一旦发病，应及时采取最有效的治疗手段以防止病情进一步恶化加重。长期昏迷卧床患者，须仔细护理，如口腔清洁，及时吸痰，保持床铺整洁，进食、进药、排尿等管道通畅，严防褥疮发生等，适当地给予活动四肢关节，以防止关节僵硬。

三、颅内血肿

外伤性颅内血肿是颅脑损伤的继发性病变，为出血积聚于颅腔内形成局限性占位病变，对脑组织产生压迫和造成颅内压增高。颅内血肿是一种严重的颅脑损伤，若抢救不及时可马上危及患者生命。

【病因病机】

头部外伤后颅骨骨折出血，或硬脑膜血管破裂出血，形成硬脑膜外血肿；脑组织浅部血管破裂出血常形成硬脑膜下血肿；脑深部血管破裂出血则形成脑内血肿。颅内血肿形成初期，人体有一定的代偿能力，早期表现为颅内血管收缩，脑血流量减少，脑脊液产生速度减慢，脑室排空，脑脊液经脑池、蛛网膜下腔的吸收速度加快，使脑的体积相应缩小，此时颅内压可无显著升高。若血肿进一步发展，导致代偿性功能失调，造成颅内压增高，脑静脉回流阻滞，严重时脑脊液循环通路梗阻，脑组织受压移位进入颅脑裂隙，形成脑疝，压迫脑干，并使颅内压进一步增高。这种恶性循环如不及时纠正，脑疝压迫脑干较久后，终致发生生命中枢衰竭而死亡。

【临床表现】

基于颅内出血有溢血不止的倾向，为继发损伤，因此临床上有迟发性和进行性的特点，其主要症状是再昏迷和瘫痪进行性加重。

1. 意识障碍的特点

有三种情况：①昏迷逐渐至苏醒或好转后出现再昏迷；②昏迷进行性加重；③开始时清醒，以后逐渐进入昏迷。

2. 锥体束征

伤后逐渐出现肢体瘫痪，并有进行性加重，如伤后开始一侧肢体正常，逐渐出现不全瘫痪，最后出现偏瘫。同时伴有肌张力增高、腱反射亢进、病理反射阳性，说明偏瘫对侧有颅内血肿。

3. 瞳孔变化

血肿侧瞳孔进行性散大，对光反射消失，若病情发展速度快，则另一侧瞳孔亦随之扩大。

4. 颅内压增高

血肿引起颅内压增高发生早，往往在 24 小时以内达到高峰，而脑水肿引起的颅内压增高常在伤后 2~3 天内达到高峰。

5. 脑疝征象

脑疝常见为颞叶疝，表现为昏迷进行性加重，瞳孔先轻度缩小，对光反射迟钝，进而迅速扩大，对光反射消失，甚至双侧瞳孔散大、固定；对侧肢体瘫痪和腱反射亢进，出现病理反射；严重者心跳、呼吸停止。

【诊断要点】

1. 病史

有明显的头部外伤史。

2. 临床症状

意识障碍变化，有继发的颅内压增高征象。

3. 体征

有继发的脑受压局灶征象，甚至脑疝征象。

4. 辅助检查

颅脑 CT 检查等显示颅内血肿的具体部位和征象，如硬脑膜外血肿、硬脑膜下血肿或脑内血肿。

5. 鉴别诊断

颅内血肿与脑挫裂伤比较。

（1）脑挫裂伤定位症状在伤后即出现，而且比较稳定；颅内血肿的定位症状需隔一定时间出现，呈进行性加重。

（2）颅内血肿多有清醒期，而脑挫裂伤很少出现清醒期。

（3）颅内血肿常可出现颞叶疝，脑挫裂伤则很少出现，而颅压增高两者均有。

（4）脑挫裂伤在伤后即出现偏瘫，无进行性加重，自主活动少，颅内血肿则不然。

【治疗】

1. 一般处理

保持呼吸道通畅，吸氧，应用止血药物，防治脑水肿，防治感染，维持营养、水、电解质及酸碱平衡，促进脑与神经功能恢复，对症处理等。

2. 手术治疗

出血量较多、病情严重者，须手术治疗。颅内血肿的手术指征：①意识障碍程度逐渐加深；②颅内压的监测压力在 2.67kPa（273 mmHg）以上，并呈进行性升高表现；③有局灶性脑损害体征；④虽无明显意识障碍或颅内压增高症状，但 CT 检查血肿较大，或血肿虽不大但中线结构移位明显、脑室或脑池受压明显者；⑤在非手术治疗过程中病情恶化者。

3. 中药治疗

瘀阻清窍者，用通窍活血汤加减；气脱者，用独参汤或生脉散。

【预后与调护】

硬脑膜外血肿，如原发脑损伤较轻且无其他严重并发症者，及时手术，多数预后良好；部分血肿少于 30ml，病情平稳，保守治疗，血肿可完全吸收；如血肿巨大，脑疝严重，可因脑干继发性损害而死亡。急性硬脑膜下血肿、脑内血肿，多合并严重脑挫裂伤，病情急重，多数预后不良，尽管给予积极手术等治疗，患者仍可能死亡或遗留严重后遗症。

对昏迷患者，应加强护理，注意保持呼吸道通畅，防止呕吐物和痰液造成窒息等；适当翻身拍背，活动关节，预防坠积性肺炎、褥疮和关节僵硬；保持会阴部清洁和排尿管通畅，预防泌尿系感染。

四、脑 干 损 伤

脑干损伤是指中脑、脑桥和延髓的损伤，是一种严重的脑损伤，分原发性损伤和继发性损伤。原发性脑干损伤常可见到脑干不同部位的挫裂、出血、水肿、局部缺血坏死、软化等。继发性损伤常见于颅内血肿、脑水肿。本节重点讲述原发性脑干损伤。

【病因病机】

当外力作用于头部时，引起脑组织的移动和冲撞，脑干除了可直接撞碰坚硬的颅底斜坡外，还受到大脑和小脑的牵拉、扭转、挤压等致伤力的作用，尤以挥鞭式、旋转性或枕后暴力对脑干的损害最大，多见于中脑被盖区，病理改变通常为灶性出血和水肿，脑髓损伤，清窍阻闭，病理性质多为实证，伤势严重者可出现脱证。脑干损伤病情险恶，预后不佳。

【临床表现】

（1）昏迷：时间长，恢复慢，轻者数周，重者数年，甚至终生昏迷。

（2）去大脑强直：多呈角弓反张状态，即四肢张力增高，过度伸直，颈项后伸。

（3）锥体束征：由于脑干内的锥体束损伤，可出现肢体瘫痪、肌张力增高、腱反射亢进、浅反射消失，或出现一侧或双侧病理反射。受伤后一切反射消失，肌张力由增高而变为松弛，常为死亡前兆。

此外，脑干损伤还可以出现高热、肺水肿、消化道出血、眼球和瞳孔改变，如果出现一侧瞳孔散大，昏迷加深，对侧肢体瘫痪，血压升高，脉搏、呼吸减慢时，应考虑颅内血肿的存在。

【诊断要点】

1. 病史

有明显的头部外伤史。

2. 临床症状

伤后立即深度昏迷并进行性加重，较早出现呼吸循环功能紊乱。

3. 体征

去大脑强直，双侧病理征阳性，出现瞳孔大小不等和多变。

4. 辅助检查

头部 CT 或 MRI 检查显示脑干损伤灶。

【治疗】

1. 一般处理

按重型脑挫裂伤的处理原则进行治疗。

2. 中药治疗

瘀阻清窍者，用通窍活血汤加减；元气外脱者，用独参汤治疗。

【预后与调护】

原发性脑干损伤，轻者有部分可获得生存；重者则疗效甚差，死亡率高，若脑桥、延髓平面受创，则救治希望甚微。脑干损伤患者应特别注意保持呼吸道通畅，防止肺部感染、褥疮和泌尿系感染等。

第三节　胸部内伤

胸部内伤是指胸廓及其内脏受到外力打击或用力屏气而致内部气血、经络或内脏的损伤。

一、胸部屏挫伤

胸部由于负重屏气或受暴力撞击而致胸部气血、经络损伤者，称为胸部屏挫伤，是人们在日常生活和生产劳动中较常见的损伤。

【病因病机】

（1）屏伤：因强力负重，突然过度用力屏气所致，如挑担、推举或搬运重物用力过度等原因引起。

（2）挫伤：由于外来暴力直接作用于胸部所致，如跌打、碰撞、压轧、刀刃、爆炸气浪的打击，以及各种机械冲撞人体的胸部等原因而引起。

以上两种暴力作用于胸部均能导致气滞血瘀。胸部屏伤多以伤气为主，导致气机阻滞，经络受阻，不通则痛；胸部挫伤则以伤血为主，多因络脉受损，血溢于经络之外，瘀血停滞而为肿。由于气血关系密切，临床常见气血俱伤，但有时气先伤而后及于血，或血先伤而后及于气。若新伤失治，气滞不通，血瘀未化，可以反复发作而为陈伤。

【临床表现】

无论胸部屏伤或挫伤，它们均能导致气血损伤，因此在临床上可分为伤气、伤血与气血两伤。

（1）伤气：胸胁胀痛，痛无定处，胸闷气急，外无肿胀及固定的压痛点。

（2）伤血：胸部有固定性、局限性刺痛，深呼吸或咳嗽可使胸痛加剧，翻身转侧困难。伤处微肿，可有瘀斑青紫，压痛点固定。

（3）气血两伤：伤气与伤血两种症状并见。伤后胸胁常有较剧烈的疼痛，心中烦闷；局部肿胀，有明显压痛，但其疼痛范围较压痛范围大，且常有走窜移动，甚则窜至背部。

胸胁隐痛，经久不愈，时轻时重，稍一劳累即能诱发者，为胸胁陈伤，其外无肿胀及固定压痛，脉多弦细或细涩。

【诊断要点】

1. 病史

有强力负重，突然用力过度的屏伤史或直接暴力所致的挫伤史。

2. 临床症状、体征

伤气者，胸胁胀痛，痛无定处，无肿胀及压痛；伤血者，痛有定处，局部可扪及肿胀或压痛；气血两伤者，伤气与伤血症状并见；胸胁陈伤者，胸胁隐痛，经久不愈。

3. 辅助检查

X线检查未见明显异常。

【治疗】

1. 手法治疗

（1）伤气者，手法以摇拍为主。患者正坐，医者外展患者伤侧手臂，做圆圈形的摇动6～9次，然后快速地上下抖动该臂数次；胸闷、呼吸不畅者，医者将右手五指并拢，手掌部呈拱屈状用力拍击患者背部数下。

（2）伤血者，行按摩手法。患者取卧位，术者用手掌沿肋间隙由前向后施行揉摩2～3分钟，随后集中于疼痛部位施行揉摩。

2. 中药治疗

（1）内治法

1）伤气：宜疏肝行气止痛，方用柴胡疏肝散加减。

2）伤血：宜活血化瘀止痛，方用复元活血汤加减。

3）气血两伤：宜气血同治，方用柴胡疏肝散、复元活血汤、活血止痛汤加减。

4）胸胁陈伤：宜行气破瘀，佐以调补气血。以气滞为主者，方用柴胡疏肝散、活血止痛汤加减；以血瘀为主者，方用三棱和伤汤加黄芪、党参。

（2）外治法：局部肿痛者，可在损伤部位外敷消瘀止痛膏；若咳呛震痛剧烈者，可用布条扎紧胸廓，以减少震动，减轻疼痛。

3. 针灸治疗

胸胁疼痛者，针刺膻中、支沟，配期门、外关透内关；咳逆气喘者，针刺肺俞、定喘，配天突、丰隆等。

【预后与调护】

积极治疗，预后良好。预防当避免外伤、负重过度或骤然闪挫等。发病后应适当休息与练功活动，鼓励患者做深呼吸、咳嗽、唾痰。适当做上肢活动及扩胸动作，预防胸膜和筋膜等组织的粘连，以免长期遗留胸痛。

二、气　胸

胸部损伤时，空气由胸壁伤口、肺或支气管破裂处进入胸膜腔者，称为损伤性气胸。

【病因病机】

胸膜腔是两层胸膜间的一个潜在的空隙，胸膜腔内的压力低于大气压，为负压。胸部受伤，如利器、子弹、弹片等刺破胸壁及胸膜，或肋骨断端刺破肺组织，或气管、食管破裂等，均可使空气进入胸膜腔而形成气胸。临床上根据损伤性质和气胸内压的不同，将气胸分为闭合性、开放性和张力性三类。

（1）闭合性气胸：胸壁无伤口，气体自肺组织损伤的破裂口进入胸膜后，伤口迅速闭合，空气不再继续进入胸膜腔，称为闭合性气胸。此类气胸对胸腹腔内负压的影响不大，仅使伤侧肺部分萎缩。

（2）开放性气胸：胸壁有较大的伤口，多由刀刃锐器或弹片火器刺伤胸壁及胸膜形成，胸膜腔经胸膜和胸壁裂口与外界相通，空气随呼吸自由出入胸膜腔者，称为开放性气胸。吸气时大量气体进入胸膜腔，使伤侧肺受压萎缩，纵隔被推向健侧；呼气时空气由伤口排出，纵隔被推向伤侧，纵隔随着呼吸而移动，严重地影响呼吸功能，造成缺氧，引起胸膜肺休克。

（3）张力性气胸：多见于胸壁有窄长的伤口或肺、支气管裂伤，伤口与胸腔呈活瓣状相通。吸气时空气进入胸膜腔；呼气时，活瓣闭合空气不能排出，胸膜腔内压力不断增高，形成张力性气胸。此时，伤侧肺被显著压缩，纵隔被推向健侧，使健侧的肺亦受压缩，造成严重的呼吸循环障碍，发生缺氧、窒息和休克。

【临床表现】

（1）闭合性气胸：临床症状与气体的进入量有关，少量空气进入可无明显症状；如较多空气迅速进入胸膜腔时，则患者有胸闷、气促、咳嗽等症状，查体见伤侧呼吸音减弱，叩诊呈鼓音。

（2）开放性气胸：胸壁有开放性伤口，在呼吸时可闻及气体出入的响声，并有胸胁疼痛、呼吸急促、面色苍白、脉搏细数、血压下降等表现。

（3）张力性气胸：表现为进行性呼吸困难、喘息抬肩、鼻翼煽动、发绀，甚至休克，并可有皮下或纵隔气肿，患侧胸廓显著膨隆。胸腔穿刺时有高气压（在20kPa以上），穿刺抽出大量气体后，胸腔内压力很快又增高变成高压。

【诊断要点】

1. 病史

胸部有明显外伤史。

2. 临床症状

常见胸闷、气促不适等，严重者呼吸困难、发绀，甚至休克等。

3. 体征

伤侧呼吸音减弱，叩诊呈鼓音，严重者气管和纵隔移向健侧，患侧胸廓显著膨隆。

4. 辅助检查

闭合性气胸X线检查可见不同程度的肺压缩。开放性气胸除肺有压缩外，尚有纵隔移位等。张力性气胸可见胸腔内有大量气体和瘀血存在，纵隔明显推向健侧，有时尚有纵隔气肿。

【治疗】

1. 局部处理

治疗的关键是将胸膜内异常的正压转化为正常的负压，使肺迅速复张。

（1）闭合性气胸：少量气胸（肺压缩在30%以下者）可在1~2周内自行吸收，不必特殊处理；积气较多引起症状时，可在胸前第2~3肋间锁骨中线处，在消毒和局麻下进行胸膜腔穿刺，将气体抽出。

（2）开放性气胸：首要任务是封闭伤口，将开放性气胸转变为闭合性气胸。急救时用消毒厚纱布填塞伤口并加压包扎，使之不漏气；待一般情况改善后，经X线检查，施行清创修补，并用胸腔闭式引流（图9-1）。

（3）张力性气胸：首要任务是排除胸膜腔内高压，解除对肺和纵隔的压迫。急救时立即用粗针头于第2～3肋间锁骨中线处刺入胸膜腔内减压，或用一带孔的橡胶指套扎于针头的尾端，作为活瓣或单向排气装置，进行穿刺排气减压（图9-2），进一步连接水封瓶排气减压。严重肺裂伤者，须开胸行修补术。

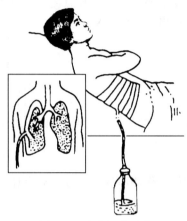

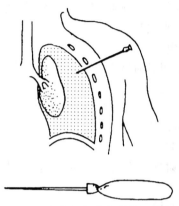

图9-1　胸腔闭式引流　　　　　　　图9-2　张力性气胸穿刺排气减压

2. 中药治疗

经急救处理，病情稳定后，若仍有呼吸困难，面色苍白，唇绀者，宜扶正祛邪平喘，方用二味参苏饮加减；若气促兼有发热，苔黄，脉数者，则宜宣肺清热，方用十味参苏饮、千金苇茎汤加减；若咳嗽痰涎壅盛者，宜祛痰平喘，方用三子养亲汤加减。

3. 其他疗法

合并休克者，采用综合性抗休克治疗；呼吸困难者，给氧，必要时行气管切开；应预防和控制胸腔内感染；开放性气胸者，应给予注射破伤风抗毒素。

【预后与调护】

严密观察病情变化，注意保持呼吸道通畅。对严重休克患者，应平卧位，一旦血压恢复正常，应予半卧位，以利于胸腔引流。鼓励患者咳嗽、拍背排痰，定时超声雾化。

三、血　　胸

胸膜腔积血称为血胸，与气胸同时存在称为血气胸。

【病因病机】

血胸多为刃器、火器或肋骨骨折断端直接刺伤胸内脏器和血管所致。血胸的出血来源：一是肺损伤，由于肺循环血压低，出血慢，多可自行停止；二是胸壁血管损伤，如肋间动、静脉破裂出血等，因体循环血压较高，出血一般不易自止；三是心脏或胸内大血管的损伤，出血凶猛，伤员常因来不及救治而死亡。

血胸发生后，不但因血容量丢失影响循环功能，还可压迫肺组织，减少呼吸面积，血胸推移纵隔，使健侧肺也受压，并影响腔静脉回流，因而严重影响呼吸和循环功能。

当胸腔内迅速积聚大量血液，超过肺、心包和膈肌运动所起的去纤维蛋白作用时，胸腔内积血发生凝固，形成凝固性血胸。凝血块机化后形成纤维板，限制肺与胸廓活动，损害呼吸功能。血液是良好的培养基，经伤口或肺破裂口侵入的细菌，会在积血中迅速滋生繁殖，引起感染性血胸，最终可导致脓血胸。

【临床表现】

血胸的临床表现与出血量、出血速度及个人体质有关。一般而言，成人血胸量不超过 500ml 为少量血胸，500～1000ml 为中量血胸，出血量在 1000ml 以上者为大量血胸。少量的胸膜腔积血可无明显自觉症状，仅感到胸部轻度闷痛不适。大量积血时，伤员会出现不同程度的面色苍白、脉搏细速、血压下降和末梢血管充盈不良等低血容量休克表现；并有呼吸急促、肋间隙饱满、气管向健侧移位、伤侧叩诊浊音和呼吸音减低等胸腔积液的临床和胸部 X 线表现。

【诊断要点】

1. 病史

患者有明显胸部外伤史。

2. 临床症状

少量血胸，可无明显的症状和体征；大量血胸，可出现面色苍白、胸闷气促、血压下降等低血容量休克症状。

3. 体征

可有胸腔积液的体征，即肋间隙饱满、气管移向健侧、伤侧叩诊呈实音、听诊时呼吸音减弱或消失。

4. 辅助检查

胸膜腔穿刺抽出血液可明确诊断。X 线检查则可了解血胸量的多少、有无合并伤的存在。少量积血仅有肋膈角消失，下胸部不清晰；较大量血胸则伤侧肺为液体阴影所掩盖，并见纵隔被推向健侧；合并气胸者，可见液平面。

具备以下征象则提示存在进行性血胸：①持续脉搏加快、血压降低，或虽经补充血容量血压仍不稳定；②闭式胸腔引流量每小时超过 200 ml，持续 3 小时；③血红蛋白量、红细胞计数和血细胞比容进行性降低，引流胸腔积血的血红蛋白量和红细胞计数与周围血相接近，且迅速凝固。

具备以下情况应考虑感染性血胸：①有畏寒、高热等感染的全身表现；②抽出胸腔积血 1ml，加入 5ml 蒸馏水，无感染呈淡红透明状，出现混浊或絮状物提示感染；③胸腔积血无感染时红细胞白细胞计数比例应与周围血相似，即 500：1，感染时白细胞计数明显增加，比例达 100：1 可确定为感染性血胸；④积血涂片和细菌培养发现致病菌有助于诊断，并可依此选择有效的抗生素。

【治疗】

1. 胸膜腔积血的处理

（1）非进行性血胸：可根据积血量多少，采用胸腔穿刺或闭式胸腔引流术治疗，及时排出积血，促使肺膨胀，改善呼吸功能，并使用抗生素预防感染。

（2）进行性血胸：应在积极防治失血性休克的同时，及时做剖胸探查止血。

（3）凝固性血胸：应待伤员情况稳定后尽早手术，清除血块，并剥除胸膜表面血凝块机化而形成的包膜。

（4）感染性血胸：应及时改善胸腔引流，排尽感染性积血积脓，若效果不佳或肺复张不良，应尽早手术清除感染性积血，剥离脓性纤维膜。

2. 中药治疗

（1）气血衰脱者，宜补气摄血，方用独参汤、当归补血汤加三七、白及、炒蒲黄等。

（2）瘀血凝结者，宜活血祛瘀，方用血府逐瘀汤。

（3）血瘀化热者，宜清热凉血化瘀，方用活血散瘀汤合五神汤加减。

3. 其他疗法

（1）大量血胸，应输入足够的血液，以防止低血容量性休克。

（2）预防和控制胸部感染。

（3）必要时给予止血剂。

（4）处理胸部合伤，如有肋骨骨折，应予以固定；胸壁软组织挫伤，局部外敷消瘀止痛药膏。

【预后与调护】

严密观察病情变化，预防出血性休克；进行性血胸，如未及时控制病情，预后凶险。治疗期间，应适当补充营养，增加高蛋白、高维生素及富铁食物。注意伤口卫生，防止胸腔感染。早期适当休息，中后期鼓励患者做深呼吸和主动咳嗽。

第十章 骨 病

第一节 骨关节病

一、退行性骨关节炎

退行性骨关节炎是中老年较常见的慢性进行性骨关节疾病，又称骨性关节炎、增生性关节炎、肥大性关节炎、老年性关节炎、退行性骨关节病等。它的主要病变是关节软骨的退行性变和继发性骨质增生。它可继发于创伤性关节炎、畸形性关节炎。

本病多在中年以后发生，好发于负重大、活动多的关节，如脊柱、膝、髋等处。

【病因病机】

（1）肝肾亏损：《内经》有云"肾主骨""肝主筋"，诸筋者，皆属于节，筋能约束骨节。中老年以后，肝血肾精渐亏，肝虚则血不养筋，筋不能维持骨节之张弛，关节失滑利，肾虚而髓减，致使筋骨均失所养，导致骨关节过早过快产生退变而发本病。目前认为，此类骨关节病，属于原发性骨关节病，它的发生往往与遗传和体质因素有明显关系。

（2）慢性劳损：过度劳累，日积月累，筋骨受损，营卫失调，气血受阻，经脉凝滞，筋骨失养，致生本病。

骨性关节炎分原发性和继发性两种。原发性骨性关节炎为病因不明者，一般认为与增龄、外伤、内分泌、软骨代谢、免疫异常和遗传因素等多种危险因素有关；继发性骨性关节炎为继发于某种明确疾病，如创伤、感染、代谢病和内分泌病等。由于年龄增长、创伤、畸形等，使关节软骨磨损，软骨下骨显露，在关节缘形成厚的软骨圈，通过软骨内化骨，形成骨赘；关节囊产生纤维变性和增厚，限制关节的活动，关节周围的肌肉因疼痛而产生保护性痉挛，使关节活动进一步受到限制，增加了退行性变进程，关节发生纤维性强直。

【临床表现】

原发性骨性关节炎的发病年龄多在50岁以上，女性稍多于男性；受累关节常为多个关节，多见于颈、腰椎和髋、膝、踝、第1跖趾关节，以及肘、第1腕掌关节和远侧指间关节。

一般无明显全身症状，表现为关节疼痛，早期为间歇性钝痛，以后逐渐加重，可出现典型的"休息痛"与"晨僵"，即关节处于一定的位置过久，或在清晨起床时，感到关节疼痛与僵硬；稍活动后疼痛减轻；如活动过多，因关节摩擦又产生疼痛。

体检时可见患病关节肿胀，肌肉萎缩，关节主动或被动活动时可有软骨摩擦音，有不同程度的关节活动受限和其周围的肌肉痉挛。

后期患者常见关节畸形，如第1腕掌骨受累引起手方形样外观，膝关节可发生膝内翻和外翻，跖趾囊突出，跖关节外展，足趾锤状或上翘等。关节固定、挛缩、姿势异常和身长缩短，乃至废用性肌萎缩也可见到。关节功能紊乱呈渐进性加重，活动范围明显减小甚至固定于某一姿势。

1. 中医证候分型

（1）肝肾亏损：肾阳虚者，面色无华，精神疲倦，气短少力，腰膝酸软，手足不温，小便频多，舌淡苔薄，脉沉细而弱；肝肾阴虚者，心烦失眠，口燥咽干，面色泛红，五心烦热，耳鸣耳聋，小便短赤，舌红苔少，脉细弱而数。

（2）慢性劳损：早期可出现气血虚弱之症，精神委靡，神情倦怠，面色苍白，少气懒言。后期可出现肝肾不足之证。

2. 不同部位的骨性关节炎的临床特征

（1）膝关节：原发性骨性关节炎在膝关节最常见。主要症状为疼痛、关节绞锁和运动受限；常可触到摩擦感，有关节积液时，浮髌试验可阳性。

（2）髋关节：继发性多见，常继发于髋臼发育不良、股骨头坏死、髋部炎症和骨折、脱位之后，多累及单侧关节。主要症状为疼痛、跛行和功能受限，疼痛常放射到膝关节内侧，患髋常有轻度屈曲内收畸形；X线片上在髋臼上缘，或在股骨头内常见较大的囊样透亮区，节间隙狭窄、半脱位。

（3）指间关节：多属原发性，常见于远侧指间关节，偶见于近侧指间关节；常见多个关节受累。患者多为45岁以上女性，常有家族遗传史。Heberden结节可能是受性别影响的常染色体单基因遗传表现，急性发展的结节局部红肿、压痛，触之较软且有波动感。受累关节常有轻度屈曲畸形。

（4）肘关节：继发性多见。常与慢性劳损有关，木工、矿工、体操运动员、杂技演员及关节内骨折、脱位患者发病率高。主要症状为疼痛和功能受限，常为双侧性。

（5）脊柱：好发于活动度较大、负重较多的颈椎下段和腰椎下段。严重者可伴有脊髓或神经根受压症状。X线检查可见椎体上下缘骨质增生，甚者可见骨桥；椎间隙及关节突间隙变窄，椎管狭小。

【诊断要点】

1. 病史

原发性患者常无明显病史。

2. 临床症状

多见于中老年人，起病缓慢。初起隐痛，逐渐加重，伴关节僵硬、活动不利。症状时轻时重，其加重与气候有关，逐年加重，反复缠绵难愈。

3. 体征

关节轻度肿胀，周围压痛，活动时有摩擦音。严重者肌肉萎缩、关节畸形。

4. X线检查

关节边缘有骨赘形成，关节间隙变窄，软骨下骨有硬化和囊腔形成。到晚期关节面凹凸不平，骨端变形，边缘有骨质增生，关节内可有游离体。脊椎发生骨性关节炎时，椎间隙变窄，椎体边缘变尖，可见唇形骨质增生。

【鉴别诊断】

（1）骨关节结核：早期出现低热、盗汗等阴虚内热症状，患部可见脓肿，X线可显示骨关节破坏。

（2）风湿性关节炎：典型表现为游走性的多关节炎，常呈对称性，关节局部可出现红肿热痛，但不化脓，炎症消退，关节功能恢复，不遗留关节强直畸形，皮肤可有环形红斑和皮下结节。

（3）类风湿关节炎：常为多关节发病，而且累及手足小关节，逐渐出现关节僵硬、肿胀、畸形，血清类风湿因子阳性。

【治疗】

治疗目标：①解除疼痛症状；②维持或改善关节功能；③保护关节结构。

1. 中医治疗

（1）内治法

1）肝肾亏损：治宜滋补肝肾，方用左归丸。

2）慢性劳损：早期气血虚弱，治以补气补血，方选八珍汤、十全大补汤；晚期出现肝肾不足者，可用左归丸以滋补肝肾；若肾阳虚者，方用肾气丸以温补肾阳；若肾阴虚者，方用六味地黄丸以滋补肾阴。

（2）外治法

1）中药熏洗：可用海桐皮汤或五加皮汤局部热敷、熏洗。

2）针灸治疗：能缓解疼痛，改善症状。

3）理筋手法：根据病情，可选用点穴、弹筋、拨筋、活节展筋手法。

4）物理疗法：理疗可促进炎症吸收、消除肿胀，有镇痛、缓解症状的作用。通常可选用直流电醋离子导入或20%乌头离子导入法、超短波电疗法、超声波疗法或磁疗、激光等。

2. 西医治疗

（1）非药物治疗：主要包括患者教育、辅助器械、物理疗法、体育锻炼、增加耐力锻炼、减肥等。

（2）药物治疗：镇痛剂、非甾体抗炎药物和激素属于快作用缓解症状药物；硫酸软骨素、透明质酸钠等属于慢作用缓解症状药物；某些软骨保护剂，如维骨力等，被认为可对因治疗，缓解软骨的退变。选用药物治疗骨性关节炎强调用药个体化，应根据病情、部位、患者的反应进行选择。

（3）其他疗法：包括膝关节腔穿刺生理盐水冲洗、关节镜下清理术、透明质酸钠关节内注射等。

3. 手术治疗

骨性关节炎后期需行手术治疗才能缓解疼痛和恢复关节功能。适应于：①严重关节疼痛经各种治疗无效者；②严重关节功能障碍影响日常生活者。可根据病情、职业、年龄等手术指征的不同，选择截骨术、关节成形术、人工关节骨换术等。

【预防与调护】

大部分骨性关节炎患者通过保守治疗，可以取得较好的疗效。在日常生活中，要注意防止过度劳累，避免超强度劳动和运动造成损伤。适当体育锻炼，增强体能，改善关节的稳定性。对患病的关节应妥善保护，防止再度损伤，严重时应注意休息，或遵医嘱，用石膏固定，以防止畸形。

二、类风湿关节炎

类风湿关节炎是一种以关节滑膜为主要靶组织的慢性全身性自身免疫性疾病，初期主要表现为关节滑膜炎，后累及关节软骨及软骨下骨，其次为浆膜、心、肺、眼等结缔组织广泛性炎症。其特点是反复发作的对称性的多发性小关节炎，以手、腕、足等关节最常受累；早期呈现红、肿、热、痛和功能障碍，晚期关节可出现不同程度的强硬和畸形，并有骨和骨骼肌萎缩，是一种致残率较高的疾病。

本病属于中医"痹证"范畴，亦称"历节风"、"顽痹"、"骨痹"等。《素问·痹论》云："风寒湿三气杂至，合而为痹。"该病起病隐袭，发病年龄多在25～55岁，女性发病率比男性高2～3倍。

【病因病机】

中医学认为本病多由于人体气血亏虚，腠理疏松，致使风寒湿邪乘虚而入，壅塞经络，凝而为痹。

（1）风寒湿痹：素体阳气偏虚，卫阳不固，风寒湿邪入侵，阻滞经络，结聚于关节，多形成风寒湿痹。

（2）风湿热痹：素体阴血不足，内有郁热，与外邪相搏结，耗损肝肾之阴，使筋骨失去濡养；或风寒湿邪郁久化热，熏蒸津液；或饮酒积聚为痰浊、痰火而壅滞于经络关节，形成风湿热痹。

（3）瘀血痹：痹久则血停为瘀，湿聚为痰，痰瘀互结，深入筋骨，形成瘀血痹。

（4）正虚：痹病久之，则内舍于肝肾，致肾虚，肝血不足，筋骨失养，加之久邪不去，痹阻经络，流注关节，气血不行，关节闭涩，故渐见筋挛骨松，关节变形，不得屈伸等。

本病属本虚而标实，本虚为气血、阴阳、脏腑亏损失调，标实为外邪、瘀血、痰浊痹阻。病机特点为经络痹阻、气血运行不畅；病变在关节、筋骨、肌肉。初期以邪实为主，后期多属正虚邪恋或虚实夹杂。

现代医学认为除感染和自身免疫学说外，本病还受内分泌、遗传和气候等因素的影响。本病属结缔组织疾病的一种，以关节病变为主，除关节外还可累及皮肤、心、肺、眼、脾、淋巴结等脏器。

关节病变一般均由滑膜炎开始。急性期滑膜表现为渗出性和浸润性，滑膜下层有小血管扩张和内皮细胞肿胀等。慢性期滑膜变得肥厚，形成许多绒毛样突起，突向关节腔内或侵入到软骨和软骨下的骨质，是造成关节破坏、畸形、功能障碍的病理基础；病变软骨面常被血管翳覆盖，软骨变薄变黄，血管翳机化后关节先形成纤维性粘连，进一步加重为骨性强直。

【临床表现】

患者起病隐匿，发病缓慢而渐进，病变发作与缓解交替出现，病程可长达数年至数十年。先有疲乏无力，食欲减退，肌肉酸痛，手足麻木，低热等先驱症状；随后出现关节疼痛、发僵、肿胀、局部温度升高和周围肌肉萎缩；同时伴有不规则发热，体重减轻，脉搏增快，贫血，皮下类风湿结节等全身症状。

1. 关节表现

（1）晨僵：患者晨起或经过一段时间停止活动后，受累关节出现僵硬，活动受限，晨僵持续时间和关节炎症的程度呈正比，常被作为观察本病活动的指标之一。

（2）关节疼痛与压痛：关节痛常常是最早出现的症状。手足小关节，尤其是近侧指间关节、掌指及跖趾关节疼痛；其次为腕、肘、膝、踝、髋关节等依次受累，呈多发性、游走性、对称性发作；疼痛的关节多伴有压痛，受累关节的皮肤会出现褐色色素沉着。

（3）关节肿胀、畸形：肿胀多因关节腔内积液或关节周围软组织炎症引起。晚期可见畸形，进一步加重为骨性强直。又因关节周围肌腱、韧带受损使关节不能保持在正常位置，从而出现指间关节梭形肿胀，腕关节尺偏畸形，手指的鹅颈畸形与扣眼畸形（图10-1），握力减弱；足部呈外翻畸形，行走速度减慢等。

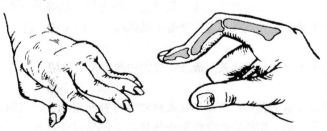

图 10-1　鹅颈畸形、扣眼畸形

2. 关节外表现

（1）类风湿结节：是本病特殊的皮肤表现。多位于关节隆突部及受压部位的皮下，其大小不一，无痛，对称性分布于尺骨鹰嘴突处、腕及指部伸侧等处。

（2）类风湿血管炎：可观察到指甲下或指端出现小血管炎，在眼造成巩膜炎，严重者因巩膜软化而影响视力。

（3）其他方面：部分患者出现肺间质病变、肺内结节样改变、胸膜炎或心包炎等。

【诊断要点】

1. 病史

起病大多隐匿，发病缓慢而渐进，病变发作与缓解交替出现。

2. 临床症状

关节疼痛、晨僵、乏力不适。

3. 体征

对称性关节肿胀，尤以近端指间关节、掌指关节及掌腕关节多见，压痛，关节畸形，皮下结节。

4. 辅助检查

血液检查可见血红蛋白减少，淋巴细胞计数增加；活动期红细胞沉降率增加，C-反应蛋白增高；类风湿因子试验阳性占 70%～80%；关节液混浊，黏稠度降低，黏蛋白久病者可正常，凝固力差，滑液糖含量降低。

X 线检查早期可见周围软组织肿胀阴影，骨质疏松，骨皮质密度减低，正常骨小梁排列消失。以后关节软骨下有囊腔形成，附近骨组织呈磨砂玻璃样改变，关节间隙狭窄。晚期关节严重破坏，骨质吸收，关节间隙消失，呈纤维性或骨性强直，或因病理性脱位而出现各种畸形。

5. 诊断标准

美国风湿病学会（ACR）1987 年推荐的分类标准，如具备下述七项指标中的四项者，可诊断为类风湿关节炎：①晨僵至少 1 小时（≥6 周）；②3 个或 3 个以上关节肿（≥6 周）；③腕、掌指、近节指间关节肿（≥6 周）；④对称性关节肿（≥6 周）；⑤皮下结节；⑥手 X 线表现改变（至少有骨质疏松和关节隙狭窄）；⑦类风湿因子阳性（所用方法正常人群不超过 5% 阳性）。

【鉴别诊断】

（1）风湿性关节炎：是风湿病的一个症状，临床表现以关节炎和心肌炎为主。关节炎的典型表现是游走性关节痛，对称性地发作于膝、踝、肩、腕、肘、髋等大关节，局部红、肿、热、痛。急性期消退后，关节功能完全恢复，不遗留关节强直或其他畸形，常有反复发作的特点；慢性期可见到各种风湿性心瓣膜病的改变。

（2）痛风性关节炎：病变以血尿酸含量增高为特点，多发于男性，与饮食有关，好发于跖趾关节。病变发作时剧烈疼痛，难以忍受，缓解后如常人，活动自如。X 线检查为穿凿性骨缺损。

（3）关节结核：一般为单发病变，局部可有轻微疼痛和压痛，肌肉痉挛，关节僵硬感和畸形；随后出现功能障碍，各方向活动均受限。局部皮肤没有红、热等急性炎症表现，形成寒性脓肿，寒性脓肿破溃后形成窦道，经久不愈。全身可见低热、乏困无力、盗汗、消瘦、贫血等。

【治疗】

治疗目的是解除关节疼痛，防止关节破坏，保留和改善关节功能。

1. 一般治疗

给予富含蛋白及维生素的食物；贫血和骨质疏松者可补充铁剂、钙剂和维生素；鼓励患者多晒太阳，改善潮湿、阴冷的工作环境。急性期卧床休息，避免过劳；慢性期可适当活动，结合功能锻炼、理疗、适当疗养、最大限度地保护关节功能，防止非功能位强直。

2. 药物治疗

（1）中医治疗

1）风寒湿痹：治宜祛风通络、散寒除湿，方选通痹汤加减。

2）风湿热痹：治宜清热解毒、疏风除湿，方选清痹汤加减。

3）瘀血痹：治宜活血化瘀、行气通络，方选化瘀通痹汤加减。

4）虚证：肝肾虚者，治宜补肝肾、强筋骨、通经络，方选独活寄生汤加减；气血虚者，治宜补益气血、通络祛邪，方选黄芪桂枝五物汤加减。

（2）外用药：可采用麝香虎骨膏、伤湿止痛膏敷贴，或狗皮膏等膏药烊化后温贴。此外，可应用骨科腾洗药、风伤洗剂等熏洗。

（3）中药提取制剂：中药雷公藤制剂，应用较多的是雷公藤多苷片和雷公藤醋酸乙酯提取物，药理观察证明有肯定的抗炎及免疫抑制等作用；正清风痛宁，系由传统抗风湿中药青风藤提取有效成分盐酸青藤碱研制而成，药理证实有镇痛、抗炎及免疫抑制作用。

（4）西医治疗：提倡早期、联合用药。

1）一线药物：主要指非甾体抗炎药，用于初发或轻症病例，可以达到消炎止痛的效果，包括水杨酸制剂、灭酸类、吲哚醋酸衍生物和昔康类等药物，如水杨酸钠、吲哚美辛和塞来昔布等。

2）二线药物：一线药物未能控制病情者，可应用二线药物。如柳氮磺吡啶（SSZ）；金制剂：硫代苹果酸金钠、硫代葡萄糖金钠、硫代硫酸金钠；抗疟药：氯喹、羟氯喹、D-青霉胺。

3）三线药物：免疫抑制剂，如甲氨蝶呤（MTX）和硫唑嘌呤等；肾上腺皮质激素和促肾上腺皮质激素，如泼尼松、地塞米松、ACTH等。这类药物的消炎止痛作用非常突出，但停药后症状迅速复发又加剧，故不列为常规用药。

（5）中西医结合治疗：中西医具有各自的特点，两者联合用药治疗可以收到较好的效果。而且中西医结合疗法在缩短疗程、减少药物副作用、巩固疗效、降低复发率、提高生活质量等方面均比单纯西医疗法优越。

3. 手术治疗

通过手术改善功能，矫正畸形。常用的有滑膜切除术、关节清理术、关节成形术、关节融合术和关节置换术等。

【预后与调护】

本病病程多变，一些患者自然缓解，多数患者病情波动，活动期与静止期反复交替，迁延多年。少数患者持续向严重方向发展，最终导致严重残疾。通过改善居住环境，加强防寒保暖，发挥患者的主观能动性，配合合理的营养保健、适当的休息与功能锻炼、加强心理护理，有助于缓解症状和控制疾病的发展。

三、痛风性关节炎

痛风性关节炎是以嘌呤代谢紊乱、血尿酸增高、关节急性剧痛和红肿反复发作、痛风石形成为主要特征的一种病症，多见于40岁以上男性。祖国医学对于"痛风"病因病理的阐述、临床症状的描述，包括了现代医学所说的痛风性关节炎，认为本病系因湿浊瘀阻，留滞关节经络，气血不畅所致。

【病因病机】

（1）湿浊瘀阻：湿热诸邪，乘虚内窜，阻闭经络，凝聚关节；外伤恶血留内不去，蕴久化热，瘀热流注关节；或形体肥胖，嗜食肥甘，气化失调，痰浊内生，阻滞经脉肢节而发病。

（2）脏气衰哀：人至中年，诸脏渐衰，尤其是脾气虚弱，肾精亏耗。脾虚运化失常，升清降浊无权；肾亏气化乏力，分别清浊失司，清浊代谢失调而发病。

现代医学认为，痛风系因嘌呤代谢紊乱，引起尿酸盐沉积在组织内所引发的病变，可分为原发性和继发性两类：原发者与家族遗传有关，有阳性家族史者占所有病例的 50%～80%；继发者可由肾脏功能障碍时，多种疾病导致尿酸生成增多而排出受阻引起。

痛风的病理变化大体有两种，一为关节组织及关节外组织的尿酸盐沉淀；一为尿酸盐所引起的组织反应变化。尿酸盐沉淀于关节软骨和骨质内，可使软骨和骨质被吸收，刺激关节滑膜而发生急性炎症，使滑膜、关节囊充血肿胀；随着时愈时发的病程进展，滑膜可因慢性炎症而发生肥厚和肉芽化，骨质和软骨面进一步被破坏，被累关节逐渐形成类似增生性炎症的病理变化，使关节功能进一步受累。

【临床表现】

本病发病急骤，其中 60%～70% 始发于拇趾的跖趾关节，其次为踝、手指、腕关节，其他关节、肌腱、腱鞘和滑囊亦可受累，约有 1/3 的患者可见肾脏损害的表现。

原发性痛风在临床上可分为以下四期：

(1) 无症状期：此期可历时很长，患者除血尿酸增高外无其他症状，据估计这些患者中只有 1/3 的人以后会出现关节症状。

(2) 急性关节炎期：常在夜间突然发作，受累关节剧痛。首次发作一般只累及一个关节，最常被累及的是拇趾的跖趾关节，其次为足背、足跟、踝、膝等关节。受累关节在数小时之内明显肿胀，局部皮温升高，肤色暗红，压痛明显。在发作期内患者体温常增高，并可出现头痛、心悸、疲乏、厌食等全身反应。引起发作的诱因常为酗酒、暴饮暴食、着凉、过劳、精神紧张、手术刺激等。

(3) 间歇期：可为数月或数年，在此期间多无明显症状，以后发作次数逐渐增加，间歇期逐渐缩短，受累关节数目增多，最后发展为慢性关节炎期。

(4) 慢性关节炎期：约半数患者从急性转为慢性，多数受累关节僵硬、畸形，关节炎发作已不明显。部分患者在耳郭、尺骨鹰嘴和受累关节附近可见痛风石，局部皮肤破溃后可见白色牙膏样物质。约 1/3 的患者可发生肾脏合并症。

【诊断要点】

1. 病史

常见于中年男性，可有家族史，可有劳累、暴食、吃高嘌呤食物、饮酒、受凉等诱因。

2. 临床症状体征

足拇趾等处疼痛反复发作，昼轻夜重；关节、耳郭可有皮下痛风石结节。

3. 实验室检查

血尿酸增高，超过 416 μmol/L 对本病诊断有意义；急性发作期，白细胞计数可增高，红细胞沉降率增快；关节液、痛风结节镜检有针状结晶，尿酸盐试验阳性具有确诊意义。

4. X 线检查

早期多无异常。关节被尿酸盐破坏后，可见关节附近软组织肿胀影；关节边缘稍致密，附近骨质有边缘清晰的穿凿状破坏缺损区，缺损区附近骨质结构正常。晚期关节间隙狭窄，关节面不规则，关节边缘有骨赘形成等退行性关节炎样改变。有时可见钙化的痛风石钙化影。

【鉴别诊断】

(1) 拇囊炎：亦有第 1 跖骨头红肿热痛，但位置靠内侧，多为中老年女性，常有拇外翻和第 2、3 跖骨头胼胝体。X 线摄片无穿凿样改变，血尿酸正常。

(2) 骨关节炎：多见于老年人，无红肿发热，X 线片常有增生性改变，血尿酸正常。

(3) 类风湿关节炎：病变关节常为对称性，发作与缓解交替出现。病变活动期类风湿因子阳性，X线有骨质破坏，同时出现明显的骨质疏松征象。

【治疗】

痛风的治疗以内治为主，中药治疗副作用小，宜分清标本缓急，分型论治。

1. 一般处理

无症状期和间歇期，应节制饮食，禁食富含嘌呤多和核酸的食物，如肝、肾、脑、鱼子、蟹黄、豆类等，避免酗酒、精神刺激、着凉或过劳等；对血尿酸偏高者可适当给排尿酸药物，并多饮水，多食碱性物。急性发作期应卧床休息，局部冷敷，并大量饮水。

2. 中医治疗

（1）湿热蕴结：宜清热利湿、祛风通络，用宣痹汤去栀子、半夏，加萆薢、白花蛇舌草和牛膝、地龙等。

（2）瘀热阻滞：宜活血化瘀、祛热通痹，用化痰通痹汤加萆薢、败酱草、薏苡仁、生地、黄柏、牛膝等。

（3）痰浊阻滞：宜祛痰通络、化痰泄浊，用桃红饮加穿山甲、地龙、白芥子、胆南星、全蝎、乌梢蛇等。

（4）肝肾阴虚：宜滋补肝肾、通经活络，用补肾壮阳汤、虎潜丸或独活寄生汤加减。

此外，尚可选用如意金黄散、四黄散、金黄散、双柏膏等外敷，或用舒筋活络、止痛消炎药水外擦。

3. 西药治疗

西药治疗可有效地控制高尿酸血症，预防和中止痛风急性发作。即使在慢性阶段，也可应用排尿酸药物和抑制尿酸合成药物使痛风石缩小或消失，还可预防肾脏损害。急性发作期首选秋水仙碱，也可选用非甾体抗炎药如吲哚美辛、双氯芬酸、西乐葆等药物以控制痛风急性发作；间歇期可间断服用秋水仙碱，血尿酸较高者可给排尿酸药（如丙磺舒等）和抑制尿酸合成药（如别嘌醇等）。

4. 手术治疗

局部痛风石巨大，影响关节功能或破溃经久不愈，可手术摘除；若关节面已有严重破坏，可行关节融合术。但手术必须在间歇期内进行。

【预后与调护】

痛风患者的预后并无一定规律。多数患者并不因痛风而缩短寿命，而少数患者则因合并症而早夭，一般地说，年龄较轻的患者预后欠佳。做好宣教，指导患者控制饮食，禁食富含嘌呤醇和核酸的食物，忌饮酒和咖啡。

四、强直性脊柱炎

强直性脊柱炎（ankylosing spondylitis，AS）是慢性多发性关节炎的一种类型，是以脊柱为主要病变部位的慢性炎症性疾病，累及骶髂关节，引起脊柱强直和纤维化，造成不同程度眼、肺、肌肉、骨骼病变，属自身免疫性疾病。本病属结缔组织血清阴性疾病，而不再是类风湿关节炎的一种类型。其特征是从骶髂关节开始，逐步上行性蔓延至脊柱关节，造成骨性强直。病变以躯干关节为主，也可波及髋关节，但很少波及四肢的小关节。多发于15～30岁，以青年男性占多数，男与女之比约为10∶1，其中以6～25岁为发病高峰。

本病属祖国医学"骨痹"、"肾痹"、"腰痹"、"竹节风"、"龟背风"等范畴。李中梓《医家必读·痹证》描述本病后期出现"在骨则重不能举，尻以代踵，脊以代头"的严重功能障碍与畸形，形象地描述了强直性脊柱炎晚期脊柱强直畸形的状态。

【病因病机】

（1）中医学认为本病多以禀赋不足，肾、督阳虚，以及肝肾阴精不足为内因；风寒湿三气杂至为外因。外因感受寒湿或湿热之邪为主，或外伤后瘀血内阻督脉，加之素体虚弱，内外合邪，阳气不化，寒邪内蕴，着于筋骨影响筋骨的营养淖泽，闭阻经络，气血不畅，发为本病。

1）素体虚弱：肝肾不足，邪恋经脉，痰瘀形成。经脉闭阻，气血不行，督脉虚弱，而致脊椎骨变松、变形，不能直立、弯腰、垂项、突背，身体羸瘦。

2）外邪侵袭：肝肾亏虚所致营卫气血涩滞不行，则筋骨无以充养，风寒湿邪乘虚而入乃发病。

（2）现代医学对该病病因及病理尚未明了，可能与感染、内分泌失调、代谢障碍及自身免疫等因素有关。有家族遗传倾向。典型病理改变是关节周围软组织钙化和骨化。病程可在任何阶段自行停止进展，但在某些因素的影响下，又可继续发展。

【临床表现】

本病以隐渐发病者居多，约占80%，亦有少数患者急性发作。全身症状较轻，少数重症者可有低热、疲劳、厌食、贫血等。约20%的患者患有复发性虹膜炎，引起复发性眼痛及视力减退。初发症状常为下腰、臀、髋部疼痛及活动不便，阴天或劳累后加重，休息或遇热减轻。其疼痛常因腰部扭转、碰撞、咳嗽、喷嚏而加重。一般持续数日即缓解。随着病变的进展，疼痛和腰僵均变为持续性，疼痛的性质亦变为深部钝痛、刺痛、酸痛或兼有疲劳感，甚至可使患者在凌晨从睡梦中疼醒。数年之后，疼痛和脊柱活动受限逐渐上行性扩展到胸及颈椎。

常见的体征：

（1）脊柱僵硬及姿势改变：早期即可见到平腰（腰椎前凸减少或消失）及腰椎后伸受限；晚期可见到腰前凸反向变为后凸，脊柱各方面活动均受到限制。脊柱侧弯时可见到弓弦征，即侧弯活动时，凹侧椎旁肌肉如弓弦般紧张。脊柱发展成纤维性或骨性强直时，脊柱活动就完全丧失，脊背呈板状固定。严重者呈驼背畸形，甚至迫使有的患者站立时只能脸向地面，只可向下看，甚至需由家属牵手引路才敢前行。

（2）胸廓呼吸运动减少：一般认为胸部的周径扩张度少于3cm者为阳性，表示其扩张受限。严重时，甚至可消失。

（3）骶髂关节检查法：挤压或旋转骶髂关节而引起的疼痛是骶髂关节炎的可靠体征。一般可用以下四种方法：①骨盆分离试验；②骨盆挤压试验；③骨盆下压试验；④床边试验。

（4）周围受累关节的体征：早期可见受累关节肿胀、积液、局部皮肤发热，颇似类风湿关节炎的体征。晚期可见各种畸形，髋关节常出现屈曲挛缩、内收、外展和旋转畸形；膝关节可见屈曲挛缩畸形；髋膝综合征及站立时的"z"形姿势。

（5）肌腱附着点病变体征：肌腱附着点位置浅表，早期即可见跟腱附着处红、肿、热、压痛，走路跛行，如合并跟腱前后滑囊炎，则肿胀更显著。晚期，因骨质增生可看到或触知局部骨性粗大畸形。

【诊断要点】

1. 病史

隐渐发病，多发于15~30岁，以青年男性占多数，男与女之比约为10∶1。

2. 症状及体征

病变在骶髂关节和下腰椎时，患者感腰骶部痛、发僵或有坐骨神经痛和髋痛。病变发展至胸椎和肋椎关节时，可出现背痛或伴有束带样胸痛；颈椎受累后，颈部疼痛及活动受限。最后整个脊柱发生强直，有的合并严重屈曲畸形，颏部抵于胸骨，影响张口。胸腹腔容量缩小，心肺功能和消化功能明显障碍。站立和行走时，眼不能平视，仅能看到自己足前小块地面。发病缓慢，发作与缓解交替进行，病程可达数年或数十年。活动期以疼痛和发僵为主，并伴有食欲减退、乏力、低热、消瘦、贫血等全身症状。病变部完全强直后，疼痛消失，后遗症严重畸形。

3. 辅助检查

（1）患者多有贫血，早期和活动期，红细胞沉降率增快，抗"O"滴度不高，类风湿因子阴性。淋巴细胞组织相容抗原（HLA～B27 或 W27）明显增高。

（2）X 线检查双侧骶髂关节变化最早，是诊断本病的主要依据，尤其是在早期诊断。早期 X 线片显示骶髂关节边缘模糊，并稍见致密，关节间隙加宽；中期关节间隙狭窄，关节边缘骨质增生与病蚀交错，呈锯齿状；晚期关节间隙消失。脊柱 X 线片早期见骨质疏松，中晚期出现方椎，小关节融合，关节囊及韧带钙化，骨化，脊椎间骨桥形成呈"竹节"样变，出现驼背畸形。

4. 诊断标准

（1）罗马标准（1963 年）

1）腰痛和腰僵 3 个月以上，休息也不缓解。

2）胸部疼痛和僵硬感。

3）腰椎活动受限。

4）胸廓扩张活动受限。

5）虹膜炎的历史、现象或后遗症。

双侧骶髂关节炎加上以上临床标准之一，即可认为强区性脊柱炎存在。

（2）纽约标准（1968 年）

1）各方面的腰椎活动受限（前屈、后伸、侧屈）。

2）胸腰段或腰椎过去痛过，现在仍痛。

3）在第四肋间测量，胸廓扩张活动度等于或小于 2.5cm。

肯定型脊柱炎成立，如果①3～4 度双侧骶髂关节炎，加上至少一条临床指标。②3～4 度单侧或 2 度双侧骶髂关节炎加上第一或第二、第三个临床指标。可能性脊柱炎成立，如果仅有 3～4 度双侧骶髂关节炎而无临床指标。

以上两个诊断标准强调了腰痛、腰椎活动受限、胸痛、胸廓活动受限和骶髂关节炎在诊断方面的重要性。

【鉴别诊断】

（1）脊柱结核：病变局限于一个或相邻椎体，以骨质破坏为主，缺乏骨质增生，并有椎旁、腰大肌、髂窝等处寒性脓肿，最终无广泛强赢。

（2）骶髂关节结核：一般为单侧发病，有明显骨质破坏，缺乏骨质增生和硬化。

（3）脊柱退行性变：多发生在 40 岁以上，骶髂关节无改变、椎间隙变窄、椎体边缘骨赘形成。

（4）类风湿关节炎：发生在脊柱和骶髂关节的病变可以通过 HLA～B27 和类风湿因子鉴别。

【治疗】

目前尚无根治方法，但及时积极适当的治疗，加上患者的主动配合，能达到减轻疼痛、预防畸形、减少病残和改进功能的目的。

1. 一般治疗

食用富含蛋白质及维生素的饮食；骨质疏松者加服钙剂和鱼肝油；适当休息，避免受寒、受潮，避免长期从事弯腰的工作，保持良好的生理姿势，宜卧硬板床，低枕或不用枕睡眠，尽量采用俯卧睡姿。

2. 中医治疗

（1）内治法：中药治疗本病以祛风、散寒、活血、通络、补肾、健骨为主，有一定疗效。常用药为羌活、独活、防风、赤芍、牛膝、狗脊、当归、桑枝、苍术、茯苓等。发热者加知母、黄柏、石膏；痛重者加威灵仙、乳香、没药；风胜者加秦艽、防风、川芎；寒胜者加附子、肉桂、干姜；湿胜者加防己、泽泻、薏苡仁；骨质疏松者加穿山甲、龟板、川牛膝。草药雷公藤对该病的消肿和功能改进作用亦比较好。

（2）外治法：中药外用及超短波、脉冲磁疗、中频脉冲等均对缓解关节及软组织疼痛有一定效果，可作为辅助疗法运用。

3. 西药治疗

治疗类风湿关节炎的一线药物都可用来治疗本病。阿司匹林尤其适用于轻症患者；保泰松对本病特别有效，解除症状最明显，若胃肠刺激不能忍受，可改用肠溶保泰松或羟基保太松，300mg/d，即可控制症状。金制剂和抗疟药物对本病无明显效果。激素类药物疗效快，但不持久，且长期应用副作用较大，不宜长期应用。

4. 放射疗法

深部 X 线照射可减轻疼痛，缓解肌肉痉挛。一般按照腰、胸、颈椎及一侧骶髂关节各 200 拉德的放射剂量治疗。目前只选择地用于各种常规疗法无效的病例。

固定牵引疗法间断使用各种支架，对预防和矫正各种畸形有一定意义。当关节畸形发生时，给予适当牵引，对防治脊柱及关节畸形都有一定效果。手术疗法经过充分的保守治疗无效的患者，可配合手术治疗，以挽救和改善关节功能。早期可采用滑膜切除术；中期可行关节清理术；晚期根据具体情况可行关节松解术、融合术、成形术或截骨术等。严重驼背而影响平视者，可在腰椎做脊椎截骨术；髋关节同时受累，应在病情稳定后，做髋关节成形术或髋关节切除——截骨术，年龄较大者做全髋关节置换术。

五、骶髂关节致密性骨炎

骶髂关节致密性骨炎系一种以骨质硬化为特点的非特异性炎症，有高度致密的骨硬化现象，尤其以髂骨下 2/3 更为明显，但关节间隙则无改变。患有复发性下腰痛，有时可向下放射至两侧臀部和大腿，但不是根性疼痛，下腰活动时可加重症状。症状可于半年至数年后自行消失或缓解。常见于 20～40 岁中青年女性。

【病因病机】

（1）本病属祖国医学"骨痹"、"肾痹"、"腰痹"范畴，中医认为人体若素质虚弱或积累性劳损，以及闪挫外跌，均能损伤经脉之血，气滞血瘀，络脉阻塞不通。《素问·脉要精微论》云："腰者，肾之府，转摇不能，肾将惫矣。"《医宗必读》曰：腰痛的病因"有寒有湿、有风热、有挫闪、有瘀血、有气滞、有积痰皆标也、肾虚其本也"。

（2）现代医学对于骶髂关节致密性骨炎的病因病理，目前虽然尚未完全明了。可能与长期机械性劳损、妊娠、分娩、内分泌影响、慢性盆腔炎、泌尿系统感染、局部外伤诸因素影响髂骨血液供应障碍，在局部缺血的情况下，产生髂骨的骨质致密有关。

【临床表现】

本病多发于 20～40 岁中青年女性。职业以站立体力劳动者为多，多发生单侧，少数为双侧性。下腰部呈慢性持续性疼痛，并可向臀部、股后部放散，但无明显根痛症状。常于劳累和外伤后腰痛加剧，女性患者亦常可因月经周期的影响下腰部疼痛加重。也有个别患者可毫无自觉症状，只是由于其他原因在 X 线检查中偶尔被发现。临床体检时，腰部运动基本正常，在骶髂关节附近或病变部位有局限性压痛点，局部肌肉张力增高，直腿抬高试验、"4"字试验等均基本正常。

【诊断要点】

1. 病史

多有妊娠、外伤及盆腔感染史。

2. 症状

骶髂部疼痛，80%为一侧性，尤以步行、站立及负重为剧，但多可忍受。

3. 体征

（1）骶髂关节部叩痛及压痛。

（2）骨盆分离挤压试验、"4"字试验及盖氏试验等均阳性。

4. X线平片

早期无变化，后期骶髂关节正位片见关节间隙整齐清晰，靠近骶髂关节面中下 2/3 的髂骨侧骨质异常致密，呈均匀一致的骨质致密带，骨小梁纹理完全消失，边缘清晰但无骨质破坏，不侵犯骶骨侧。这种病变多为对称性，也可发生于单侧。局部可呈三角形、新月形或梨形。硬化区可宽达3cm。

【鉴别诊断】

（1）结核性骶髂关节炎：多为单侧发病，因行走、上楼、久坐、平卧翻身等动作而疼痛加剧；有潮热、盗汗、易疲劳等全身症状。X线检查可见关节间隙模糊，骨质破坏，伴有大小不等的钙化物等。

（2）强直性脊椎炎：下腰痛有僵硬感。X线显示骶髂关节模糊，关节面不整齐呈锯齿状，晚期骨小梁穿过关节间隙，形成骨性强直。

（3）转移性肿瘤：有其他器官肿瘤的病史，有明显夜痛，病程长者，可出现恶病质太线检查，局部有不规则、边界不清楚的结节样或片状致密影。

【治疗】

本病以非手术疗法为主。

1. 一般治疗

卧硬板床休息，休息中允许调节感受舒适的最佳位置，以达到休息的最佳效益，必要时可采取屈髋屈膝的保护性体位。卧床休息应维持 2 ~ 4 周。离床时应带腰围予以保护（对局部起到限制活动和支持固定作用），逐渐增加活动量。

2. 药物治疗

（1）中药

1）内治法：以活血化瘀、健腰镇痛为治疗原则。可选用草乌、南星、延胡索、虎杖、鸡血藤、桂枝、防风、牛膝、三七、赤芍、川芎等祛风活血、通络止痛。亦可选用舒筋活血中成药，如活络丸、七厘散、三七丸等。

2）外治法

a. 中药外敷：保护性体位下，于疼痛部位加用热敷或中药湿热敷，有一定镇痛效果。亦可局部运用中药膏药及伤湿止痛膏、追风膏等。

b. 理疗：以透热活血镇痛为主，可采用红外线、蜡疗、超短波等。

c. 针灸推拿：依照疼痛的性质及患者体质强弱选用相应的穴位及手法，可达到通络止痛之功效。

（2）西药

1）非甾体抗炎药物：可快速缓解症状，如布洛芬、青霉胺、双氯芬酸、阿司匹林、吲哚美辛等。

2）镇定、肌肉松弛剂：如地西泮、氯美扎酮、肌安松等。

3. 封闭疗法

封闭疗法在最短时间内，将最需要的治疗药物送到最需要的地方（病痛处）。本病临床可采用骶棘肌骶髂附丽区封闭、骶髂关节封闭或仅做痛点封闭。

4. 手术疗法

若症状严重经保守治疗仍不能减轻，可考虑清除病灶或行骶髂关节融合术。一般仅需上方关节融合即可，勿须全关节融合，以免误伤臀上动脉而引起严重后果。

第二节　骨质疏松症

骨质疏松症是以骨量减少、骨的脆性增加及易于发生骨折为特征的全身性骨骼疾病。该病属于中医"痿证"，"痹症"范畴，病变在骨，其本在肾，《素问·痿论》云："肾主身之骨髓……肾气热，则腰脊不举，骨枯而髓减，发为骨痿。"

【病因病机】

1. 中医病因病机

骨质疏松症的病因病机，《内经》首责于肾虚，认为其发病根源皆在于肾，肾主身之骨髓。由于各种原因导致肾（气、阴、阳）的不足，影响骨髓和血之化源，精不生髓，骨失髓血充养，发生骨骼脆弱无力之证。其病位在肾，但与肝、脾相关；其病性属本虚标实，本虚以肾虚为主，涉及肝阴、脾气及气血不足；标实多为瘀血、气郁等。

（1）肾精亏虚：禀赋不足，加之后天失养，或房事太过、生育过多，或男子八八、女子七七后未注意养护等均可致肾精虚亏。肾精不足或肾精虚衰骨髓生化乏源，骨骼失养，骨矿含量下降，骨密度降低，导致骨质疏松症（骨痿）的发生。

（2）脾胃虚弱："肾之合骨也，其荣在发，其主脾也"，"脾主身之肌肉"。若脾气虚弱，运化不力，脾精不足，则肾精乏源，而致骨痿；脾气虚弱，中阳不振，气血不足、津液不布，肌肉消瘦、倦怠乏力，肢体痿弱不用，而致骨痿。

（3）肝肾亏虚：肾主骨、肝主筋。肝虚时，阴血不足，筋失所养，肢体屈伸不利；肾精亏损，髓枯筋燥，痿废不起，而发骨痿。临床上，肝阴虚与肾阴虚常同时发生。

（4）肾虚瘀滞："女子七七，经脉虚"，"男子八八，天癸绝"，肾精不足；加之老年人体虚气弱，易受外邪侵袭，导致气机不利，气虚无力推动血行脉中，使经络不通、气血不畅，故老年人脾肾俱虚的同时，往往伴随血瘀的存在。瘀阻经络，经络不通则出现疼痛、功能障碍。血瘀又可致气血运行障碍，营养物质不能濡养脏腑，引起脾肾俱虚而加重骨质疏松症的症状。

2. 西医病因病理

骨质疏松症分为原发性、继发性和特发性骨质疏松症三类。原发性骨质疏松症又可分为两型：Ⅰ型为绝经后骨质疏松症，为高转换型骨质疏松症；Ⅱ型为老年骨质疏松症，属低转换型，一般发生在65岁以上的老年人。

骨质疏松症是由多种原因引起的骨骼的系统性、代谢性骨病，其病因和发病机制比较复杂，可概括为激素调控、营养因素、物理因素、遗传因素的异常，以及与某些药物因素的影响有关。这些因素导致骨质疏松症的机制包括：①肠对钙的吸收减少，肾脏对钙的排泄增多，回吸收减少；②破骨细胞数量增多且其活性增强，溶骨过程占优势；或是引起成骨细胞的数量、活性减弱，骨基质形成减少。这样，骨代谢处于负平衡，骨基质和骨钙含量均减少。

骨质疏松症的主要病理变化是骨量减少，包括骨基质和骨矿物质含量减少；骨微细结构破坏；骨骼脆性增加；易发生骨折。

【临床表现】

1. 疼痛

腰背部疼痛是骨质疏松症最常见、最主要的症状，早期间断性隐痛逐渐发展为持续性疼痛，晚期可引起全身骨痛。

2. 脊柱变形

由脊柱变形引起的身高缩短和驼背也是骨质疏松症的重要临床体征之一。除此之外，有的患者还出现鸡胸等胸廓畸形，影响心肺功能。

3. 骨折

骨质疏松症患者受轻微的外力就易发生骨折。如在扭转身体、摔倒、持重物、跌坐等日常活动中，即使没有较大的外力作用便发生骨折，好发部位为髋部、脊柱、桡骨远端、肱骨近端等。发生过一次脆性骨折后，再次发生骨折的风险明显增加。

4. 中医证候分型

（1）肾精不足型：腰背部酸楚隐痛，筋骨痿弱无力，耳鸣眩晕早衰，发脱齿摇，健忘恍惚，舌红，脉细弱。

（2）肾虚脾弱型：腰膝酸软疼痛，动则痛甚，畏寒肢冷，双膝行走无力，精神委靡，面色㿠白，少气懒言，纳少便溏，舌淡苔白，脉缓弱无力。

（3）肝肾阴虚型：腰背酸痛，腿膝无力，不能久立，伴目眩发落，咽干耳鸣，甚至腿部肌肉萎缩，舌红少苔，脉细数。

（4）肾虚瘀滞型：多见于骨质疏松症伴骨折的患者。症见患部肿痛，筋肉挛缩，伴四肢麻木，唇甲晦暗，肌肤甲错，舌质紫暗，脉细涩。

【诊断要点】

1. 病史

多见于老年或绝经后的妇女。

2. 临床症状

腰背部疼痛，早期间断性隐痛逐渐发展为持续性疼痛，晚期可引起全身骨痛；发生骨折时，患部有明显的疼痛和功能障碍。

3. 体征

腰背部压痛，驼背畸形，部分患者还出现脊柱侧弯及鸡胸等胸廓畸形。发生骨折时，伴有畸形、局部压痛、异常活动和骨擦音。

4. 辅助检查

（1）骨密度的测定：骨密度是骨质疏松的诊断指标之一，也是骨质疏松治疗效果的评估指标之一，骨密度代表所测骨骼单位面积内骨的含量 g/cm^2，临床中常换算为 T 值表示。骨密度的常用测量方法有光子吸收测量、X 线定量测量、X 线断层定量测量等。目前对骨质疏松症的诊断主要以双能 X 线骨密度仪为依据；世界卫生组织（WHO）对骨质疏松症的诊断标准（将同性别峰值骨密度平均值减所测骨密度值）：①T 值≥–1.0 SD 为正常；②T 值在减少–1.0～–2.5 SD 之间为骨量减少；③T 值≤–2.5 SD 为骨质疏松症；④T 值–≤2.5 SD 且伴有脆性骨折为严重骨质疏松症。

（2）X 线检查：当骨量减少达 25%～30% 以上时，X 线可见透光度增高，骨小梁吸收，承重骨小梁相对增粗，椎体内的骨小梁稀疏排列呈栅状，骨皮质变薄，髓腔扩大，椎体呈楔形或双凹形。

（3）实验室检查：血、尿常规；肝、肾功能；钙、磷、碱性磷酸酶、血清蛋白电泳等。原发性的骨质疏松患者通常血钙、磷、碱性磷酸酶值在正常范围，当有骨折时，血碱性磷酸酶值水平有轻度升高。

酌情检查项目：为进一步鉴别诊断的需要，可酌情选择性地进行以下检查，如：血沉、性腺激素、25OHD、1，25（OH$_2$）D、甲状旁腺激素、尿钙和磷、甲状腺功能、皮质醇、血气分析、血尿轻链、肿瘤标记物，甚至放射性核素骨扫描、骨髓穿刺或骨活检等检查。

骨转换标记物

骨转换生化标记物（bone turnover markers，BTMs）就是骨组织本身的代谢（分解与合成）产物。分为骨形成标志物和骨吸收标志物。前者代表成骨细胞活动和骨形成时的骨代谢产物，后者代表破骨细胞活动和骨吸收时的代谢产物，特别是骨基质降解产物。这些指标的测定有助于判断骨转换的类型、骨丢失速率、骨折风险的评估、了解病情进展、干预措施的选择以及疗效监测等。国际骨质疏松基金会推荐 I 型前胶原 N 端肽（PINP）和血清 I 型胶原交联 C-末端肽（S-CTX）是敏感性较好的两个骨转换生化指标。

【鉴别诊断】

（1）骨软化症：表现为钙化过程发生障碍，有机基质过剩，矿物质与有机基质比例显著增大，临床表现为腰背部疼痛和下肢疼痛，骨盆、肋骨、棘突、胫骨等部位压痛明显；而骨质疏松残存的骨组织仍有正常钙化，骨基质也不增多，故矿物质与有机基质仍保持正常比例。两者的 X 线表现相似，较难鉴别，最后确诊往往须依靠活组织检查。

（2）多发性骨髓瘤：主要表现为全身疼痛，以腰背部及胸廓、骨盆等部位疼痛多见。活动或负重时加剧，卧床时减轻，X 线检查常见骨质疏松、弥漫性骨质破坏等。诊断主要依靠免疫学检查及骨髓穿刺。

（3）原发性甲状旁腺功能亢进症：是由于甲状旁腺腺瘤、增生肥大或腺癌所引起的甲状旁腺激素分泌过多，发病年龄以 20～50 岁者较多见，女性多于男性。临床症状主要表现为骨关节疼痛，一般以腰腿痛开始，逐渐发展至全身，活动受限，严重者可出现各种畸形如鸡胸、驼背、脊柱侧凸、四肢骨变细、头颅变形等，往往轻微外力即可造成多发病理骨折。X 线表现可见骨膜下吸收、弥漫性骨质疏松、骨囊性变及巨细胞瘤等。

【治疗】

1. 中医治疗

本病辨治多以补肾为主，以标本兼治为治疗大法，着重"补肾壮骨、健脾益气、活血通络"。

（1）肾精不足者，治宜补肾填精、强筋壮骨，方用大补阴丸合二至丸。

（2）肾虚脾弱者，治宜温脾补肾、散寒止痛，方用理中汤合金匮肾气汤加味。

（3）肝肾阴虚者，治宜滋肾养肝、壮骨止痛，方用六味地黄汤加味。

（4）肾虚瘀滞者，治宜补肾壮骨、活血止痛，方用补肾活血汤加味。

2. 西药治疗

主张在对症治疗的同时，积极查找致病原因，纠正原发疾病。目前治疗骨质疏松症的药物大致可分为四大类：骨吸收抑制剂、骨形成促进剂、骨矿化促进剂及其他类药物。

（1）钙制剂：一般认为补足适量的钙，可缓解疼痛，促进正钙平衡。除从牛乳、乳制品、豆制品等饮食摄入钙外，可口服钙制剂，如乳酸钙、氨基酸螯合钙等。

（2）维生素 D：可促进小肠对钙、磷等矿物质的吸收；促进钙加速向骨骼沉着，有利于骨骼的形成和钙化；促进肾对钙、磷的重吸收，减少钙和磷丢失，维持血钙的正常浓度。常用的维生素 D 制剂有阿法骨化醇、钙三醇、维生素 D$_3$ 等。

（3）降钙素：是由甲状腺滤泡旁细胞分泌的，是调节骨骼钙、磷代谢的激素之一。它主要是通过抑制破骨细胞活性和抑制大单核细胞转变为破骨细胞，从而减少骨吸收，并具有提高肌肉收缩功能、抗炎及中枢镇痛作用。该药适用于绝经期妇女（高转换型）的骨质疏松症，对骨质疏症引起的腰背疼痛效果好。常用的降钙素制剂有降钙素、鲑鱼降钙素、依降钙素等。

（4）双膦酸盐类：是焦磷酸盐的类似物，与骨矿化基质结合能力强，可抑制骨吸收，主要用于骨质疏松症和骨质疏松性骨折。常用药物有依替膦酸二钠（依膦）、阿伦膦酸钠（福善美）、英卡膦酸钠等。

（5）雌激素：能通过影响钙调节激素而间接发挥对骨组织的作用，还可能通过与雌激素受体结合而直接发挥作用，从而抑制骨吸收，促进骨形成，治疗绝经后骨质疏松。常用的药物有结合雌激素（倍美力）、戊酸雌二醇（补佳乐）等。

（6）氟制剂：氟是人体骨生长和维持骨代谢所必需的微量元素之一，可增加成骨细胞的活性，促进骨形成。多数学者认为氟化物是目前唯一促进骨形成的药物。常用药物有特乐定（氟钙定）、缓释氟化钠等。

（7）雌激素替代疗法（HRT）：原则是进行生理补充、接近卵巢自分泌的水平，使用发挥最大临床效应的最低有效剂量，保持妇女健康的生理状况。临床应用是可根据不同指征单用雌激素，雌孕激素联合应用、雌雄激素联合应用或尼尔雌醇、钙、维生素 D_3 联合用药。

（8）选择性雌激素受体调节剂类（SERMs）：能选择性地作用于雌激素的靶器官，与不同雌激素受体结合后，产生不同的生物学效应。已经上市的雷诺昔芬在骨骼上与雌激素受体结合，表现出与雌激素相似的活性，抑制骨吸收，但在乳腺和子宫上表现为抗雌激素活性，因而不刺激乳腺和子宫，从而避免了使用雌激素带来的乳腺癌的发病风险。

（9）锶盐：是人体必需的微量元素之一，存在于正常的人体软组织、骨骼、牙齿、血液中。锶能促进成骨细胞增殖、Ⅰ型胶原分泌，同时还能抑制破骨细胞分化，降低破骨细胞的骨吸收功能。目前已经应用于临床的锶盐为雷诺酸锶。

此外，组织蛋白酶-K（Cathepsin-K）抑制剂狄诺塞麦，骨硬化蛋白（Sclerostin）抗体在骨质疏松的防治方面也显示出良好的应用前景。

3. 运动疗法

运动能改进骨质量，为骨量保持和增加提供符合生理所必需的骨应变。运动疗法应根据患者骨质疏松的性质和程度不同，设计不同的训练方法，通过患者自身或外力的运动，以达到防治的目的。

4. 物理疗法

物理治疗是应用自然界和人工的各种物理因子作用于机体，以达到治疗疾病、提高机体功能的目的，可作为骨质疏松症的一项辅助治疗。常用的物理疗法有光疗（日光浴）、脉冲电磁场疗法等。

5. 骨质疏松脆性骨折的治疗

由骨质疏松引起的脆性骨折的治疗方法大致包括保守治疗和手术治疗。保守治疗往往适用于骨折移位不明显，或者伴随严重基础性疾病，有手术禁忌的患者。手术治疗会综合考虑患者的年龄、骨折的部位以及骨折移位情况等因素选择不同的手术方案。

（1）股骨颈骨折：是指由股骨头下到股骨颈基底的骨折。骨质疏松患者的股骨颈骨折往往由摔倒等间接暴力引起，具有死亡率高、不愈合率高、致畸形率高等特点。典型的症状体征包括：髋部明显疼痛，患肢不能站立行走；下肢出现典型的短缩、外展、外旋畸形，股骨颈骨折外旋畸形角度往往较股骨粗隆间骨折角度小。根据典型受伤病史、症状、体征结合 X 线、CT、MRI 等影像学表现可明确诊断。

保守治疗往往适用于重要器官功能不全或衰竭，短期内难以纠正的患者；受伤前已丧失行走能力，长期卧床的患者；预期寿命不超过 6 个月的患者。对于这些患者可采取胫骨结节或者股骨髁上骨牵引，维持外展、中立位，骨牵引 8 周后改用下肢皮牵引。治疗期间需要加强护理，预防褥疮、肺炎、下肢静脉血栓的发生。

手术治疗：①对于稳定的股骨颈骨折，Garden Ⅰ型、Garden Ⅱ型的股骨颈骨折，可采取闭合复位空心加压螺钉内固定。②动力髋螺钉（DHS）适用于股骨颈基底骨折。③人工髋关节置换术适用于 Garden Ⅲ、Garden Ⅳ型股骨颈骨折患者，尤其适用于年龄大于 65 岁的患者。伤前运动能力较好的患者选用全髋置换术，伤前运动较差或者年龄超过 80 岁的患者可采用人工股骨头置换术（半髋置换术）。

（2）股骨转子间骨折：是指从股骨颈基底至小转子水平以上的骨折，患者的平均年龄略高于股骨颈骨折。伤后的临床表现与股骨颈骨折相似，由于骨折在髋关节囊外，髋部疼痛、压痛及局部肿胀明显，髋部外侧可见瘀斑。转子间骨折的外旋畸形及肢体短缩较股骨颈骨折明显。依靠 X 线、CT 等影像学可明确诊断。由于转子间骨折的骨质疏松患者往往高龄，长期卧床容易引起致命并发症，死亡率高，所以除非患者有明显手术禁忌证，均应积极手术治疗。转子间骨折保守治疗的适应证和方法与股骨颈骨折类似。

手术治疗：股骨转子间骨折有髓外内固定、髓内内固定两种方式。髓外内固定主要以动力髋螺钉为代表，主要适用于稳定性的子间骨折，包括 AO 分型的 A1（骨折线单纯经过转子间）、A2.1（骨折线经过转子间仅伴有一粉碎性骨块）。髓内固定系统以近年来广泛使用的股骨近端抗旋转钉（PFNA）为代表，几乎适用于所有类型的股骨转子间骨折，尤其适用于不稳定转子间骨折（小转子粉碎、累及小转子下部位及逆转子间骨折）。另外对于重度骨质疏松伴骨折粉碎、移位严重的高龄患者可考虑行一期髋关节假体置换。

（3）脊柱骨折：是骨质疏松症常见的并发症，不需要较大外力作用即可发生，有时可自行发生或由微小损伤（咳嗽）引起，好发于绝经后的女性。主要发生在胸腰段，以胸 12 最多，其次为腰 1 和胸 11。骨质疏松性脊柱骨折的常见症状为腰痛和脊柱畸形。诊断应根据病史，症状体征，以及 X 线、CT、MRI 表现。

1）保守治疗：骨质疏松性骨折一般不累及椎弓根结构，较少发生压迫脊髓的症状，故可以保守治疗。治疗措施包括佩戴支具、卧床休息、口服止痛药物等。但长期卧床需注意预防肺炎、深静脉血栓等并发症。

2）手术治疗：适用于有神经症状的骨质疏松性骨折患者，可选择前路钢板或后路椎弓根螺钉内固定系统。

近年来发展起来的经皮椎体成形术、后凸椎体成形术已广泛用于骨质疏松性脊柱压缩性骨折的治疗，能有效缓解患者疼痛。

（4）桡骨远端骨折：是指发生在旋前方肌近侧缘以远的骨折，常发生于骨质疏松的老年人，受伤机制为跌倒所致，跌倒时手掌或手背撑地，体重的反作用沿手掌或手背上传至桡骨远端，从而产生骨折。桡骨远端骨折包括 Colles 骨折、Smith 骨折、Barton 骨折。

对于无移位的桡骨远端骨折可行石膏托固定 4 周。对于移位的部分桡骨远端骨折亦可在局麻下行手法复位后石膏托固定。Colles 骨折手法复位后应固定在掌屈尺偏位，10～14 天后待骨折端发生了纤维连接再更换中立位固定。Smith 骨折在闭合复位后固定于轻度腕背伸位，前臂旋转中立位 4～6 周。

手术治疗适用于①桡骨短缩>5mm；②关节面有>2mm 移位；③背倾角>10°；④尺偏角<15°；⑤掌侧不稳定；⑥下尺桡关节不稳定等。内固定可根据实际情况选择克氏针、钢板、外固定架等，手术入路包括掌侧入路和背侧入路。近年来亦有少量报道利用腕关节镜作为治疗桡骨远端骨折的辅助手段。

（5）肱骨近端骨折：老年骨质疏松患者肱骨近端骨折多由低能量间接暴力引起。大多数肱骨近端骨折为无移位或者轻度移位，保守治疗效果良好，主要是手法复位，颈腕吊带固定。2 周时可在医生指导下行患肩主动钟摆运动。

大约20%的肱骨近端骨折移位明显需要手术治疗。对于大结节骨折，由于大结节为肩袖止点，所以若大结节移位超过5mm应行拉力螺钉或者克氏针张力带固定。小结节骨折若骨折较大且移位超过1cm或者带有一部分肱骨头关节面应考虑切开复位。对于闭合复位失败的肱骨外科颈骨折可行钢板内固定或肱骨近端髓内钉固定。对于Neer分型的三部分骨折，常见的是大结节合并肱骨外科颈骨折，闭合复位困难且保守治疗效果差，应行切开复位钢板螺钉内固定。

另外，肩关节置换术治疗肱骨近端骨折的适应证包括：①四部分骨折和骨折脱位；②移位的解剖颈骨折；③关节面压缩性骨折超过40%～50%；④合并严重骨质疏松的三部分骨折脱位；⑤肱骨头劈裂骨折。

【预防与调护】

由于骨质疏松症发病缓慢，大约需要5年以上才在X线片上出现阳性发现；故治疗后，尽管骨组织有一定的合成代谢，但X线显示明显好转也需相当长的疗程，因此多以以疼痛缓解、症状好转、出现钙正平衡、骨转换标志物恢复程度来估价疗效。

重视绝经后和随年龄增大而发生的骨量丢失。对已患骨质疏松症的老年人应加强陪护，预防发生骨折。对绝经后妇女和老年人注意饮食调养以保证足量的钙、蛋白质和维生素摄入。体育锻炼对于骨量的积累及减少极其有益并有利于提高机体质素。

第三节　股骨头坏死

股骨头性坏死是由于不同的病因导致股骨头的血液循环障碍，最终造成股骨头缺血坏死。以儿童和青壮年多见，男多于女，其发病率现在呈明显上升趋势，已成为骨伤科常见病之一。由于股骨头塌陷变形后，常引起髋关节严重致残，因此越来越受到医学界的重视。

【病因病机】

祖国医学典籍中虽无股骨头坏死这一病名的直接记载，但根据其症状、体征与发病机制，将归属于《灵枢·刺节真邪篇》中的"骨蚀"、《素问·痿论》中的"骨痿"范畴。在本病发病过程中气滞血瘀起着关键性的作用并贯穿始终，其他证型多为兼证。

（1）肝肾亏损：肾虚而不能主骨，髓失所养，肝虚而不能藏血，营卫失调，气血不能温煦、濡养筋骨，致生本病。

（2）正虚邪侵：体质素虚，外伤或感受风、寒、湿邪，脉络闭塞，或嗜欲不节，饮酒过度，脉络张弛失调，血行受阻；或因素体虚弱，复感外伤；或体虚患病，用药不当等骨骼受累。

（3）气滞血瘀：气滞则血行不畅，血瘀也可致气行受阻，营卫失调，闭而不通，骨失所养。

根据病因不同，股骨头坏死可分为创伤性股骨头坏死与非创伤性股骨头坏死两大类。创伤性股骨头坏死多见于股骨颈骨折后；非创伤性股骨头坏死多数与大量使用糖皮质激素、长期过量饮酒或放射线等原因有关；也有少部分患者找不到发病原因，称为特发性股骨头坏死。不论是创伤性还是非创伤性股骨头坏死，其发病机制都与血液循环障碍有关，包括动脉供血不足和静脉回流障碍两方面；而骨内压力的增高会加快骨的坏死，应力作用下会导致股骨头塌陷。

各种原因引起的股骨头缺血性坏死，其病理组织学表现基本是一致的：包括早期的缺血性坏死和后期的修复，但坏死和修复不是截然分开的，当缺血性坏死发生至一定阶段时，修复即自行开始，随后坏死和修复交织进行。

【临床表现】

长期饮酒、服用激素或股骨颈骨折术后患者出现髋部疼痛，应考虑本病的可能。患者早期无明显症状，中后期出现髋部疼痛，功能受限，有时会牵涉到膝部，伴有跛行、静息痛。腹股沟中点附近可有压痛、髋关节周围肌肉及股四头肌萎缩。

【诊断要点】

询问病史，了解发病原因，以助于分析，确定诊断。

1. 病史

常有股骨颈、股骨头部骨折史，长期饮酒或使用激素病史。

2. 临床症状

（1）疼痛：早期可以没有临床症状，而是在拍摄 X 片时发现的，最早出现的症状是髋关节或膝关节疼痛，疼痛可为持续性或间歇性。疼痛的出现往往提示股骨头坏死已有一段时间。中晚期出现髋部疼痛，严重者可出现髋部静息痛，有时疼痛可发生在患膝内侧。

（2）跛行：一般与疼痛同时出现，早期为痛性跛行。后期可因单侧髋关节不稳定而呈单侧摇摆跛行，双侧病变晚期可呈"鸭步"。

（3）功能障碍：髋部功能受限，内外旋活动受限明显，严重者髋关节功能完全丧失，甚至卧床。

3. 体征

腹股沟中点有明显压痛，患肢有纵轴叩击痛，患髋"4"字试验阳性；晚期髋关节屈曲、外展、外旋明显受限，患肢短缩畸形，并出现半脱位，髋关节承重机能试验阳性，即特德伦堡（Trendelenburg）氏征阳性。

4. 辅助检查

X 线检查能显示坏死范围和塌陷部位情况，Ficat 分期（改良）根据 X 线表现和骨的功能性检查将股骨头坏死分为 4 期，以便于诊断、选择治疗方法和评价治疗效果，此方法适用于激素性等非创伤性股骨头坏死。

0 期：患者无症状，X 线片正常；Ⅰ期：X 线片表现正常，或有轻度弥漫性骨质疏松，患者有疼痛和髋关节活动受限症状，骨的功能性检查可能检测出阳性结果；Ⅱ期：X 线片示广泛的骨质疏松，有骨硬化或囊性变，股骨头的轮廓正常，髓芯活检有组织病理学改变，临床症状明显；Ⅲ期：X 线片示股骨头内硬化、囊变，股骨头塌陷，有新月征，关节间隙正常，临床症状明显加重；Ⅳ期：骨关节炎期，X 片示股骨头塌陷，关节间隙变窄，临床症状疼痛明显，髋关节各向活动明显受限。

MRI 检查有助于早期股骨头坏死的诊断，是目前早期诊断最先进的方法。股骨头缺血性坏死可有以下几种 MRI 表现：①于关节面下方呈均匀一致的低信号区，边界清楚，位置浅表；②呈较大、不规则且不均匀的低信号区，可自关节面下方延伸至股骨颈；③呈带状低信号区，横越股骨颈之上部或下部；④环状低强度区环绕正常强度区。

【鉴别诊断】

（1）髋关节结核：早期出现低热、盗汗等阴虚内热症状，髋部可见脓肿，X 线可显示骨与关节面破坏。

（2）类风湿关节炎：关节出现晨僵；至少一个关节活动时疼痛或压痛；关节往往呈对称性肿胀。在骨隆起部位或关节伸侧常有皮下结节。实验室检查红细胞沉降率加快，多数患者类风湿因子阳性。X 线片显示，早期关节间隙变宽，以后变狭窄。

（3）风湿性关节炎：关节出现红、肿、热、痛，疼痛呈游走性。实验室检查血清抗链球菌溶血素"O"可为阳性。X 线片骨结构改变不明显。

【治疗】

针对本病的发病机制，其治疗大多从以下三方面着手：①解决血液循环障碍，促进骨坏死修复，这也是治疗本病的基本方法；②防止塌陷，是保留髋关节功能，防止晚期骨关节炎的关键；③纠正塌陷和增生变形，这是针对晚期患者的治疗方法。

1. 一般治疗

一般治疗包括停止服用激素、戒酒等针对发病原因的治疗，以及牵引、减少或禁止负重、理疗等对症治疗，有助于减轻症状，促进修复。

2. 中药治疗

由于本病发病的直接原因是动脉阻塞和静脉瘀滞引起的缺血（血瘀导致组织缺血），血瘀是本病最主要、最基本的病理机制；同时久病体虚易致肝肾亏虚，因此，治疗本病时大多以活血化瘀与补肝肾、强筋骨药物作为成方的基础。

（1）肝肾亏损者，治宜滋补肝肾，方用左归丸。

（2）正虚邪侵者，治宜双补气血，方选八珍汤、十全大补汤；若酒湿痰饮，可选用苓桂术甘汤、宣痹汤。

（3）气滞血瘀者，治宜行气止痛、活血祛瘀，方用桃红四物汤加枳壳、香附、延胡索。

3. 手术疗法

（1）股骨头钻孔髓芯减压植骨术：适用于Ⅰ、Ⅱ期患者，目的以减低骨内压，改善股骨头血供，以期股骨头恢复血运。本术式的并发症是术中穿破股骨头，以及术中或术后发生股骨颈骨折。

（2）带肌蒂或血管蒂植骨术：适用于Ⅱ、Ⅲ期患者，根据病情，可选择缝匠肌蒂骨块植骨术或旋髂深血管蒂骨块植骨术，既减低股骨头骨内压，又通过植骨块对股骨头血管渗透以改善血供。

（3）血管移植术：适用于Ⅱ、Ⅲ期患者，先将股骨颈到股骨头钻一条或两条骨性隧道，再把游离出来的旋股外侧动、静脉血管支植入。

（4）人工关节置换术：适用于Ⅳ期患者，年龄最好选择在50岁以上，对年轻患者必须慎用。在股骨头置换和全髋置换术的选择上，最好选择全髋置换术，以避免或减轻术后疼痛，避免术后因髋臼被磨损而发生人工股骨头中心性脱位。

4. 介入治疗

介入治疗适于Ⅰ、Ⅱ期患者，通过导管从旋股动脉及臀下动脉或闭孔动脉经微量泵灌注溶栓及扩血管药物。其原理是局部应用高浓度溶栓、扩血管药物，解除血管痉挛，融通微血管栓子，增加动脉灌注，改善静脉回流，降低骨内压，从而改善股骨头区域血运，进而防止股骨头塌陷及延缓关节退变进展。

根据不同的分期分型、功能受限程度及体质，选择适宜的站立、坐、卧位方式进行功能锻炼，以主动为主，被动为辅，着重改善功能与增加肌肉力量，促进关节功能康复。

【预后与调护】

股骨头坏死的预后与骨坏死范围、部位和塌陷等多种因素有关，早期发现，早期治疗，能取得较好疗效，晚期患者治疗效果欠佳。

髋关节部因创伤骨折后，要及时正确的治疗，避免发生创伤性股骨头无菌性坏死；生活中避免饮酒；因病使用激素治疗，要在医嘱下进行；接触放射线要注意防护。患病后减轻负重，少站、少走，以减轻股骨头受压。手术治疗患者需做好手术后护理。

第四节 骨关节感染

一、骨与关节结核

骨与关节结核是由结核杆菌侵入骨或关节而引起的慢性感染性疾病，属于中医学"骨痨"范畴，因其病发于骨，消耗气血津液，导致形体虚羸，缠绵难愈而得名。成脓之后，其脓腐状若败絮黏痰，且可流窜他处形成寒性脓肿，故又名流痰。其发于环跳部的曰"附骨痰"，发于背脊的曰"龟背痰"，发于腰椎两旁的曰"肾俞虚痰"，发于膝部的曰"鹤膝痰"，发于踝部的曰"穿拐痰"等。

本病好发于儿童和青少年，以10岁以下儿童最多。发病部位以脊柱最多见，其次为四肢大关节，长管状骨及脊柱附件少见。

【病因病机】

祖国医学认为骨痨是由于正气虚弱，筋骨损伤，气血失和，蓄结化瘀为痰浊，流注骨骼关节而发。

（1）阳虚痰凝：阳虚致脾不化湿，肺不施津，水湿津液凝聚而生痰，痰浊滞留筋骨，易生本病。湿痰阻塞致清阳不升，则头晕乏力；胃气不畅，故食少纳呆；湿痰阻胸，则胸闷气促。

（2）阴虚内热：阴虚不能制阳，虚阳偏盛而化热，虚火耗津，血凝气滞，气机不畅，病邪乘虚而入。热炽脉络则口唇色赤，两颧发红；阴虚生内热则潮热骨蒸；热迫津外泄而盗汗；热扰神志，则心胸烦躁不宁、少寐多梦。

（3）肝肾亏虚：肝之阴精亏虚，血不养筋，筋失所荣；肾虚不能主骨，骨失所养；或儿童先天不足，肾气未充，骨骼稚嫩，易感本病。肝肾亏虚是本病发生之本。

本病绝大多数继发于全身性结核感染之后，其中95%继发于肺结核，其次是消化道结核、淋巴结结核，或由临近的结核病灶直接侵袭骨关节。当结核杆菌侵入骨关节后，引起的病理变化可分为渗出期、增殖期、干酪样变性期，三期不能截然分开。病理演变有两种结果：一是病灶可逐渐修复，由纤维化、钙化或骨化，渐趋静止或愈合；二是病灶发展而干酪样物液化，形成脓肿，破坏加重。

【分类】

根据病变过程（图10-2），骨与关节结核可分为下列三种类型：

1. 单纯骨结核

（1）松质骨结核：多为坏死型，破坏范围广泛，可形成死骨。根据病灶部位不同可分中心型和边缘型。病灶在松质骨中心部的中心型松质骨结核，可有炎症浸润、肉芽、干酪样物、脓液和小块死骨。死骨吸收后形成空洞，其周围可见骨质硬化；若死骨较大不被吸收，可形成脓肿，致使病灶反复发作。病灶在松质骨边缘部的边缘型松质骨结核，易形成骨质缺损和脓肿，若脓肿穿破可进入关节内或空腔脏器中。

（2）皮质骨结核：多为增生型。常见于四肢短管状骨，形成溶骨性破坏和脓液，进而形成骨膜下脓肿，出现骨膜增生的新骨。

（3）干骺端结核：管状骨的干骺端介于骨端松质骨和骨干皮质骨之间，此处结核病变的特征具有松质骨结核和皮质骨结核的特点，局部既可能有死骨形成，又有骨膜新骨增生。

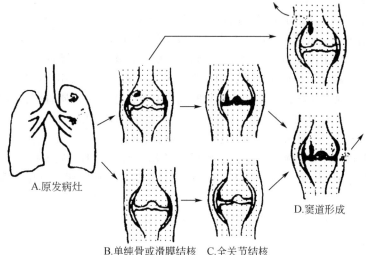

A.原发病灶
B.单纯骨或滑膜结核　　C.全关节结核
D.窦道形成

图 10-2　骨与关节结核的病理发展

2. 滑膜结核

滑膜受累后充血、水肿、增厚，关节内有浆液性渗出液。继而表面增生，深层有干酪样坏死和小的化脓灶。

3. 全关节结核

全关节结核多由单纯骨结核或单纯滑膜结核发展而来。这种演变过程短则数月，长则数年或十几年。单纯滑膜结核进一步发展，结核性肉芽组织由滑膜附着的关节软骨面边缘开始，向软骨下方扩展，并在软骨面下呈潜行性破坏，最后使关节软骨面完全坏死脱落，失去透明及光泽，变为浅黄色、菲薄而混浊，外形不整齐的碎块；单纯骨结核的骨端病灶逐渐发展，关节软骨面被破坏，大量脓液和结核杆菌倾入关节腔，局部和全身反应都比较强烈，症状也有急骤加重的现象。虽然两种单纯结核的发展过程有别，但其结果是相似的，病变累及骨端、软骨和滑膜，形成全关节结核。

【临床表现】

患者有结核病接触史，病程漫长，发病隐匿，进行性加重。全身表现为低热、乏力、盗汗、消瘦、纳呆和贫血；儿童患者可以高热及毒血症而急骤起病。初起关节隐痛、叩击痛，活动时加剧，小儿患者常因熟睡后肢体不自主活动引发疼痛，产生"夜啼"或"惊叫"，髋关节结核可出现膝关节内侧疼痛；早期局部肿胀，当关节周围肌肉萎缩时，关节肿胀呈梭形；受累关节部位肌肉挛缩，关节拘紧，活动不利，脊柱发病表现为腰背肌僵直呈板状，下肢屈曲，腰部活动受限。

【诊断要点】

1. 病史

既往有肺结核病史或结核接触史。

2. 临床症状

全身乏力，午后低热，夜间盗汗，消瘦，纳呆和贫血，小儿伴有"夜啼"或"惊叫"，局部疼痛、肿胀、活动受限等。

3. 体征

关节僵直或关节脱位，脊柱感染后会出现角状驼背；儿童可因结核影响骨与关节的生长而致肢体长度不等；寒性脓疡及窦道瘘管形成。

4. 辅助检查

患者常有轻度贫血，窦道混合感染时白细胞计数增高；活动期红细胞沉降率增快，恢复期和稳定期可正常；结核菌素试验，适用于 5 岁以内没有接种过卡介苗的儿童，如为阳性，表明感染过结核病。至于 5 岁以上的儿童，大部分已经阳性，做此试验对诊断帮助不大，但出现强阳性时，亦应给予足够重视；脓液结核杆菌培养，阳性率为 50% ～60%，一般用于诊断不明确的患者。

X 线检查对骨与关节结核的诊断和疗效判断非常必要。中心型松质骨结核 X 线片提示，早期显示骨小梁模糊，进而病灶密度稍高，边缘有不整齐的小死骨，死骨吸收后形成空洞；边缘型松质骨结核显示骨质缺损，软组织脓肿阴影；骨干结核显示骨干周围有密度增高的层状骨膜增生，呈梭形膨大，髓腔内有不规则密度减低区；滑膜结核显示关节周围骨质疏松，关节间隙增宽；全关节结核显示软骨下骨质破坏，关节面模糊，关节间隙变窄，有些病例可出现病理性关节脱位、半脱位或骨折。

CT 和 MRI 检查对骨与关节结核的明确诊断和定位亦很有意义。

【鉴别诊断】

（1）类风湿关节炎：常为多关节发病，而且累及手足小关节，逐渐出现关节僵硬、肿胀、畸形，但没有冷脓肿或窦道，血清类风湿因子阳性。

（2）化脓性关节炎：一般情况下两者较易区别：化脓性关节炎发病急，体温高，病变部位红、肿、热、痛，患肢处于关节囊松弛位置，脓液涂片和细菌培养可找到化脓菌。但当结核脓液穿入关节出现急性、亚急性或慢性症状时，两者易误诊，需详细询问病史，通过细菌培养、病理检查以明确诊断。

（3）风湿性关节炎：多数患者有上呼吸道感染史，有轻度或中度发热，大汗，脉数；呈游走性多关节红、肿、热、痛，但不化脓；有皮下结节及环形红斑，可出现心肌炎症状；抗链球菌溶血素"O"、抗链球菌激酶、抗透明质酸酶高于正常数值。

【治疗】

骨与关节结核是全身性感染和局部损害并存的慢性消耗性疾病，正气的强弱对病邪的消长和病灶的好转、恶化有直接影响，因此其治疗必须整体与局部并重，祛邪与扶正兼顾，内治与外治相结合。

1. 中医治疗

（1）阳虚痰凝：治宜补肾温经、散寒化痰，方选阳和汤加减；外用回阳玉龙膏、阳和解凝膏，配合隔姜灸。

（2）阴虚内热：治宜养阴清热托毒，方选六味地黄丸和清骨散、透脓散加减。

（3）肝肾亏虚：治宜补养肝肾，方选左归丸。若窦道管口凹陷，周围皮色紫暗，不易收口，可外用贴敷生肌玉红膏。

2. 西医治疗

正确使用抗结核药，严格按照"早期、规律、联合、足量、全程"原则用药。选用异烟肼、利福平、吡嗪酰胺、乙胺丁醇，以上三种或四种药同时应用，配合保肝药，定期复查肝、肾功能。

3. 手术治疗

当药物治疗无效时，应及时采用手术治疗。病灶清除术的适应证为：①病灶内有较大的死骨；②病灶内或其周围有较大脓肿；③窦道或瘘管经久不愈者；④单纯滑膜结核或单纯骨结核，经非手术治疗无效，有破入关节的可能或早期全关节结核者均应及时手术，以恢复关节功能；⑤脊柱结核有神经刺激症状及对脊髓产生压迫者。有脊髓压迫症状，应及时清除病灶。禁忌证：①全身中毒症状严重，不能承受手术；②其他脏器有活动性结核或严重疾病；③年老体弱或年龄过小不能耐受手术者。

4. 休息与制动

适当休息，降低机体代谢，减少消耗，有利于机体恢复。局部制动，使病变处活动减少，负重减轻，既可减少疼痛，又能防止病变扩散。休息以卧板床为主，患肢可用牵引、夹板、石膏托或支架制动。

【预后与调护】

滑膜结核非手术治疗后80%可治愈，单纯骨结核在抗结核药物治疗的基础上配合手术治疗，效果较好。但当发生关节破坏严重、病理性关节脱位、窦道形成等情况时，往往导致关节功能的严重丧失。

注意饮食营养，提高抗病能力，避免接触结核病环境。有窦口经常排脓的患者，要及时换药、更换敷料、更换床单；用石膏保护肢体者，观察肢体血循环，有无压疮；并发截瘫患者要按截瘫常规护理。

（一）脊柱结核

脊柱结核占全身骨关节结核的50%左右，以椎体结核为主，附件结核少见。10岁以下儿童最常见，其次为青年人。好发部位依次为腰椎、胸椎、胸腰段脊椎、腰骶段脊椎、颈椎。

【病因病机】

脊柱结核病因同骨与关节结核。脊柱结核好发于负重大、活动多、血液供应差的椎体。以单个椎体破坏蔓延至附近相邻的椎体为多见，根据侵犯部位主要可分为两型：

（1）中心型：病灶位于椎体中心，以骨坏死为主，死骨形成比较常见，少数病例死骨吸收后形成空洞。

（2）边缘型：10岁以上的儿童边缘型少多。以溶骨性破坏为主，病变可发生在椎体的上下缘的左右侧和前后方，易侵犯椎间盘致椎间隙狭窄。

脊柱结核易形成冷脓肿，继而形成椎旁脓肿，并沿组织间隙流向远处（图10-3）。颈椎椎体结核可形成咽后壁脓肿，胸椎多形成椎旁梭形脓肿，腰椎的椎旁脓肿可流至腰三角处，或沿腰大肌鞘向下经股骨小粗隆流注至大腿腹股沟部，甚至沿阔筋膜流注到膝部。冷脓肿破溃后可形成窦道。

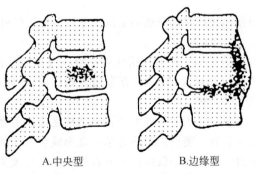

A.中央型　　　　　　　B.边缘型

图10-3　脊柱结核病理示意图

脊柱结核可因脓液及坏死组织对脊髓、马尾、神经根的刺激、压迫产生相应的神经功能损失，严重者可发生截瘫。导致截瘫的脊柱结核主要位于颈椎和胸椎的脊髓膨大处。

【临床表现】

本病早期仅有轻微腰背疼痛，随着病变发展，有低热、盗汗、疲乏、消瘦、食欲减退等全身症状。局部疼痛及放射痛，姿态异常，拾物实验阳性。脊柱畸形伴寒性脓肿，晚期病变脊髓受压迫可并发瘫痪。

【诊断要点】

1. 病史

既往有肺结核病史或结核接触史。

2. 临床症状

乏力、低热、盗汗、食欲减退等全身症状，腰背疼痛，姿态异常。

3. 体征

儿童患者拾物实验阳性，脊柱畸形伴寒性脓肿，脊髓受压迫可并发瘫痪。

4. 辅助检查

X 线检查可见颈、腰椎生理前凸消失，胸椎呈后凸畸形；椎体破坏，有空洞或死骨，椎间隙狭窄，伴脓肿阴影；椎弓有结核时，椎弓模糊或消失。MRI 对脊柱结核的早期发现具有重要意义，受累椎体的 T_1W_1 可呈低信号，T_2W_1 为高信号。随着病变进展，MRI 可表现为：椎体炎症、椎体炎症并发脓肿、椎体炎症、脓肿并椎间盘炎等不同类型。

【鉴别诊断】

（1）化脓性脊椎炎：全身及局部症状表现明显，全身中毒症状重，局部疼痛剧烈；白细胞计数明显增高；X 线片显示有椎体破坏及椎旁阴影。

（2）脊椎肿瘤：症状呈进行性加重，多一个椎体受累，X 线片显示椎体有破坏和均匀压缩，椎间隙正常，常侵犯一侧或两侧椎弓。

【治疗】

中医辨证治疗参照骨与关节结核。应予以全身支持疗法和抗痨，局部制动。必要时应进行手术治疗，结核病灶清除术可清除脓肿、肉芽、死骨和坏死的椎间盘，改善局部血运，以利修复；同时可解除和防止脊髓受压；植骨融合术有利于脊柱保持稳定。

【预后与调护】

原则上同骨与关节结核。晚期脊椎结核并发瘫痪的病例，要密切注意由卧床引起的并发症，如褥疮、泌尿系统感染、坠积性肺炎等。

（二）髋关节结核

髋关节结核在下肢关节结核中的发病率居第 1 位，患者多为儿童和青壮年。

【病因病机】

髋关节结核病因同骨与关节结核。初发，病灶可在滑膜（单纯性滑膜结核），渐及骨质；也可始于髋臼、股骨颈或股骨头（单纯骨结核），逐渐侵入髋臼内，终致骨质、软骨、滑膜及其周围软组织均遭破坏，形成全关节结核。

髋关节结核以滑膜结核多见，在未发展成为全关节结核之前，主要的病理变化是滑膜充血增厚、肉芽组织增生，很少形成脓肿、窦道；单纯骨结核常形成脓肿，破溃后形成窦道；病变发展导致全关节结核，可出现病理性脱位或半脱位；关节软骨破坏后导致关节纤维性或骨性强直。儿童病例会导致骨骺被破坏。

【临床表现】

（1）早期：低热、盗汗、食欲减退、消瘦，儿童患者有烦躁、夜啼。患肢轻度跛行，髋部疼痛。

（2）中期：疼痛、跛行加重，患肢肌肉萎缩。

（3）晚期：体质衰弱、疼痛加重、活动受限、关节畸形，在髋部前、外、后侧可出现脓肿或窦道，髋关节屈曲挛缩试验（Thomas 征）阳性，患肢因股骨头破坏而出现短缩畸形。

【诊断要点】

1. 病史

既往有肺结核病史或结核接触史。

2. 临床症状

低热、盗汗、疲乏、消瘦、食欲减退、夜啼，髋部疼痛，跛行，功能受限。

3. 体征

髋部可出现脓肿或窦道，腹股沟中点压痛，Thomas 征阳性，"4" 字试验阳性，肌肉萎缩，患肢可见短缩畸形。

4. 辅助检查

滑膜结核 X 线检查示关节间隙增宽，关节囊呈肿胀阴影，髋周围骨质疏松；单纯骨结核有骨质破坏、空洞或小的死骨；全关节结核表现为关节面破坏，关节间隙狭窄。

【治疗】

全身治疗同骨与关节结核。局部治疗，在抗痨治疗的基础上进行髋关节结核病灶清除术，以后可以考虑行关节外粗隆间截骨术、关节融合术、关节切除成形术及全髋关节置换术等。

【预后与调护】

原则上同骨与关节结核。滑膜结核非手术治疗后 80% 可治愈，全关节结核及时行手术治疗，可以保留或部分保留关节功能；但当发生关节破坏严重时，往往导致关节功能的严重丧失。若行髋关节结核病灶清除术，术后观察伤口有无渗出物，患肢血运。术后继续抗痨治疗 6～12 个月，可行下肢牵引制动，减轻疼痛，以促进修复。

（三）膝关节结核

膝关节结核发病率占全身骨关节结核的第 3 位，在四肢关节结核中占第 2 位。单侧多见，多见于儿童和青壮年。

【病因病机】

膝关节结核病因同骨与关节结核。膝关节滑膜结核表现为滑膜炎症水肿充血，结核性肉芽组织；单纯骨结核可形成空洞，死骨和脓肿；晚期全关节结核在软骨和软骨下骨质破坏，半月板、交叉韧带也遭破坏，可并发病理性膝关节半脱位或脱位。

【临床表现】

本病起病缓慢，全身症状较轻。

1. 早期

（1）滑膜结核：膝关节肿胀，不红不热，微痛不适，屈伸不利，活动后加重，休息后减轻。

（2）骨结核：因病灶位于骨质深部，症状很不明显，或仅有局限性微肿和压痛。

2. 中期

（1）滑膜结核：膝关节肿胀，股四头肌萎缩，局部疼痛，浮髌试验阳性，关节上下肌肉逐渐萎缩，患膝呈梭形，状若"鹤膝"。

（2）骨结核：局部肿胀、压痛逐渐明显，屈伸功能受限不显著。当上述症状体征进一步加剧，关节功能明显障碍，呈屈曲位不能伸直，穿刺液为浆液或脓液时，表明已演变为全关节结核。可伴有全身症状。

3. 晚期

患侧膝关节屈曲挛缩，或有半脱位畸形，屈伸功能丧失，患膝周围冷脓肿穿溃，窦道形成，并容易发生混合感染。

【诊断要点】

1. 病史

有结核病接触史。

2. 临床症状

低热、盗汗、疲乏、消瘦、食欲减退、夜啼，膝部疼痛，跛行，膝部功能受限。

3. 体征

患侧股四头肌萎缩，状若"鹤膝"，膝部压痛，浮髌试验阳性，晚期患侧膝关节屈曲挛缩，或有半脱位畸形，窦道形成。

4. 辅助检查

早期关节囊肿胀，关节间隙增宽，关节附近骨质疏松，随之病变发展可出现小死骨和骨空洞，晚期关节面破坏，关节间隙狭窄。

【鉴别诊断】

应注意与类风湿关节炎、化脓性关节炎相鉴别。

【治疗】

全身治疗参照骨与关节结核。局部治疗，根据病情和年龄不同，选择做滑膜次全切除术或结核病灶清除术。

【预后与调护】

原则上同骨与关节结核。术后继续抗痨治疗，观察伤口有无渗出物及患肢血运情况，术后早期开始股四头肌锻炼，并逐渐抬腿。若行滑膜切除或单纯骨结核病灶清除术，应尽早练习膝关节活动，以防关节粘连。晚期全关节结核病灶清除后关闭关节，外固定3周，待红细胞沉降率正常后换人工全膝关节，若病灶清除彻底，患者全身情况良好，亦可同时换人工关节。

二、化脓性骨髓炎

化脓性骨髓炎是指骨组织受到化脓性细菌感染而引起的骨膜、骨质和骨髓的炎症。相当于中医学中的骨痈疽。本病的感染途经有三：①血源性，细菌从身体其他部位的化脓性病灶经血液循环传播至骨组织，引发血源性骨髓炎；②创伤性，细菌从伤口侵入骨组织，如开放性骨折感染后发生的骨髓炎；③蔓延性，软组织感染直接浸润邻近的骨组织，如指端感染所引起的指骨骨髓炎。血源性骨髓炎是主要的感染来源，且最为严重而常见。本病按病情发展可分为急性和慢性化脓性骨髓炎。

（一）急性化脓性骨髓炎

急性化脓性骨髓炎是由金黄色葡萄球菌或溶血性链球菌引起的骨组织的化脓性炎症，属中医学"附骨痈"范畴。《诸病源候论·附骨痈肿候》曰："附骨痈，亦由体盛热而当风取凉，风冷入于肌肉，与热气相搏，附结近骨成痈，其状无头，但肿痛而阔，其皮薄泽，谓之附骨痈也。"本病多见于10岁以下儿童，好发于四肢长骨，尤以胫骨多见，股骨、肱骨和桡骨次之。

【病因病机】

（1）热毒注骨：患疔毒疮疖或乳蛾等化病后，余毒未尽，热毒深蕴于内，伏结入骨成痈。或因跌打闪挫，气滞血瘀，经络阻塞，积瘀成痈，循经脉流注入骨，繁衍聚毒为病。

（2）损伤感染：跌打、金刃所伤，皮破骨露，邪毒从创口侵入，蕴热化脓，附骨成痈。

（3）正虚邪侵：中医学认为"正气存内，邪不可干"，"邪之所凑，其气必虚"，正气内虚，毒邪侵袭，正不胜邪，毒邪深窜入骨，致病成骨疽。

总之，中医认为热毒是骨髓炎的致病因素，正虚是其发病基础，损伤是其常见诱因。

血源性骨髓炎大多数发生在长骨的干骺端。细菌经血液循环，引起菌血症并传播至骨内，在干骺端生长繁殖，形成感染病灶，发病与否取决于机体抵抗力、局部抵抗力及细菌毒力之间的平衡转归。随着病情的继续发展，可出现三种转归：①炎症吸收，由于身体抵抗力强、细菌毒力低、治疗及时，感染灶迅速被控制，炎症得以吸收痊愈；②形成局限性脓肿，身体抵抗力与细菌毒力抗争相当，炎症局限，形成局限性脓肿；③形成弥漫性骨髓炎，身体抵抗力弱，细菌毒力强，治疗不及时，则病灶迅速扩大而形成弥漫性骨髓炎。此时病灶内的脓液首先在骨髓腔内蔓延，再经哈佛管（Haversion's canal）和福尔克曼管（Vockmann's canal）达骨膜下，形成骨膜下脓肿。此后急性炎症的症状逐渐消退，转入慢性骨髓炎阶段。脓肿还可穿入关节，形成化脓性关节炎（图10-4）。血源性骨髓炎的病理特点是早期以骨质破坏、坏死为主，后期以新骨形成为主。

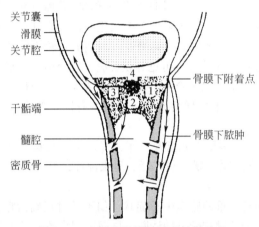

图10-4 急性化脓性骨髓炎扩散途径

骨膜下脓肿形成时被剥离的骨膜形成一层新骨，逐渐增厚形成包壳，骨干因失去来自骨膜的血液供给，骨内的供血滋养血管因炎症形成血栓，骨内供血被阻塞，形成死骨，小块死骨可被吸收或经窦道排出，大块死骨则无法排出，使窦口不能闭合，成为慢性骨髓炎的病理基础。

【临床表现】

（1）初期：起病急，感染中毒症状明显，高热，寒战，烦躁，体温高达39~40℃，患肢剧痛，1~2日内即不敢活动，动则痛剧，压痛明显，食欲减退，舌质红，苔黄腻，脉洪数。重者可出现感染性休克和昏迷。

（2）成脓期：在起病3~4日后，患部持续性剧烈疼痛，不敢活动，继而肢体有弥漫性肿胀形成，皮肤焮红热灼，当脓肿穿破骨膜时，剧痛可骤然减轻，穿刺可抽出脓液，舌质红，苔黄，脉弦数。

（3）窦道形成期：由骨膜下脓肿溃破至软组织，形成皮下脓肿；3~4周后，脓肿破溃，穿出皮肤，形成窦道。身热及肢痛逐渐缓解，出现神疲乏力、面色苍白、舌淡苔少、脉象细数等。

【诊断要点】

1. 病史

近期有感染病灶或上呼吸道感染等病史。

2. 临床症状

发病突然，出现周身无力、寒战、高热、食欲减退、脉搏急速等全身中毒症状，早期局部红、肿、热、痛明显。

3. 体征

患肢肿胀明显，功能障碍，局部压痛明显，皮肤破溃时伴有脓液渗出，并有窦道形成。

4. 辅助检查

血液检查可见白细胞总数增高，红细胞沉降率增快，早期血及局部穿刺液细菌培养阳性率在50%～70%。X线检查起病2周内多无明显异常，仅见病灶周围软组织肿胀；2周后可见骨质广泛脱钙，骨质疏松，骨质呈虫蚀样破坏和明显的骨膜反应；数周后可见大小不等的死骨和骨壳形成，有时并发病理性骨折。另外，骨扫描对早期诊断骨髓炎有重要价值。

【鉴别诊断】

（1）急性化脓性关节炎：全身症状与急性化脓性骨髓炎相似，但化脓性关节炎病变在关节，局部肿胀，压痛多在关节而不在干骺端，关节活动明显受限，关节穿刺可明确诊断。

（2）软组织急性化脓性感染：与化脓性骨髓炎一样都有化脓性感染的全身症状和局部红肿热痛及功能障碍的表现，除深部脓肿外，大多数软组织化脓性感染红肿热痛较表浅，且局限在肢体一侧的一个范围，而化脓性骨髓炎的患肢呈弥漫性红肿热痛。软组织急性化脓性感染的全身症状大多数较轻。虽然有少数患者X线检查也可见骨膜反应，但骨小梁不紊乱，骨质及髓腔无变化。

（3）骨结核：多数发病隐匿，初起全身症状和局部症状均不明显，X线表现以骨破坏为主，全身呈慢性消耗性病容，脓液有干酪样物质，关节穿刺有助于鉴别。而骨髓炎往往破坏和增生并存。

（4）尤文（Ewing）肉瘤：多见于儿童及少年，好发于四肢长骨和骨盆，主要症状是局部进行性疼痛，X线示骨干或干骺端骨质破坏较广泛，呈虫蚀样，可有葱皮样骨膜反应。

【治疗】

急性化脓性骨髓炎早期有严重的感染中毒症状，如不及时正确治疗，可以危及患者生命，或者演变成慢性骨髓炎。治疗的关键在于早期诊断、早期运用大量有效的抗生素控制感染和适当的局部处理，防止骨质广泛破坏和死骨形成。同时强调局部与整体并重、内外兼顾的治疗原则。

1. 一般治疗

注意休息，加强营养，提高机体抵抗力。如中毒症状严重，可少量多次输鲜血。患肢应制动，以防止感染扩散，有利于炎症的吸收和预防病理性骨折。

2. 药物治疗

（1）中医治疗

1）内治法：初期脓未形成热毒炽盛者，以消法为主，治宜清热解毒、活血通络，方用五味消毒饮或黄连解毒汤合仙方活命饮加减；脓成未溃者，治宜托里透脓，方用托里消毒饮；脓已溃且体质虚弱者，治宜补益气血，方用十全大补汤加减。

2）外治法：初期、成脓期局部外敷金黄散、双柏散等；溃脓期，疮口可用冰黄液冲洗，并根据有无腐脓情况，选用九一丹、八二丹、七三丹、五五丹或生肌散药捻，外敷玉露膏或生肌玉红膏。疮口腐肉已脱，脓水将尽时，选用八宝丹、生肌散换药，促进其生肌收口。

（2）西医治疗：正确运用抗生素是控制病情发展的重要环节，一旦诊断明确，应采用及时、足量、联合用药的原则。初期细菌属性不明时，可先选用广谱抗生素，再根据细菌培养和药物敏感试验结果，选用敏感抗生素。

3. 手术治疗

切开引流是常用而有效的治疗方法，手术目的是减压引流，排除脓液，减少毒素吸收，可减少发生败血症的机会，同时可减少骨质破坏。急性化脓性骨髓炎早期，使用敏感抗生素2～3日后仍不能控制症状者，或诊断性穿刺时在骨膜下或骨髓腔内抽吸到脓液或渗出液时，即行局部骨质钻孔凿开进行"开窗"引流，注意不要剥离骨膜。

【预后与调护】

早期诊断和及时治疗是影响预后的关键，如诊断治疗不及时，易形成慢性骨髓炎。行闭式灌注引流术时，术后要注意保持引流管通畅，防止引流管堵塞。对体温高于39℃者，配合使用物理降温。限制患肢活动，必要时用夹板、石膏托、皮肤牵引，抬高患肢并保持中立位，防止发生畸形和病理性骨折，利于炎症消退。溃脓期，窦道及窦道周围皮肤须保持清洁，应及时更换敷料。

（二）慢性骨髓炎

慢性骨髓炎属于中医学"附骨疽"范畴，多由急性骨髓炎治疗不及时或者不彻底发展而来；亦有低毒性骨感染，在发病时即表现为慢性骨髓炎。本病病程长，由数月至数十年不等，多伴有窦道经久不愈、反复发作。

【病因病机】

附骨疽的发病多由病后正气虚弱、余毒未尽所致。正气虚弱多表现为血虚寒凝、气血两虚和肝肾亏虚。

慢性化脓性骨髓炎的致病因素与急性化脓性骨髓炎相同：①绝大多数由急性骨髓炎治疗不及时或不彻底转变而成；②少数为开放性骨折合并感染所致；③邻近组织感染直接蔓延到骨组织而成。慢性骨髓炎的病理及影响伤口愈合的因素有：

（1）死骨：游离的死骨留在体内引起异物反应，使伤口不愈合。

（2）骨内空腔形成：骨质破坏，死骨自行排除或溶解吸收，或大块死骨经摘除后残留空腔，腔内积脓引流不畅时，伤口不易愈合。

（3）瘢痕组织：慢性感染，脓液及其他炎性分泌物长期刺激伤口，使骨空腔内或周围软组织产生坚硬的瘢痕组织，瘢痕组织缺乏血液供应，影响伤口愈合；瘢痕组织有细菌潜伏，也是引起反复发作的一个原因。

【临床表现】

身体消瘦，面色㿠白，神疲乏力，自汗或盗汗，舌质淡，苔薄白，脉细弱等全身症状。患肢隐痛、酸胀，时轻时重。局部可有压痛；有窦道，时有死骨和脓肿排出；患肢皮肤上留有凹陷窦道瘢痕，紧贴于骨面，可触及病骨表面凹凸不平整，轮廓不规则，皮下组织变硬。可出现关节强直、肢体畸形、病理性骨折或脱位等并发症。

【诊断要点】

1. 病史

有急性化脓性骨髓炎或开放性骨折合并感染的病史。

2. 临床症状

局部红肿、疼痛、流脓，可伴有勿寒、发热等全身症状，反复发作；身体消瘦，面色㿠白，神疲乏力，自汗或盗汗；患肢隐痛、酸胀，时轻时重。

3. 体征

皮肤上留有凹陷窦道瘢痕，局部肌肉萎缩，伴有关节功能受限。局部有压痛、叩击痛，局部有窦道，时有死骨及脓液经窦道排出。

4. 辅助检查

血液检查多属正常范围。急性发作时，白细胞数增高、红细胞沉降率加快。X线检查可见骨干增粗，轮廓不规则，密度不均匀，以增生改变为主，周围有新生的包壳，其内有死骨及空腔。

【治疗】

1. 中医治疗

由于慢性骨髓炎病变经年累月不愈，消耗大，导致正气虚弱，其总体病机是虚中夹实，故治疗上应局部与整体结合，法以扶正祛邪，内外兼治。

（1）内治法

1）急性发作期：治宜清热解毒、托里排脓，方选透脓散合五味消毒饮加减。

2）非急性发作期：治宜扶正祛邪、托毒生肌，方选托里消毒散加减。正气虚弱、气血两亏者，宜用十全大补汤、人参养荣汤加减。

（2）外治法

1）急性发作期的局部处理：初起局部微红微肿，外敷金黄膏、玉露膏、拔毒消疮散；成脓后，即行切开排脓引流；已溃破或切开的疮口，用冰黄液或三黄液冲洗，黄连液纱条填入疮口内，外用玉露膏或生肌玉红膏敷盖。卧床休息，患肢采用制动固定。

2）非急性发作期的局部处理：局部皮肤无疮口或窦道，虽有骨坏死但无大块游离死骨者，外敷拔毒消疮散；皮肤窦道经久不愈者，用七三丹或八二丹药线插入窦道内，外贴生肌玉红膏；外有窦道内有死骨难出者，宜腐蚀窦道使疮口扩大，便于死骨和脓腐排出，宜用千金散或五五丹药线插入窦道内，脓尽后改用生肌散；死骨、死腔、窦道并存，脓腐甚多时，可用中药制剂持续冲洗疮口，用冰黄液灌洗引流。

2. 西医治疗

慢性骨髓炎急性发作，有全身症状，局部红肿时应考虑使用抗生素。全身用药与局部用药结合可明显提高疗效。

3. 手术治疗

凡有死骨形成并已分离清晰，有无效腔伴流脓，包壳已充分形成，能代替原有的骨干者，应手术治疗，常施行病灶清除术，清创后如骨愈合出现问题或有骨缺损，需要行骨移植术，常见有开放性网状骨移植术和带血管蒂的游离骨移植术。

【预后与调护】

慢性化脓性骨髓炎的病史，可长达十多年，甚至数十年，缠绵不愈，反复不止，最后可能出现肢体功能丧失，极少数患者窦道口周围软组织可出现癌变。

患者注意饮食营养，增强体质。伤口流脓，需及时更换敷料，保持引流畅通。必要时用石膏托固定患肢，防止发生病理性骨折。患肢早期红肿无破溃伤口，可服用清热解毒。灌注治疗者，要密切观察引流管是否通畅。

三、化脓性关节炎

化脓性关节炎是关节的化脓性感染，属中医学"关节流注"和"骨痹疽"范畴，可发生于任何年龄，多见于儿童。最常发生于髋、膝关节，其次为肩、肘、踝关节。一般为单发，若在儿童可累及多个关节。

【病因病机】

明·汪机《外科理例》指出"或腠理不密，寒邪客于经络，或闪扑，或产后，瘀血流注关节，或伤寒余毒未尽为患，皆因真气不足，邪得乘之"。

（1）正虚邪乘：真气不足，腠理不密，暑湿邪毒客于营卫之间，阻于经脉肌肉之内，与气血搏结，流注于关节。

（2）余毒流注：患疔疮疖痈或患麻疹、伤寒之后毒邪走散，流注于关节；或外感风寒，表邪未尽，余毒流注四肢关节所致。

（3）瘀滞化热：因积劳过度，肢体经脉受损，或因跌仆闪挫，瘀血停滞，郁而化热，热毒流注关节而发病。

化脓性关节炎的致病菌多为金黄色葡萄球菌，其次为溶血性链球菌、肺炎双球菌和大肠杆菌等。发病途径包括：①血行感染，常为细菌通过血运从全身其他感染部位传播至关节腔；②直接蔓延，为开放性损伤、关节手术或穿刺继发感染及周围软组织感染蔓延而来；③有时为化脓性骨髓炎骨质破坏，脓液进入关节腔所致。

【病变过程】

病变发展大致可分为三个阶段，但在发展过程中有时并无明确界限。

（1）浆液渗出期：关节滑膜充血、水肿，有白细胞浸润。关节腔内有浆液性渗出液，关节软骨尚未被破坏，这一阶段若治疗正确，渗出液可被吸收，关节功能不受影响。

（2）浆液纤维蛋白渗出期：渗出液增多且黏稠混浊，关节内纤维蛋白沉积而造成关节黏连。由于中性多核细胞释放大量溶酶体类物质，关节软骨遭破坏，导致关节功能障碍。

（3）脓性渗出期：滑膜和关节软骨被破坏，关节活动有严重障碍，甚至完全强直。

【临床表现】

（1）初期：全身不适，食欲减退，恶寒发热，舌苔薄白，脉紧数。关节疼痛、肿胀、灼热，压痛，不能完全伸直，活动受限。

（2）成脓期：全身呈中毒性反应，寒战、高热、出汗，体温可达40～41℃，彻夜难眠，口干、舌红、苔黄腻，脉数。关节红、肿、热、剧痛、胀痛或跳痛，拒按，病变关节不能活动。

（3）脓溃期：全身热毒壅盛症状如上，局部红肿热痛更加显著，关节穿刺为脓液。脓肿突破皮肤而外溃，形成窦道，经久不愈，全身症状急剧减退，而出现神情疲惫、面白无华、舌淡苔少、脉细而数等虚弱体征。

【诊断要点】

1. 病史

常有外伤史、局部病灶感染或全身感染病史。

2. 临床症状

高热寒战，全身不适，受累关节红、肿、热、剧痛，关节功能受限。

3. 体征

受累关节压痛明显；患肢处于关节囊较松弛的位置以减轻胀痛，如髋关节呈屈曲、外展、外旋位等；关节内有积液，在膝关节则浮髌试验阳性；随着关节内积液积脓增多，关节周围肌肉痉挛，可并发病理性脱位或半脱位；关节内积脓向外溃破，可形成窦道；未得及时正确的治疗者，最终可出现关节强直。

4. 辅助检查

白细胞总数增高明显，红细胞沉降率增快。关节液检查可见大量白细胞、脓细胞和革兰阳性球菌等。X线检查早期可见关节囊肿胀，关节间隙增宽；后期则关节间隙变窄甚至消失，关节边缘骨赘增生，关节呈纤维性或骨性融合。

【鉴别诊断】

（1）急性化脓性骨髓炎：两者在病变部位可见红肿热痛，但化脓性骨髓炎主要表现在骨干周围的软组织；化脓性关节炎的红肿热痛部位在关节周围，为减轻关节胀痛，患肢放在特殊体位，化脓性骨髓炎无此特殊表现。X线片变化，化脓性骨髓炎在干骺端及骨干，化脓性关节炎在发病关节。

（2）关节结核：早期全身症状不明显，发展缓慢，病程长，继而出现午后潮热、自汗。关节肿胀，但不红，溃破后脓液清稀且夹有干酪样絮状物，肢体萎缩，关节活动度小和或消失。

（3）类风湿关节炎：常为多关节发病，手足小关节受累，关节肿胀不红；患病久者可有关节畸形和功能障碍；类风湿因子试验常为阳性。

【治疗】

急性化脓性关节炎一般起病急骤，早期诊断，及时正确处理，是治疗的关键。

1. 一般治疗

加强全身支持疗法，输血输液，纠正电解质代谢紊乱，给予高能量、高蛋白饮食，以提高全身抵抗力。对儿童和重症患者应注意降温。

2. 药物治疗

（1）中医治疗

1）初期：治宜清热解毒，利湿化瘀、方选黄连解毒汤合五神汤。热毒余邪重者加生地、丹皮，蓄瘀化热者加桃仁、红花、丹参、三七等。

2）成脓期：治宜清热解毒、凉血利湿，方用五味消毒饮合黄连解毒汤；热毒内盛症见高热神昏，甚或谵妄属危候，上方加水牛角、生地、丹皮，配服安宫牛黄丸或紫雪丹等；若炽热伤阴致气阴两伤，舌光红无苔者加生脉散。

3）溃脓期：脓将溃未溃或初溃不畅，治宜托里透脓，方选托里消毒饮或透脓散；热毒盛者加连翘、蒲公英、败酱草等。溃后正虚者治宜补益气血，方用八珍汤或十全大补汤。

未成脓时，局部选用金黄膏、玉露膏等外敷，有助于缓解关节红肿热痛等；收口期可外用生肌散等。

（2）西医治疗：早期正确合理地选择有效抗生素，不仅可以保全患者的生命，而且还可以保留患肢关节的功能。选用对致病菌敏感的抗生素，用药期限为体温恢复正常后继续使用2周。全身中毒反应重，出现休克表现者，按中毒性休克处理。

3. 外治法

初期应用石膏、夹板或牵引于关节功能位制动，有助于减轻肌肉痉挛和疼痛，防止感染扩散，预防畸形和病理性脱位。

病变关节积液肿胀，有波动时行关节腔穿刺引流术。可于抽出脓液后注入抗生素，每日或隔日一次，亦可用生盐水加入抗生素，进行关节灌注，边灌注边引流。

4. 手术治疗

（1）关节切开排脓术：急性化脓性关节炎发病1周左右，关节腔穿刺液已成脓性，应及时行切开排脓，彻底清除关节腔的坏死组织及其他病理组织。术后可行闭式持续灌注引流术。

（2）矫形术：对于非功能位关节强直畸形，可选用关节成形术、关节融合术甚至关节置换术以矫正畸形，改善关节功能。

【预后与调护】

本病一般起病急骤，早期及时诊断治疗，可无后遗症。若诊断治疗不及时，病变到了中晚期，会出现关节强直、病理性脱位和周围软组织瘢痕挛缩等后遗症。治疗期间加强饮食营养，注意观察病情的发展，避免发生菌血症等。治疗期间注意保持良好的生理姿势，以防止出现肢体的非功能位强直。

第五节　骨　骺　炎

一、股骨头骨骺炎

本病又称股骨头缺血性坏死、股骨头无菌性坏死、股骨头软骨炎、扁平髋或 Legg-Calve-

Perthes 病、巨髋症等。多见于 4~10 岁儿童，患儿 80% 为男孩。双侧患病占 15% 左右。女孩患本病预后较男孩差。

【病因病机】

股骨头骨骺炎的真正病因，目前尚未完全明确，大多数学者认为，股骨头局部缺血、外伤是本病发病的主要原因。祖国医学认为，少年儿童为纯阳之本，易虚易实，若先天禀赋不足，素体虚弱；加上儿童活泼好动，髋关节过度劳累或跌扑扭闪，导致局部气血凝滞，营卫不得宣通，使股骨头骺失去气血温煦和濡养而发病。其病理进程，从坏死到修复，股骨头骺再骨化形成，常需 2 年或更长的时间。

【临床表现】

本病起病缓慢，病程长。初期症状不显著，偶有髋部、大腿部或膝部轻微酸痛、跛行，活动后加重，休息后症状减轻，若未引起重视，症状日趋持续加重。至活动期，疼痛、跛行增剧，患肢缩短，大腿、臀部肌肉萎缩，髋关节活动明显受限。修复期症状逐渐缓解，以至消失，关节活动可恢复正常，或残留患肢旋转活动受限。

检查：初期患肢有轻度屈髋、内收畸形，伸髋时外展、内旋活动受限。活动期，可见患肢短缩或显著的屈曲内收畸形，髋关节外展、内旋、屈曲和伸直均明显受限。经治疗至修复期，关节活动正常或外展、旋转受限，大转子隆起上移。

X 线检查是目前临床诊断的主要依据。初期表现为关节囊阴影增大，关节间隙增宽，股骨头骺密度增高，干骺端骨质疏松。活动期，股骨头骨质普遍致密、变扁平，或股骨头骺密度不均，有囊状间隙或裂为碎块，股骨颈变宽并短缩。恢复期的股骨头骺骨质密度逐渐恢复正常，股骨头、颈轮廓接近或恢复正常；修复期前未能及时确诊、治疗的患儿，大多数遗有股骨头骺扁平，或呈蘑菇状，股骨颈变短宽，大小转子相对上移、半脱位。

【诊断要点】

结合临床表现、体征及辅助检查、诊断不难。

【治疗】

本病的治疗原则是限制患肢负重、避免继续损伤、防止发生关节畸形和药物调养亏虚。

1. 内治法

辨证治疗：参照本章股骨头缺血性坏死，可服健步虎潜丸。

2. 外治法

（1）休息与制动：本病一经确诊，应绝对卧床休息，患肢禁止负重，坚持 3~6 个月不负重，可获好转。对病程长、病情重、合作差的患儿，可行患髋外展 45°、内旋 10° 位行石膏或行走支架固定。亦可采用皮肤牵引治疗。

（2）外用药物：可选用阳和解凝膏、消瘀止痛膏等外敷，另外还可配合物理疗法。

3. 手术治疗

根据病情选用滑膜切除术、股骨头骺钻孔术、截骨术或带蒂肌移植、骨内血管移植等手术。

二、胫骨结节骨骺炎

本病又称奥斯古德-施拉特（Osgood-Schlatter）病、胫骨结节无菌坏死。多见于 10~15 岁青少年，男孩居多，尤其是常参加剧烈运动者。

【病因病机】

青少年肾气未充，筋骨未坚，胫骨结节骨骺未融合，剧烈跳跃、奔跑及球类运动时，股四头肌强力收缩，通过髌韧带牵拉胫骨结节骨骺，引起慢性损伤，致使局部气滞血瘀、血运障碍，胫骨结节骨骺失去气血濡养，发生缺血坏死。

【临床表现】

本病起病大多缓慢，常有近期内剧烈运动史。初期行走较多或运动后膝部前下方疼痛，休息后消失。随后，胫骨结节处疼痛、肿胀，有明显压痛，但无全身不适，活动多、上下楼梯时疼痛更重，休息后疼痛减轻。病程较久或严重者出现跛行、乏力。

检查：胫骨结节隆起，压痛明显，股四头肌抗阻力伸膝时，局部疼痛加剧。

X线检查：早期胫骨结节前上方（髌韧带附着处）有软组织肿胀和肥厚，偶见钙化或小碎片。中期，可见胫骨结节骨骺增大、外形不规则，骨质致密或碎裂，且与骨干分离和呈高位髌骨。晚期，胫骨结节呈不规则增生融合成一骨性隆凸，偶尔在髌韧带处有一个疼痛小骨，或高位髌骨。

【诊断要点】

结合临床表现、体征及辅助检查，诊断不难。

【治疗】

1. 内治法

（1）辨证治疗

1）气滞血瘀：多有外伤史。胫骨结节骨骺处疼痛、肿胀，有压痛，频繁运动时疼痛诸症加重，舌暗红，苔薄黄，脉数。

治则：行气活血，和营止痛。

方药：活血止痛汤、和营止痛汤加减。

2）瘀热入络：病程迁延日久，局部肿胀、隆突、灼热、红肿，运动后疼痛加剧，口干不欲饮，舌暗红，苔薄黄，脉数。

治则：活血祛瘀，消肿止痛。

方药：活血散瘀汤或桃红四物汤合五味消毒饮加减。

（2）中成药：病程迁延，疼痛、肿胀诸症不甚显著者，可选服补肾壮筋丸或健步虎潜丸。

2. 外治法

（1）局部外敷万应膏或双柏散等。

（2）休息与制动：根据症状的轻重，酌情限制或禁止运动，多数在数月内自愈；症状较重时应卧床休息。个别症状严重者，可做长腿石膏固定，固定时间或限制膝关节屈曲活动常需 5～6 周，甚至更长时间。

3. 手术治疗

少数患者行上述治疗失败时，可行手术治疗。

第六节   骨肿瘤概论

骨肿瘤是指发生于骨及骨的附属组织的肿瘤。临床可分为原发性肿瘤、继发性肿瘤和瘤样病变。原发性骨肿瘤包括：骨基本组织肿瘤，是骨内膜、外膜、骨、软骨组织发生的肿瘤；骨附属组织肿瘤，是骨附属组织如血管、脂肪、神经、骨髓网状组织等发生的肿瘤。继发性肿瘤是指体内其他部位的肿瘤转移至骨的肿瘤。瘤样病变系指临床、X线、病理表现与骨肿瘤相似，且具有复发、恶变性质，但病变并非真性肿瘤。根据肿瘤的生物特征，骨肿瘤有良性或恶性之分，但并非截然分开，甚至同一肿瘤中可同时存在组织学上良性和恶性的特征。

骨肿瘤属于中医"骨瘤"、"石痈"、"石疽"范畴。《诸病源候论》"石痈候"中记载："石痈者，亦是寒气客于肌肉，折于气血，结聚而成。"

【病因病机】

1. 中医病因病机

祖国医学认为肿瘤是一种全身性疾病的局部表现，是外邪、七情、饮食不节、脏腑功能失调等多种病因综合作用的结果，外邪主要是由于人体先有内虚而起作用。

（1）正虚邪侵：正虚体弱，脏腑脆弱，腠理不密，邪气乘虚而入，留滞机体，造成阴阳失调，气血不和，导致气血壅塞，结聚成瘤。

（2）气滞血瘀：气血瘀滞，经络阻隔，蕴结日久，骨与气并，日以增大，凝结成块。

（3）肾虚精亏：先天禀赋不足，髓不养骨，或禀承遗传，易生骨肿瘤；女子七七，任脉虚，男子八八，天癸竭，肾虚精亏，气血不和，肾气精血俱衰，无以荣骨，骨瘤乃发。

由于肿瘤病因复杂，临床症情变化多端，所以上述几种病理机制不是孤立存在，而是相互联系，互为因果。

2. 西医病因病理

骨肿瘤与其他肿瘤一样，其发病因素很复杂，目前尚未得到公认，主要包括素质学说、基因（遗传）学说、慢性刺激学说（包括化学因素和物理因素的刺激）、病毒学说、恶变等。

肿瘤从患者出现癌变到死亡，中间要经历多个阶段并持续多年时间，这个发展过程如不经治疗加以控制，称为肿瘤的自然病程，分为启动、促进和演进三个阶段。启动阶段因接触致癌物质而发生，短促而且不可逆；促进阶段则长得多，具有可逆性，发生于反复或持续接触某一非致癌或不引起启动过程的物质之后；演进阶段的不可逆性表现在肿瘤细胞的核型发生了明显的改变，这种改变是细胞发生恶性转化的基础，这些核型变化对于肿瘤的侵袭特性有重要意义，且直接关系到转移的发生和继续生长。

【分类】

2002 年 WHO 公布了第三版的骨肿瘤分类法（表10-1）。

表 10-1 WHO 骨肿瘤的分类（2002）

分类	国际疾病分类号	分类	国际疾病分类号
成软骨性肿瘤		尤文肉瘤/原始神经上皮瘤	
骨软骨瘤	9210/0 *	尤文肉瘤	9260/3
软骨瘤	9220/0	造血细胞源性肿瘤	
内生软骨瘤	9220/0	浆细胞瘤	9732/3
骨膜软骨瘤	9221/0	恶性淋巴瘤	9590/3
多发性软骨瘤病	9220/1	巨细胞瘤	
软骨母细胞瘤	9230/0	巨细胞瘤	9250/1
软骨黏液样纤维瘤	9241/0	恶性巨细胞瘤	9250/3
软骨肉瘤	9220/3	脊索源性肿瘤	
中心型、原发型、继发型	9220/3	脊索瘤	9370/3
外周型	9221/3	血管源性肿瘤	
去分化型	9243/3	血管瘤	9120/0
间叶型	9240/3	血管肉瘤	9120/3
透明细胞型	9242/3	平滑肌源肿瘤	
成骨性肿瘤		平滑肌瘤	8890/0
骨样骨瘤	9191/0	平滑肌肉瘤	8890/3
骨母细胞瘤	9200/0	脂肪源性肿瘤	
骨肉瘤	9180/3	脂肪瘤	8850/0

分类	国际疾病分类号	分类	国际疾病分类号
普通性骨肉瘤	9180/3	脂肪肉瘤	8850/3
软骨母细胞型	9181/3	神经源性肿瘤	
纤维母细胞型	9182/3	神经鞘瘤	9560/0
骨母细胞型	9180/3	其他肿瘤	
毛细血管扩张型	9183/3	成釉细胞瘤	9261/3
小细胞型	9185/3	转移性恶性肿瘤	
低恶性中央型	9187/3	其他病损	
继发性骨肉瘤	9180/3	动脉瘤性骨囊肿	
皮质旁骨肉瘤	9192/3	单纯性骨囊肿	
骨膜骨肉瘤	9193/3	纤维结构不良	
高恶性浅表型	9194/3	骨纤维发育不良	
成纤维源性肿瘤		郎格汉斯细胞组织细胞增生症	9751/1
促纤维增生性纤维瘤	8823/0	脂质肉芽肿病	
纤维肉瘤	8810/3	胸壁错构瘤	
纤维组织细胞源性肿瘤		关节病变	
良性纤维组织细胞瘤	8830/0	滑膜软骨瘤病	9220/0
恶性纤维组织细胞瘤	8830/3		

*0. 良性肿瘤；1. 行为可疑，交界性；2. 原位癌和Ⅳ期上皮内肿瘤；3. 恶性肿瘤。

【临床表现】

1. 发病情况

原发性骨肿瘤发病率为（2~3）/10万人口，大约占全部肿瘤的2%，男性较女性稍多，其中良性肿瘤占50%，恶性占40%，瘤样病变约占10%。继发性骨肿瘤的发病率是原发性骨肿瘤的35~40倍。良性骨肿瘤以骨软骨瘤、软骨瘤多见，恶性骨肿瘤则以骨肉瘤和软骨肉瘤多见。

2. 年龄

骨肿瘤的发病与年龄有关。原发性骨肿瘤多发生于中青年，男性居多。骨肉瘤、骨软骨瘤及骨囊肿多发生于10~20岁；骨巨细胞瘤多发生于20~40岁；脊索瘤、多发性骨髓瘤及转移瘤多发于40岁以上。

3. 部位

解剖位置对肿瘤的发生很有意义。四肢长骨瘤，如骨肉瘤、骨巨细胞瘤，好发于干骺端或近骨端，而且在生长软骨停止生长时发生；软骨源性肿瘤位于干骺端，或位于连接及跨越生长软骨的骨端，在颅骨中见不到软骨源性肿瘤；成釉细胞瘤仅在胫骨或尺骨上发生。发生于躯干的原发性骨肿瘤较少，常见转移瘤、多发性骨髓瘤。

4. 病程

良性骨肿瘤及瘤样病变病程较长，可达数年至数十年；恶性骨肿瘤病程短，进展速度快。

5. 症状与体征

（1）疼痛：良性骨肿瘤或瘤样病变一般不痛或仅有轻微疼痛，唯骨样骨瘤隐痛难忍，突发性剧痛应考虑恶变的可能。恶性肿瘤或转移瘤一般疼痛明显，尤以夜间为甚。骨肉瘤疼痛剧烈，一般止痛剂难以奏效。

（2）肿块：是骨肿瘤的主要症状，常与疼痛同时发生。良性肿瘤肿块生长缓慢，症状轻微，体积不大，皮肤正常；恶性肿瘤肿块生长迅速，体积较大，肿块推之不移，皮肤发红、热感，皮下静脉充盈，不同肿瘤肿块形态、硬度各异。

（3）功能障碍：多因疼痛或肿块本身影响所致。恶性肿瘤功能障碍明显，良性肿瘤一般无功能障碍；良性肿瘤恶变或病理骨折时，功能障碍显著；接近关节部位的骨肿瘤，常致关节功能障碍。

（4）畸形：肿瘤本身生长，可使患部骨质膨胀变形；肿瘤组织破坏了骨质的坚固性，患肢负重，可引起弯曲变形；肿瘤影响骨的正常发育，可出现肢体畸形；病期较长，可致肌肉萎缩，关节屈曲挛缩，出现各种畸形。

（5）压迫症状：因肿瘤所在位置的解剖关系而产生不同的压迫症状。如颅面骨骨瘤向颅腔、鼻窦内生长引起压迫梗阻症状；脊柱的肿瘤产生不同的脊髓压迫症状。

（6）病理性骨折：是骨内肿瘤生长的结果。外伤仅仅是引起骨折的诱因；有时引起微细骨折，仅有部分骨小梁断裂，局部疼痛、压痛、肿胀，X线不易发现，以后可见骨膜增厚现象；有时为完全骨折，但骨折断端移动不多。

（7）全身表现：良性肿瘤一般无全身表现；恶性肿瘤可出现体温升高、营养不良、贫血、恶病质等全身表现。

6. 实验室检查

良性骨肿瘤患者的血、尿、骨髓检查一般都正常。骨肉瘤、成骨性转移瘤因成骨现象活跃，故常有碱性磷酸酶的升高；多发性骨髓瘤患者40%～60%尿本周（Bence-Jones）蛋白阳性，骨髓检查可发现浆细胞增多。

7. 影像学检查

（1）X线摄片：对骨肿瘤的诊断必不可少，可了解病灶的位置、大小、形态、结构、性质及周围软组织的变化等。骨肿瘤的X线表现具有如下特征：

1）骨质反应：因肿瘤生长方式不同，引起周围骨质反应也不一样。多数良性肿瘤呈膨胀性生长，骨破坏区与正常骨界限清晰，有时可见硬化边缘；恶性肿瘤则呈浸润性生长，发展迅速，与正常骨无明显界限，可产生各种各样的骨膜反应。

2）骨膜反应：肿瘤自骨内侵犯到皮质骨外，产生各种不同形状的骨膜反应，对骨肿瘤诊断有重要意义。骨肿瘤出现骨膜反应，应视为恶性肿瘤。常见的骨膜反应有：葱皮样变、日光样变、放射状、毛发样变、花边样、波浪状及柯得曼三角（袖口征）等。

3）软组织影像：良性肿瘤很少产生软组织肿块。骨巨细胞瘤可有大小不等的软组织肿块。恶性肿瘤常见巨大软组织肿块，尤以纤维肉瘤、未分化网织细胞肉瘤为著。常见阴影有：棉花样、棉絮团样、斑点状、斑片状、象牙样等。

4）畸形、病理骨折：肿瘤生长破坏了正常骨的结构和坚固性，轻微外力常可造成病理性骨折，产生各种畸形，X线片除骨折外还可见骨质破坏。

（2）同位素骨扫描：放射性核素^{99m}Tc骨扫描较为常用，对多数转移性骨肿瘤其敏感度比X线片检查平均早3～6个月。它可提示肿瘤处于静止或活动期，显示肿瘤的位置、范围、转移，骨对软组织肿瘤反应，手术切除的范围等。

（3）CT扫描：有助于分辨肿瘤的范围，鉴别肿瘤是中心性、骨膜性及皮质旁性，侵入软组织的范围，与周围肌肉、血管、神经、内脏器官及关节的关系，确定其手术切除范围，有利于治疗方案的确定。

（4）MRI：对脊柱占位性病变的诊断及定位，有其特殊价值，而且不需造影剂，无创伤，对患者无害，分辨率高。

8. 病理检查

病理检查是诊断肿瘤最可靠、最准确的一种方法，它是通过显微镜下观察其组织细胞的形态、结构、确定肿瘤的性质、种类。骨肿瘤病理检查是在临床及 X 线检查的基础上进一步的检查方法，对诊断和鉴别诊断起重要作用。常用的方法有：①穿刺活检，较为简便，对组织损伤小，且可以取得深部的组织，可分针吸活检和取芯活检两种。但针吸取材有限，如技术不熟练，可能吸不到肿瘤组织。②切开活检，可取得较大的组织块，获得较高的确诊率。可分为切取式活检和切除式活检两种。前者是用常规方法切开活检做冷冻切片；后者只用于肿瘤范围小、术前诊断良性，且所在解剖部位适合整块切除者。

【诊断要点】

骨肿瘤的诊断需详细询问病史，了解局部和全身症状，进行体格检查，掌握有关体征，同时通过 X 线检查、实验室检查、病理组织检查，全面分析病情资料，做出诊断。

1. 病史

年龄和部位在骨肿瘤的诊断中有重要意义。

2. 临床症状

疼痛是骨肿瘤的重要症状，开始为间歇性，后发展为持续性，夜间明显。

3. 体征

逐渐长大的包块、功能障碍、畸形、压迫症状等。

4. 辅助检查

X 线片、CT、MRI、核素骨显像、FDG-PET 检查有助于协助诊断。

可明确骨肿瘤的部位、范围、与周围正常组织的关系，有利于术前判断骨肿瘤的良、恶性和制订手术方案。基于影像学表现可能很难确定病变的良恶性，但将病变表示为侵袭性和非侵袭性很重要，侵袭性病变几乎总是需要进一步评估并需要活检。

侵袭性特征：虫蚀样或穿透样骨破坏，边缘不清或宽移行区，骨皮质穿透，侵袭性骨膜反应（葱皮样、日光反射状、无序状、Codman 三角），软组织肿块。

非侵袭性特征：地图样改变，边缘清楚或窄移行区，边缘硬化，骨皮质完整，非侵袭性或无骨膜反应（薄的、坚实的、厚且不规则的、被隔膜分开的）。

5. 病理检查

在骨肿瘤诊断中有决定性作用。

【鉴别诊断】

在骨肿瘤诊断过程中，应首先与非肿瘤疾病鉴别，再判断是真性骨肿瘤或是瘤样病变，进一步判断良、恶性原发骨肿瘤或骨转移瘤，最后判断肿瘤属性。

1. 与非肿瘤疾病的鉴别

（1）骨髓炎：急性化脓性骨髓炎起源于长骨的干骺端，多有急性发作史，局部红、肿、热、痛及关节功能障碍。早期 X 线不典型，半个月后 X 线示骨质疏松，干骺端及骨干有较广泛的新生骨质，骨干血运大部分破坏后则形成死骨。慢性骨髓炎多位于长骨的干骺端而形成脓肿，X 线示脓肿周围形成大片的骨质硬化区，其邻近骨皮质有骨膜反应，均匀规则，骨质疏松。化验室检查血象增高，经过抗生素治疗后症状缓解。

（2）骨关节结核：有结核病史和其他部位病灶，结核发病慢，常伴全身症状，表现为瘦弱、营养较差、低热、盗汗、局部肿胀、疼痛及功能障碍，症状反复发作。体检时应注意肺部的查体是否有原发结核病灶，经抗痨治疗后症状可显著好转。

（3）甲状旁腺功能亢进症：表现为多发骨囊性变，有时需同骨囊肿、骨巨细胞瘤等鉴别，血钙高磷低，碱性磷酸酸增高为此病的特征。

2. 良性与恶性骨肿瘤的鉴别（表10-2）

表10-2 良性和恶性骨肿瘤鉴别

	良性骨肿瘤	恶性骨肿瘤
年龄	成年多见	青少年多见
生长方式	多膨胀性生长，生长缓慢	多浸润性生长，生长迅速
症状	多无症状	疼痛固定、持续、逐渐加重，夜间痛
体征	肿块无压痛，皮肤正常，无转移	压痛，皮肤发热，静脉曲张，晚期转移
X线	边界清楚，无骨膜反应	边界不清，有骨膜反应
实验室检查	正常	某些特殊检查异常
病理	细胞分化好，近于正常	细胞分化差，异形，大小不等，有病理核分裂

【治疗】

骨肿瘤尤其是恶性骨肿瘤，应该早发现、早诊断、早治疗。保存生命，切除肿瘤，保留肢体，重建功能，争取部分或完全恢复劳动和工作能力是骨肿瘤的治疗原则。良性骨肿瘤治疗方法以手术治疗为主，恶性骨肿瘤应采取包括手术、化疗、放疗、免疫、中医治疗在内的综合治疗。

1. 中医治疗

根据"治病必求其本"的原则进行辨证施治，做到标本兼顾。在肿瘤的早期，因正气充实，多以攻为主，攻中兼补；在肿瘤中期，因正盛邪实，应攻补兼施，或以补为主；在肿瘤晚期，多属正虚邪实，故应先补后攻。

正虚邪侵，治宜补正祛邪，可方选八珍汤或十全大补汤；气滞血瘀者治宜行气活血化瘀，方用桃红四物汤加枳壳、木香、香附等药；肾虚精亏者，治宜补肾填精，可方用左归丸。临床实践中应用半枝莲、白花蛇舌草、山慈菇、三棱、莪术等对骨肿瘤有一定疗效，还可根据证候加以辨证运用。

2. 手术治疗

手术治疗是目前治疗骨肿瘤的主要手段。良性骨肿瘤可选用刮除术、切除术，根据情况加植骨术；恶性肿瘤未波及周围软组织时，可选用瘤段切除灭活再植术、瘤段切除人工假体植入术等，不能保肢治疗的情况下可选用截肢术。

3. 化学药物疗法

化学药物疗法是利用化学药物抑制或杀死肿瘤细胞，以达到治疗的目的。能有效杀伤实体瘤，同时也能控制亚临床病灶。根据作用机制，化疗药可分为干扰核酸合成的药物、干扰蛋白质合成的药物、直接与DNA结合影响其结构和功能的药物、通过改变机体激素状况而起作用的药物四大类。

近年来"术前化疗、术后化疗"的"新辅助化疗"方案的提出，极大地提高了恶性骨肿瘤患者保肢状态下的长期生存率。但化疗可使免疫功能下降，容易继发感染，这在制订手术方案时要特别注意，因此必须强调化疗方案的规范、严格，可同时配合运用中药。

4. 放射治疗

放射治疗是指利用放射线或放射性核素对肿瘤组织的直接杀伤作用。对放射敏感的骨肿瘤，常见有血管瘤、动脉瘤样骨囊肿、尤文肉瘤、恶性淋巴瘤和骨髓瘤。应用放射治疗应选择对其作用敏感的肿瘤，而对中度敏感的应作为辅助治疗，至于不敏感的，只能用大剂量作为辅助治疗。放疗也用于某些骨肿瘤的手术前、后，以提高治愈率和减少复发率。

5. 免疫治疗

免疫疗法是用免疫学的方法使机体产生免疫反应，用来遏制肿瘤细胞的生长，分为被动免疫、主动免疫和寄养性免疫三种。常用免疫治疗的生物制剂有干扰素、白细胞介素-2、重组肿瘤坏死因子等。

6. 常见骨肿瘤的临床表现和治疗

（1）骨软骨瘤：又称软骨外生骨疣、外生骨疣，是最常见的骨良性肿瘤，占骨良性病变的30%~50%。初诊年龄小于30岁，男女比例相等。

发病部位：干骺端或干骺端偏干，最常见于股骨（远端和近端）、胫骨、肱骨；其次为扁平骨（髂骨、肩胛骨多见）。

临床表现：与病变大小和对邻近组织的机械推挤有关。神经血管束受压可有感觉异常和假性动脉瘤形成，挤压局部软组织形成滑囊炎，挤压脊髓造成脊髓压迫。可发生骨折引起局部疼痛。

影像特征：表现为起自骨表面的骨性突起，与宿主骨髓腔和骨皮质连续并有软骨帽。病变成阔基型和窄蒂型。软骨帽在成人大于2cm，儿童大于3cm应怀疑恶变；继发软骨肉瘤的软骨帽平均厚度为5~6cm。MRI是显示透明软骨帽的最佳方法（因含水量高而呈 T_2 高信号）。

治疗：无症状或者进展缓慢可以不做手术，随访观察。外科手术指征：成年后持续增长，影响关节活动，挤压附近组织（血管、神经、骨骼），出现疼痛，位于中轴部位（骨盆、脊柱、肩胛骨），有恶变倾向。手术应做骨软骨瘤的膜外游离，充分显露，并于基底部周围的正常骨边缘做整块切除。

（2）内生软骨瘤：别名中心性骨瘤，是第二常见的骨良性肿瘤，初诊年龄在10~40岁，男女比例相等。

好发部位：手足的管状骨（50%）、肱骨近端、股骨远端。

临床表现：无症状，多为偶然发现。可发生病理性骨折，若出现疼痛应怀疑发生恶变。

影像特征：通常位于干骺端中心部位，为含有斑点状"弧形和环形"软骨样钙化基质的地图样病变。位于手足管状骨的病变可出现膨胀，没有软骨样基质钙化。CT表现为烟圈样或爆米花样，能明确钙化情况。

治疗：内生软骨瘤无症状可不予处理，也可刮除植骨治疗，残腔可用乙醇、苯酚等处理。位于长骨的无症状的、已钙化的内生软骨瘤亦无须处理；对于那些有症状的、表现为溶骨的，则需手术治疗。

（3）巨细胞瘤：别名破骨细胞瘤，相对常见，占所有原发骨肿瘤的4%~5%。发病年龄为20~45岁，在骨骼发育成熟后。良性者男女比例为1.5∶1，侵袭性者男女比例为3∶1。

发病部位：起自干骺端并侵及关节下骨骺。大多发生于长骨，最多见于膝关节周围（股骨远端、胫骨近端）。少见于手和足、坐骨、肩胛骨、肋骨和髌骨。

来源：由破骨细胞样巨细胞和肿瘤性单核细胞组成，可包含出血、坏死等。

临床表现：多表现为疼痛、肿胀、压痛，可有邻近关节的活动受限。5%~10%的患者可发生病理性骨折。

影像特征：多为偏心性、边缘清晰的地图样溶骨破坏，可见非硬化的边缘，并位于干骺端的中心，可侵及关节下骨。常见骨皮质变薄，20%~50%的患者可见膨胀和骨皮质穿透。骨膜反应不常见。高达44%的患者可见软组织肿块。14%的患者可见继发性的动脉瘤样骨囊肿，如存在这样的表现X线表现更具侵袭性。

恶性潜能：绝大部分是良性的，5%~10%或更少是恶性的。恶性巨细胞瘤是指一组具有恶性生物学行为并可出现肺转移的含有巨细胞的病变。

治疗：骨巨细胞瘤需要手术治疗，原因在于发病于关节下并有发生病理性骨折的风险，尤其是较大的病变。可行切除和填充、冷冻治疗或整块切除。部分累及范围大的患者需接受肿瘤假体置换。

（4）骨肉瘤：是指原发髓内高度恶性的肿瘤，由增殖肿瘤细胞直接产生骨或者骨样组织为特点的恶性肿瘤，是最为常见的原发恶性骨肿瘤，最常发病年龄为 10~20 岁，60% 发生在 25 岁以下。

发病部位：好发于四肢长骨，尤其是股骨远端、胫骨近端和肱骨近端。

临床表现：钝性酸痛，夜间显著，活动范围受限，可触及包块，无显著增大的淋巴结。通常有碱性磷酸酶和乳酸脱氢酶增高。

影像特征：X 线表现多样，取决于骨样基质的多少和侵袭性大小。通常一处病灶内可出现溶骨和硬化混合的情况。与正常组织的移行区较宽。可见侵袭性骨膜反应（紊乱、日光放射状及Codman 三角）。CT 及 MRI 扫描对于术前判断肿瘤的范围有帮助。

恶性潜能：转移至肺（80%）和骨提示预后很差。

治疗：经典的治疗方法由术前化疗、病灶切除、术后化疗组成。术前化疗的目的是期望达到90% 的肿瘤细胞坏死，消灭微小转移灶。手术优先考虑保留关节（通常是膝关节）的手术方式，包括异体骨置换、肿瘤型人工假体等。对于病灶范围大、复发的患者可选取截肢术。

【预后与调护】

良性骨肿瘤大多数能痊愈。恶性骨肿瘤预后差，如果得到规范合理治疗可显著提高生存率。骨肿瘤致骨强度下降，应预防病理性骨折，可予支具保护或内固定支撑；骨肿瘤患者心理负担重，应注意其心理护理，耐心讲解，增强患者战胜疾病的信心；放、化疗治疗期间注意监测患者体重、血分析、肝肾功能；鼓励患者多饮水、进食清淡高营养易消化食物。病久卧床者，注意防止褥疮、坠积性肺炎等并发症。